U0067454

聾人與社會

心理、社會及教育觀點

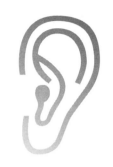

DEAF PEOPLE AND SOCIETY

Psychological, Sociological, and Educational Perspectives

Second Edition

Irene W. Leigh & Jean F. Andrews　著

陳小娟、邢敏華、劉秀丹、李信賢　譯

Deaf People and Society

Psychological, Sociological, and
Educational Perspectives

Second Edition

Irene W. Leigh & Jean F. Andrews

目次
CONTENTS

作者簡介 / x

譯者簡介 / xi

序言 / xiii

誌謝 / xxi

譯者序 / xxiv

第 1 章　聾人與心理學：歷史的觀點　　　1

本章目標 / 3

1950 年以前 / 3

1950 年以後 / 6

精神病理學與心理衛生 / 7

心理語言學的影響 / 10

法律判決和立法的角色 / 11

專業訓練 / 15

專業協會 / 16

聾人文化的影響 / 18

結論 / 24

第 2 章　聾人社群：一個多樣化的實體　　　27

本章目標 / 28

聾人社群：人口統計的背景 / 29

人口統計 / 30

聾人社群：參考架構 / 36

成員身分與聾人文化的傳遞 / 46

聾人文化的傳遞 / 53

結論 / 57

第 **3** 章　**一切是怎麼開始的？**　　　　　**59**

本章目標 / 61

病因學：造成聽力差異的原因 / 61

聽力篩檢與鑑定 / 79

早期療育相關議題 / 84

結論 / 92

附錄：聽力學 / 94

第 **4** 章　**認知、語言和心智**　　　　　**101**

導論 / 102

本章目標 / 103

認知能力 / 103

後設認知能力 / 109

美國手語和英語 / 112

人工電子耳植入的結果 / 130

腦、語言和神經科學 / 135

上學可否獲得思考能力？ / 136

結論 / 138

第 5 章　聾教育的教育觀點　139

導論　/ 140

本章目標　/ 141

聾童如何學習以及學習的理論架構　/ 141

文化回應的學校所扮演的角色　/ 143

聾專業人員面對的阻礙　/ 144

教學人力與學生入學多樣化並重　/ 146

趨勢、法律以及安置的改變　/ 151

安置的轉變與結果　/ 153

安置的型態　/ 155

學業成就與評量　/ 162

聾與重聽孩童的權利法案　/ 168

技術　/ 169

結論　/ 170

第 6 章　語言學習和語言教學法　173

導論　/ 174

本章目標　/ 175

聾人一生使用的各式語言　/ 175

溝通與語言學習法　/ 178

語言教學課程　/ 183

課程成效　/ 193

讀寫　/ 196

雙語主義、神經科學與聾童　/ 204

標準與評估　/ 204

結論　/ 205

第 7 章　孩童期的心理議題　　　　209

本章目標　/ 211

親子關係　/ 211

早期療育課程　/ 217

聾童的發展　/ 220

兒童心理病理學　/ 231

失聰兒童的心理評量　/ 237

結論　/ 239

第 8 章　聾成人：心理學的觀點　　　　241

本章目標　/ 242

正向心理學與正向健康　/ 243

聾成人：從心理學觀點來看　/ 244

「正常」：一個需要澄清的派典　/ 245

心理健康的聾成人　/ 246

成人發展的階段　/ 247

認同與自我知覺　/ 251

聾成人的心理評量 ／256

心理治療 ／268

結論 ／275

第 **9** 章　**聾成人：社會學的觀點**　　　　　　　　**277**

本章目標 ／279

聾人社群的社會學觀點 ／279

現在就要聾人校長：對聾人社群的啟示 ／281

聾人組織 ／284

科技 ／298

職場世界 ／299

健康照護議題 ／304

結論 ／307

第 **10** 章　**聾人被告：法律、溝通與語言的考量**　　**309**

導論 ／310

本章目標 ／311

聾人被告 ／311

法律的架構 ／312

犯罪率與犯罪類型 ／314

認知、溝通及語言 ／320

警局、刑事訴訟及庭審中的美國手語與手語翻譯員 ／326

語文能力及電信溝通無障礙的考量　/ 330

假釋與出獄後的生活　/ 340

溝通、語言和文化評估　/ 340

最終想法及未來研究的方向　/ 343

第 11 章　聾聽關係　345

本章目標　/ 347

態度面面觀　/ 348

觀點的影響　/ 350

障礙和聾的意義　/ 352

專業人士的觀點　/ 354

另一方的想法　/ 356

壓迫　/ 359

健全的聾聽關係　/ 361

手語翻譯員議題　/ 365

聾人社群內的觀點　/ 370

結論　/ 372

第 12 章　從此刻展望未來　375

聾人社群的轉變　/ 377

美國手語　/ 382

教育議題　/ 384

心理健康發展　/ 389

刑事司法制度的建議　/ 392

人工電子耳、遺傳學、幹細胞再生及神經學發展　/ 393

科技的進步　/ 396

專業議題　/ 398

結語　/ 400

個案研究　/ 401

相關資源　/ 440

● 作者簡介 ●

Irene W. Leigh

Irene Leigh 教授是位聾人心理學家，她是美國高立德大學（Gallaudet University）心理學系榮譽退休教授；曾在紐約市的萊星頓啟聰學校與聾人中心任職，擔任過早期生涯心理師，本身也曾從事心理評估、心理治療與私人執業。Leigh 教授感謝諸多聾友提升她對聾人社群與聾人文化的理解。她的研究領域在聾人心理學，包括臨床心理學、心理治療與心理衛生等，同時她也是大學教科書《聾人文化》（*Deaf Culture: Exploring Communities in the United States*）的第一作者（本書作者 Jean Andrews 教授亦為共同作者之一）。

Jean F. Andrews

Jean Andrews 教授是美國德州拉瑪大學（Lamar University）聾研究與聾教育學系的榮譽退休教授。她具有多年督導聾校執行美國手語／英語的雙語教育經驗，本身也具有優秀的手語能力。她寫過聾救生員的真實傳記以及一系列科學故事童書供聾童閱讀；並撰寫兩本大學教科書（除本書外，另一本為《聾人文化》）以及發表有關閱讀主題的論文。目前雖已退休但仍持續編輯國際聾童語文教學策略專書。Andrews 教授曾數次應邀來臺演講，和本書的譯者建立良好的友誼（尤其與劉秀丹教授已共同發表數篇學術論文於國際期刊）。

譯者簡介

陳小娟（序言、誌謝、第三章、第五章、第六章、第七章）

- **學經歷**：1989 年取得美國田納西大學（University of Tennessee）聽力學博士學位，回國後先任教於臺南師範學院（現名國立臺南大學）特殊教育學系，之後轉任國立高雄師範大學特殊教育學系，自 2001 年起，任教於同校新成立的聽力學與語言治療研究所。在特殊教育與聽力學領域工作已超過二十年，對於啟聰教育與聽力健康服務十分關切與投入。2021 年 8 月退休。
- **退休前任教單位**：國立高雄師範大學特殊教育學系聽力學與語言治療碩士班教授

邢敏華（第一章、第二章、第八章、第九章）

- **學經歷**：1994 年取得美國西雅圖華盛頓大學（University of Washington）特殊教育博士學位後，離開任教十年的臺北市立啟聰學校中學教師，轉任國立臺南大學特殊教育學系任教達二十五年。對手語雙語教育的議題有獨特的興趣，也看重手語在聾教育的地位。平時喜歡用手語和聾人朋友溝通，也是幾位聾孩子的乾媽。於 2019 年 6 月底退休，目前為臺灣愛聾協會理事長，力求提升聾人社群多方面的福祉，也積極鼓勵優秀聾青年成為未來的領導者。
- **現　職**：國立臺南大學通識中心兼任教授（特殊教育學系教授退休）

劉秀丹 （第四章、第十二章、個案研究）

· **學經歷**：原本擔任國中國文老師，商調到臺中市立啟聰學校任教後，感
受到聽障專業的重要，便進入高雄師範大學特殊教育研究所就
讀碩士班，後來又到彰化師範大學特殊教育研究所就讀，於
2004 年取得博士學位。畢業後進入中山醫學大學特殊教育學
程、語言治療與聽力學系任教。於 2011 年至美國拉瑪大學擔
任訪問學者，自此與本書作者 Andrews 教授有很多的合作與學
習，一起為聽障學生的溝通及閱讀努力。

· **現　　職**：國立臺灣師範大學特殊教育學系副教授

李信賢 （第十章、第十一章）

· **學經歷**：2016 年取得中正大學語言學博士學位，曾於中山醫學大學語
言治療與聽力學系、臺南大學特殊教育學系、高雄師範大學特
殊教育學系兼課。自幼生在聾人家庭，對於聾聽之差異有深刻
的體驗。大學時期原主修化學系，因學習手語翻譯，研究所時
轉攻手語語言學研究。為國內少有兼具手語語言學理論及實務
服務經驗者，從事手語教學及手語翻譯工作已超過二十年。

· **現　　職**：戴德森醫療財團法人嘉義基督教醫院手語翻譯員

序言

　　人們常忽略聽覺這件事，直到他們遇到聆聽有困難的人，或是因為聽不到而溝通困難的人，或是戴著助聽器或電子耳的人，而這樣的人數比大家所想像的還多。事實上，聽力損失越來越常見，近期的統計數據指出大約有 4,800 萬名美國人有聽力損失（Lin, Niparko, & Ferrucci, 2011），比起美國十年前 2,800 萬人被鑑定為聽力損失的數字高出很多。其中多數人是重聽類型或是人數日漸增加的後天性聽力損失類型，而後者是由於遺傳、噪音型聽力損失、感染、藥物、頭部受傷，以及年齡增長而造成。你可能在周遭看到過很多有聽力問題的人，確實，這樣的人到處都有。也許你家裡有配戴助聽器或使用擴音電話的長輩，或者有鄰居因為經常大聲聽音樂而導致噪音型聽力損失，甚至可能你朋友的家人中有聾人；也許你曾經在電影或廣告裡看過聾人女演員，或者在緊急警告情境或大學課堂上看到手語翻譯員，也或許你自己就是聾人（deaf）或重聽者（hard of hearing）。如此的經驗，有的很淺層，有的很深刻，都會促發人們思考或提出一些問題，而我們希望在這一版的書中可以用最新的訊息去討論這些問題。我們一面回答這些問題，一面也關注著一些圍繞在究竟耳聾其意涵為何的獨特議題中。我們希望這些問題會刺激讀者與下一代學生的討論，並且促使未來的老師與研究者在其課堂及實驗室中去探索這些議題；我們提供一些問題樣本來引起你們對這些議題的興趣。

　　是什麼造成了聽力的變化？把它「修好」（fix it）是否必定是個好主意？助聽器與電子耳是不是真的有效？基因工程問世了，操弄基因來刺激聽覺是否是個好主意？聾人會讀話嗎？手語傳遞訊息究竟可以傳得多好？聾小孩應該去特殊的學校還是回歸主流到有提供適當服務的公立學校？何謂適當的服務？聾小孩如何思考與學習？聾小孩如何能在聽不到語音的情況下學會閱讀？聾人是否卡在教育的底層？聾人是否能夠得到他們想要的

工作？有沒有醫生是聾人？聾人早上用什麼設備叫自己起床或者如何知道有人在門口按鈴？有哪些視覺輔助設備？聾人的單語、雙語，甚至多語是什麼意思？聾人文化究竟是什麼？聾人認為他們自己是雙文化還是多文化？是否有所謂「聾人」人格而可以將聾人與聽力正常的人予以區分？聾人社群是否把聾人隔離在聽人世界之外？「聽人世界」究竟意指什麼？聾會不會造成智能問題？聾父母如何教他們的子女？聾人有使用電腦的管道嗎？年長的聾人過著獨居的生活還是社群的生活？如果聾人有認知失能、學習失能或視力問題，他們如何因應我們的社會？

很多人質疑聾人如何經營他們的生活以及社會為他們做了些什麼，或許你也有這麼想過。對於這些問題的答案我們都設想過，並且試著去討論這些提問，藉此來增加你對聾或重聽議題的察覺與理解。

這本書寫的是什麼？基本上，它是關於試圖了解聾是怎麼回事（what it means to be deaf）的書，是根據我們多年來在心理學與聾教育領域的研究與工作經驗而寫成。歷史家、哲學家與科學家思考聾是怎麼回事已好幾個世紀；聾人讓心理學者著迷，這些學者探討聾人的行為、人格與智力；晚近，語言學者分析手語的結構；發展心理學者、認知科學者與社會語言學者，探討聾小孩如何獲得、學習與記憶語言；老師們希望能站在應用型研究結果的基礎上，實驗性地以最近所倡導的方法鼓勵學生學習；人類學者與社會學者探討聾人文化（Deaf culture）以及美國與世界各地的聾人社群（deaf communities）❶是如何形成並且如何隨著時間而改變；遺傳學者和生物學者探討聽力損失的遺傳成因，並且嘗試繪製不同聽力基因的圖譜；語言病理師與聽力師探討不同的聽覺輸入對於語言的獲得造成何種衝擊；聾藝術家創造出視覺媒介，聾作家則是把他們自身的經驗寫成故事、詩、戲劇、滑稽短劇與歷史。

戲劇中的聾人角色引起大家關注聾人所遭遇的議題，聾人角色不宜由聽力正常者扮演，這種爭辯進行多年之後，聾演員逐漸得到大家的注意。

---

❶ deaf首字母小寫表示聽不到，而大寫 D（Deaf）則經常被用來代表一群人分享手語與文化。

電視連續劇《錯位青春》（*Switched at Birth*），主要的演員是由聾演員擔任，這些演員讓大家知道聾人可做些什麼；在美國公共電視臺 PBS 播放的紀錄片《透過聾人的眼睛》（*Through Deaf Eyes*）講的是聾人的歷史。Irene Taylor 製作拍攝的《此時傾聽》（*Hear and Now*）記錄了她的聾父母取得電子耳的過程，當中他們試著去了解何謂「聽」，這部電影獲得了很多獎項同時也獲得奧斯卡提名。在曼德拉（Nelson Mandela）的追悼會中，一名假冒的手語翻譯員站在一群政府官員旁胡亂比劃，結果掀起了一場風暴，這個事件彰顯了合格手語翻譯員在翻譯中的重要角色。前任紐約市長彭博（Michael Bloomberg）有位手語翻譯員，有一次在翻譯市長有關 2012 年颶風桑迪（Sandy）的災情簡報時一夕成名，這個事情顯示讓聾人有接收危急訊息的管道是很重要的。2014 年 3 月 27 日 ABC 電視臺報導了一則新聞，一對聾人夫妻抗議航空公司在他們遺失的行李上加上「聾與啞」的字條，後來他們得到美國航空的致歉，這個事件顯示出聾人如何運用倡議來逆轉他們遭受的負向態度並且教育大眾。

　　究竟這些出自於不同領域、個人歷史與媒體故事的各種洞察是如何緊密結合在一起的？雖然聾人、重聽者、聾盲者其一生發展的相關議題，很多書都有著墨，但都是些與聾經驗有關的表象，較少從一個更偏向於聾人文化的觀點對表象之下做觀察。本書比其他書更注重這個部分，著重於他們能做些什麼：成長、思考、學習、創造，以及成為社會有貢獻的一份子。這本《聾人與社會》所解釋的就是聾如何影響了生活，不只是從專業的觀點，也從聾成人的觀點詮釋。

　　聾人的經驗反映的是聽不到聲音的人如何因為這個事實而需要將生活做不同的調整，經驗、人際關係、溝通方式都被改變。聽覺經驗不被視為理所當然（auditory experience are not a given），很多時候，可能有認知和語言的剝奪，倒不是因為下降的聽力，而是因為社會在創造環境時，並沒有預先去確認語言和溝通有沒有視覺或聽覺的管道可運用。了解其因果關係以及運用健康的方式去促進最適當的發展，就成為許多專業的努力範圍，包括：心理學、語言學、社會學、人類學以及教育，這些都涵蓋在本

書中。

　　雖然有極大多數的聾人在生活中並不倚重聽覺管道，但是由於聽覺管道對其他人有重大意義，因此我們沒有忽略這個議題。聽力水準是個從輕度到極重度的連續範圍，越來越多的聾人從聽覺科技的發展得到幫助（數位式助聽器、電子耳和其他輔助聆聽設備）。我們也不能忽略醫療觀點。聽力損失可能是由於不同的病理，無論是先天還是非遺傳，可能也會造成健康問題，例如：耳朵感染、心臟功能異常、心理問題、認知與行為困難等，這些都表明了需要有醫療關注、治療，以及特殊服務。

　　特殊服務也對另一族群有作用，尤其是聾盲者。他們的問題與視力和聽力的下降有關，也就是說，他們不是生來就全聾全盲。特殊的考量有其必要，例如：行動、科技管道、職業與就業訓練、諮商、交通、居住、讀寫、生活技能、翻譯服務等。

　　很多人以為只要用醫療或聽覺方式將聾人「修整好」，最終一切就都會變好，但其實聾與重聽者遠超過這個程度。這也是本書兩位作者（一位聾，一位聽力正常）可以加以補充之處。本書的聾作者以多元方式經歷了何謂聾，當她被鑑定為有聽力損失時，她聽力正常的父母得到一些專業建議，而造成今日的結果。她戴著擴音系統成長，是特殊教育與回歸主流下的產品，過程中，她探索過溝通與語言的多種變項。她與不同經歷的聾人互動，也以不同方式去適應。她是聾人社群的一份子，也深知聾人文化。本書聽力正常的作者也同樣深知聾人文化，融入聾人社群中並且參與聾人文化活動。她鼓勵聾人參與訓練課程，同時在聾教育領域獲得專業地位。她在不同的教育系統觀察聾童的發展，發現對於來自不同文化背景的孩童，必須給予關注，包括日漸增多的聾移民，他們帶著自己的手語與聾人文化來到美國。這本書所呈現的聾人訊息與其生活經驗都是透過我們的雙眼觀察而得。

　　聾人文化的概念強烈影響到社會看待聾人的方式，以及聾人如何看待自己。對很多人來說，聾人文化提供了一個管道去獲得心理的健康與生活的調整。聾人文化有預防與限制社會孤立的潛能，這不同於很多人認為聾

人是孤立在周圍世界之外。聾人文化提供了聾人分享的經驗,而這是他們在多數聽人社會裡不易經歷到的。很多聾人使用美國手語(American Sign Language, ASL)以及兼具美國手語與英語特質的觸接英語(contact variations)(Lucas & Valli, 1992)❷。有了手語,聾人不但可以透過視覺、姿勢與動作來溝通,不必依賴聽覺回饋去聽取以及發出語音,並且也更強化了聾人社群之間的連結。

　　所以我們在本書中強調的觀點如下:

- 聾人與心理學的歷史觀
- 聾人社群是個多樣化的群體
- 致聾的成因與鑑定程序
- 聽覺管道的角色
- 認知、語言、溝通和讀寫
- 雙語、雙模式雙語言和單語言的語言學習法
- 教育、法律和安置的面向
- 孩童期的心理議題
- 聾成人的心理學觀點
- 聾成人的社會學觀點
- 刑事司法系統與聾人
- 聾人與聽人互動的心理動力學
- 對未來的展望

　　這些主題各是一片片的拼圖,一旦組合起來,就會成為一個整體,讀者從中會更了解聾人及其經驗。近十年來,我們提到的這些領域,有很多都發生了重大的改變,尤其是聾教育、與 ASL 及英語相關的語言學、聾人文化觀點、神經科學,以及對於新科技逐漸演變的可及性,改變了很多聾人與重聽者在家裡、在學校與在工作中的生活,以及對心理學觀點的覺察;本書便是以這些改變作為書寫的目標。

---

❷ 聾人社群的接觸式手語(contact signing),是因為美國手語(ASL)與英語接觸後的結果,展現出兩種語言的特性(Lucas & Valli, 1992, p. xiv)。

以下是有關於一些名詞的說明。通常大家以狹義的方式去運用「聾」（deaf）這個字，指的是那些完全聽不到聲音，或者是無法說話的人。很多的聽力師和醫學界的專業人員也都不太願意使用這個名詞，因為這個字被大家錯誤解釋，代表著孤立、與世隔絕，以及無法溝通，所以一種不舒適的感覺會被銘印在大家的心中。就如同前文提到的，美國航空的人員寫了「聾與啞」的字條加在聾人的行李上，點出了對於「啞」的微妙態度，因此很多人將「聾」看成是一個被標記的知覺（stigmatized perception）。因為環境的取得性（environmental access）有其限制，所以聾人必須奮力去達成學業表現，但是有很多聾人當上財務分析師、餐館老闆、律師、醫生、小飛機駕駛員。事實上，2014 年 7 月，美國眾議院軍事委員會（House Armed Service Committee）促使立法考量將聾人納入空軍擔任駕駛工作（http://www.military.com/daily-news/2014/08/11/new-bill-would-open-air-force-to-deaf.html），所以用「聾與啞」來描述聾人很明顯是有問題的。

聾人說話的清晰度以及運用殘存聽力的能力都有很大的差異，而這與本書中提到的很多因素有關。通常，當聽力師和醫學界的專業人員試著把聽力圖中呈現的訊息轉成一般名詞時，他們對父母或聾人的諮商會很短視，他們可能某個程度上不經意地誤導了父母，例如：讓父母誤解了在吵雜的教室環境中用助聽器進行每天的溝通可能有哪些實際限制。這樣的情況在 Cece Bell（2014）的《大耳朵超人》（*El Deafo*）一書以感人的方式做了描述，這是一本有關聾女孩的兒童讀物，結果通常是這些小孩什麼都不了解、感到寂寞和異於他人，儘管很多人努力維持著積極的社交生活。父母可能知道人工電子耳會讓失去聽力的孩子聽到的比助聽器所提供的還多，但是他們可能不知道電子耳並不是完美的耳朵，最佳的使用有賴於密集的聽覺訓練。只是把擴音器給孩童戴上，就期望他像正常聽力的孩童一樣表現，而不給予額外的口語及聽覺訓練或是視覺支持服務，可能會妨害孩童的學業進展、情緒適應、社交關係。這本書中，我們描述了以兒童優勢為基礎的教育方案，包括聽覺和視覺的管道。很多父母夢想著他們的聾孩子會聽並且會說，但事實上，聾小孩說與聽的能力涉及許多的變數，專

業人員應該牢記這樣的概念並且與父母溝通其子女的特殊性與獨特性，而不是暗示父母所有的聾人都會說、會聽、會讀話、會閱讀。

我們可以體會文化型的聾人（culturally Deaf people）對於「聾」（deaf）這個名詞的驕傲感。他們寧願使用「聾」（Deaf）這個名詞來代表他們自己，即使他們當中某些人就聽力圖來看，被認為是重聽。這些聾人（Deaf people）很驕傲地認同他們是文化型的聾（culturally Deaf）。對這些文化型的聾人而言，聽覺缺損（hearing impaired）這個名詞對他們是冒犯的，暗示著他們有些缺陷，相對來說，他們認為他們自己是功能完整的人，能夠學習、遊玩與愛，認為自己是整個文化的一部分，這些人認同他們的聾（Deaf，大寫的D），而另外那些並不把自己歸屬在聾人文化裡的人，則被視為一般的聾（deaf，小寫的d）。雖然多數人並不知道有如此的區別，但是在聾人文化裡卻非常重要而且也受到尊重。大寫的聾（Deaf）這個名詞與小寫的聾（deaf）這個名詞所反映的是，他們看待聽力損失的基本差別。

我們的目標讀者是廣泛的群眾，包括了大學生、研究所的學生、家長，以及有志為聾人或重聽者服務的專業人士，包括心理師、語言學家、社工、醫護人員、教育者、行政者、特教老師、藝術家、人類學家、社會學家以及其他對這領域有興趣的人。我們希望研究者會因為我們的努力而去提出並檢視一些長久以來困惑我們的議題，也就是聾人的經驗如何，以及不管我們聽得到或聽不到，究竟聾人的經驗對於我們如何思考、社會化、學習、表現和獲得語言有何種啟示。

我們以正向的方式使用「聾」（deaf）這個名詞，它的意思是這個人不見得完全依賴聽覺來做每天的溝通，而是也可以透過視覺溝通的方式，來與周圍的人連結。我們使用「重聽」（hard of hearing）一詞表示這個人可以用聽覺來了解別人說話，但是他也可以運用視覺的溝通形式與輔助服務。我們使用的「聾」和「重聽」這兩個名詞，不但含有正面認同價值的意涵，同時也代表著是一個充滿生命力的支持團體的一部分（聾人文化與聾人社群）。多數的美國聾人都希望醫生、其他醫療人員、聽力師、語言

治療師去學習有關於聾人文化的一切，並且與家長及其他專業人員分享這些訊息。我們也希望聾人、重聽者以及他們的家人，會樂意將我們在這本書中所呈現的內容，和他們自身的經驗做一些比較。

誌謝

　　這本書結合了我們畢生的觀察與智慧，它是集體努力的成果。本書的完成，要感謝許多人的貢獻。

　　在完成這本書的過程中，感謝那些協助本書內容校訂的人士提高了內容的精確度。首先，我們要感謝幾位匿名審查者協助我們聚焦在這本書需要增加的內容。此外，高立德大學的 Martha Sheridan 博士為這本書貢獻了個案研究，聾人生活中要面對的關鍵議題因而能呈現在書中。我們要謝謝 Kathleen Arnos 博士與 Robert Pollard 博士，他們就各自的專長寫了深入的文章（分別是遺傳和心理學），而我們從這些文章中引用了很多訊息，Arnos 博士還提供了額外的文書資料作為本書相關章節的根基。James G. Phelan 臨床聽力學博士確認了聽力學附錄資料的正確性並完整呈現相關內容。國立聾人法律中心（National Association for the Deaf Law Center）的 Marc Charmatz 敏銳的審視法律一章，Talila Lewis 與 Michele LaVigne 也都是如此。David Martin 博士慨允在認知一章提供有幫助的建議。 Michael John Gournaris 提供了現階段聾人心理健康服務的訊息，確認了這個領域目前的趨勢。我們也要謝謝 Chatman Sieben 提供編輯方面的協助。另外特別要謝謝我們的編輯 Georgette Enriquez 與編輯助理 Xian Gu，在我們書寫過程中提供了鼓勵與後援。

　　高立德大學的研究所助理 Erica Wilkins 很熟練地將參考文獻與相關資源彙整成最後的定稿，她同時也協助製作書中的一些圖表，我們很感謝她的協助。最後也要感謝同意讓我們使用照片的孩童、父母與老師。

　　我們兩位都在大學教授大學生與研究生，我們的著作來自於學生的啟發，這些學生挑戰著我們，要我們教給他們最新的知識。另一個啟發來自於我們的期望，我們想要把自己對於訓練新世代專業人員的投入精神傳遞給所有學生，而這些專業人員未來將要和聾孩童、聾青年及聾成人一起工

作。我們要給予這些學生深摯的謝意；我們知道這群學生（不管是聾人或是聽人），都是我們的未來。希望這本書能激勵他們對傳統的做法提出質疑，以批判且深思的角度來看待這本書所提出的各種觀點，並在我們的研究基礎上繼續他們未來的研究。

雖然我們兩位作者中，一位是聾人，另一位是聽人，但是我們對於何謂聾，以及聾人如何以不同的生活方式過生活都有著自己的看法。我們的觀點也不是一直都很一致，畢竟我們來自不同的背景。正因為我們對聾人社群及聾人文化的不同經驗，更擴大了我們的觀點。如果不認識聾人社群，我們的目光就只會關注在一個很狹隘的視野，而要找到共同的基礎點會更困難。我們感謝聾人社群用他們對生活的熱情和世界觀，以及他們在面對一個不是很親切的世界時能對自己的能力有信心，這些都豐富了我們。

Irene W. Leigh 要感謝高立德大學心理學系，在她持續發展專業與研究工作的時候，提供她最大的後盾與專業激盪，並且讓她得到所需要的支援。她同時也想要感謝紐約市萊星頓啟聰學校與聾人中心（Lexington School for the Deaf/Center for the Deaf）的心理衛生團隊，她最早在那裡擔任早期生涯心理師（ECP），她的同事們豐富了她在聾童心理師方面的成長。若沒有在芝加哥、紐約、華盛頓特區的聾人社群朋友，她對於聾人社群與聾人文化的了解不會如此深入。

Jean F. Andrews 要感謝 M. Diane Clark 博士所領導的聾研究與聾教育學系，Clark 博士讓她運用系上各項資源。她同時也要向兩位指導教授 McCay Vernon 博士與 Hugh Prickett 教育學博士致上敬意與謝意，他們將聾人文化與雙語介紹給她，而她的聾人同窗 Eugene LaCosse 與 Tom Bastean 也是如此，當時她就讀於麥克丹尼爾學院〔McDaniel College，其前身為西馬里蘭學院（Western Maryland College）〕；此外還要感謝 Stephan M. Nover 博士，他透過新墨西哥聾校（New Mexico School for the Deaf）的「星星學校計畫」（Star School project），將美國手語／英語雙語的工作介紹給她。

　　最後，也是最重要的，我們兩個人都要向我們的家人表達愛與感謝，他們耐心忍受長時間坐在電腦桌前工作的我們。藉著我們摯愛家人的支持，激勵我們投注心力字斟句酌，將身為聾人與聾人生活的意涵傳遞給本書的讀者。

譯者序

本書《聲人與社會：心理、社會及教育觀點》為《失聰者：心理、教育及社會轉變中的觀點》（*Deaf People: Evoving Perspectives from Psychology, Education, and Sociology*；英文版 2004 年出版，中文翻譯本於 2007 年出版）的增訂再版。《失聰者》一書因主題廣泛，探討聲人的教育、心理與社會三個層面的議題，承蒙大專不同科系師生採納為教科書，並歷經多次再印。然經過十多年的變遷，有很多新知與新興的科技出現，因此該書的再版實有其必要。本書《聲人與社會》的英文版於 2017 年出版，原著者大致不變，仍維持聲人與聽人專家的組合，兼容聲人與聽人的觀點。本書的架構亦延續《失聰者》的風格，但內容則有大幅的更新，例如增加近年來的最新資訊，並新增聲人被告的法律議題，此外書末還附上十個不同主題的個案研究探討（如突發性耳聲、罹患精神疾病、聲人家庭的聽常小孩等）以供讀者討論。

本書能翻譯成書，首先最要感謝翻譯團隊的領導者陳小娟教授，她樂意排除萬難尋找翻譯伙伴，讓此中文版能提供大學特教系、聽語系與相關科系的師生們參考。陳教授首先尋找邢老師協助，後來加上 Jean Andrews 教授的推薦，邀請劉秀丹副教授加入翻譯團隊，最後再邀請優秀的手語翻譯員李信賢博士協助。在小娟教授的分工安排下，譯者各自努力，終於完工。我們雖非專業的譯者，但已竭盡其力。本書的譯文如有謬誤，尚祈讀者不吝指教。

譯者群在此也要特別感謝心理出版社的林敬堯總編輯，他很辛苦地與國外出版社簽約取得翻譯版權，並不定時催督幾位譯者莫忘交稿期限。我們也同樣感謝本書的執行編輯林汝穎小姐，她非常專業地提出本書的翻譯問題並協助修正若干失誤，也很有耐心地引導我們完成本書稿的校閱。最後，願閱讀本書的讀者都能從中獲益。

CHAPTER **1**

聾人與心理學：
歷史的觀點❶

> 溫故而知新。
>
> ──孔子（西元前 551～479 年）

---

❶ 本章為 McCay Vernon 博士在第一版《失聰者》（*Deaf people: Evolving perspectives from psychology, education, and sociology*, Andrews. J., Leigh, I. W., & Weiner, T., 2004）中歷史觀點章節的更新版。感謝 Robert Pollard 博士（Pollard, R. Q., 1992-1993）慨允將他發表於《美國失聰與復健協會期刊》的論文〈百年來的心理學與失聰：百週年紀念回溯〉增添至本文中。

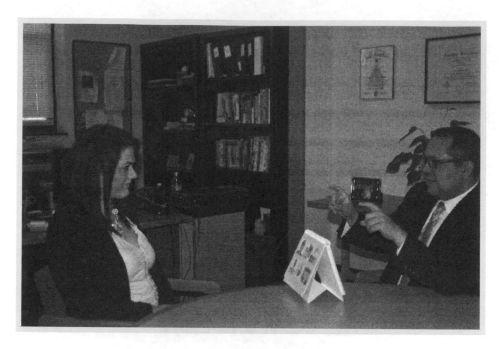

圖 1.1　Gabriel Lomas 博士正施行一項智力測驗
圖片來源：感謝 Gabriel Lomas 博士提供，蒙允使用

1943 年有一本關於聾人的著作出版，作者所題的致謝詞如下：

獻給聾人：
他們是人類子孫中最受誤解的一群，
但也是最勇敢的一群。

（Best, 1943, 為性別而致歉）

　　失聰者花了好幾個世紀才突破遭受誤解的枷鎖。時至今日，此誤解依然繼續存在著；即使我們看到了一些事實：失聰者比以前更能發揮他們在教育、溝通（拜與時俱進的科技之賜）、戲劇、法律，以及很多其他領域的潛能，且能在心理層面上更努力地往前邁進，活出豐盛、快樂的生命。這個進展，是由於我們處於一個更開明的時代，社會大眾也更了解差異性

和多元文化的理念。在心理學、社會學、人類學、語言學、教育學以及心理衛生等領域，心理學家、社工、心理衛生輔導員、社會學家、腦神經科學家、人類學家、語言學家、教育家、精神科醫師以及心理衛生專業人士等，貢獻他們有如催化劑般的服務，今日我們才得以看到改變與進展。

本章目標

在本章中，我們會敘述一些重要的歷史，它們在提升聾人的心理衛生以及幸福感（well-being）方面，扮演了重要的角色。主要焦點將以 1950 年代為切割點，我們會回顧在教育以及心理衛生領域方面的一些重要法律決定，這些法院的判決，將扮演引起這些歷史變革的顯著角色。我們也會回顧心理衛生機構中專業人士使用手語所引起的影響。讀者將學到有關專業人士如何重視並和美國手語（American Sign Language, ASL）、聾人文化以及聾人社群正面的本質相連結，使其在面對有需要心理或心理衛生服務的聾人時，能提升其服務的品質。

1950 年以前

1950 年代以前，在美國全職從事失聰者和重聽者的心理衛生服務的心理學家不到十人，精神科醫師則一個都沒有（Levine, 1977）。這些少數現有的心理學家受雇於專為聾童成立的啟聰學校——這些學校從 1800 年代開始在美國設立。在那些年代早期，大部分的聾校使用手語作為教育聾童的工具。雖然設立了這些學校，提供聾童足夠的技能來管理他們的生活，但一般 19 世紀對聾人的能力認知反映出他們對聾人的看法——他們認為，由於聾人有說話的困難，且依賴手語，因此他們的智能有限，且教育力缺乏（Pollard, 1992-1993）。

在 1800 年代末及 1900 年代初，已有人證明上述這個認知的謬誤；首先發難者為一位著名的哲學家與心理學家 William James。James 遇到兩位

聾人，他們透過個人通信向他說明即使聾人無法精熟口語，依然可以擁有抽象的認知；解釋他們甚至在尚未入學與學習語言時就如何能思考（James, 1893；引自 Pollard, 1992-1993）。此舉是第一次顛覆語言必須在抽象思考之先的信念。然而，一直要到數十年後，認知心理學才確認思考不一定要依賴內化的（internalized）語言而存在。

在這同時，時鐘的鐘擺又回到鼓勵口語的使用；倡導者為 Alexander Graham Bell（1847-1922），他以發明電話而聞名。有鑑於行為理論學派與刺激—反應學習理論的出現，心理學家開始專注於探討聽力損失如何影響聽障者之語言習得。Rudolph Pintner（1884-1942）與 Donald Paterson（1892-1961）（1915；引自 Pollard, 1992-1993）是心理學家的第一線重要人物，他們注意到用智力測驗中對語言的要求來評估失聰兒童的智力，是不公平的。值得玩味的是，在那個年代，心理學家不但測驗聾人，也同時測驗埃利斯島（Ellis Island）的移民者；他們的目標在針對不同的群體施以智力測驗及其他心理評估工具。在很多個案，他們對這兩種群體都實施英語的語文智力測驗；他們認為這是適當的，卻因此導致不正確地將很多受試者列為智力不足〔mental retardation，現今我們稱之為智能障礙（intellectual disability）〕。

後來 Pintner 繼續研發很多針對聾童、實作本位的心理測驗，包括國小和幼兒版的智力測驗、教育成就測驗，以及專門用來評量聾童人格和社會心理功能的研究專案。他和一群心理學家共同努力，同時也是建議發展包含聽障者的標準化智力測驗以及學業成就測驗的領導者。他的其他建議包括研究在不同的教育途徑和不同的教養型態下，聾童的社會心理與情緒的發展。最後，他主張我們需要研究出方法來處理成人精神病理學（National Research Council, 1929；引自 Pollard, 1992-1993）。

遺憾的是，雖然有很多研究遵循這些建議，但那些研究彼此抵觸，產生不一致的爭議（Levine, 1977）。主因是他們對聾人本身以及對聾人的溝通需求了解很有限，加上用來評量聾人樣本的工具，有效度上的問題。回顧 1941 年的進展，歷經十年的研究，Pintner、Eisenson 與 Stanton（1941）

下了一個結論：雖然聾生間的智商（IQ）有高有低，但整體而言，聾童的平均智商比聽力正常的同儕還低。這個論點持續直到 McCay Vernon（1928-2013）1969 年回顧 21 篇的智商研究結果發現，如果僅使用非語文的表現類型測驗，那麼聾童的智商和聽童的智商之間，並沒有顯著的差異；Vernon 此說和當時流行的觀點迴異。此結論對啟聰學校如何看待聾生的智力功能，產生很重要的影響。

　　Pintner 和他的研究團隊也警告說，針對聽人所發展的人格測驗，會把失聰兒童歸類為病患。事實上，情況確實如此。在 1950 年以前，舉例來說，那時只有 18 篇研究討論失聰的行為觀點，而所有的研究都針對兒童（Vernon & Andrews, 1990）。大部分這些調查都大量使用非常不適當的心理學測驗，很多測驗需要語文或依據英語的知識，不幸的是，很多聽障兒童缺乏英語能力，或使用的行為檢核表項目對失聰者有偏見。這樣的結果似乎也呈現出失聰多元類型的病理。經過數十年，隨著後續更具有效度的測驗和評量出現，證明了上述很多研究是有誤的（詳見第八章）。似乎研究者並沒有體認聾童處在困難的溝通情境裡，他們在其中當然反映出不同的適應類型，有些則是病理學（聽力）的因素。失聰觀點不是問題；無法提供失聰者合宜的溝通管道環境，以及人們對失聰者普遍存在的負面態度，這才是問題。

　　很可悲的是，在那時與 1950 年代之間，並沒有正式探討聾成人的相關研究，因為服務聾人的心理師傾向受聘於學校；他們主要的工作是心理計量人員，主要的責任是執行要入學的聽障生的智力測驗，找出低智商或有重度行為問題的學生，目的是排除伴隨智力不足（現稱為智能障礙）或重度心智疾病的失聰青年入學，並將他們轉介至醫院。雖然依據法律，州立醫院必須服務這些伴隨心智疾病或智能障礙的失聰病患，但是他們並沒有提供針對聽障者的特別方案；醫院的醫護人員既未受過任何治療失聰者的訓練，也不會用手語和失聰的病患溝通（Levine, 1977）。

　　這個令人遺憾的狀況造成兩個負面的後果：首先，伴有心智疾病或智能障礙的失聰者所得到的最佳服務，充其量也不過是一種反治療的監護照

顧；換句話說，他們只是被收容在「福利庫」，卻沒有獲得任何的治療。第二，由於心理醫師和精神科醫師的短缺，有關失聰如何影響聽障者心理功能的優質研究極為缺乏。但這個情況從 1950 年代開始有了轉變。

1950 年以後

1950 年代開始，對聾人研究的興趣開始增加，有一部分原因是聽力學訓練的崛起，以因應第二次世界大戰後大舉回鄉聽力受損的退伍軍人潮。Helmer Myklebust（1910-2008）是一位著名的心理學家，他從事聾童和青年的研究，作為 1960 年以前的研究例證。例如，他致力於診斷失聰青年的失語症問題，並寫作有關教育失語症兒童的文章。他也使用明尼蘇達多相人格測驗（Minnesota Multiphasic Personality Inventory [MMPI], 1960）——一種以語文為主的心理評量工具，來測驗失聰的受試者。為此他也招致抨擊，毀譽參半，因為他使用如此偏重口語的測驗，導致失聰青年的人格呈現給人負面的觀感。儘管 Myklebust 多半的研究並沒有被後來的研究發現所支持——部分原因是不適當地使用當時的評量工具，但他仍是失聰領域中的心理學研究先鋒，因為他致力於了解聾人的心理功能。他和他的學生在西北大學的研究成果，對於我們了解失聰者的心理影響是很重要的階段，特別是 Myklebust（1964）率先提出，失聰兒童與聽童相比，可能在功能上是以不同的方式來與世界互動。這個觀點當然對心理發展有所啟示。目前的腦神經心理學研究證實這個現象：聾童的功能與聽童不同，但並非低於聽人同儕。

和 Myklebust 同時期的 Edna Simon Levine（1910-1992），多年來一直擔任萊星頓啟聰學校（Lexington School for the Deaf）的心理師，這所學校位於紐約市，在當時是一間以教導失聰兒童說話聞名的學校。後來她成為紐約大學的教授，Levine 在紐約大學的角色，是執行有關聾童人格議題，以及由於母體懷孕前三個月感染（多為德國麻疹）而致聾的聾童專案研究。最重要的是，她是提出環境在聾童發展上占有關鍵性因素的第一人，

因此主張有必要研究環境的影響（Levine, 1981）。除了這些貢獻之外，Levine 也是 1966 年設立國家聾人劇院（National Theater of the Deaf）的重要推手，此舉提升了聾人演員的生涯。Levine 也寫過一本有關一位聾童的故事《麗莎和她無聲的世界》（*Lisa and Her Soundless World*, 1974），這本書使聽力正常的孩子了解失聰的意涵為何。

精神病理學與心理衛生

最重要的是，Levine 在影響失聰兒童與成人的聯邦政策決策上，扮演一個很重要的角色。她帶頭努力，善用二次世界大戰後復健法案所引出的一些補助機會（Levine, 1977），來發展針對失聰又伴隨精神疾患者的研究及處治專案。這是如何達成的呢？

在 1950 年代初期，Edna Levine 和 Boyce Williams（1910-1998）是復健服務局（Rehabilitation Services Administration, RSA）的行政官員，他們恰巧是失聰者，於是聯繫 Franz Kallman 醫師（1897-1965），他是在紐約市哥倫比亞大學兼課的精神科醫師，曾做過失聰者的遺傳與精神分裂（現更名為思覺失調）的研究，一起討論要成立上述的專案（Vernon & Andrews, 1990）。他們獲得了補助，在紐約市的紐約州精神醫學研究中心（New York State Psychiatric Institute）設立第一個對失聰者的精神科門診處治專案；此外，也在紐約市北部成立羅克蘭州立醫院（Rockland State Hospital）的失聰者精神病患住院處。Kallman 也和精神科醫師 John Rainer 及 Ken Altshuler 合作，共同發表第一個重要的研究專案，主題為精神病理學及其對失聰者的發現與處治（Vernon & Daigle-King, 1999）。

此舉可說是一個開創性的突破，因為在 1950 年代中期以前，只有一個有關失聰者的精神病理學研究出現在精神科的文獻中，研究者是一位後天失聰的丹麥精神科醫師 V. C. Hansen（1929）。在丹麥，他蒐集 36 位精神病院的病人樣本，指出依據丹麥估計的失聰者盛行率，他所蒐集的數據是預估的十倍之多。他也發現，失聰病患比一般聽人病患明顯有更多的慢

性病;通常留置在醫院的時間平均達二十年左右。而三分之一(31%)的
失聰病患並沒有經過診斷。此點可以理解,因為即或失聰者會手語,醫院
的醫護人員也無法以手語和失聰病患溝通;也有可能某些失聰病患並沒有
語言。

紐約州精神醫學研究中心的研究工作,是其他後繼研究以及後續臨床
專案研究的先驅。這些研究專案地點位於華盛頓的 St. Elizabeth 醫院、加
州舊金山的 Langley Porter 精神病學研究所、芝加哥的 Michael Reese 醫院,
以及位於英格蘭的 John Denmark 主持的精神病專案。他們的研究計畫以
及後續的研究在 1999 年的報告中有更為詳細的說明(Vernon & Daigle-
King, 1999)。這些研究是一個里程碑,具有深遠的影響,讓我們對失聰
者的心理衛生及失聰病患所獲得的照顧情形更加了解。

有一個主要的研究發現是,當具有精神問題的失聰者被安置在一般的
醫院,也沒有能和他們以手語溝通的醫護人員時,失聰精神病患者留院的
時間會比一般精神病患者久得多。晚近的研究(Daigle, 1994; Trumbetta,
Bonvillian, Siedlecki, & Haskins, 2001)指出,當會手語的失聰病患獲得會
手語的心理醫師、精神醫師、社工師以及護理人員,或被提供手語翻譯服
務時,他們和聽常的對照組相比,並沒有更為久病的現象。1990 年的《美
國身心障礙者法案》(Americans with Disabilities Act [ADA],2008 年修
正)以及其他的民法已經立法要求提供手語的管道,以及員工要具備有關
失聰/聽障的專業知能,但遺憾的是,只有少數州已提供這些措施。必須
使用協議裁決,才能強制醫院來遵守法令要求;協議裁決包括法律訴訟的
解決,醫院同意採取一些特別的行動,就不用認罪(Katz, Vernon, Penn, &
Gillece, 1992)。

縱然失聰者普遍在心理衛生系統裡沒有得到很好的服務,但少數民族
背景的失聰成員受到的待遇是更糟的(Pollard, 1994)。在這篇文獻的精
神病研究報告指出,很少有人專注於失聰者種族背景與診斷分類之間的關
係(Leigh, 2010)。然而,在這些研究中,很重要的是我們注意到有一個
普遍被接受的結論:由於美國手語(ASL)在學校很少被教導,加上失聰

者經歷與聽常者（包括家人及外人）之間溝通的困難；這些原因可以部分
解釋失聰病人心理病理學的類型、數量，以及為何這些失聰者教育遲緩與
缺乏一般的知識（Vernon & Daigle-King, 1999）。

　　許多這類文獻也指出，1950 年代及 1960 年代早期有關聾成人心理衛
生的研究反映出他們的焦點放在那些已被診斷為精神疾病者；有關他們的
精神病理，有一部分是由於他們是失聰者的觀點持續存在著。在這些研究
中，他們被視為思想具體、情緒不成熟、自我中心，並且與他人之間的人
際關係困難，有行為不當的傾向。拜「傳播」效應之賜，這些結果影響到
一般人對並未罹患精神疾患的失聰者也普遍存在這樣的觀點。

　　唯一一位從事大量有關聾童研究的精神科醫師 Hilde Schlesinger，他
和社會學家Kay Meadow一起進行針對聾童及其家庭的一系列研究（Schle-
singer & Meadow, 1972）。他們的臨床研究聚焦在三個主要的領域：語言
習得；使用手語；以及比較聾童與聽童的母子互動——除了「聾子女／聾
父母」與「聾子女／聽父母」的比較研究之外，他們的研究結論指出，爭
論應採用何種溝通方法（口語 vs. 手語），對兒童之心理衛生是有害的。
他們推薦合併使用手語溝通和口語／讀話（speechreading）。這個建議，
在今日所執行的雙語方案之前就已經出現了；教育現場的雙語方案就是針
對美國手語和英語（如第六章所指出）。

　　Schlesinger 與 Meadow（1972）也發現，當家人和年幼的失聰兒童使
用手語時，孩子的習得和口語習得的里程碑大致相同。學習手語並不會干
擾其口語習得，反而有助於口語和讀話的學習。此外，當家人混合使用口
語和手語溝通時，研究者觀察到他們之間的溝通挫折程度也減少了。另外
其他的研究發現，如果失聰兒童的父母是聾人，和父母為聽人的聾童相
較，他們會有明顯的優勢——主要差異在教育成就、家庭氛圍、成熟度以
及一些其他的變項方面。

　　最後，很重要的是要注意，即使在過去的幾十年裡，美國和歐洲的門
診和住院服務增加，但大部分相關的重要研究都是二十多年以前所做的
（Vernon & Daigle-King, 1999）。然而，這一切已有所改變，我們在第九

章會介紹一些新興的研究資料。

心理語言學的影響

　　你會發現，在與聾人心理衛生病患工作時，手語的角色經常被提到。事實上，很多啟聰學校都朝向口語的使用。那麼這個手語角色的萌芽是如何開始的？在 1960 年代以前，對手語的典型專業觀點就是手語是一個不夠複雜的溝通系統，或是一種英語的粗糙視覺表徵。那時有很多失聰者認可這個觀點，感覺為了和聽人社群溝通，能精通口頭英語才是最理想。

　　之後，語言學家 William Stokoe（1960）開始明確宣示美國手語（ASL）具有結構的要素，意指它是一個真實的語言。這在當時是一個革命性的觀點，引起很大的爭議，因為當時美國手語被普遍認為是英語的一種退化形式。而隨著時間的推移，在很多聽人的眼裡，美國手語具有其合理性，包括心理衛生的領域以及聾人圈內；他們體認到美國手語是一種正式的語言，這也成為聾人文化的基礎。早期心理學家對聾人的語言、智能，以及心理特質的負面觀點，影響是如此深遠，以致後來學者更加考量到語言如何影響這些特質，以及美國手語需要如何被融入研究專案中。如同 Pollard（1992-1993, p. 40）所言：「Stokoe 提出聾人心理健康的假設，使理念的實施比以前更加可行。」

　　後來，文獻顯示更多美國手語（ASL）在學校課堂的評量以及調查心理評量中適當使用之證據。早先提及的 McCay Vernon 是這方面的先鋒。他極力在有影響力的重要期刊中發表論文，討論非語文評量方法的重要性，陳明這個事實——聾人受測者的智力測驗分數分布和聽人同儕類似，反制「聾人的智力不如聽人」的普遍觀點；這和當時認為聾人的智力比聽人還差的觀點迥異。

　　第一部主要的心理教科書在 1970 年代早期問世，反映出 Stokoe 研究的影響（Mindel & Vernon, 1971; Schlesinger & Meadow, 1972）。這些出版品的重點放在：早期親子溝通對聾成人的健康認知與情緒功能的發展是很

重要的。這個觀念讓人更加注意環境是影響聾童／聾成人社會心理功能的一項重要因素，不管這個影響是健康或有害的。

　　Hans Furth（1920-1999）體現了心理語言學進入聾人領域的完美典範。他和 Vernon 在那個時代是很前衛的，他們挑戰這個觀念——「只有經由內化的語言，我們才能思考」。透過他的研究，他注意到聾人即使沒有手語或其他的正式語言系統，仍然能夠具有類似聽人同儕的問題解決策略（Furth, 1966）。除此之外，在當時，位於加州拉霍亞（La Jolla）沙克研究中心（Salk Institute）的著名學者 Ursula Bellugi 和她的語言學家夫婿 Edward Klima，確認了美國手語是個真實的語言，有其完整的文法和句法（Klima & Bellugi, 1979）。後來在沙克研究中心由她主持下的研究顯示，處理美國手語的大腦部分也同時處理口頭語言，此結果與當時「美國手語僅在右半腦運作」的理念相抵觸（Poizner, Klima, & Bellugi, 1987）。這些早期的心理語言學家對於今日理解到美國手語是豐富、複雜以及進化的語言，和其他語言在這一點上是相似的觀念無疑做出了貢獻。這些早期的研究奠定了目前在腦部科學與腦部語言學的基礎，他們運用腦部顯影科技來證實 Bellugi 與她的團隊所做有關美國手語如何在大腦內被處理的研究發現（Campbell, MacSweeney, & Waters, 2008; MacSweeney, Capek, Campbell, & Woll, 2008）。

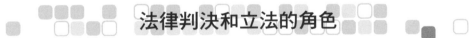

法律判決和立法的角色

　　雖然在聾人心理方面的了解有了進展，聾人仍持續被認為是社會的負擔；他們的公民權也很少被列入考慮。如前所述，1950 年代，Levine 必須和復健服務局合作，才首次取得由政府參與的聾人心理衛生需求專案。一直要到 1970 年代，法院的判決和國會的立法才開始正面地影響聾人的生活，尤其是兩個主要的法院判決和 1970 年代以來一系列由國會所制定推動的法案。這兩個法院的判例是：賓州殘疾人協會（PARC）訴賓州聯邦（*Pennsylvania Association for Retarded Citizens v. Commonwealth of Penn-*

sylvania, 1972）以及米爾斯訴哥倫比亞特區教育委員會案（*Mills v. Board of Education*, 1972）；這兩個判例象徵身心障礙兒童的勝利——包括智商在 70 以下的兒童、行為困擾或多重肢體障礙兒童，這些人以前都被摒除在公立教育之外。這些法律的判決奠立 1975 年《殘障兒童教育法案》（Education of All Handicapped Children Act，即 94-142 公法）的基礎，帶來教育方案的改變，要求為身心障礙學童提供免費且適性的公立教育。在 1990 年，此法案又更名為《身心障礙者教育法案》（Individuals with Disabilities Act, IDEA），它增加條款，要求為每一位兒童發展一個個別的家庭服務計畫；要求必須盡最大可能，讓身心障礙兒童與非身心障礙兒童一起受教，並聲明家長在兒童的教育計畫上應扮演積極的角色。

遺憾的是，「盡最大可能讓身心障礙兒童與非身心障礙兒童一起受教育」的理念，在無法提供失聰生理想的溝通管道時，可能對他們反而會造成潛在的傷害。2000 年，第十一屆巡迴上訴法院（Circuit Court）提供有史以來在特殊教育領域最大的單筆獎助，大約有 250 萬美元判賠給兩位失聰生——他們被安置在給多重障礙學生就讀的一般特殊教育中，卻沒有接受到任何溝通管道、專業聽障領域的教師，或相關的特殊教育服務（Easterbrooks, Lytle, Sheets, & Crook, 2004; National Association of the Deaf, 2014a）。這些對學生的社會、情緒、溝通、學業發展以及未來謀生潛力的影響，是不利的。直到今日，這個免費且適性的公立教育——尤其是有就學管道——對為數眾多身處於回歸主流安置裡的失聰生，仍然無法實現。

那麼這些和心理學有何關聯？多重障礙兒童——尤其是在 1960 年代早期德國麻疹大流行引起的腦神經與行為困難還有聽力損失——創造了心理學的服務需求。依據 Cantor 與 Spragins（1977）的調查，截至 1977 年，有 178 位學校心理師為失聰生服務，然而，這些人中只有 9% 是持有證照的學校心理師。當然，他們之中沒有任何一位受過為失聰學童服務的特殊訓練。不僅如此，適合這些研究對象的評量方法的研究基礎仍然不足。Edna Levine（1977）可說是功不可沒，因為她指出我們需要受過訓練的心

理師，以及這些訓練和我們對專業心理師的期望應該為何。她籌備了後來為人稱道的 1975 年會議，其主題為：「針對失聰者提供心理學服務的功能、專業能力以及訓練」。

為回應對具資格的專業人士之明顯需求，從 1972 年開始，高立德大學（Gallaudet University）建立社會服務方案來培訓對聾童與重聽兒童服務的社工師。1979 年，並設立為培訓未來服務這些學生的學校心理師以及學校諮商師的方案。當這些以及其他方案的學生學成畢業後，將會有核心的一群非常專業稱職的社工師、教育心理師以及學校諮商師。這些受過訓練者正提供直接的服務，有些人正在做研究，也有些人進一步已完成博士學位，正在大學任教。其中包括 Jeffrey Braden（1994）博士，他曾是位學校心理師，也在從事失聰者的智能功能研究。他的論文對於失聰者群體間的智商差異之研究應用，具有重大的貢獻。

隨著心理師的人數增加，滿足了州立以及私立住宿型和日間型啟聰學校內聾生的需求。然而，從 1950 年代早期開始，當時的趨勢是將聾生安置在當地的公立學校機構。這加速 94-142 公法（要求讓身心障礙兒童在最少限制的環境裡接受適當的教育），以及一系列依據此法案的法院判決。它們都認同要將聾童安置在自家學區的好處（雖然有些人反駁，認為比起特殊學校，普通班教室內有限的語言和溝通管道，對失聰生而言，是更有限制的環境）。如我們所述，在整個學校系統中，可能只有一位或幾位是極重度聽力受損的學生就讀。在這種情況下，對失聰者只有些許了解或完全不了解他們也無法和他們溝通的心理師、教師以及行政人員，卻正執行重要的決定。這樣的結果在教育上或心理上，對學生可能都是場災難。這些實務上的作法成為在法院以及文獻中的挑戰；但在停止此實務之前，如前所提及更強而有力的考驗判例，必須被帶入法院。已經有學者建議：第一，與其設立學校本位的聽障生諮商，不如讓公立學校內的學校諮商師聯絡那些具備聽障領域知識的學校心理師或社工師、專門提供諮商服務的外界機構，如此聽障生的需求，就能透過和公立學校諮商師一起專業合作的服務提供者而得到滿足。另外，透過中央化聽障教育方案，聘請會

打手語的諮商師,以手語來提供對聽障生的諮商服務(Andrews, Shaw, & Lomas, 2011)。

由於聽障兒童的早期發現被認為是很重要的,可以提升其語言和溝通的發展,國會因此在 1990 年通過《新生兒聽力篩檢和介入法案》(Newborn Infant Hearing Screening and Intervention Act of 1990)。此法提供經費給州政府補助新生兒聽力篩檢以及介入方案(Joint Committee on Infant Hearing, 2013)。由於聽損兒童通常要到二或三歲甚至更晚才會被發現,因此提供失聰幼兒早期的語言管道顯得格外重要。

1973 年《復健法案》(Rehabilitation Act of 1973)的 504 條款,要求得到聯邦補助的機構不能再拒絕對障礙者的服務。因此,越來越多的聾生有管道進入得到聯邦經費補助的高等教育機構;而失聰的病患現在也能以同樣的理由,有管道進入公立心理衛生方案。這些失聰者的出現,刺激心理學的研究與服務活動得以更進一步的成長。

《美國身心障礙者法案》(ADA)在 1990 年簽署,並於 2008 年修訂,使其內容更為明確。此法案的目的在服務擴充 504 條款到私營部門,因為 504 條款只涵蓋得到聯邦補助的實體。此法也為失聰者進入公共設施、交通、就業與電信溝通等管道賦予更多的權利。我們會在第九章詳細說明,包括 ADA 法案在社會學與心理學的應用,解釋其實質的益處與困難之處。

可以說整體而言,考量到法院判例與立法的需求,教育和心理衛生服務提供者與政策決定者,通常對失聰人口的語言與溝通的需求以及在方案設計和服務輸送的應用,都不甚了解。這讓我們將受到國際公約所體認和保護的健康人權也列入考量(García & Bravo, 2015)。《身心障礙者權利公約》(CRPD)已經被聯合國大會所認可,它體現了聾人有權力去享受不帶歧視、可達到的最高健康標準——就是確保身心障礙者能享受完整又公平的人權和基本自由。很重要的一點是,我們要察覺提供給聾人朋友的平等管道不足,如此才能改善對聾人提供平等的服務。

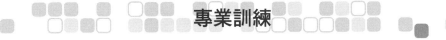

專業訓練

高立德大學除了提供將來要在學校服務失聰兒童的學校心理師（1979）、社工師（1989）以及諮商師（1986）的碩士學程，現在還有一個自1990年開始設立，已被認可的臨床心理學博士學程（Brice, Leigh, Sheridan, & Smith, 2013）。而附屬於羅徹斯特理工大學的國立聾人技術學院（Rochester Institute of Technology/National Technical Institute for the Deaf）也有學校心理學的碩士學程。此外，其他還有一些特別化的方案。

有部分要歸功於提供失聰者公共服務管道的專法制定，現在有越來越多的失聰生在其他被認可的大學取得心理學、諮商以及社工領域的研究所學位。本身是失聰者的聾社工師（250 人；Sheridan, White, & Mounty, 2010）、聾心理衛生諮商師（約 200 人；Kendra Smith，個人通訊，2014年 12 月 6 日），以及博士程度的聾心理師（80 人以上；Carolyn Corbett，個人通訊，2014 年 12 月 8 日）人數增加；他們具備失聰相關的知識與經驗，目前服務於心理衛生與諮商中心以及醫院，以此因應合格專業人士的持續短缺。現在有一個新的專業領域——具有認證的同儕支持專業人士（Certified Peer Support Specialist），是指此人具有心理衛生議題的經驗，被訓練提供諮商與支持相關的服務（Gournaris, 2016）。這些發展可以促進服務中刻正興起卻腳步緩慢的進展，尤其是針對使用這些設施（或醫院）的失聰成人。然而，專門針對失聰者服務的設施太少，此點反映出在規劃符合其需求的服務與方案裡，對這些低出現率人口的持續邊緣化。由於經費裁減的考量，全美針對失聰住院病患提供服務的單位，屈指可數。帶有嚴重心理問題的失聰青少年，其住院照顧的情況是很糟的，因為幾乎沒有適當、合適的住院醫療（Willis & Vernon, 2002）。人們必須費時費力地去尋找全國各地專為失聰者的精神科住院病床。此點當然也限制了必須依靠手語翻譯員的聾人訓練教師的訓練地點。另外，他們有時發現在很多機構中，很難進入訓練的位置，因為考量到手語翻譯員的角色，以及關心

失聰病患看到房內有訓練師又有手語翻譯員的感受。當訓練方案和這些機構及醫院緊密合作來奠定專業合作的基礎，訓練經驗一般來說就會是正面積極。

　　然而，通常專業人士會接受一些特別的訓練，並修習額外的課程或進修針對失聰者的證照方案（Brice et al., 2013）。雖然如此，我們仍然發現有些專業人士缺乏專業的知識或訓練，卻自認具有足夠的能力來服務聾人或重聽的病患客戶。也因為如此，如同 Leigh 與 Gutman（2010）所提到：「針對失聰病人有品質的心理衛生服務最近才成為一種渴望（aspiration），而不是矛盾（oxymoron）。」（p. 3）整體而言，考量到此類專業人士在心理衛生的領域對失聰病人提供服務，能精通雙語（美國手語和英語）的心理衛生專業人士人仍持續短缺，即便近來已有所改善（Steiner, 2015）。

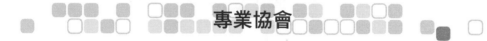

專業協會

　　在 1970 年代，美國心理學家最重要的組織美國心理學會（American Psychological Association, APA），會內的心理學者開始倡導注意更多有關身心障礙者的議題，包括失聰的議題（Pollard, 1992-1993）。此點也包含要改善在組織內失聰心理師的可及性。他們的努力促成了心理學和障礙專案組的發展，且最後提議成立「障礙與殘障委員會」（Committee on Disabilities and Handicaps）。此委員會如今的名稱為「心理學身心障礙議題委員會」（Committee on Disability Issues in Psychology），第一次會議時間在1985 年，且目前是 APA 裡公共利益理事會內的常務委員會。一位失聰、手語流暢或重聽者，從它成立起就是此委員會的成員；此外，有三位失聰者擔任過委員會的主席——Tovah Wax、Allen Sussman，以及 Irene W. Leigh。他們把焦點放在影響 APA 對身心障礙者具有敏銳度，視其為多樣化光譜的一部分。APA會議已經含括手語翻譯員服務，因此創造失聰者、手語流暢的心理學家的管道。政府之外，APA 的 22 分會（復健心理學分會）原本之前更著重在活動度（mobility）與中央神經系統（CNS）障礙

而非感官障礙，但他們在 1990 年成為失聰議題專案主題組的本營，透過每兩年一次的獎項，鼓勵心理學家對失聰領域的貢獻。也有越來越多失聰議題的相關論文出現在學會刊物以及會議的方案裡。

至於精神醫學，在 1970 年代，美國精神醫學會（American Psychiatric Association）也開始有類似的轉型——當時有深遠影響、由重量級的精神醫學家（包括早先提及，隸屬於紐約州精神醫學研究中心專案研究的那些人）所撰寫，出版了探討聾人精神醫學問題處理的論文。還有一群服務失聰者的心理學家，也是美國精神醫學會的成員。美國精神醫學會的專業刊物，以及其他精神醫學期刊，偶爾也會出現有關失聰者病理學的專業論文。

1970 年代，當時的美國聾人社工師協會（由 Sanremi LaRue、Steven Chough、Bernice Hooper、Martha Sheridan、Barbara White 以及 William Ortega 所成立），有一群失聰社工師決定出席美國社會工作者協會（National Association of Social Workers, NASW）的會議。他們要求會議發表場合必須提供手語翻譯服務，但此組織並未提供足夠的翻譯員來達成服務的要求。而 1990 年發布的《美國身心障礙者法案》（ADA），加速 NASW 要改善會議的翻譯服務（B. White，個人通訊，2014 年 10 月 22 日）。由於有了翻譯員的管道提供，失聰社工師現在可以參加「社會工作教育委員會」（CSWE）年度方案會議，以確保訓練方案的認證以及提供失聰生學習社會工作的管道。這些只有在當「障礙與障礙者委員會」中的成員包括失聰社工師時才會發生，例如 Barbara White、Martha Sheridan 與 Elizabeth Moore，他們一起合作，以保證年度方案會議是所有會員都可以參加的無障礙會議（M. Sheridan，個人通訊，2014 年 10 月 22 日）。

依 Kendra Smith（個人通訊，2014 年 11 月 9 日）的看法，對於手語翻譯服務員作為美國諮商學會（American Counseling Association, ACA）會議之一部分的回應有好有壞，可惜負面的回應居多，即使這個學會在有限的範圍內，的確理解他們有義務要提供管道。事實上此組織要求所有的失聰出席者參加相同的論文發表會場，以減少手語翻譯的費用，因此限制了功能對等（意指每一個人可以自由選擇場次）的概念。然而，在哥倫比亞

特區諮商學會（DCCA）所主持的專業發展活動裡，倒要稱讚 ACA 的管理體系，他們提供了特殊的經費來符合聾人與重聽出席者的溝通需求。相較之下，美國心理衛生諮商協會（American Mental Health Counseling Association, AMHCA）在提供翻譯員服務方面，更能因應失聰者所選擇想聽的發表場次。目前為止，這兩個組織的管理體系並沒有任何失聰的諮商員參與。論到翻譯管道，美國學校諮商協會（American School Counseling Association, ASCA）一直是最能因應失聰諮商者需求的組織（Linda Lytle，個人通訊，2014 年 11 月 7 日；Cheryl Wu，個人通訊，2014 年 11 月 10 日）。Cheryl Wu 博士（個人通訊，2014 年 11 月 10 日）她發起一個專案，調整 ASCA 的學校諮商方案之全方位學校諮商國家模式導入聾教育機構，就是因考量到失聰者的獨特需求與議題，包括溝通的管道。

聾人文化的影響

在過去的幾十年裡，產生了一個有趣的心理動態。今日，有些聾人選民對於「將失聰視為病理／異常」的想法，產生強烈的反應。這是受到一些影響所產生的結果，其中之一是常見的在主流聽人社會裡，失聰者被打壓、排擠和詆毀（如 Branson & Miller, 2002; Burch, 2002）。舉例來說，過去的失聰者往往沒有使用美國手語的權利。在大部分的聾校裡，聾生不會學習到美國手語（自然手語），除非是職業貿易課（Andrews & Franklin, 1997; Vernon, 1970）。只有少數失聰者能夠擔任低階的行政工作；而啟聰學校的聾教師，無人被受聘擔任管理職，直到最近幾十年來才有改觀。以往聾人申請者被拒絕進入師資培訓方案以及研究所，甚至像專為失聰生提供高等教育的學府——高立德學院（今日的高立德大學），也是如此。歧視的主要理由是因為失聰者無法強調構音（說話）訓練，因為他們聽不到（Winefield, 1987）。本書作者 Irene W. Leigh 回憶起在 1960 年代，一群教師訓練者觀察她試教中學階段的聾生，他們評論她矯正學生說話的能力，即使她是位聾教師，卻不是看她教學內容的能力表現，這也說明了那個時

代對說話訓練的持續看重。根據聾人學者 Cripps 與 Supalla（2012）的說法，口語已經操控聽障教育的領域，因此之故，手語已經被降級到後門的地位。時至今日，此現象已在轉變之中，目前的目標轉而專注兼顧美國手語與英語的雙語法；此外在全美，合格的失聰者也可以申請進入師資培訓方案學習，包括高立德大學。

　　另一項刻正發展的是失聰專業人士的擴增，他們成功地取得博士學位，現在正進入社區學院與大學的教授等級服務。在聽人大學內服務的聾教職員發現，雖然校內有提供給失聰大學生的支持服務，但失聰教師卻沒有得到這樣的支持服務或法律的正當程序（Smith & Andrews, 2015）。至少有一個法院案例，是一個很花錢的法律訴訟。在 2011 年，德州拉伯克縣（Lubbock）的陪審團提供 50 萬美元補助 Michael Collier 博士——他是一位在德州理工大學教書的聾人教授；他遭受歧視、在沒有正當法律程序下被解聘（Carver, 2011）。

　　在所有類型的職業和工作裡，普遍存在的印象是「失聰者不能」（deaf can't）的心理，意指失聰者要不就發展自我的卑微感，不然就是必須相信自己並為社會限制他們的夢想而奮鬥。在 Stokoe 影響深遠的研究論述中，他體認到美國手語是一個友善的真實語言。失聰者開始帶頭主張以美國手語為根基的聾人文化有其存在性。Carol Padden 是加州大學聖地牙哥分校的社會科學系主任，她是一位聾人語言學家，在 1980 年發表了一篇舉足輕重的論文，主張美國有聾人文化的存在（Padden, 1980）。她在其後與 Tom Humphries 合著兩本書：《美國的聾人：文化之聲》（*Deaf in America: Voices from a Culture*, 1988），以及《聾人文化內涵》（*Inside Deaf Culture*, 2005），對聾人文化的理念有更細緻的闡述。其他美國的聾人學者，例如 Benjamin Bahan、Barbara Kannapell 與 Paddy Ladd，也撰寫了以人類學為基礎的學術著作，他們專注探討在聾人社群內語言與文化的重要性〔參見第二章對聾人社群與聾人文化更深入的探討。也請讀者注意，當使用「聾」（deaf）這個字時，小寫的 d 代表無法聽，但大寫的 D 典型代表一群手語共享和文化的人士〕。Bahan（2008）特別強調聾人

（Deaf people）是「擅用眼者」（people of the eye）。這個用詞的典故要起源於 1912 年時任美國聾人協會（National Association of the Deaf, NAD）的會長 George Veditz，在他的會長致詞寫道：「失聰者……自始至終，一直都是擅用眼者。」（Lane, Pillard, & Hedberg, 2011, p. vii）。這裡要強調的就是，這些失聰者依靠他們的眼睛進入周遭的環境並且與他人互動；他們使用視覺的語言（手語），讓他們可以成為一體。此詞和「Deaf」相對應。儘管這一詞在形式上被用來指「聾人文化」，但人們一聽到「聾」（Deaf），通常就會馬上和「無法聽到」聯想在一起，而使用「擅用眼者」一詞則將焦點移轉到以視覺為中心的人。雖然如此，失聰者最常傾向使用作為自我參照的描述語，仍然是「聾人」（Deaf）而不是「擅用眼者」。再者，「擅用眼者」這個說法對聾盲者會出現問題；聾盲者覺得使用「聾人」（Deaf）一詞比較可以和聾人文化有所連結。

「作為聾人」（Deafhood）的概念是比較近期的事。Paddy Ladd（2003）首先提出了此一概念；他定義這個詞的意義為聾人的意識，包含聾人存在的處理和重新建構，因此成為讓自己實現聾人身分的一種方式。這個過程是不斷在變化的，要依據此人處在何種類型的情況下──是聽人還是失聰者，而且這個詞通常是以一種積極正向的感受來建構。因為總是在改變中，Ladd 將它看作是確保其在聾人文化中的一員此身分的彈性。雖然如此，Deafhood 一詞有多重的見解，也有一些人將此概念擴大為包含身為聾人的多種方式，而不只是以聾人文化的觀點來看。Kusters 與 DeMeulder（2013）撰文指出，即使 Deafhood 的概念很寬廣且模糊，但那是一個力量。他們看到這個焦點是放在對**失聰**（deaf，原作者強調字）個人與團體的自我探索，以及自我探索的多種後果。Ladd（2015）更進一步將 Deafhood 延伸到全球的整體觀──「一方面是尋求全球聾人共通性的穩定化過程，一方面也認同並尊重聾人間的差異性」（p. 284）。

這些聾人先鋒提出的「聾人文化」、「擅用眼者」以及「作為聾人」的概念，也受到專業人士的支持，包括最著名的 Harlan Lane。Lane 博士是位語言心理學及語言學的專家，也是麥克阿瑟獎的獲獎者。他著有很多

關於「失聰者心理學」主題的論文（如 Lane, Hoffmeister, & Bahan, 1996）。他斥責那些鼓勵將失聰者看為異常、有缺陷或病態的研究——這些研究通常建立在有問題的方法學上，也不能充分將一些會分化影響研究結果的因素列入考量。他的著作一直重申，我們必須甩掉對失聰者的負面觀點，並且拋開依據錯誤的心理評量而產生的負面研究資訊。他的目的是讓專業人士體認到他們對失聰者的態度是有害的，以及他們傾向讓失聰者病態化；他認為專業人士除了提到失聰者的限制外，也應該分析失聰者的優勢。如今他們在發展研究計畫時，會更多傾聽失聰者的聲音（Mertens, 2014）。在這方面，當今的心理學研究更強調失聰者的優勢以及幫助失聰者的方法；此外，失聰者心理學的課程目標，也會增加對失聰者心理層面功能的理解。

在晚近的研究中，Lane 與他的同事（Lane, Pillard, & Hedberg, 2011）已經超越聾人文化，轉而爭論有需要將失聰者介定為一個值得驕傲的種族群體，而非相反地將失聰者視為身心障礙之人。在他們的書《擅用眼者》（*People of the Eye*）中，他們解釋聾人符合族群（ethnicity）的條件，因為聾人是一個社群的集體（名為聾人）、有共同的語言（手語）；有共同的情感（與聾人之間）；有行為常模（依據聾人文化的表現）；有獨特的價值觀、文化知識以及習俗；有社交／組織結構，例如：聾人組織、聾人教會、聾人會議等等；有展現聾人經驗的藝術（在文學、繪畫、雕刻等方面）；有共享的歷史；還有一種血親的感覺，不是依據來自相同的地方，而是依據一種人與人連結以及團結的感覺，和使用視覺的語言及溝通。他們也加上生物學的論據，認為失聰的形成是來自基因的因素，因此支持族群的觀點。

考量到失聰者本身也有自己所屬的出身種族，他們是否能宣稱失聰者是個不同的種族，這是一個耐人尋味又充滿爭論的一點。Lennard Davis（2008），一位聾父母所生的聽人兒子，也是一位知名的人文和科學領域的教授，他主張就生物學方面通常是指種族（race），而非指耳朵失去功能或因基因問題而導致失聰。此外，人們生來就是某種民族，如果他們的

父母是聽人，就不一定會進入聾人文化（見第二章）；如果他們的生活環境中會接觸聾人文化，則他們或許會選擇適應這種文化。

提到生物學的觀點，Eckert（2010）打造了這個用詞——「聾民族」（Deafnicity）。此用詞的由來源自古希臘 *ethnos*（民族）的概念，他定義為原生的社群、語言的社群，以及宗教的社群。原生的社群（community of origin）通常預設一個生物上或血緣上的關係，但 Eckett 主張這個用詞可以包含「聾人是文化與教育社群一部分」的概念。就文化上而言，失聰者享有手勢及視覺上的語言（手語）支持了語言社群的概念。最後，宗教的社群不一定指典型的宗教；相反地，這個概念源自古希臘，宗教的意義是依據一個聾人的世界觀的集體意識。很顯然，這並不是聾族群（Deaf ethnicity）存在的最後定論，聾人是否屬於一個民族共同體的議題，仍在持續討論中。

從心理學的觀點來看，在近年來萌芽所有失聰者相關的理論架構都已強調這一點——如同人種是多樣化的，失聰者有權擁有他們在陽光下的地位，他們是生氣勃勃的群體，且有獨特、積極的運作方式。雖然如此，考量到現實層面，失聰者若要擁有更好的地位，通常涉及適應力的需求，而不必總是要順應失聰者的視覺需要。Dirksen Bauman（聽人）與 Joseph Murray（聾人）（2010, 2014）已擴大身為聾人的心理層面意涵，將其融入得益／獲得（gain）的概念，使用「耳聾得益」（Deaf gain）一詞。鑑於聾生的教育回歸主流的趨勢以及聾人身分的最小化，他們廣泛探討了身為聾人是有好處的領域，包括認知、文化與創造多樣化的觀點；這個說法和以往認為失聰意味著聽力損失（hearing loss）及其功能這樣的觀點形成了對比。舉例而言，視覺上的存在方式可以增強視覺空間能力；聾人空間（Deaf space）的出現已鼓勵促進空間的使用，不僅針對聾人，同時也為了聽人（Byrd, 2007）。還有，社會將更投入溝通上眼神接觸和觀察細微的表情，因為這些會強調一個更廣泛的溝通概念。在心理上，「聾人」一詞重新被建構為「耳聾得益」，用來描繪要以正向觀點來看聾人，也因此聾人會被社會大眾以更積極正面的觀點來看待；既然失聰不是限制，聾人

就不會再被社會詆毀。

聾人文化的學術工作使失聰者擁抱這個理念：他們是這文化的一部分，也的確經歷身為聾人的正向生活品質。另一個結果是在學校教導失聰學生時，使用美國手語作為雙語教學的學校和課堂增加。其他還包括聾專業人士成為教師與行政人員的機會增多，帶給他們最佳視覺學習之路的知識與專業技能。繼麥克丹尼爾學院（McDaniel College）之後，於 1960 年代初期，高立德大學的師資培訓方案終於打開大門讓失聰者申請就讀，讓失聰生有機會和聽人學生一樣，有同等公平的機會；在那個年代，大部分的大專院校仍然拒絕讓失聰學生進入師資培訓方案。其他的學校如拉瑪大學（Lamar University）也繼續跟進，因此培育出一群聾教師、聾行政人員，以及聾博士層級的領導者（Andrews & Covell, 2006）。

所有這些改變的急遽升高點是發生於 1988 年 3 月的一件大事。當時有一位後天致聾的聾人心理學者 I. King Jordan 博士被提名為高立德大學的校長（Armstrong, 2014; Christiansen & Barnartt, 1995），但是早在一個禮拜前，高立德大學的董事會就已選出一位「圈外人」為高立德大學的新校長——一位既不了解失聰領域也不會任何手語的聽人女性。124 年以來，這所聾人大學的校長一直是聽人，但是這一次，聾學生團體、聾教職員工以及聾校友們爆發了公開的反抗學潮，因為他們認為這個任命對聾人的能力和操守是一種蠻橫的侮辱。請試想，大部分是非裔美國人的高等教育學府都有黑人校長，而且婦女學院也有女校長；聾人感覺屬於他們的時代來臨了。經過一個禮拜的強烈抗議，在全國各電視台、報紙以及各大媒體的大幅詳盡報導下，學校董事會打退了堂鼓，改任命由 Jordan 博士為校長。耐人尋味的是，又再等了二十年，高立德大學才產生第一位「天生聾」（born deaf）的校長——教育博士 T. Alan Hurwitz。在這二十年間，聾人教授、聾人員工以及聾人行政人員也有所增加（Armstrong, 2014）。在本書（按：此指原文書）出版之際，繼 Hurwitz 校長之後，高立德大學有了另一位「天生聾」的女校長——Roberta "Bobbi" Cordano。

1988 年的「現在就要聾人校長」（Deaf President Now）學運事件是個

影響深遠的時刻，它使聾人內心感到驕傲，是聾人文化霸權的過程；此舉也令人體認到聾人是一種族群的差異，而非缺陷。如同前文所示，將失聰視為一種障礙，已經和「失聰是一種文化差異」的看法相抵觸。的確，很多失聰的文化層面，例如使用手語和臉部表情來溝通，有時會遺漏一些人際關係中的小細節，或公然引起他人注意等等；這些行為通常會被社會大眾以及此領域的專業人士視為一種病理，而非聾人自己所認為的有效溝通方式的人類差異。然而，在某些方面，失聰的確是種身心障礙。講到現實層面，大部分的聾人了解也接受這個事實；在 1990 年的《美國身心障礙者法案》（ADA，2008 年修訂）、《身心障礙者社會安全及收入津貼補助》和 1978 年的《職業復健法案》，失聰者為爭取自身權利而奮鬥就是個例子。

我們要提出一點就是，聽人族群（包括專業人士）必須體認和聚焦在聾人所擁有的和正向的方面。就心理層面來看，人們的觀點已經由往昔將失聰視為嚴重的病理學觀點轉回。從前人們把失聰視為一種需要消滅的病症，到現在我們體認到失聰是種限制，可以用當今的科技來矯正；而且科技也能和聾人的文化方式共存，確認聾人渴望自己的文化受到尊重，渴望大家能看重他們的能力，而非限制。

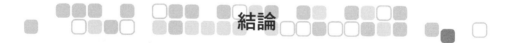

結論

心理學家、社會學家、人類學家、語言學家、教育家、社會工作者、精神科醫師、諮商師，以及相關的心理衛生專業人士已經扮演了重要的支持角色，來改變社會看待聾人以及對他們文化的看法，提升聾人的能力以達到他們的潛能，並要求更多的平等。歸根究柢，這可能就是這些領域的研究對於聾人與重聽人士的心理衛生和幸福感所做的最大貢獻。

建議閱讀書目

Bauman, H. D., & Murray, J. (Eds.). (2014). *Deaf gain: Raising the stakes for human diversity*. Minneapolis, MN: University of Minnesota Press.

這本編纂而成的書闡述對聾人的觀點改變，從將聾視為一種缺乏到將其視為一種得益。讀者會浸淫在不同學派對人類意義的辯論中。

Holcomb, T. (2013). *Introduction to American Deaf Culture*. New York, NY: Oxford.

本書的重點在如何從文化的觀點讓聾人士得到最好的理解，以及他們如何適應現今的世代。

Maher, J. (1996). *Seeing Language in Sign: The Work of William C. Stokoe*. Washington, DC: Gallaudet University Press.

這本史多基（Stokoe）的傳記，追溯他在高立德大學英語系的手語研究工作，是有關他如何致力於將研究美國手語語言學結構的想法讓聽人和聾人都能接納的年代大事記。

Pollard, R. Q. (1992-1993). 100 years in psychology and deafness: A centennial retrospective. *Journal of the American Deafness and Rehabilitation Association*, *26*(3), 32-46.

本文包含關於聾人心理學歷史的綜合性回顧。

CHAPTER 2

聾人社群：
一個多樣化的實體

> 顯而易見，沒有一個所謂典型的聾人，所有的聾人也不是只有一種身分認同。
>
> ——Holcomb（2013, p. 67）

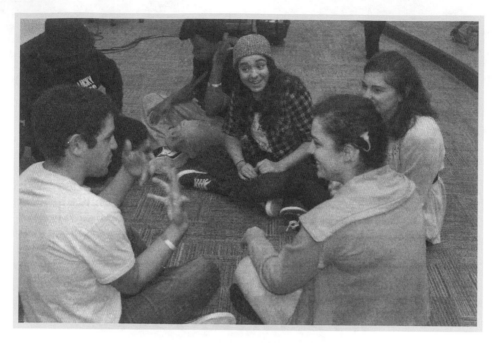

圖 2.1　坐在地上促膝聊天的聾青年

圖片來源：經授權同意使用

　　聾人社群（deaf community）有活躍的歷史。它很豐富又多樣化，因為聾人具有不同的背景和經驗。聾人社群是一個流動、演變中的社群，提供很多聾人一個他們稱之為「家」的場所。我們認為聾人社群與聾人文化，不但對醫療、聽力保健、心理學、社會科學及教育學領域的專業人員而言是很有價值的資源，同時它們也是聾人、重聽者以及聽人家長和其聾與重聽子女的寶貴資源。

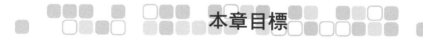

本章目標

　　在本章中，我們會提供聾人和重聽者的人口統計資料。我們也檢視聾人的醫療和文化模式，並對一般所認為聾人是社會孤立與被剝奪權力的這樣的負面刻板印象，提出挑戰。接著探討聾人社群的多樣性和聾人文化的

傳遞，當我們描述聾人文化，包含它的歷史和傳統、藝術及文學、習俗及價值觀，還有共同經驗的集合體時，我們會著重在有助於讀者了解聾人和重聽者以及服務他們時的一些相關資訊。

聾人社群：人口統計的背景

當人們提到「聾人社群」，腦中經常想到的就是一群聾人在打手語的畫面。要定義聾人社群的一個方法，是將其定義為「指那些聾人和重聽人士，他們分享共同的語言、共同的經驗和價值觀，以及以一個共同的方式，來與彼此以及與聽人互動」（NL Association of the Deaf, n.d.）。我們很容易將它想成是一個單一社群的實體；但事實上，此詞代表一個非常多元的實體，包括在人口統計、聽力、語言、政治及社會等層面都有很廣泛的存在。聾人社群有國際的、全國的、區域性的及地方性的，他們彼此分享並一起工作，以達到共同的目標（Friedner & Kusters, 2015; Goodstein, 2006; Holcomb, 2013; Moores & Miller, 2009）。聾人社群包含聽人父母所生的聾童（含口語和手語使用者）、聾人父母所生的聾童、扮演聾童照顧者的聽人、聾父母所生的聽童〔一般所知的 CODA（children of deaf adults），就是聾人子女〕、聾人的配偶或人生伴侶、手足等（見本章稍後進一步的討論）。這個「deaf」（小寫 d）用來指一群無論有沒有使用聽覺擴音輔具，都因有聽力損失而無法單靠聽的方式來理解言語的人。相對而言，「聾人文化」（Deaf culture）一詞，指在聾人社群裡使用美國手語的人，他們分享共同的信念、價值觀、習俗及經驗（Holcomb, 2013）；這些聾人不一定是聾人父母所生，也可能包含聽人家庭背景下的聽障者，他們在成年、青少年期或更早之前就習得了聾人文化。

歷史顯示，美國聾人社群的萌芽，主要來自聾校和聾人宗教場所，或者聾人的群聚效應。很多聾人組織是由州立聾校以及聾人宗教組織所設立，旨在發揮不同的功能。例如：新英格蘭高立德協會（New England Gallaudet Association）在 1853 年成立，那時位於康乃狄克州哈特福德（Hartford）的美國聾人學校（American School for the Deaf）舉辦校友返校日。聾人界的宗教領袖，包括在德州博蒙特（Beaumont）的 James Fair 牧師、天主教神父 Tom Coughlin，以及猶太教拉比 Yehoshua Soudakoff，他們都在提供聾人宗教服務上扮演重要的角色，使聾人參與宗教教育與團契生活。

　　然而，不像早期的失聰世代，近代的聾人社群很少透過個人在聾人組織內來交換消息、意見、手語、故事。隨著電視和電影字幕、網路、電子郵件、智慧型手機、轉譯服務，以及回歸主流的普及，這些都能提升虛擬的互動；也因此，小型的地區性和在地的聾人組織與安置在美國各處的數量都減少很多。然而聾人社群的心理—社會觀點的保存與提升，仍透過替代的方法：家庭娛樂、由組織所贊助的會議，如失聰者老年市民（Deaf Senior Citizens）與美國聾人協會（NAD）、體育賽事、聾人慶典、校友活動等，當然還要加上網路。說到網路，有一位美國聾人如此說：「我的智慧型手機是我的聾人空間（Deaf-Space）……我到那兒……是為了聾人。」（Kurz & Cuculick, 2015, p. 225）

　　美國聾人（Deaf Americans），不管是兒童或成人，和一般人口一樣有種族的差異，也反映出類似如拉丁裔和亞裔人口增加的變化（Census, 2010）。當我們提到美國聾人是多樣化（diverse）或多元文化的，我們是指他們的不同，不僅在膚色或種族的傳統，而且還包括很多層面的不同：聽損程度、年齡、聽損範圍、聽障成因、性別、地區、出生的國家、語言使用、溝通偏好、視覺與科技的使用、教育程度、職業、宗教、社經地位等。依據自己的背景與經驗，很多聾人都有獨特的聾人觀點。

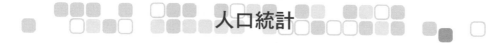

人口統計

　　關於聾人與重聽人口的數目，我們並沒有明確的數據和立即的資料。最近美國實際失聰者的人口普查是 1971 年所進行的（Schein & Delk, 1974）。然而，我們確實有預估，但僅是約略統計，並非真實的數字。此乃肇因於難以取得真實的數據，因為「聽力損失」（hearing loss）的定義

缺乏一致性。不同的調查以不同的方式來詢問聽力程度的資訊，例如：受訪者被問到他們是否有聽力問題，但這樣的分類太廣；或者他們被問到是聾還是重聽，比較少人被問到他們聽力損失的程度。自陳報告通常也不是很可靠。

　　以全世界來看，一般預估大約 3 億 6,000 萬人有聽力損失（3 億 2,800 萬是成人，3,200 萬是兒童）；失聰的定義為成人的優耳 40 分貝（dB）❶以上的聽損，兒童的優耳 30 分貝以上的聽損（World Health Organization, 2014）。在美國，失聰者的人數眾說紛紜，主要是依據提供數據的組織以及這些數據是如何算出來的。Blackwell、Lucas 與 Clarke（2014）分析從 2012 年全國健康訪問調查（2012 National Health Interview Survey）而來的資料，計算出大約有 3,500 萬（或 15%）美國十八歲以上的成人，提到他們有一點聽力問題到有很大的聽力問題不等，這其中女性的抱怨比較少。依據美國國家健康營養調查（National Health and Nutritional Examination Survey）資料（蒐集時間於 2001 年至 2008 年間），在這些受過聽力檢查的參與者中，Lin、Niparko 與 Ferrucci（2011）估計十二歲以上雙耳有聽力損失者為 3,000 萬（占人口的 12.7%）；如果加上單耳聽力損失，則為 4,800 萬人（20.3%）。這個估計和序言所提供的預估類似，大約有 4,500 萬的美國人口為聽損者。此外，這 3,000 萬到 4,800 萬的人數，還未包括十二歲以下的兒童。Lin 等人指出，每當年齡老化，普及率幾乎就會加倍；而八十歲以上的長者其罹患聽損的機率是十二到十九歲年輕人的 8 倍。此外，女性和非裔美國人在任何年齡分層都很少有聽損者。Blackwell 等人（2014）也指出 18% 的男性會有聽力損失，而相較於女性則只有 12%。他們提到，六十五歲以上的美國聽損者目前超過 1,400 萬，在百分比上，這些人口中約 74% 會有聽力損失，相較於十八到四十四歲的人口，只有 6% 有聽力損失。以種族而言，美國白人的聽損人口為 16.2%，非裔美國人為 10%，亞裔為 9.7%，西班牙／拉丁裔為 11%，而美國印第安人／阿拉斯加

---

❶ dB 是分貝（decibel）的縮寫，為聲音強度或響度的測量單位。

原住民為 12.9%。相較於白人女性和非裔美國男性及女性，白人男性更多會伴隨聽力損失。未受高中教育的聽損者，又多於擁有大學畢業學歷的聽損者。觀察貧窮指數，窮人、近貧、非貧窮人口反映出他們之中約有 16% 是聽損者。若參考家庭收入，收入越多者，越少有聽力損失。至於突發性耳聾，大約每年會增加 4,000 例（www.deafandhoh.com/hearing_loss_statistics.html）。

來自美國人口普查局（U.S. Census Bureau, 2010；亦參見 Task Force on Health Care Careers for the Deaf and Hard-of-Hearing Community, 2012）額外的數據，支持了這樣的發現：在聾與重聽者人口中，失聰者的發生率以白人／拉丁美裔者較高（占 85%）；相比之下，非裔美國人／黑人（7.9%）、亞裔美國人（2.4%）、美國印第安人／阿拉斯加原住民（1.1%）較少比率人口是聽損者。眾所皆知，西班牙／拉丁裔目前是美國最大的種族／文化少數族群。一些預測指出，及至 2050 年，大約會有 1 億 2,800 萬人口是聽損者（U.S. Census Bureau, Population Division, 2012）。特別的是，每八位美國人中，會中有一位是西班牙／拉丁裔；而再過不到五十年，每四位美國人中，會有一位是西班牙／拉丁裔。大約有 1,500 萬是二十一歲或年紀更小者。而就學人口中，大約有 1 萬人是聾或重聽者（www.lifeprint.com/asl101/topics/trilingualism.htm#_Toc155264601155264601）。這 1 萬人的群體占了美國所有聾／重聽學生的 28.4%，以及西方世界所有聾／重聽學生的 40.8%（Gallaudet Research Institute, 2013）。這無疑反映出相較於白人及其他種族／文化的學生人口❷，西班牙／拉丁裔的聾與重聽學生快速地增加。事實上，在德州、加州及紐約，有色人種的失聰學童

---

❷ 值得留意的是高立德研究機構所報導的資料，只涵蓋參與的公立學校。這些學校募集了很多資源，包括繼續參與的方案（有的有手語翻譯員、志工及轉介者，有些則無）。這些資料由很多學校所提供，但並未涵蓋全部的各州教育部門、《美國聾人年刊》（American Annals of the Deaf）所列的學校名稱，以及隨選自國家教育統計中心（NCES）共同核心資料內的公立學校註冊者。因此這些資訊極可能會低估實際的人數，因為數據報告是自發性提供的，可能會遺漏了很多學生（www.gallaudet.edu/research_support/demographics.html）。

數目比白人失聰學童還多。當他們在州立或日間啟聰學校就讀，或者他們可能接受回歸主流教育，之後當他們透過網路和其他失聰同輩或當他們加入與聾人有關的組織時，他們就可能被同化，進入聾人文化。通常他們必須生活在四種環境裡：他們的家庭環境；白人文化主導的環境；聾人文化主導的環境；以及拉丁裔美國人、亞裔、非裔美國人、美國原住民聾人的環境等。為了因應這些挑戰，來自多元文化背景的美國聾人已經發展出全國性的組織，以便為來自不同文化的聾人與重聽者倡導權益；本書第九章將會探討這些議題。

目前已知美國的移民人口大約有 4,100 萬，而非法移民的數目大約在 1,100 萬左右（Nwosu, Batalova, & Auclair, 2014）。我們無法得知移民當中有聽力損失者所占的百分比，因為在統計上，失聰者在美國多元的種族人口中並未再區分。然而，有鑑於十八歲以下的學童中，幾乎有四分之一他們的父母為移民者，可以推測這龐大的人口中，要不是具有移民身分者，不然就是他們的父母是移民（Mather, 2009）。新聞報導指出，回顧 2010 年，一位律師就有 250 位的聾人移民者客戶，分別來自墨西哥、瓜地馬拉、宏都拉斯、薩爾瓦多、哥倫比亞，要申請庇護。他們來美國的原因包括在自己國內遭受社會排擠、逼迫、缺乏為聾人的權益倡導、溝通、教育與就業的問題等（Castillo, 2011; Tolan, 2015）。聾人移民者聲明他們不是難民，但在他們被核准成為美國公民之前，他們必須證明自己被母國所迫害，尤其是被很多教育的管道所拒絕，並且被視為無能，導致他們喪失了人權（Tolan, 2015）。

兒童與青少年

研究者使用目前來自美國新生兒聽力篩檢方案的資料指出，總計每 1,000 名新生嬰兒中，就有 1.6 位被發現帶有聽力損失；各州的情形不一，範圍從每千名 0 到 4.3 位都有（Center for Disease Control and Prevention, 2014）。中耳炎，即我們所熟知的耳部感染，其發生率在嬰幼兒六個月時

大約 48%，一歲時約 79%，兩歲時約 91%（Donaldson, 2014）。Donaldson 也指出貧窮鄉下的兒童，罹患中耳炎的比率很高，如同美國原住民及因紐特人（Inuit）❸兒童也是如此；而相較之下，非裔美國兒童罹患中耳炎的機率，似乎比同社區內的白人兒童還低。如果沒有治療，中耳炎會導致兒童聽力的損失。

噪音引起的聽損

大約有 2,600 萬美國人因噪音而導致罹患或加劇永久、無法治癒的聽力損失（National Institute on Deafness and Other Communication Disorders, 2014a）。此外，年齡介於十二到十九歲之間的青少年，有 16% 的人說他們有某種程度的聽力損失，這可能有部分原因來自於噪音。此點證實了在生命早期，人們就可能開始耗損了他們的聽力。

聾

那些自認是「聾」（deaf）的人，其意是指若無助聽輔具，他們無法聽；在以前的統計數據，他們被分類的情形並不一致。我們目前找到有關失聰者人數最佳估計，是 Mitchell（2005）的文獻。根據 Mitchell 的看法，每 1,000 人中，就有將近 2 到 4 人，是屬於功能性的失聰（functionally deaf），其中有半數年齡為六十五歲或以上的長者。1,000 人中，在十八歲以前失聰者，還不到 1 人。這些失聰者之中使用美國手語，並認為自己是屬於文化型聾人（culturally Deaf）者，約有 37 萬 5 千人，或占所有這群失聰者的 19%（Mitchell, Young, Bachleda, & Karchmer, 2006）。

---

❸ 譯註：美洲原住民之一，屬於愛斯基摩人的一支。

視力

美國的一般人口統計顯示，大約有 2,000 萬人表示即使配戴眼鏡或隱形眼鏡，他們仍有視力的問題，或者他們是盲人（Blackwell et al., 2014）。盛行率顯示男性與女性並無差別（Dillon, Gu, Hoffman, & Ko, 2010）。至少有一個研究提出有視力問題的長者，更有可能也有聽力損失的問題（Chia et al., 2006）。同時合併視力與聽力問題的人口，是一群異質性的兒童與成人；他們可能有輕微先天或後天的視力和聽力損失問題，或者最極端的情況為完全的聾盲者（Deaf Blind）。國立聾盲中心（National Center on Deaf-Blindness）相信，從出生到二十二歲的兒童、青年與年輕的成人，被分類為聾盲者的人數超過 1 萬人，此意指他們合併聽力與視力的問題導致他們的教育需求，無法在純服務聽覺缺損或純視力受限兒童的方案中，得到滿足（Miles, 2008）。據估計，大約有高達 4 萬的成人，被歸為聾盲者（Watson & Taff-Watson, 1993）。依據高立德研究機構（Gallaudet Research Institute, 2013）的研究，大約有 6% 的聾與重聽者學生有視力問題，包括低視力、法定盲❹以及聾盲。此外，大約有 36% 的聽障者會伴隨一個或更多的其他障礙（還不包括視力狀況）。會受到合併視力與聽力損失所影響的人口中，成長最快速的區段為老年人，估計有 8% 到 10% 合併有視力和聽力損失（www.visionaware.org）。

人工電子耳／人工耳蝸

截至 2012 年 12 月，全世界大約有 32 萬 4,200 人接受人工電子耳（cochlear implant, CI）植入手術；在美國，粗估有 5 萬 8,000 的成人和 3 萬 8,000 的兒童已經接受此手術（National Institute on Deafness and Com-

---

❹ 法定盲（legal blindness）的定義是指優眼視力為 20/200 或以下。

munication Disorders, 2014b）。

聾人社群：參考架構

　　儘管人口統計的事實指出，聾與重聽的人口具有很大的變異性，但也已經有人試著提供相對而言比較具同質性關於此社群的人口描述。透過醫學界及聾人社群用來標記美國聾人的術語，反映出不同的觀點，而這些觀點也隱含了專業人士與一般社會是如何對待失聰者。主流媒體裡已有很多以醫學／障礙模式和以文化／語言模式來詮釋聾人的社會觀點是分歧的文章。雖然如此，教科書通常不會寫出此二種模式如何影響美國聾人的日常生活。以下我們探討這兩種不同的觀點。

醫學與功能性的架構

　　醫學的角色，在找出、預防或解決醫療情況；治療症狀；以及改善或維持物理功能；這些已經成為治療聽力差異的背景，也就是要去改善、治療，或透過醫學處治來治癒（Gonsoulin, 2001），包括手術，特別是針對中耳的問題或是人工電子耳問題。如果不用手術，重點就會擺在透過聽覺科技，使失聰者能利用管道（助聽器和其他的助聽輔具）來聽取聲音，再伴隨密集的聽力與說話訓練，增加其口語的使用，使之達到理想的聽力，讓失聰者可以在功能上像是個聽力正常者。這種密集的聽與說的訓練，也同樣適用於接受人工電子耳的兒童與成人身上。整體而言，這種過程也帶來這樣的隱含訊息：與別人的聽力不同（有差異）是一種失能（disabled），因此這個情況是無法被接受的。

　　不管明顯或內隱，社會經常將失能（disability，或稱障礙）與下列的描述畫上等號：無能為力（powerlessness）、無能（incompetence）、有負擔、不正常、被迫依賴，或是一種要用全然動機克服的狀況。因此，失聰者或許會盡可能成為像「聽人」一樣，從而貶低失聰者所處的情況，並增

加圍繞在他們身旁聽人的舒適感。有些專業人員鼓勵家長將他們的失聰子女安置在公立學校，和聽力正常的學生在一起，目的是希望他們可以「幫助」聽損兒來「克服其障礙」，使其能適應主流的社會。美國手語的使用者使用一個「盒子」的手勢，打在耳朵邊，來描述以耳朵為重點時，他們所看到的。這個手勢，英文的翻譯是「病理學模式」，包括他們認為此醫學／障礙模式的觀點，以過度強調要透過耳朵來聽到聲音，才能有溝通的管道的說法，強加了對他們的限制；而沒有看重他們也能經由視覺管道來溝通。

認同醫學模式的專業人員，會傾向使用**聽覺殘障、障礙、聽覺缺損、遺傳聾、聽力受挑戰的、聽力殘障**，或**有聽力損失**等術語，因為這些名詞都強調生理的缺損，卻不強調失聰者如何發揮其功能。這種融入醫學觀點的專業術語，隱含需要「矯正」或「修理」的情況。這樣對一些不認為自己耳朵有需要「修理」或「治療」的人，覺得受到羞辱，因為他們可以主要靠視覺來作為替代的溝通管道。他們反而喜歡將自己視為一個具有獨特語言與文化的群體，他們尋求公平的溝通、教育與就業機會的管道，就像其他多樣化的美國人一樣（DeLuca, Leigh, Lindgren, & Napoli, 2008; Holcomb, 2013）（參見以下進一步的討論）。

聽覺缺損（hearing impaired）這個名詞，是最常被專業人員所使用的一般術語，這些專業人士傾向只有在兒童或成人的聽力損失達 91 分貝或以上者，才會使用「**聾**」（deaf）這個詞。而「**聾啞**」（deaf and dumb; deaf-mute）一詞，只有在過去才會使用，導致失聰兒童被安置於像美國聾啞收容所（American Asylum for Deaf-Mutes）的地方（www.ctmuseumquest.com/?page_id=7789）。但聾人不是啞巴──他們可以說話溝通，而「收容所」（asylum）這一詞，暗示這是一個收容心智障礙或心理衛生有問題的人，並不是一所教育兒童的學校。

醫師、聽力師以及其他專業人員並不認為醫學／障礙模式的觀點有何限制。他們以整個全人身體健康之前後脈絡更廣泛地來看，因為很多聽覺方面的障礙（auditory disorders）與醫學有相關（如血管、腎、心臟問題；

神經與免疫系統失常；前庭失能、梅毒；腫瘤；真菌、細菌、耳蝸的病毒感染；耳毒性），這些需要醫學的處治與管理。當然，並非所有聽覺方面的障礙都和醫學方面有關。很多失聰的美國人健康良好，除了聽力差異以外，他們看起來是健康的。他們當中也有很多人會因下列聽覺系統的問題就醫，例如：耳垢清除、耳朵感染、耳朵疼痛、耳腫瘤，或要進行人工電子耳手術。美國的失聰者會在人生的某個時機，透過聽覺診斷服務來獲得教育服務、職業復健（vocational rehabilitation, VR）、障礙福利、視聽輔具、翻譯服務的資格；此外，他們也可從《美國身心障礙者法案》中得到所提供的保護與服務。

那些認同醫學模式觀點的失聰者，是典型的「**口語失聰者**」（oral deaf）（Reisler, 2002）或「**口語族**」（spoken language users）。他們在聽人世界裡感覺舒適，且大多數是和聽人互動。雖然口語族不一定能流暢地使用美國手語或融入聾人文化組織，但他們會利用聾人社群所善用的*視覺科技*，如視覺警示設備、震動觸覺設備、字幕科技、閉路電視、視訊／錄影、即時聽打、言語辨識軟體等；還有**聽覺**輔具，如助聽器、人工電子耳，以及輔助聽力工具，如聽力迴圈（audio loop）。他們會傾向將字詞以口形呈現的翻譯員、字幕電視、錄影或帶有字幕的轉接系統（relay system）、助聽器等看作僅是獲得聽覺訊息的工具，就好比聽人使用麥克風、擴音器、電話來作為獲取聽覺訊息的工具。我們清楚看到，口語和手語的使用者都體認到共通的需要，也已經共同並肩努力，成為聾人社群的一部分，也一起合作專案，例如：字幕電視、串流字幕錄影帶（captioned streamed video）、電影院的字幕，以及全面新生兒聽力篩檢過程等。

雖然有些專業人員認為如果沒有他人（如手語翻譯員）的重要協助，聾人無法在社會中獨立運作；但相反地，聾人認為使用手語翻譯員，讓他們能夠在聽人世界裡非常獨立地發揮其功能。舉例而言，透過手語翻譯員，失聰的律師可以全程參與其受理失聰顧客的受審案件；一位有博士學位的聾研究者可以輕易地參加理論語言學或任何其他學術領域的團體討論；當必須和醫師、律師、房地產經紀人及他人交涉時，聾人申請翻譯員

服務，就不必依賴朋友或家人協助。這些是二者不同的觀點。

　　雖然醫學／障礙模式對整體健康而言是重要的，但它的主要焦點是在醫學及聽力的介入，其次才是注意到早期認知、語言與社會化的議題，尤其對那些尚未完全發展出將語言訊息解碼者。這裡有個重點我們要注意到，那就是文獻充滿很多有關兒童被教導口頭語言後如何在認知、語言及社會方面發揮功能並解釋很多此法的優點，尤其是植入人工電子耳者。從文化型美國聾人的觀點來看，此模式並未適當地考量到他們早期的認知與語言的需要，還有社會認同的議題（參見第四、五、六章進一步的討論）。這些人期望醫師、聽力師及語言治療師來學習他們的聾人文化，並分享聾人文化的訊息給家長和其他專業人員。醫學博士 Thomas Gonsoulin（2001）要求他的耳鼻喉科同事要思考這些不同觀點的哲學，並和文化型聾人的成員維持對話。這型聾人寧願別人從多方面的社會／文化角度來看待他們。

社會語言／文化模式

　　在這個模式裡，融入醫學觀點的考量（如聽損的病因學、類型與程度，甚至開始聽力損失的年齡），對很多文化型聾者，就他們如何與其他聾同儕發揮成人的功能而言，並沒有多大的差別。身為聾人，更多是看他是否認同自己是個「完全的人」（whole person）。這包括他們具有共享的經驗、語言、文化、態度、對彼此的社會義務，以及生活品質的議題，還有他們如何處理日常的生活（Holcomb, 2013; Leigh, 2009）。這也包括他們對於自己是誰以及身分為何、以一種不同方式的存在，都覺得自在。此模式不以缺損為基礎，並且承認聾人為少數社群而非將他們視為障礙者。它包括更多強調以視覺為主軸而非僅依賴聽覺的取向。

　　聾不是疾病，它不是需要治癒或治療的疾病。聾是一種生活的方式。它是一種文化，擁有自己的語言，且其成員遍布全世界。
　　　　　　　　　　　　　　——一位失聰年輕人的姊妹 Megan Gleason（2014, p. 37）

　　和其他文化相比，**聾人文化**從人類學的觀點來看，可以被視為一種適應性的因應機制；透過此機制，聾人發展手語來調節他們必要的視覺溝通。它反映一個只有失聰者才有的「顯著社會群體」（conspicuous social group）現象（Rée, 1999, p. 231），他們在一個共享的歸屬感內連結，作為對聽人社會的回應。這個聽人社會由於聾人語言和溝通的障礙，很少提供給他們完全融入其中的機會。聾人文化最強烈的特質之一，就是強調與其他聾人的社會關係，他們有著共同類似的經驗。

　　雖然美國手語（ASL）對那些認同聾人文化者具很大的價值，但它更是一種共享的失聰經驗，包括鼓勵多樣化的失聰者（包括口語族），來探索此社群。雖然如此，很多聾人會有意地將美國手語以英語的詞序排列方式打出，和其他的失聰者及聽人溝通。他們也可能使用一種英語的手語系統或書面英語，以及如果可能，加上口頭英語，來和聽人朋友、家人及同事溝通。因此之故，他們常被描述為是雙語者❺，或使用兩種語言者；他們不會被稱為單語言者，如口頭英語或美國手語者。

　　聾成人如果使用美國手語，會被認為是正面積極的角色模範，他們和其他的聾人一起形成群體，被視為是種專業合作，以提升相同的公民權、機會以及其他多樣化美國人所享受的權利。此外，美國聾成人不認為他們要為溝通失敗、誤解以及語言問題扛責，他們反而將這些不適的原因，歸咎於聽人沒有能力去了解美國手語或聾人的方式（Deaf ways of being）。

　　一般而言，聽力學、醫學、教育，以及聽力／言語專業人員並不常和失聰者互動。因此，即使近年來公眾宣傳已經強調文化型聾人可以過著完整的生活，但很少有專業人士（包括受過良好教育者）能了解失聰者的日常生活。屢見不鮮的是，專業人士傾向於描述聾文化的成員是孤寂、不與人來往，以及活在受限的世界裡，反而不會說他們透過與失聰同儕互動，可以達到社會互動。這點是可以理解的，因為失聰者在整個人口中的出現率偏低。《耳聾得益》（*Deaf Gain*）（Bauman & Murray, 2014）這本

---

❺ 雙語的定義是指功能性地使用兩種語言，但使用者不一定對這兩種語言都能擁有母語般的熟練度（Grosjean, 1998, 2010）。

書指出，聽人社會（包括聽人專業人士），實在有很多地方需要學習有關身為聾人的好處，以及聾人如何提升他們的生活品質。

　　美國聾人不會把聾人社群視為是不成功者的避風港或是一種孤立、隔離的生活型態；他們反而認為聾人文化是個提供正面機會，讓他們得以學習、成長，並擴大他們的興趣與嗜好；成為年輕聾人的導師，尤其是那些聽人父母所生的失聰者以及在回歸主流教育安置中的受教者；發展友誼；透過組織與機構的網絡及網際網路，發展更寬廣的當地、全國及國際間的連結；管理他們自己的事務（Holcomb, 2013）。全世界的聾人已經組成全國性與國際的組織，藉以安排定期的活動，如國際會議、藝術與工藝的慶典、戲劇的呈現、講座等（如 Ammons, 2009; Goodstein, 2006; Rosen, 2009）。在 2002 年第二屆聾人之路（Deaf Way II）會議中，有來自 121 個國家，將近 1 萬人與會（Goodstein, 2006）。在這次的文化活動中，發表了很多的聾人戲劇、藝術、歷史與傳承、教育、語言學，以及其他有關聾人社群議題。要減少分裂的觀點，這些組織的活動就需要與較大社會中不同層級的聽人一起共事。

　　讀到這裡，你可以感受一下失聰社群可提供的文化資產。文化資產統合文化知識、技巧、能力的使用與互動，來影響志向、社會化、語言的使用、家庭型態、對抗不利的地位（Yosso, 2005）。看見聾人文化的文化資產、視覺語言、視覺學習的使用，以及能生活自主的聾人間的關係，是支持聾人的保護因素；失聰者對聽人以低期望來看待他們，且持續如此，提出質疑，並努力反擊。

　　聽人如果不熟悉聾人文化，通常會很訝異聾人對「聽人」文化和「聾人」文化所做的區分。雖然聾人會和美國聽人一起分享很多價值觀，但他們理解聽人文化的觀念，也知道聽人文化的行為和聾人文化的行為是如何的不同。聽人文化著重在人們所做的，因為他們聽得見，他們的文化是依據聲音的，以他們定位他們自己的方式，例如：獲取他人的注意，而這些和聾人如何定位他們自己是不同的（Holcomb, 2013）。聾人更像是美國原住民、亞裔美國人或非裔美國人，他們在較大文化中以少數族群自居。以

聾人文化而言，聾人視自己為一個少數社群的文化，他們依靠視覺，和較大範圍聽人文化形成對比。雖然美國聾人並沒有自己特定類型的服裝或飲食，像其他國家典型的文化一樣，但他們的確有獨特的特色，最引人注意的就是在他們的周遭環境有更多的光線，以及使用視覺警示設備，例如：以閃光燈來顯示聲音，如門鈴系統、嬰兒哭泣提醒裝置、震動鬧鈴等。此外，聾人使用視訊轉譯服務（video relay services, VRS）❻，但聽人使用電話。聾人也使用導聾犬（hearing dogs）、電視和電影的字幕、電腦輔助的聽打筆記、手語及視訊轉譯服務、網際網路、電子郵件、透過文字與視訊的即時訊息、智慧手機等。高立德大學的「科技管道方案」（Technology Access Program, TAP）就使用科技來研究可及性（accessibility）的議題（www.tap.gallaudet.edu）。

聽力學、復健、醫學領域的專業人士常將上述的科技稱之為適應輔具或輔助設備來補償失聰人士的聽力失能。但如果轉換為文化的觀點，這不是補償，而是增能的設施，可稱之為視覺警示與電子設備，用來溝通和給予訊號。此觀點反映很多失聰者的看法：他們認為聾人文化是強調視覺溝通的重要性和以視覺為中心。

在每日的會話裡，聾人比聽人更頻繁地使用他們的眼睛、臉部表情、手勢的空間關係、身體動作、觸碰。他們高度看重手部如何被使用，尤其是美國手語，而相對地，聽人則使用口語。聽人使用他們的聲音來得到他人的注意，但聾人可能使用揮手或拍肩來引起他人的注意。當要介紹他人時，聾人通常會介紹有關對方的出生地，以及所就讀的學校（Padden & Humphries, 1988）。指派手語名字（name signs），是另外一個聾人文化的獨特習俗（Supalla, 1992）。

文化型的聾人擁有他們自己的民間傳說，包括 ABC 故事詩、美國手語故事和詩詞、故事和敘事、雙關語、謎語、玩笑、戲劇和視覺藝術；提供了管道讓聾人以情感表達出他們的經歷（Baldwin, 1993; Bauman & Mur-

---

❻ 視訊轉譯服務能讓聾人使用手語翻譯員作為中介，透過網路打電話給聽人。

ray, 2014; Clark, 2009; Holcomb, 2013; Peters, 2000；本章後半將會詳述）。
以美國手語來說故事是一項藝術，主題經常圍繞在失聰者成功的故事上
（Byrne, 2013; Padden & Humphries, 1988）。

　　從兒童如何獲得他們的文化以及這如何導致他們分別聽人文化與聾人
文化，也會產生差異。對聽人兒童而言，家庭文化的傳遞是透過聽覺經
驗，包括與人交談、社會規則與例行公事、歌曲、詩、廣播、電視、家庭
故事。他們的學習從傾聽家人、老師與朋友，也從在他們身旁的偶發會話
學習而來。而失聰兒童也嘗試遵循這樣的方式，但即使他們戴上助聽輔
具，他們的聽覺世界也和聽人的聽覺世界顯著不同，而且是更不清楚的，
即便植入人工電子耳也是如此。很多失聰兒童傾向透過視覺方式來思考，
當他們累積這些視覺的經驗，將其轉為視覺的記憶時，這種記憶能提升他
們的思考、溝通和問題解決的能力，而這通常和他人有關。依據這個經
驗，一旦接觸到聾人文化，他們就會更容易適應不同的文化方式。

　　由於很多專業人士並不熟悉聾人文化，要他們去告訴家長有很多成功
的聾成人使用視覺溝通策略，如打手語（不管有沒有輔助的聽覺策略），
這讓他們備感為難。家長往往必須靠自己去尋找有關手語和聾人文化的相
關資訊（Christiansen & Leigh, 2002/2005）。等到家長學到這些事實時，他
們的孩子可能都已經是十多歲的青少年了，他們在不熟練的英語中掙扎，
或者他們以為自己是全世界唯一的失聰者。然而，已有證據顯示有越來越
多的家長正使用手語和他們的失聰子女溝通，這和我們以前所想像的不同
（Christiansen & Leigh, 2002/2005）。2007 年的嬰幼兒聽力聯合委員會
（JCIH）聲明的附加條款（Yoshinaga-Itano, 2014），裡面有一個部分推薦
優質的合格早期介入服務系統，提供給所有家庭有關溝通的各種選項——
裡面包括聽、說，也包含美國手語（ASL）。

　　失聰者的家長被告知有很多溝通的策略可選，卻未被告知有關手語與
聾人文化的優點，很多美國聾人對此點表達他們的關切。他們認為自己是
聽力復健計畫的「最終產品」，也就是在傳統上通常不會建議包含視覺的
成分，例如：使用手語或其他視覺增強來提升語言的習得。這是實情，有

些聾人表達他們在成長過程中,使用手語遭拒的挫折;他們必須經歷語言治療以及配戴助聽器但沒有什麼效果這些事,直到他們「轉換」到聾人文化以後,才找到慰藉(Bechter, 2008; Holcomb, 2013)。但是也有些美國聾人從語言治療和聽力輔助設備中受益,包括助聽器和電子耳(Leigh, 2009),這些人也讓自己的聾小孩接受人工電子耳植入手術(Mitchiner & Sass-Lehrer, 2011),此外,他們也很感激能得到這種方式的協助。今天,有更多的聽力師、語言治療師以及其他的早療專業人士,將手語納入治療計畫裡,因為他們根據實務證據——使用手語可能不會傷害失聰者口語的發展,而且當聽覺輔具未被使用時,使用手語反而對他們是有益的〔參見Walker & Tomblin(2014)的文獻回顧〕。

這裡有很多不同的看法,取決的依據要看每個人的經驗,也要看失聰者從這些服務中,有無聽的能力或有無接受所需的聽能訓練的程度而定。失聰者的口語使用,的確存在很大的差異。有些失聰者認為使用口語會限制他們自在地使用自己的語言(美國手語)的需求(Padden & Humphries, 1988);有些失聰者能流暢自在地使用口語;更有失聰者一邊打手語,一邊以無聲的唇語方式顯示英語發音。

很多美國失聰者喜歡依據他們的溝通模式來描述自己屬於哪一派:強烈認同失聰族(strong-deaf)、失聰族(deaf)、口語族(oral)或強烈認同口語族(strong-oral)。這些標籤暗示著他們溝通模式的差異,例如美國手語,手勢化的英語、口語或書面語模式,或者混合模式等。這些派別提供比「聽力損失」一詞更多有關溝通的資訊,但所提供的圖像,仍無法完整看出個別性、情感、興趣、優點、特殊才能等(Corker, 1996)。

目前,心理語言學家認為語言習得是雙重管道的活動,包括聽覺與視覺的過程。語言認知科學家和語言學家已經指出美國手語的習得年齡很重要。失聰兒童越早接受手勢語言,對他們的認知與語言發展就越好,尤其是當助聽器或人工電子耳的使用不如預期的好,或是當口語增強不足的時候(Walker & Tomblin, 2014)。大腦的語言學習能力包括聽覺與視覺能力,聾童若只專注於聽覺刺激,將無法保證其語言習得的一致性。無可置

疑的是，雖有一些聾童與聾成人透過聽覺擴音的使用，成功地習得口語英語（如 Blamey & Sarant, 2011; Leigh, 1999; Schwartz, 2007），但也有一些聾童僅透過聽覺口語法來習得語言，並在回歸主流的學校系統中掙扎奮鬥（Oliva & Lytle, 2014）。

在歷史上，失聰者的低閱讀程度，被歸因於使用手語以及就讀州立聾校。事實上，失聰者的平均關鍵能力約為國小四年級（Qi & Mitchell, 2012），此點乃因不同的心理語言變項，包括接觸閱讀的程度、智力、社經地位等，造成失聰者顯著不同的英語熟練度。不過不管聾人是回歸主流或在聾校就讀，閱讀分數低下這和他們有無使用美國手語並**沒有**直接的歸因關係（如 Easterbrooks & Beal-Alvarez, 2012; Marschark, Sarchet, Rhoten, & Zupan, 2010; Trezek, Wang, & Paul, 2011）。順帶一提，有趣的是，聾校中學方案有非常具挑戰的全國學術競賽盃（Academic Bowl）（www.gallau-det.edu/outreach-programs/youth-programs/academic-bowl.html）。團隊來自州立聾校以及回歸主流方案下的聽障生（使用各式不同的溝通模式），展現出他們在各種不同領域中顯著和精進的學業知識，包括在此競賽最終的頂尖決賽——英語文學（www.gallaudet.edu/academic_bowl/history.html）。此外，由接受良好教育的文化型聾人所生的聾小孩，普遍都能繼續接觸手語，且其閱讀能力傾向優於或等同於那些很少接觸或從未接觸美國手語的失聰青年。

但處在一個回歸主流的社會裡，並非所有的失聰者都能成功。有些美國聾人沒有接受過教育、無法學以致用或無法就業，導致一個「不佳」（no good）的生活（Buck, 2000）。來自 Blanchfield 與其同事（2001）的一項統計研究，他們使用三種全國代表性的資料來計算十七歲以上的重度與極重度失聰人口，其中大約有44%的人未從高中畢業，相較於一般人，約僅19%未能從高中畢業。進一步而言，高中畢業的失聰生，只有46%進入大專就讀，但一般人，有60%的高中階段畢業生，進入大專就讀。只有5%的失聰者能讀到大學畢業，而一般人，有13%讀到大學畢業。雖然就業不足不再是失聰大學生剛就業的嚴重問題（Schroedel & Geyer, 2000），

但就業不足與失業，依然是非常多失聰者所面臨的嚴重問題（Punch, Hyde, & Creed, 2004; Wilkens & Hehir, 2008）。毫無疑問，這些列舉在此的問題，其實有一大部分原因和社會無法提供失聰者同等的教育與就業機會有關，或者就如個人所關切的，事實就是因為種種理由，失聰者無法發揮他們的人類潛能。

有了對聾人文化構成的更充分理解，我們現在要轉向探討聾人社群成員的身分與聾人文化如何傳遞。

成員身分與聾人文化的傳遞

聾人已經使用且持續使用他們的語言來傳遞社會規範、價值觀、語言、藝術與科技給年輕的世代（Holcomb, 2013; Padden & Humphries, 1988, 2005; Van Cleve & Crouch, 1989）。此聾人社群的現象已經存在至少兩個世紀以上，或者更久（如 Rée, 1999; Van Cleve & Crouch, 1989）。即使聾人散居於城市或鄉下地區，但大部分住在靠近較多其他美國聾人人口的失聰者，通常住處近州立聾校或大學，像高立德大學就是世界上專供聾人就讀的唯一人文藝術大學，或者位於紐約羅徹斯特給聾人就讀附屬於羅徹斯特理工大學的國立聾人技術學院（NTID）。這樣和同性質的人接近（proximity only），不但增強聾人文化的方式，也能連結不同背景的失聰者，讓他們感覺自己是較大聾人社群中的一份子。除此之外，使用國內與國際的社會媒體，以及透過網際網路，已經創造出更多機會，讓他們參與非物理的聾人空間（deaf space）與虛擬聾人社群，因此而增強了聾人文化的傳遞（Kurz & Cuculick, 2015; Valentine & Skelton, 2008）。

成員身分

❖ 聽人家庭中的聾人

　　大部分的失聰者是聽人家庭的成員（超過 90%；Mitchell & Karchmer, 2004），並會在進入學校遇見聾成人之後，學習有關聾人社群和（或）聾人文化：和其他聾青年一起參加夏令營；加入聾人運動員的體育團隊；出席聾人俱樂部、宗教活動或聾人文化慶典；從網路獲取訊息；或者和其他的失聰者一起找工作——即使他們已經在成長中完全回歸。他們可能進入高立德大學或附屬羅徹斯特理工大學的國立聾人技術學院，或進入接受聽障生並提供手語翻譯員服務的大學、大專或社區大學就讀。以這些方式，他們學到了聾人文化。很多失聰者在聾文化中怡然自得，但也有些人可能停留在邊緣地帶，而大部分的失聰者還是繼續留在他們認為舒適的聽人社群裡。

❖ 聾人家庭中的聾人

　　不像多數人一出生就處於他們原有的文化，擁有文化型聾父母的聾童，在聾人文化裡代表著少數群體。他們多半在成長中一直在學習美國手語；進入專為聾人設立的特殊學校、參加聾人的社交聚會；並且透過日常經驗，習得聾人文化的價值（Holcomb, 2013; Padden & Humphries, 1988, 2005）。這些人在聾人文化裡享有特殊地位，且通常會在聾人社群中成為領導者。舉例來說，高立德大學 2009 年最後四位入圍的校長候選人，不僅都是聾人及流暢的打手語者，他們也都來自聾人家庭。還有，高立德大學的第一位女校長 Roberta "Bobbi" Cordano 於 2016 年就任，也是一位來自聾人家庭的聾人。

❖ 重聽

　　從聽力學的觀點來看，「重聽」（hard of hearing）一詞乃指落入中度

聽損類別裡的人而言，不是指重度到極重度聾者（Leigh, 2009; Ross, 2001）。然而，這個詞也常傾向於包含那些大多會使用說和聽的人，但這還要看他們的殘存聽力以及加上讀話與助聽器的輔助而定（Israelite, Ower, & Goldstein, 2002; Punch, Creed, & Hyde, 2006）。成長自聾人家庭的重聽兒童，通常會成為聾人文化裡的一員。父母是聽人的重聽兒童，也可能成為聾人社群的一份子，但這要看他們接觸社群的程度而定，也有很多人並不歸屬於聾人社群（Leigh, 2009）。這些兒童大多在公立學校受教，但因為他們失去聽覺的線索，而經歷到語言發展的問題（Ross, 2001）。他們可能會在高中或大學時遇到聾人同儕並參與聾人團隊或組織，尤其是如果他們具有美國手語技巧，就可以在聽人與聾人世界中轉換。他們通常學習美國手語，將其視為第二語言，雖然他們當中有些人會排拒美國手語，因為他們並不想和打手語的人混在一起（Vesey & Wilson, 2003）。

❖ 植入人工電子耳的聾人

當人工電子耳首次問世時，很多聾人社群對它的觀感是很負面的，他們害怕這是對他們所愛文化的一種入侵（Christiansen & Leigh, 2002/2005）。決定嘗試進行人工電子耳手術的聾成人被視為背叛聾人文化的叛徒，因為他們想要接觸聲音的世界。隨著時間過去，有越來越多體認，人們發現植入人工電子耳的失聰者，包括文化型聾人，他們仍然使用美國手語，並且和他們的聾人社群依然保有連結。目前，人工電子耳植入者並不會遏止他們的聾人社群身分（Paludneviciene & Leigh, 2010），不過仍有些聾人抗拒兒童人工電子耳手術，因為他們關切會對口語的語言發展有不切實際的期望，尤其擔心會有手術的潛在後遺症（Christiansen & Leigh, 2010）。

❖ 被收養的聾人

有不少失聰者與聽人正收養或從世界各國申請撫養失聰兒童。對一位失聰兒童而言，如果他能被收養進入一個聽人家庭或打手語的家庭，而這些家人可以理解身為聾人有關的心理、社會—情緒、溝通、文化與教育後

果並且能協助他適應聾人文化，對他來說，將會有很大的助益。在一項針對 55 位失聰家長收養兒童的研究中，其中一個主要的發現是，這些家長覺得他們從聾人社群中得到的社會支持，遠比他們從正式服務提供者所獲得的支持還要強大。主要的原因是溝通無管道、專業人員缺乏理解失聰客戶的需求，以及他們懷疑失聰家長是否有能力擔任養父母（White, 1999）。在這個研究的樣本裡，聾人家長對收養的失聰兒童有一種無條件的接納認同，包括那些被安置時年齡較長、有語言遲緩問題的失聰兒童。作者認為此現象可以用收養安置所依據的「適合度」（goodness of fit）模式來解釋。

　　就像其他跨種族收養一樣，被收養的失聰者必須設法克服自己與收養家庭的生理差異。他們在長大後，可能想要得知更多有關自己原生家庭及母國的事情。收養的議題和維繫（bonding）與認同（identity）有關，再加上是失聰者，可能使此議題更為尖銳，尤其是身處青少年期與成人早期的階段。White（1999）注意到有關被收養的失聰者與其家庭的議題並不多，需要有更多的研究。

❖ **後天失聰**

　　很多在十八歲以後因為疾病、噪音、腫瘤或其他原因而失去聽力的人，將透過擴音或人工電子耳而受惠，因為他們擁有口語記憶。他們通常會保留口語的技巧，但其音質扭曲；此外，會因難以監聽聲道的發音和音量的大小而產生聲調的變異（www.alda.org/hearing-loss/）。雖然後天失聰（late deafened）的成人可能依賴讀話，但很多後天失聰者發現讀話令人疲累又不適當，因而企圖加大他們使用助聽器或人工電子耳的能力，即使這些輔具永遠無法接近於他們曾經擁有過的聽力。如果溝通調適尚未做好，他們就會在職場和家庭生活中遭遇困擾，這是很常見的情況。在人們失去以聲音溝通的能力時，他們普遍有一段哀傷的歷程，而且每個人的適應力不同。後天失聰的成人可能學習美國手語作為第二語言，或者他們會使用口手並用溝通（就是同時又說話又比手語）。後天失聰者的口語如

何，以及使用手語的程度，存在著很大的差異，通常要看他們的社會網絡和工作而定。有些後天失聰者會因為讀話有困難，覺得手語好用，而和聾人有更大程度的連結；也有些人會進入聾人社群並樂於參與運動團隊和組織；還有些人選擇不參與，反而寧願和聽人溝通。大部分經歷聽力損失的長者會覺得他們適合進入後者（指聽人）的類別。

❖ 聽人

聽人可以成為聾人社群的一員嗎？如果聽人嫁娶聾人呢？聾父母所生的聽小孩呢？聾人的手足、同事和手語翻譯員又如何呢？這些家有失聰者的聽人通常活在聽─聾跨文化環境裡，主要是看他們的失聰家人參與聾人文化的程度，這類似生活在雙語和雙文化家庭內的家人（Berkowitz & Jonas, 2014; Hoffmeister, 2008）。

在聾人家庭中成長的聽人小孩，會在家庭和延伸家族內有很複雜的溝通、社會化及文化的問題。這些聽得見的孩子也許會習得手語，並依據家庭興趣和背景來調整聾人文化的內化程度。他們也學習英語作為第二語言，舉例來說，有人研究波多黎各聾父母的健聽嬰幼兒，這些兒童學習波多黎各的手語作為他們的第一語言，西班牙語為他們的第二語言（Rodriguez, 2001）。研究指出，他們習得兩種語言，和其他雙語兒童的語言學習時間表是相同的（Pettito, 2000）。

即使失聰家長主要依賴手語作為溝通管道，也可能會在打手語時加上口語，來和他們的聽小孩溝通（Mather & Andrews, 2008; Mather, Rodriguez-Fraticelli, Andrews, & Rodriguez, 2006）。如果這些家長來自聽人的家庭，更是如此。聾家長也會讓他們的聽小孩接觸聽人鄰居、聽人親友、電視、老師、幼兒園同學，好讓聽小孩的口語能有所發展。那些學習雙語長大者，也會內化對「聽人」和「聾人」這兩個群體的認同，並學習悠遊在兩者中（Hoffmeister, 2008; Knight, 2013; Leigh, 2009）。另一方面，如果失聰家長與他們的聽人小孩僅用口語溝通，這些兒童可能就更傾向將英語看作他們的主要語言（Hoffmeister, 2008）。

　　通常，這聽人家庭的成員會成為失聰家人和聽人社會的「中間人」。這可能是一個負擔，尤其是對聾家長所生的年幼聽小孩而言。在某些案例裡，這是衝突的來源，因為家長可能要依賴子女來當家庭翻譯員（Hoffmeister, 2008）。雖然如此，由於近年來的發展，例如視訊轉接服務（電話通話，同步搭配手語翻譯轉接的訊息）、電子郵件、可提供視訊溝通的智慧型手機、電視字幕等，這些所謂的負擔越來越少見（Knight, 2013）。此外，這些聽小孩中，有人長大進入成人期以後，會將他們的聾人傳承拋在腦後，不再回歸聾人社群；也有些聽小孩會繼續留在聾人社群裡，或離開之後再回歸。

　　有不少在專業上服務失聰者的聽人，如果他們能很舒適地和失聰者社交，會認為他們自己是聾人社群的一份子。聾人社群也可能歡迎他們，但要看他們之間一起溝通的舒適程度。如果雙方溝通尷尬彆扭，就難以被聾人社群接納。

❖ 視力的角色

　　視力所扮演的角色對聾人社群的成員來說是很關鍵的，因為他們的溝通主要靠視覺而非聽力。聾盲者不被認為是「擅用眼者」（people of the eye），因為他們的視力有限或完全看不見。如果使用手語，他們在聾人社群的成員身分就會加速提升，不管是利用有限的視野（打手語），或透過包含感知手部動作的觸覺手語。聾盲者有自己的溝通偏好（Bailey & Miner, 2010; Ingraham, 2015; Stoffel, 2012）。依據他們的病因以及開始失去聽力和視力的年齡，這些人可能使用輔助科技，包括擴音、人工電子耳、擴視機、點字，而也有些聾盲者使用手語（如果需要，採用觸覺手語）。特殊的設備包括減少強光的電腦螢幕、點字輸出裝置、語音輸出裝置、文字放大程式、閉路電視（CCTV）、大字體或點字手錶、震動或閃示的警示裝置，點字、擴音或大字按鍵的電話，聽力輔具，以及電腦化的點字筆記抄寫設備等。在一項針對八位年齡介於 47 到 91 歲之間聾盲者的研究中，Ingraham（2015）發現他們使用各式各樣的改良與輔助科技，例如：

導聾犬、用觸覺點字機來標示廚房的用品、人工電子耳、電話的對講機功能、點字書、電腦的點字報讀、FM 無線調頻系統、美國手語、指拼、連結文字電話的大型電視螢幕、視訊電話、有擴視軟體（zoom text）的 iPad、助聽器、眼鏡矯正鏡片、振動式鬧鐘、點字筆記抄寫器、發音電腦、有聲書、無線麥克風與改良式家具（如槓桿式門把、額外加上燈光、可升高的地板、扶手、遍布家裡的安全抓桿），以及用來記錄追蹤食物攝取的改良式點字 app 等。

尤塞氏症候群（Usher syndrome）患者（一種基因變異會導致失明）可能出生時就失聰，直到長大都是使用手語。另一方面，一位年長者如果逐漸喪失聽力與視力，可能就會使用助聽器和放大的設備。聾人社群可能會不著痕跡地避開聾盲者，因為他們對觸覺接觸有成見，也害怕失去視覺，特別是因為失聰者仰賴視覺來溝通，雖然的確也有很多失聰者盡力來表達對聾盲者的歡迎。美國聾盲者也有他們自己的社會、組織，以及資訊網絡，但他們也會和更大的聾人社群接觸（Bailey & Miner, 2010; Ingraham, 2015）。

多樣化的組成

如同之前在「人口統計」一節所指出的，美國聾人依其種族背景、障礙、性別與不同的生活型態（男同性戀、女同性戀、雙性戀、跨性別者），還有宗教等而有所差異（Holcomb, 2013; Leigh, 2009）。最近一些少數族群美國聾人的自傳和傳記文學，讓人們一窺在雙重甚或三重弱勢身分下成長的情況。舉例來說，非裔美國女作家 Mary Herring Wright（1999），十歲時失聰，寫出她在 1920 年代種族隔離時期的經驗，特別是當她觀察到白人學校的設備與裝潢比她就讀的非裔美國學校更好時，內心體會到不公義的沉痛。還有 Andrés Torres（2009）描述他由波多黎各移民來的失聰雙親以及他們如何掙扎著要融入紐約城市的生活。Raymond Luczak（2007）所編的 *Eyes of Desire 2*，描寫失聰的同性戀者出櫃，人們恐同

的態度。一項關於拉丁美洲裔聾與重聽者生活品質的小型研究，便聚焦在能夠參與和墨西哥有關的家庭文化活動的重要性（Kushalnagar, Draganac-Hawk, & Patrick, 2015）。

將聾人聚在一起的文化驅力也造成了聾人社群內的制度性種族主義（institutional racism）。失聰者，就像他們的聽人對應者，也可能歧視其他的失聰者（這些失聰者在膚色、性傾向、性別、障礙或年齡上與他們不同）（Gutman & Zangas, 2010; Leigh, 2012; Luczak, 2007）。這有部分要歸因於缺乏適當的教育以及資訊獲取的管道有限，還有一部分原因是「要成為正常」（being normal）的社會化影響，因此鏡映出存在於更大的社會中對群體差異的無法容納。雖然如此，但近年來已經顯現出越來越多友善關係的建立，並且能接納美國聾人社群內的多樣性。

聽人與聾人社群

在一些社群裡，聽人已經開始學手語，以便讓聾人市民融入他們的經濟、宗教與社會環境之中。在 18 世紀時，有記載顯示在下列社區中，有很多失聰者和聽人之間彼此使用手語，如麻州的瑪莎葡萄園島（Martha's Vineyard）、新罕布夏州的漢尼克（Heinneker）、緬因州的桑迪河谷（Sandy River Valley）（Lane, Pillard, & French, 2000）。放眼國際來看，像這樣聽人與失聰者的雙語社群，也有報導與記錄，例如，貝都因人部落 Al-Sayyid（Kisch, 2004; Sandler, Aronoff, Padden, & Meir, 2014）；在墨西哥猶加敦半島的 Nohya（Johnson, 1994）；迦納的 Adamorobe（Kusters, 2015）；以及印尼的「聾人村」（Desa Kolok）（Marsaja, 2008）。

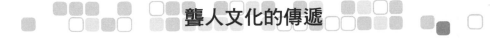

聾人文化的傳遞

除非是聾人家庭，通常聾人文化大部分是透過同儕社會化來水平傳遞，而不是透過雙親或監護人垂直傳承給兒童的（Leigh, 2009; Holcomb,

2013; Padden & Humphries, 1988, 2005）。很多人成為聾人文化的一部分，是因為透過接觸，不管是在校就讀的歲月、和失聰同儕重要團體互動，或者在後來當他們加入聾人組織或遇到聾人，以及透過網際網路的因素，接觸到聾人的方式。在啟聰學校，聾人文化的傳遞是透過與聾同儕和聾成人之間非正式的互動，以及透過聾人文化課程的直接教導；而在回歸主流的安置中，聾人文化也可能產生。傳遞也可以透過聾藝術、戲劇、嗜好、運動團體；宗教場合；聾人慶典；以討論失聰議題為主的網站；遍布五十州的州立聾人協會；倡議聾人的組織，如美國聾人協會（NAD）、失聰者電信溝通（Telecommunications for the Deaf, TDI）、美國手語教師協會（American Sign Language Teachers Association, ASLTA）等。而家長也能透過美國失聰兒童協會（American Society for Deaf Children, ASDC）和非營利組織「手與聲音」（Hands and Voices）來接觸到聾人文化。

　　有關聾人文化的傳遞，可以在失聰者的書面歷史中找到。他們形成自己的社群，以減少孤立，建立一個系統，體現他們自己獨有的價值觀與信念，保存手語、記錄他們自己的成就年代表，並傳遞、傳承聾人文化。這種紀錄，包含他們更寬廣的歷史脈絡，通常可在描述有關聾校的建立與圍繞在「口語 vs. 手語」問題的論戰中找到（Van Cleve, 1993; Van Cleve & Crouch, 1989）。舉例來說，在 1900 年代早期，手語被打壓這件事是可以被了解，因為處在達爾文主義與革新的理論當中——此理論培養「手語是很原始的，不如口語」的認知（Baynton, 1993）。自 1991 年開始，就一直有針對聾人歷史的國際會議，定期檢視此議題。

　　提供服務給聾童和成人的專業人士，在聾人文化的傳遞中扮演了一角。醫護人員及聽力學家通常是第一個發現聽力問題者，但他們往往不熟悉聾人社群或聾人文化的觀點（Andrews & Dionne, 2008）。如果他們了解這方面，那麼除了提供必要的協助外，他們還可以討論聾人文化並樂於接受聾人文化，同時提供必要的資源。在倫理上，早期療育的專業人員應該遵守 2007 年美國嬰幼兒聽力聯合委員會（JCIH）藍皮書的補充版，即建議對剛發現子女失聰的家長，專業人員有必要告知所有獲取語言和溝通的

機會，包括美國手語的使用（Yoshinaga-Itano, 2014）。此項的後續，還包括聾人文化的資訊。主流安置內的教育者，也應有責任去協助失聰生學習聾人文化，以便讓這些學生知道，如果他們願意，他們有一個聾人社群是可以歸屬認同的。如果專業人員本身就是失聰者，就可以對正在學習聾人文化者提供一個管道，歡迎他們進入聾人文化。本身是失聰的聽力師與早期介入人員，就可以促進這個過程。

聾人研究（Deaf Studies）的學術領域是另外一個傳遞聾人文化的管道。此領域整合了聾人歷史和傳統、政治、美國手語文學、藝術與戲劇。其重點在鼓勵學生關注「全人」觀點而非聽力損失。學生可以發展新的理論和觀點，以解釋聾人社群多樣化的特質，無論到哪裡，都可以宣揚這些理念。在其他課程與領域也有聾人研究課程，如教育、手語翻譯訓練、職業復健、心理學、社工、護理、特殊教育等。很多手語課也會融入聾人研究的部分。下列大學中已開設聾人研究的學術方案：波士頓大學（Boston University）、加州州立大學北嶺分校（California State University at Northridge）、高立德大學、麥克丹尼爾學院、歐隆學院（Ohlone College）等。

美國聾人的文學，也能經由詩歌、故事、戲劇、說故事、電影、電視節目、YouTube 影片等方式來傳遞聾人文化（Byrne, 2013）。很多美國手語故事已經透過民間傳說或聾人傳說（Deaf lore）的型態流傳下來。聾人文學也可以是用英文寫的故事和詩集，如 Robert Panara 等人的作品（Harmon & Nelson, 2012; Peters, 2000），或是透過將戲劇或詩作改編為以手語或原始手語型態呈現，如 Clayton Valli（1995）的美國手語詩 DVD 光碟。美國手語詩融入了複雜的詩歌形式，使用美國手語的語言成分，以趣味性和有意義的方式表達出來。

美國早期的聾劇團包含了當地聾人俱樂部的週末短劇、默劇，以及手語歌和手語詩等的表演。國家聾人劇院（National Theater of the Deaf, NTD）創始於 1965 年，當初編寫經費的計畫是由聽人和聾人一起合作的。如今已成為一個全方位的巡迴演出公司，在國際間和全美各地進行演出。其他的聾人表演公司包括「聾人西部劇院」（Deaf West Theatre）及「紐

約聾劇院」（New York Deaf Theatre）等。這些劇院團體提供公開的管道，讓使用美國手語的演員得以傳達對話，並提供獨特的文化經驗給普羅大眾。「手語舞臺」（SignStage）劇院團原名為「費爾蒙特聾人劇院」（Fairmont Theater of the Deaf），位於俄亥俄州的克里夫蘭，其主要的重心為到當地學校表演，使用行動藝術、美國手語、聾人議題呈現互動的教育方案，以期大眾對失聰者及其他多元議題能更加敏銳（www.chsc.org/Main/SignStage.aspx）。

除了這些特殊化的劇院團體，聾人演員也在戲劇、電視，以及肥皂劇、電影和商業廣告中演出。這是一個讓人樂見其成的轉變，因為在 1950 和 1960 年代，當時都是由聽人演員來飾演失聰者。聾人角色常被扮演成「啞巴笨蛋」、「啞巴騙子」或完美的「讀唇者」。在失聰演員抗議任用聽人來飾演聾人的角色是種歧視以後，角色的分派和劇本開始有所改變。到了 1980 年代，電視節目開始探討失聰者的複雜性（Schuchman, 1988），並透過肥皂劇、兒童節目（如《芝麻街》）、電視影集（如受歡迎的《錯位青春》，此劇的演員以美國手語溝通）教導更多的聾人文化。聾演員現在也成為佼佼者，一個著名的例子是電影與電視演員 Marlee Matlin，她在電影《悲憐上帝的女兒》（*Children of a Lesser God*）中飾演莎拉（Sarah）一角而贏得了奧斯卡最佳女主角獎。最近由聾人西部劇院製作的百老匯音樂劇《青春的覺醒》（*Spring Awakening*），採用聾人與聽人演員，已經獲得極佳的劇評。電視和廣播界名人，如 Nanette Fabray 和 Rush Limbaugh 也利用娛樂媒體來公開討論他們的失聰。所有這些努力，對提升大眾敏銳覺察並理解「聽」的議題，貢獻良多。

藝術開展了聾人與聽人的觀點，透過聾人的眼睛，呈現以視覺為導向的經驗。聾人藝術家發展出一個特別的類型，叫做「聾視野／影像藝術」（Deaf View/Image Art, De'VIA）；此重點在透過藝術來表達聾人經驗的文化觀點，包括使用手語、助聽器或接受說話訓練的問題所在。這些藝術家融入正式的元素，如對比色、強烈的色彩、質感，專注在臉部的特色（如眼睛、嘴巴和耳朵）（www.deafart.org/Deaf_Art_/deaf_art_.html）。也有所

謂的巡迴藝術，展出失聰藝術家的作品，包括繪畫、雕刻、木刻、相片、素描畫，大部分是在聾人博覽會、大學博物館以及其他的會場展示（And-rews & Lokensgard, 2010）。Sonnenstrahl（2002）亦撰寫了美國聾人藝術家的通史，以及從殖民地時期到近代的作品介紹。

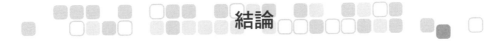

結論

不論何種族、膚色、種族地位、宗教、性別、社經背景、生活型態、文化傾向、溝通模式和語言使用、聽力狀態、教育背景，以及溝通科技的使用，失聰美國人在聽人與聾人的世界都能有所發揮。很多美國聾人根據他們的家庭背景、教育經驗以及所溝通的對象，使用各式各樣的溝通方式和語言。如果他們沒有手語翻譯員或字幕聽打服務或無法理解別人說什麼時，他們就有可能在「融入」與「被排除」在聽人環境之間進退兩難。當他們透過科技，使用適當的聽力與視覺管道來和家人或工作場所的同事溝通時，他們是融入其中的。同理，如果他們理解失聰的同儕，不管對方使用口語或手語，他們就是融入其中而非被排除在外的。在日常生活裡，聾人藉由不同的溝通模式：口語或手語；不同的手語、口語或書面語；科技輔助（如語音辨識器）；或綜合以上這些方式，來解決這些差異和緊張，就像聽力正常的雙語／多語、多元文化和多元模式使用者，他們會在兩種或更多的語言、文化和語言模式之間，進行語言轉換（Grosjean, 2010）。

建議閱讀書目

Bahan, B., & Supalla, S. *ASL literature series*. San Diego, CA: Dawn Sign Press. (One 60-minute videotape of two classic stories based on the Deaf experience.)

《美國手語文學系列》（60分鐘的錄影帶，包括根據聾人經驗所寫的兩個經典故事）。

Bahan 的故事「不同羽毛的鳥」（Bird of a Different Feather）是探索一隻小

鳥在老鷹家族內的差異。這些老鷹並沒有接受小鳥的差異，反而是嘗試使用病理學的方式來養育這隻不尋常的鳥兒；這故事很像失聰者所熟悉的《奧德賽》。Supalla 所寫的「一個優雅的生活」（For a Decent Living）則是描寫一個男孩尋找聾人認同的故事，他從他的聽人家庭出走，踏上旅程，向他的家人以及聾人社群證明他自己（www.dawnsign.com）。

以下我們列出一些包含聾人如何活出他們生命的簡短傳記與自傳，供讀者參考：

Cyus, B., Katz, E., Cheyney, C., & Parsons, F. (2005). *Deaf women's lives: Three self-portraits*. Washington, DC: Gallaudet University Press.

Lang, H., & Meath-Lang, B. (1995). *Deaf persons in the arts and sciences*. Westport, CT: Greenwood Press.

Luczak, R. (Ed.). (2007). *Eyes of desire 2: A deaf GLBT reader*. Minneapolis, MN: Handtype Press.

McDonald, D. (2014). *The art of being deaf*. Washington, DC: Gallaudet University Press.

Stoffel, S. (Ed.). (2012). *Deaf-blind reality*. Washington, DC: Gallaudet University Press.

Torres, A. (2009). *Signing in Puerto Rican*. Washington, DC: Gallaudet University Press.

Wright, M. H. (1999). *Sounds like homme: Growing up black and deaf in the South*. Washington, DC: Gallaudet University Press.

CHAPTER 3

一切是怎麼開始的？

　　聽力師在聽力學評估之後，會在書面報告中，根據個案在個別與整體頻率的表現標記出「輕度」、「中度」、「重度」或「極重度」。儘管如此，教科書與聽力師都一再堅持且一致建議我們要小心這樣的標籤。

——Brueggemann（1999, p. 133）

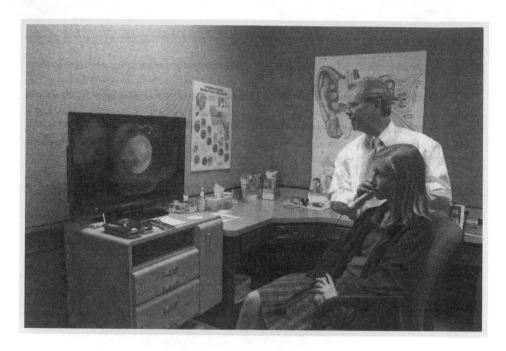

圖 3.1　聽力檢測的照片
圖片來源：經授權同意使用

　　對多數人來說，失聰是從被鑑定的那一刻開始，也就是報告指出有聽力差異（hearing difference）的那一刻。大家對這個過程的反應和一般文化對失聰的看法有關。基本上，這些看法包括了一個概念，也就是「沒有聲音就沒有人際關係、無政府、沒有平等的存在、沒有知識的跡象」（Brueggemann, 1999, p. 106）。對於很少接觸失聰者的那些人而言，聲音就是生活，而沒有聲音就是人類關係的死亡。因此，當父母親知道他們的孩子被診斷為失聰的時候，他們會非常地悲傷；而原本聽得到聲音的成人，發現他們聽到聲音的能力減弱時也會感到難過。聽力差異鑑定完成之後，生活仍然是完整的，但是父母和其他人需要一些時間去理解這個事實。

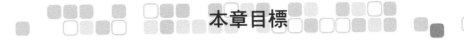

本章目標

　　這一章在解釋為什麼病因學很重要，並且概要敘述失聰的主要成因。我們將討論遺傳訊息的重要性以及遺傳諮詢對於失聰者與聽人的啟示，讀者在讀了這一章之後，將會了解整個鑑定過程的心理動力學，而這個過程會以失聰者及聽人父母的反應為焦點。父母在子女被鑑定之後，要度過一段困難的時期，能有敏銳的專業人員為家長提供適當的服務是件非常重要的事，因為這段時期父母親面對著一些關鍵的決定，像是聽力學、溝通、教育介入，包括是否要植入電子耳等都非常重要。同時我們也回顧了與鑑定過程及後續追蹤介入程序有關的心理學與倫理學議題。

病因學：造成聽力差異的原因

病因學的重要性

　　如果一個人聽不到聲音，這意味著他的耳朵、聽神經或腦部並沒有依照它職司的角色去解碼與解釋聲音。很多原因會對聽覺能力造成不同的影響，而這些病因的發病形式對於失聰兒童與成人的心理發展及功能都有關聯。舉例來說，若一個孩童生下來有聽覺，但是在兩年後因為罹患了脊髓腦膜炎，造成聽覺、視覺及平衡的問題，這個孩子心理層面的經驗，會與一出生就失聰且雙親皆失聰的孩童不一樣。每種病因都有各自的後遺症，有些人只有聽力損失或缺少聽覺（lack of hearing），而有些人不但有聽力方面的問題還伴隨著其他感覺或神經系統的改變或損傷。很多失聰成人多多少少在心理層面都因此被改變，不但受聽力損失程度影響，並且也隨著特定病因在生理或神經涉入的程度而有所影響。

　　一旦知道病因及其潛在後果以不同的方式和環境互動，並且影響兒童

的發展,將有助於架構建設性的聽力學、語言與教育的方法,而這些方法能促進心理的調整與教育的進展。因此,區別診斷非常重要。如果醫療史中包含了一些聽力的議題、聽力問題開始的年齡及其他相關因素的訊息,對於區別診斷會很有幫助。最終,不管病因如何,對於失聰兒童來說,他們在創建以及教育方面的需求通常很複雜、很廣泛,而且需要長時間投入(Marschark, 2007)。

在討論失聰者的時候,我們通常觀察的是感覺神經型聽力損失(sensorineural hearing loss)者,也就是聽力損失發病的部位在內耳,或是聽神經(比較少見),或是這兩者都包括在內的人,這是永久性聽力損失最常見的類型(www.asha.org/public/hearing/sensorineural-hearing-loss/)。感覺神經型聽力損失可以是先天性的(從一出生就開始),也可能發生在出生後的任何時間。遲發型聽力損失的兒童如果在新生兒聽力篩檢時被鑑定為有聽力,那麼其失聰的鑑定,在時間上可能會有所延誤(詳見下文)。有時候有好幾個可能的原因造成聽力的問題,例如:家族有失聰的遺傳,以及母親在懷孕的過程中感染到引起聽力損失的疾病。通常造成聽力損失的原因是不明的,但是最近的證據顯示遺傳因素的重要性(Morton & Nance, 2006)。相反地,傳導型聽力損失(conductive hearing loss)是聲音從外耳道到耳膜與中耳三個小骨(聽小骨)的傳導功能失常(www.asha.org/public/hearing/Conductive-Hearing-Loss/),這種情形通常用醫學或手術來矯正。

醫學因素會影響盛行率。例如,德國麻疹在 1960 年代中期大流行,導致當時失聰者人口大量增加。疫苗及醫學的發展不但減少了某些特殊情形,如 Rh 因子和德國麻疹等併發症所導致的聽力損失發生率,同時也由於嬰兒存活率提高(尤其是早產兒),造成聽力損失發生率的升高(如 Hille, van Straaten, & Verkerk, 2007; Marschark, 2007)。舉例來說,抗生素幫助人們在腦膜炎的侵襲下得以存活,但是這些人的聽力卻因此而改變(Worsøe, Cayé-Thomasen, Brandt, Thomsen, & Østergaard, 2010)。

這一章我們將簡短地介紹造成失聰的主要原因,並且描述這些病因的複雜性,這對於發展兒童的心理和教育管道會有一些啟示。

失聰主要的非遺傳因素

❖ 感染

　　特定的感染，如腦膜炎與TORCH，都有可能造成聽力損失。TORCH是一個導致先天性感染的病原體群組，包括巨細胞病毒（cytomegalovirus, CMV）、單純皰疹病毒（herpes simplex virus, HSV）、梅毒、德國麻疹（rubella或German measles）、先天性住血原蟲病（congenital toxoplasmosis，或稱弓蟲症）、人類免疫缺乏病毒（HIV）等，這些都會影響嬰兒的健康與發展（Pediatric Clerkship, 2013）。TORCH群組的感染途徑是母親透過胎盤或是在生產過程時傳給胎兒。

　　病毒性腦膜炎可能會影響聽力，但是細菌性腦膜炎才是造成感覺神經型聽力損失與耳蝸鈣化（耳蝸內骨頭生長）的最常見原因（Du, Wu, & Li, 2006）。腦膜炎是環繞大腦的薄膜被感染，很可能會有嚴重的神經心理後遺症（Brouwer, McIntyre, Prasad, & van de Beek, 2013），包括像是：失語症、行為問題、情緒問題、衝動、分心，以及視覺、平衡、生物化學方面的改變。由於年紀較大的兒童會使用語言將他們的症狀表達出來，如頭痛或頸部僵硬，因此可以在疾病變得更嚴重之前就予以早期診斷，或是用疫苗預防（Weinberg, 2006）。至於嬰幼兒的診斷就很容易會延遲，其中15%至25%會發展出後遺症，如失聰與神經方面的問題；30%有輕度的殘餘問題，包括學習困難與輕度聽力損失（Weinberg, 2006）。如果在耳蝸更大的範圍鈣化前植入電子耳（詳見本章附錄），可能會有效益（Roukema et al., 2011）。Roukema與其同事特別提醒大家，即使植入手術本身很成功，不同個案的語言和說話表現可能還是有很大的差異。

　　巨細胞病毒（CMV）是皰疹病毒的一種，它是常見的感染，通常症狀輕微，約有60%至90%的成人曾經得過這類疾病（Pringle, 2014）。但是先天性的CMV被發現是造成孩童神經與感覺損傷的主要原因，包括視

覺損傷、聽力損失,和智能障礙(Dollard, Grosse, & Ross, 2007; Pringle, 2014)。每 1,000 個活產中,孕期傳遞的感染,其機率小於 1 %,也就是一至二人(0.1%)會出現永久性的後遺症(cdc.gov/cmv/hearing-loss.html)。被感染的嬰兒,一開始可能除了漸進性聽力損失之外,沒有其他症狀(Dollard, Grosse, & Ross, 2007),因此全面性新生兒聽力篩檢可能會錯放很多感染了 CMV 的新生兒,所以持續的聽力評估對這類的例子十分關鍵。而情緒問題可能以漸進式出現或是後來才出現。開發中國家由於醫療受限,這樣的疾病,其發生率可能很高。

風疹(rubella)通常也稱做德國麻疹(German measles),一般是沒有傷害的,只有當懷孕的婦女感染德國麻疹病毒的時候才具傷害性,尤其是懷孕初期的前三個月。透過疫苗,美國對這個疾病已有明顯的控制成效。上一次的德國麻疹大流行發生在 1964 到 1965 年間,被感染的嬰兒中,50%到90%出現不同程度的先天性德國麻疹症候群(www.historyofvaccines.org/content/articles/rubella)。這個症候群有些個案只有聽力損失,另外一些個案可能還伴隨著視覺與學習問題、智能障礙、心臟問題、神經問題(Caserta, 2013a; www.historyofvaccines.org/content/articles/rubella)。之所以提到德國麻疹,是因為 1964 到 1965 年大流行期間,美國至少有 1 萬 1,000 個個案被鑑定為聾。成人的聽力損失成因可能是德國麻疹,而其中一些個案可能也會表現出行為問題、語言處理問題、自閉症,使得生活品質受到影響(Vernon & Andrews, 1990)。全球各地持續有德國麻疹的病例,而德國麻疹病毒對於聽覺機制各種受異的感染,讓我們很難預測殘存聽力的潛在效益(如 Goldberg & Flexer, 1993; Vernon & Andrews, 1990)。

突發性感覺神經型聽力損失(SSNHL)與單純皰疹病毒有關(Rubinstein, Jerry, Saraf-Lavi, Sklar, & Bradley, 2001),但是相對來說較不常見。這種病毒可能造成類似於 CMV 的效應,也就是被感染的母親傳染給胎兒(Dahle & McCollister, 1988;引自 Chase, Hall, & Werkhaven, 1996)。Prasad、Bhojwani、Shenoy 與 Prasad(2006)回顧的個案中,20%有耳朵的問題,其中多半是慢性中耳炎。美國國家衛生研究院(National Institutes of Health)

的研究顯示 9～15%的孩童，他們的母親懷孕時暴露於人類免疫缺乏病毒（HIV）之中，有較高的風險會有聽力損失（www.nih.gov/news/health/jun2012/nichd-20.htm）。這些兒童也可能是語言、平衡、吞嚥等問題的高危險群（Swanepoel & Louw, 2010），HIV的成人也有高比率的人有聽力損失（Torre et al., 2015）。

感染先天性住血原蟲病的嬰兒，26%的機率有遲發性的聽力損失，因此聽力學方面的追蹤有其必要性（Brown, Chau, Atashband, Westerberg, & Kozak, 2009），他們還有智能障礙、痙攣或其他神經異常的風險（Caserta, 2013b）。區別診斷有其困難度，因為不同的相關疾病，其後遺症彼此重疊，尤其是 CMV 所導致的後遺症，但是早期診斷有助於療育。

❖ 耳毒性藥物

耳毒性類別的藥物可能會引起一些症狀，包括聽力損失、耳鳴、失去平衡或眩暈。在使用胺基配醣體類抗生素（aminoglycosides）藥物的時候必須要特別小心，它是一種特別的抗生素，包括了鏈黴素（streptomycin）、健大黴素（gentamycin）和新黴素（neomycin）等（Rizzi & Hirose, 2007）。耳毒性藥物通常是在生命受到威脅的時候被處方，但是我們並不清楚是疾病本身還是治療這個疾病的藥物造成了聽力損失，不過很特別的是，施用了這類藥物而導致聽力損失的病人，本身可能帶有容易發生聽力損失的基因（Bitner-Glindzicz & Rahman, 2007）。

藥理學與娛樂性的藥物濫用也讓聽力損失的問題變得更複雜，雖然這並不常見（Lopez, Ishiyama, & Ishiyama, 2012）。酒精也是個罪魁禍首，胎兒酒精症候群（fetal alcohol syndrome, FAS）不但可能造成認知缺損、學習失能、顏面異常及行為問題，也可能導致聽力損失（Cone-Wesson, 2005）。

❖ 早產

早產可能導致永久性的聽力損失，10%過度早產的個案有聽力問題（所謂早產是指孕期少於 28 週）（Robertson, Howarth, Bork, & Dinu, 2009）。對於早產以及足月出生的嬰兒來說，出生過程中的缺氧及外傷都

有可能不只影響到聽力,同時也影響到視力、認知和神經的發展。雖然醫療的進步使早產兒的存活率提高,但是也帶來了多重失能的風險。

❖ 噪音型聽力損失

噪音型聽力損失(noise-induced hearing loss, NIHL)是個重大問題,全世界有 5 億人口由於長時間暴露於娛樂或職業噪音而失去聽力(Alberti, 1998)。Griest、Folmer 與 Martin(2007)回顧噪音型聽力損失的統計數據,他們在報告中指出 20 至 66 歲的美國人之中,10%有永久性聽力損失,學童則約 12.5%有噪音型聽閾升高,這可能是長時間暴露於吵雜的機械中所造成,如剪草機、摩托車、音量過大的音樂等。從事高度接觸型運動的運動員,如足球與美式足球球員,如果腦震盪,可能有腦傷的風險,通常還會伴隨平衡問題與聽力損失(Omalu et al., 2005)。舉例來說,知名的 I. King Jordan,曾是高立德大學的校長,21 歲時從摩托車上飛摔出去,造成腦震盪而喪失聽覺。

失聰的遺傳因素 ❶

對於提供失聰者及其家人專業服務的人員而言,能夠明白以下這些會有所幫助,包括失聰多種不同遺傳表徵的複雜度,這些表徵對於失聰者的社交、心理、教育、醫療層面的效應,以及這些面向的效應將如何衝擊其家人(手足與子女)。因此我們提供一些基本訊息來促進這方面的知識,也可參閱 Smith、Shearer、Hildebrand 與 Van Camp(2014)的文獻回顧。

聽力損失者失聰的原因若不明,有很大的可能是遺傳造成。估計有 10% 的基因可決定聽覺機制的結構與功能。了解基因的功能,有助於我們明瞭單一基因的突變如何造成聽力損失。此外,這些突變還可能會造成症候群,也就是伴隨著身體不同部分的生理變化。因為基因也可以在出生前

---

❶ 本段落有些訊息取自 Arnos, K., & Pandya, A. (2011). Advances in the genetics of deafness. In M. Marschark & P. Spencer (Eds.), *The Oxford handbook of deaf studies, language, and education* (pp. 412-424). New York, NY: Oxford.

或出生後的不同時間點呈現其特質，所以其突變有不同效應，例如：聽力損失可出現在人生的任一個時間點，並且也受到環境的影響。而某些失聰是特定基因與環境的互動而形成，讓情形更加複雜（Usami, Abe, & Shinkawa, 1998）。

　　到目前為止，大約有50～60%或更高比例被診斷為感覺神經型聽力損失的兒童，其失聰成因是遺傳因素（Morton & Nance, 2006; Smith et al., 2014）。特定類型的遺傳型失聰其解碼十分複雜，大約30%的遺傳型失聰是症候群型（也就是除了聽力損失之外還包括了其他醫學或生理病狀），其餘70%則是非症候群型（也就是只有聽力損失）（Smith et al., 2014）。換句話說，多數有遺傳型失聰的人只遺傳到聽力損失。而其中一個複雜的因素是，通常得到遺傳型聽損的兒童，是他們整個家族中唯一的一人，因此要辨識其聽力損失的成因很困難。

　　基因的辨識是以遺傳圖譜為依據，也就是在特定的染色體上為基因定位。每一個染色體都是由成千上萬的基因所組成，提供生物體生長的指令。與耳朵結構及功能有關的數千種基因散布在所有的染色體內，只要任何一個控制聽覺器官發展或身體其他部分的基因有變化，就會有不同的生理表現，包括聽力損失或伴隨其他特徵。

　　遺傳型失聰有其特殊類型，可能是先天性，也可能出現在出生後任何時間點，聽力損失的聽力學特質（類型、程度或變化速度）、前庭特質（平衡問題）、遺傳模式，或是有無其他醫學的或生理的特質一併呈現，這些都是額外的變項，可用來區辨目前超過四百種已被辨識的遺傳型失聰（Toriello & Smith, 2013）。

　　遺傳有四種類型的組合：體染色體顯性遺傳、體染色體隱性遺傳、X性聯隱性遺傳，以及粒腺體遺傳。

❖ 體染色體顯性遺傳

　　當某一種特質的顯現只需要一個基因，這種遺傳就是顯性。顯性遺傳的特質通常（而非總是）從父親或母親中的一人得來，約占遺傳型失聰的

20%（Marazita et al., 1993）。有顯性遺傳型失聰的人，通常是有一個失聰基因，另一個則為正常聽力基因，因此，如圖3.2所示，每次懷孕都有二分之一的機率遺傳給每個子女。如果雙親都各帶有一個顯性的失聰基因，其子女有75%的機率會是失聰者。在某些家庭即使每一個成員都有失聰的基因，其聽力損失程度也不一定相同，從輕度到極重度都有，而出現的年齡也不見得一樣，這種現象叫做不同的呈現（variable expression）。比較罕見的是聽力損失跳隔了好幾代之後才出現，稱做減弱的傳遞（reduced penetrance）。這兩種現象（不同的呈現與減弱的傳遞）在顯性遺傳的症候群型失聰和非症候群型失聰都可能發生，就症候群型失聰而言，同一個家庭的成員，伴隨著聽力損失出現的生理與醫學特徵可能因人而異。

❖ 體染色體隱性遺傳

在被鑑定為遺傳型失聰的個案中，有75%至80%是體染色體隱性遺傳（Marazita et al., 1993）。為了顯現這樣的遺傳特質，個體必須要從父母各得一個隱性基因。如同圖3.3所示，父親和母親皆聽力正常且都各帶有一

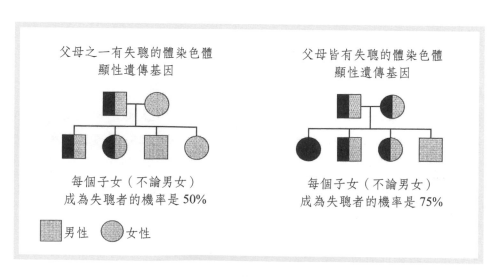

圖3.2　失聰的體染色體顯性遺傳
資料來源：經授權同意使用

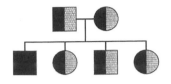

父母聽力都正常但皆有失聰的　　　　父母之一失聰且有體染色體隱性遺傳基
體染色體隱性遺傳基因　　　　　　　因，另一父母則沒有失聰的遺傳基因

每個子女（不論男女）成為失聰者　　　　　每個子女成為失聰者
的機率是 25%，聽力正常但是　　　　　　的機率是 0%，聽力正常但是
攜帶著隱性遺傳的機率是 50%　　　　攜帶著隱性遺傳的機率是 100%

男性　　女性

圖 3.3　失聰的體染色體隱性遺傳

資料來源：經授權同意使用

個失聰基因，每次懷孕，有四分之一的機率（也就是25%）生出的孩子會是失聰者，這個孩子可能有其他手足也失聰或者他是家中唯一的失聰者，親戚中也有人是攜帶者。雖然只有八分之一的人是隱性失聰基因的攜帶者，但是父母必須是攜帶著相同的隱性失聰基因，子女25%的失聰機率才適用。如果父母親中有一個人失聰且是隱性基因造成，而另一方聽力正常但帶有相同的隱性基因，那麼他們的子女有50%的機率會是失聰者；如果另一方不是攜帶者，那麼每個孩子都會是聽力正常的攜帶者。因為多數隱性聽力損失的遺傳都是非症候群類型，所以當家庭中只有一個聾子女時，鑑定不易。

　　美國有三十三分之一的人是非症候群體染色體隱性失聰基因，即connexin 26（*GJB2*）的攜帶者（Smith et al., 2014）。由於 connexin 26 的基因突變不同，因此聽力損失出現的時間點及變化速度也不同。其中有一種比較常見的突變占了這種失聰基因的70%（Denoyelle et al., 1997）。connexin 26 基因變化所導致的失聰是隱性遺傳的特質；也就是，如果某個案從父母親各遺傳一個 connexin 26 的基因，這個個體就會失聰。connexin 26 基

因的突變至少占了先天性中度到極重度聽力損失者的三分之一（Arnos,
2002）。而個案的兄弟姊妹若失聰，但父母親聽力正常，那麼connexin 26
基因突變大約占了成因的50%至80%（Denoyelle et al., 1997）。在一個家
庭中，如果父母親失聰，子女也都失聰，其原因很可能是connexin 26突變
（Nance, Liu, & Pandya, 2000）。這種突變有個有趣的特質，它可以促使傷
口快速痊癒，因為它扮演著保護作用，所以細菌不太可能侵入傷口（www.
researchgate.net/publication/236579598_Connexin_dynamics_in_the_privi-
leged_wound_healing_of_the_buccal_mucosa）。由於這個基因的體積小，
以及現存常見的突變，因此比起其他較複雜的失聰基因，connexin 26的檢
測可說是相對容易且可行。

❖ X 性聯隱性遺傳

這種遺傳所導致的遺傳型失聰比例較小（Marazita et al., 1993）。如圖
3.4所示，X 染色體帶有隱性失聰基因的女性通常聽力正常（Xx），她所
生的每個兒子都有50%的機率遺傳到這個X染色體而成為失聰者（xY），

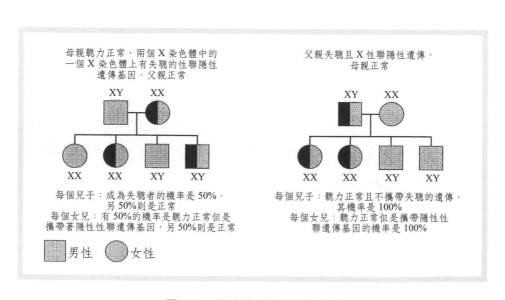

圖 3.4　失聰的性聯隱性遺傳
資料來源：經授權同意使用

而她生的每個女兒則有 50%的機率成為隱性失聰基因的攜帶者（Xx）。如果父親的失聰是因為 X 性聯隱性遺傳造成，那麼他的女兒們都聽力正常，但是帶有性聯隱性遺傳基因；兒子們的聽力則是都正常，且不帶有性聯隱性遺傳基因，因為父親遺傳給兒子的是 Y 染色體。

❖ 粒腺體遺傳

這類遺傳涉及粒腺體，它是細胞內的微小結構，其細胞質中含有一個環狀 DNA，可以產生供細胞活動的能量。粒腺體的傳遞是透過母親的卵子傳給下一代，而與父親無關。某些症候群與非症候群的失聰，起因於粒腺體的突變（或可參考 pubmed.ncbi.nlm.nih.gov/17489842/）。

帶有失聰症狀的主要遺傳症候群

以下將會討論一些常見的遺傳症候群，由於這些症候群較常發生，且代表一些與心理有關聯的情況，或是因為它們會造成一些比較嚴重的後果，如果能被鑑定與了解，就有可能進行一些適當的治療。

❖ Branchio-Oto-Renal（BOR）症候群

極重度失聰兒之盛行率約 2%或更少（Hoskins et al., 2007）。常見的症狀包括以下一項或多項：畸形的外耳，耳朵上有皮膚的垂疣，耳朵前方有凹陷，脖子上有小洞，腎臟異常，以及傳導型、感覺神經型或混合型聽力損失。BOR 症候群的個體可能有一種或多種的症狀，也就是前面所提到的顯性基因不同的呈現。鑑定出這些個案相當的重要，因為還必須要篩檢其家庭成員是否有可能的腎臟疾病。

❖ Jervell and Lange-Nielsen 症候群

Jervell and Lange-Nielsen 症候群很少見，是體染色體隱性遺傳，除了極重度先天性聽力損失外，心臟傳導也有缺失，可能導致昏厥（Toriello & Smith, 2013），也可能猝死。因此，早期的鑑定對於治療十分重要。帶有這種基因的聽力正常父母親也有心律不整的風險。

❖ 神經纖維瘤第二型

　　神經纖維瘤第二型（neurofibromatosis type 2, NF2）是體染色體顯性遺傳，造成雙側聽神經瘤，或是一種出現於第八對腦神經或其他腦部區域的良性腫瘤。這類腫瘤源自於異常的許旺式細胞（Schwann cell，它是一種支持細胞，是周圍神經系統的一部分）（Morrison et al., 2001）。症狀包括漸進性聽力損失、平衡與走路的失衡、眩暈、耳鳴等，可能出現在兒童時期與成年早期之間的任何時間點。如果腫瘤的體積太大，或是變成惡性腫瘤，就必須以手術移除。手術中，第八對腦神經會被切除，因此之後無法用人工電子耳植入術補償聽覺，可用聽覺腦幹植入補償聽覺，術後個案聽懂口語的程度不一（Sanna, Di Lella, Guida, & Merkus, 2012）。

❖ Pendred 症候群

　　10%的失聰孩童屬於這個症候群，它是體染色體隱性遺傳，伴隨著聽力損失與甲狀腺腫大，但是甲狀腺功能通常是正常的（Arnos & Pandya, 2011）。有些個案的耳蝸比正常少一圈，通常被歸類為蒙迪尼氏畸形（Mondini aplasia）和（或）前庭導水管擴大（enlarged vestibular aqueduct, EVA），可透過核磁共振造影（MRI）與電腦斷層掃描（CT）掃描診斷。植入人工電子耳是一個可能的補救方式（Buchman, Copeland, Yu et al., 2004）。

❖ 斯蒂克勒綜合症（SS）

　　斯蒂克勒綜合症（Stickler syndrome）是體染色體顯性症候群，這種漸進性的眼疾變成不同的症候群，包括：顏面平坦、顎裂、近視或視網膜剝離等視覺問題、肌肉骨骼和關節的問題，以及聽力損失（Poulson et al., 2004）。此外還可能有心臟僧帽瓣脫離的問題，因此這一類症候群的人建議做心臟科方面的諮詢。由於斯蒂克勒綜合症出現的症狀樣式很多，因此不易診斷出來。因為患者的多種系統可能都有問題，採取多專業治療團隊的模式，對於減少相關問題的風險可說是相當關鍵。

❖ Treacher-Collins 症候群

　　這種症候群是顯性的遺傳，症狀有傳導型聽力損失以及外耳畸形、眼睛下斜、顴骨平坦、顎裂，及其他臉部特徵的特殊結構（Vazquez, 2014）。因為基因呈現的樣貌不同，診斷有其困難。外觀受到嚴重影響的個案通常需要心理方面的支持，雖然臉部的整型手術有其可能性，但是由於每個人的臉部各有其特質，因此必須根據個人狀況量身修飾（Cobb, Green, & Gill et al., 2014）。

❖ 尤塞氏症候群

　　超過半數的聾盲成人，其成因是尤塞氏症候群（Usher syndrome），它在心理及社會層面的影響可能非常具破壞性（Bailey & Miner, 2010）。有三種不同的形式，每一種最後都會導致失明，發生時間可能在青春期、成人早期或晚期。第一型的患者有重度到極重度的先天性失聰、平衡困難以及十歲前就開始的視網膜色素病變（retinitis pigmentosa, RP）。所謂視網膜色素病變，是眼睛的一種疾病，其演進的過程是從夜盲症開始，退化成為視網膜色素的改變，喪失周邊視覺，最後變成盲。植入人工電子耳可以提供額外的感覺輸入，彌補視覺的不足。第二型的尤塞氏症候群比較常見，有先天中度的聽力損失，平衡功能正常，視網膜色素病變的出現時間比第一型晚。第三型的尤塞氏症候群的症狀包括視網膜色素病變與漸進性聽力損失。漸進性的視覺損失讓這些原本在日常生活中依賴視覺做溝通的個案變得更加艱難，必須針對溝通持續地再調適。堪薩斯啟聰學校（Kansas School for the Deaf）已發展出篩檢計畫（https://www.kansasdeafblind.org/wp-content/uploads/2020/12/Screening-For-Usher-Syndrome-KSDE.pdf），除了促進早期診斷，同時也要改善這些個案的生活環境，以降低視覺損失對他們在教育及心理社會發展方面的衝擊。

❖ 瓦登伯革氏症候群（WS）

　　瓦登伯革氏症候群（Waardenburg syndrome）是一種常見的顯性遺傳

疾病，它所出現的症狀包括感覺神經型聽力損失、前庭功能異常、眼距寬、兩眼眼球可能顏色不同或是淡藍色、前額有白髮、鼻根寬及皮膚缺少色素（Toriello & Smith, 2013）。因為是屬於不同的呈現，所以並非所有的症狀都會出現在同一個個案身上。第一型WS的特徵是眼距寬，第二型則沒有此特徵，但是這兩型都有不同的呈現方式。感覺神經型聽力損失占第一型的25%，第二型則是50%。由於是顯性遺傳，在同一個家族中可能會有好幾代都出現瓦登伯革氏症候群，但因為病症的樣態並不相同，所以這些家族並不知道他們有這樣的基因。

基因檢測與遺傳諮詢

估計有四百種以上與失聰有關的基因已被發現，其數量與複雜度使目前這些基因的檢測無法執行，但是一些常見失聰基因的檢測則是可行，最常見的是稍早提到的connexin 26（*GJB2*）。基因檢測的臨床效益（Alford et al., 2014）包括一旦檢測就不需要做其他侵入且昂貴的醫療檢測，其目的是辨識個案是否有類似甲狀腺和心臟問題的醫學特徵。越早辨識病因，父母與專業人員就越可以主動去規劃醫療介入（如果有需要），接觸語言課程、適當的擴音，以及教育課程；此外還有心理效益，也就是父母的愧疚感可減輕，錯誤的訊息可減少，因而父母有時間處理接收到的訊息，尤其如果這件事情是在他們意料之外。

遺傳諮詢（genetic counseling）可以協助家庭獲得有關以下這些事項的正確訊息，包括失聰的成因、相關的醫學或心理方面併發的問題、未來子女獲得症候群或非症候群失聰的機率及生育方面的選擇（Arnos & Pandya, 2011），進而得以做出適合自己的決定。儘管透過遺傳諮詢或遺傳檢測通常不能準確地判斷病理，但是如果父母親被告知其他併發症的可能性很低或者不存在，他們會覺得比較放心，且家人也會得知與特殊失聰基因有關的遺傳檢測新科技和方案。有效的遺傳諮詢師會評估遺傳諮詢求助者的情緒狀態，與他們一起處理檢測結果可能帶來的悲傷，並且針對遺傳檢

測結果有關的議題幫助他們以及協助他們做一些對全家有重大影響的決定。

　　遺傳諮詢通常不但對生下失聰兒的聽常父母很有用，對於失聰成人也一樣有幫助。對於那些已經長大的失聰者而言，他們並不太關切他們失聰的病因是什麼，因為基本上他們已經習慣了身為失聰者的生活，而不再思索為什麼他們會失聰。他們通常也沒有其他需要特別關注的生理或醫學問題。但是對於失聰者來說，當他們接近生育的年齡，他們很自然地會想到究竟是什麼原因造成他們的失聰，以及下一代生出聾小孩或聽小孩的機率（Arnos & Pandya, 2004; Burton, Withrow, Arnos, Kalfoglou, & Pandya, 2006）。過去曾有一個研究探討遺傳諮詢師對失聰者的態度與遺傳諮詢的關係，該研究結論指出遺傳諮詢師若對文化型失聰者越熟悉，他們就會越自在地提供遺傳檢測給文化型失聰者，因為這些失聰者非常安適於失聰生活，可能會樂於生出失聰孩子（Enns, Boudreault, & Palmer, 2010）。這是很容易理解的，因為從另一方面來看，聽人父母對於有聽常孩子，也是感到比較自在。有健康問題的失聰者，可能會想要知道與失聰有關的症候群對於自己生活的容易度有何衝擊。

　　遺傳諮詢的過程通常包含了整個專業團隊所做的評估，包括專精於臨床遺傳學的醫生、博士級的醫學遺傳學家、碩士級的遺傳諮詢師、社工人員、護理師（Arnos & Pandya, 2011）。評估過程蒐集的訊息有：家族史、醫療史、體檢結果，以及必要時需進行的醫學檢驗。

　　家族史提供了家族成員在聽力損失與醫學特質方面所呈現與家族類型相關的細節。近親與遠親的健康或聽覺狀況等相關訊息，也都要蒐集，另外還要蒐集的是親戚之間的血緣關係和家族的種族背景。但是，即使在家族史中並未發現任何異常，並不表示其失聰的病因是非遺傳性的，因為有些基因可以傳遞好幾代，卻沒有人被影響。醫療史包括出生史、重大疾病、慢性健康問題，也包括失聰者及家人的聽力圖。這些資料可以提供一些線索，讓我們知道是否有遺傳性症候群或其他環境因素的存在。體檢是由經認證且受過訓練的臨床遺傳科醫師來鑑定特殊的症狀及特質，也包括

如染色體或新陳代謝檢測等醫學檢驗，這些檢驗結果結合家族史及醫療史的資訊，有助於遺傳的診斷。

　　遺傳評估的最後一部分是針對診斷、遺傳類型、預後、治療方法的討論。提供這些訊息給個案的時候，必須要很敏感地顧及其情緒、文化、家庭的需求，因為這些訊息可能對他們的生活有很深遠的影響，而影響的程度與評估過程中所發現的遺傳狀況有關。整個團隊也可以根據需求，適當轉介給教育團體、醫療機構，或專長於某種特定遺傳問題的組織。

道德議題

　　遺傳型傳遞的疾病之鑑定與治療雖有健康效益，但是道德議題也必須予以考量，因為以檢測基因與操弄基因來改變人類的生活有其深遠的意涵（www.who.int/genomics/elsi/en/）。

　　生物倫理學（bioethics）領域的出現是基於對人權的尊重，用來處理醫學與健康照護領域內的道德議題（www.practicalbioethics.org/what-is-bio-ethics）。因為基因的發現與程序都會影響到個人、家庭與社會，因此有必要去辨識和強調與之有關的道德議題。1990 年，「倫理、法律和社會意涵」（Ethical, Legal, and Social Implications, ELSI）方案於是成立，作為「人類基因圖譜研究計畫」（Human Genome Project）的一部分（http://ghr.nlm.nih.gov/handbook/hgp/elsi）。這個方案著重於四個面向：(1)遺傳訊息的使用是隱私（機密）與公平的，尤其是與基因區辨的潛能有關（稍後將討論），而且必須尊重文化與宗教信仰；(2)將新的基因科技與方法統整在臨床醫學程序中；(3)與遺傳研究有關的道德議題，尤其是知情同意；(4)教育健康照護人員、政策制訂者、學生和民眾有關遺傳的知識，開通管道獲取訊息，以及正浮現出的複雜議題。

　　透過完整且重要事項都包羅在內的知情同意書，參與基因檢測的個人被充分告知基因檢測的效益與風險。風險包括訊息可能造成心理負擔，尤其個人也許並沒有預期到會如此，並且對家庭動力、就業、保險給付等

（可能會有差別待遇）有潛在的負面效應。不可避免地，參與者也許會得知其基因組成有問題，而這些訊息可能與當初他們做基因檢測的要求無關。如果基因檢測的潛在意涵沒有說清楚，個案或許必須去做一些抉擇，而他們還沒有做好這個準備。如果基因檢測的重點是產前診斷，那麼是否要持續懷孕，應該要以檢測結果為依據，由遺傳諮詢師審慎提出評估；這些人員訓練有素，在效益與風險方面能提供清晰的概觀，包括文化、法律及個人層面的心理風險。

　　考量到聽力差異、失聰或失聰者時，有何種道德意涵？讓我們回顧1880 年代晚期，當時優生學是個熱門話題，著重在選擇性的生殖，以及（或）消滅不想要的基因，目標是增加人種的「合適性」（Friedlander, 2002; Proctor, 2002；亦參見 Branson & Miller, 2002; Burch, 2002）。1900 年代初期流傳著很多不適當的遺傳傳遞訊息，美國很多州根據這些訊息，為了除去此「災難」，通過法律將「潛在的攜帶者」絕育，包括精神疾病患者、智能低下者或罪犯。1927 年與 1931 年，這項法律在美國最高法院得到支持（Friedlander, 2002）。雖然有些失聰者被絕育（如 Burch & Joyner, 2007），但是多數失聰者並沒有被這個法條影響，因為透過倡議與教育方面的努力，證明了很多失聰者都是有能力的良好公民。

　　優生學最終累積成 1933 年德國納粹的種族純化計畫，縱容絕育、處死帶有遺傳疾病的受害者，包括失聰者（Biesold, 1999; Friedlander, 2002; Proctor, 2002）。納粹政策的結果，削弱了美國對優生學的支持，但是這段歷史對優生學領域蒙上長期的陰影。值得憂心的是優生學目前正披著外衣，偽裝成要消除已知基因缺損（包括失聰）以及與之有關被認為是負向的生活品質，基因決策的高度敏感性因此變得更加急迫。

　　遺傳失聰的案例中，聽常孩童與失聰孩童可能有各自不同的價值屬性（根據父母的反應），一旦被比較，可能會導致生育的決定，而這個決定對於未來的聾人文化與聾人社群將會有所影響（Johnston, 2006）。聽人社會與失聰者對這個議題往往有不同觀點，聾人文化的失聰者看待自己是沒有醫學問題的人，而聽人則把「失聰」框定為一個必須治療的醫學議題

（Middleton, Emery, & Turner, 2010）。對很多失聰者與聽人而言，他們可能不想做遺傳篩檢，而篩檢也不見得導致中止懷孕。但是，相對來說，Middleton（2004）所做的初步研究指出，失聰者（尤其是文化型的失聰者），對於失聰的產前診斷沒什麼興趣，相對而言，聽人比較有興趣，並且寧願生下聽力正常的孩子。事實上，有些基因（包括 connexin 26 突變），在準備做體外受精的胚胎期就可篩檢，以致充滿爭議的程序（移除致聾的基因）被核准。澳洲同意這麼做，因為失聰被認為是醫學問題，需要被篩檢掉（Noble, 2003）。英國在 2008 年通過生育法案，規定體外受精，比起使用可能造成生理或智能問題的異常基因，還不如選擇沒有這類問題的基因（Emery, Middleton, & Turner, 2010）。於是 connexin 26 突變基因就被列入嚴重失能的類別，結果想要做體外受精的失聰者，即使他們想要有失聰的孩子，也不被允許使用含有 connexin 26 突變的基因。這項法令未修訂前，反對此法令的失聰者認為自己過的是完全正常的生活，痛恨被病理化、生命被認為較無價值、被棄置在立法辯論之外，他們的抗爭導致法條的微幅修改，但是有關失聰是否是個嚴重的醫學問題的辯論，則仍持續著（Emery et al., 2010）。

另一個基因控制與醫療化的例子是某個精子銀行通知一對失聰女同志，表示失聰者不在銀行的捐精者行列之中（Mundy, 2002）。這個案例的後續發展是，一位失聰的友人成為捐精者，生下失聰的嬰兒。大眾的反應從支持到壓倒性的反對都有。

如同英國在生育法案中的規定，聾人社群成員應該要持續在失聰遺傳學方面為自己增能，對於遺傳科技可能如何衝擊社群成員的生活以及其他聾人的生活，要做出自己的判斷，並且將他們的觀點分享給聽人社會與立法單位。倫理上，社會應當尊重文化型失聰者的觀點。

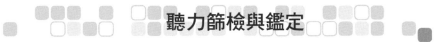

聽力篩檢與鑑定

聽力篩檢

聽力差異的篩檢是新生兒護理很重要的一環，篩檢程序的技術細節在本章末的附錄中有詳細描述。早期診斷會促進兒童有機會發展出對周圍環境的感知、溝通、學業及社會技巧（如Calderon & Greenberg, 2011; St. John, Lytle, Nussbaum, & Shoup, 2016）。美國各州都立法規定嬰兒在出生後不久要施行全面性新生兒聽力篩檢（www.infanthearing.org/states_home/index.html）。瀏覽 www.infanthearing.org 這個網站可得到更多有關各州執行早期聽力偵測與介入（Early Hearing Detection and Intervention, EHDI）系統的訊息。這項篩檢將平均三十至三十六個月大的聽力損失鑑定年齡，降低為初篩後二至三個月就可被追蹤的年齡（Bradham, Caraway, Moog, Houston, & Rosenthal, 2015）。但是這個篩檢可能會漏掉一些兒童，例如：漸進性聽力損失可能要稍後進到學校系統才被鑑定（www.asha.org/Advocacy/state/School-Age-Hearing-Screening/）。此外，新生兒聽力篩檢在一些開發中國家較不普及，而且如果篩檢後沒有合適的追蹤方案來協助有失聰孩童的家庭，那麼是否要執行新生兒聽力篩檢會是個道德議題（Leigh, Newall, & Newall, 2010）。

聽力損失的成人在個案注意到或意識到自己的聽力有問題，會由耳科醫師與聽力師透過標準的測驗來確認其聽力損失。本章附錄「聽力學」列出了一些與聽力學有關的補充訊息。

初次鑑定後

❖ 聽常父母

　　一旦最初的篩檢辨識出嬰兒有追蹤的需求，那麼從事聽力篩檢的專業人員就會轉介家庭去做追蹤評估，如果評估確定了初次篩檢的發現，家庭就被轉介去做更完整的評估。如果嬰兒被鑑定為失聰，下一步是建議合適的早期療育方式（St. John et al., 2016）。對於大多數父母親而言，這會是個導致焦慮的過程（Khairi et al., 2011）。

　　有些嬰兒起初看似有典型的聽力，如果父母❷注意到嬰兒沒有對聲音做出反應，他們可能會很關切，並且向小兒科醫師諮詢。小兒科醫師可能會告訴父母要有耐心，或是將他們轉介給耳科醫師和聽力師做聽覺評估。從懷疑到最後的鑑定，當中落差的時間可能長達六個月（如 Denworth, 2014）。

　　新手父母可能要處理不熟悉或者令人困惑的醫學與聽力學訊息，如果有其他失能，更是如此。有些父母或許會稍感寬慰，因為聽力損失是唯一的議題，但是對多數父母親來說，這個訊息可能會造成情緒上的衝擊，或是感到強烈的失望，但是負責評估的專業人員並沒有一致性地感受到這些衝擊的嚴重程度，除非他們在敏感度方面得到良好的訓練，並且了解對於評估結果的分享以及意涵，其步驟與程序也需要加以檢視（Meadow-Orlans, Mertens, & Sass-Lehrer, 2003; St. John et al., 2016）。新手父母通常不能立即消化感覺神經型聽力損失，也不知道擁有失聰子女有何意涵。他們所面對的是「聽力正常小孩」的夢破碎，取而代之的是孩子聽不到父母親安慰的話語，或是他們說話聲音的景象。

　　對某些人而言，情緒的痛苦在變遲鈍之前，會十分強烈，因為父母親

---

❷ 提到父母一詞時，我們知道家庭有多種不同的組成形式，包括單親家庭與非傳統結構的家庭。

體認到他們的生活將不再是原先所預期的。之後的追蹤期，父母親才會吸收更多的訊息，雖然他們在不同時候將會經歷到不同程度和長短期的悲傷反應（Young & Tattersall, 2007）。多位作者的文章都提到（如 Elisabeth Kübler-Ross, 2000），在悲傷過程中，諸如內疚、憤怒和挫折等很多的感覺都會出現，而這些感覺也許是各自出現，或是同時出現。父母親可能會懷疑他們是否做了什麼才讓孩子變成失聰，尤其失聰成因不明的時候（如 Sass-Lehrer, Porter, & Wu, 2016）。舉例來說，母親可能會回想懷孕的每個階段，確認是否發生了什麼事而造成孩子失聰。對這位母親而言，遺傳諮詢可能可以協助她減少這種內疚感。根據家庭的背景，文化方面的解釋可能會比西方醫學的解釋還來得有影響。Eldredge（2010）提出美國原住民的一些例子，包括某位母親在懷孕期間看到了貓頭鷹（一種邪惡的預兆），她相信這件事造成她孩子的聽力損失；失聰也可能被認為是上帝對以前的過錯所給的懲罰。這兩種宿命論的態度，在許多拉丁文化中都很常見（Hidalgo & Williams, 2010）。在美國華裔文化中，宿命論也是一種因應策略（Wu & Grant, 2010）。

　　悲傷的反應不見得是病態，事實上，這是一種正常的過程，因為它讓全家人面對評估的結果，並且向前邁進，去找出家中有失聰小孩的因應方法，有些家庭的進展速度比其他家庭快（St. John et al., 2016）。如果父母親不知道聾孩子的父母也可以很喜樂，就像 Lydia Denworth（2014）看著自己孩子的學習與成長而經歷到喜樂，那麼他們由於失聰孩子而感受到的負擔就可能會帶來憤怒。有些父母親可能會拜訪一個又一個醫生，試圖找出不同的診斷結果或治癒的方法，卻徒勞無功。憤怒是要付出能量的，而這些能量可以被轉換成建設性的活動，只要父母能認清他們的害怕與挫折。如果父母親覺得無論做什麼都沒有用，憤怒也可能會變成沮喪。沮喪是悲傷反應的一種正常表現，且可能會一再發生，但是一旦沮喪變成慢性，而且父母親不能夠為了孩子好而有所行動（p. 49），它就是一種病態。

　　祖父母、兄弟姊妹及其他家庭成員也都會在情緒上受到影響，但是他們可能是提供支持的最佳資源（Meadow-Orlans et al., 2003; Sass-Lehrer et al., 2016）。有些祖父母可以提供一些溫暖的支持，即使他們感到傷心；有些祖父母可能被困在否定中、提供一些好意的勸告，或者是想藉著正面的詮釋，讓父母親覺得好過一些。兄弟姊妹必須要適應家裡的情況改變，包括他們在家中的地位會因為失聰手足受到較多的關注而改變。例如，突然之間他們必須和媽媽及新生兒一起去一個早期介入的課程，而不是待在家裡跟鄰居的小朋友玩耍；家中成員溝通方式的改變也可能被認為是另一種新增的負擔。

在鑑定期的這些情緒感受，如果能隨著時間在安全的狀態下完全宣洩出來，父母親就可以在心理上放下他們曾經期望一個「正常」孩子的想法，而打從心底接受他們有了一個失聰孩子的事實，並且這個失聰小孩仍然可以用不同的方式豐富、滿足父母的生活。這會有助於他們在生活情境中接受這件事以及做出必要的改變。如果和其他有同樣處境的父母接觸，他們會覺得得到支持而比較不孤單（Krywko, 2015; Sass-Lehrer et al., 2016）。另外也會有所幫助的是，父母與聾及重聽成人或失聰精神導師接觸，那麼他們對於子女有何種可能性，就會多一些了解（Pittman, Benedict, Olson, & Sass-Lehrer, 2016）。

❖ 失聰父母

對失聰父母來說，鑑定期對他們有不同的意涵。很多失聰父母會說，無論失聰還是聽力狀態如何，最重要的是孩子要健康。失聰父母對於可能生下失聰孩子這件事持較開放的態度，主要是因為他們身為失聰者的經驗及自在感（Meadow-Orlans et al., 2003）。他們也把失聰孩子當作是他們自己的投射，就如同聽力正常的孩子也是聽力正常父母的投射一樣。有些文化型的聾父母發現孩子是失聰的時候，可能會有短暫的失望，主要是因為想到這個孩子可能要在生命中面臨許多額外的挑戰，但是這種反應不會維持太久（Lane, Hoffmeister, & Bahan, 1996）。有些失聰父母寧願用觀察方式而不要讓嬰兒去做聽力篩檢（Stein, Barnett, & Padden, 2001）。然而，事實上，不到5%的失聰學生，其雙親中至少一人是失聰者（Mitchell & Karchmer, 2004），若失聰父母生下聽力正常的孩子，父母必須要因應一些不同的現實問題，包括社交、溝通和教育需求。如果其他條件如社經地位和教育程度相同，失聰父母養育子女（無論聽小孩或聾小孩）的能力，與其他聽力正常的父母沒有兩樣，這一點已經逐漸被現今的社會所了解。一些以父母失聰但子女聽力正常的人為對象的研究顯示，這些人成年後，回顧他們童年的經驗，發現跟其他族群的人相同，都具有多樣性（Hoffmeister, 2008; Preston, 1994; Shultz Myers, Marcus, & Myers, 2010）。一般認為失聰父母所生的聽常子女不會有發展上的問題，但是有些失聰父母仍可藉由支持性的服務，來增加他們教養聽常子女時的自在感與效能；尤其是如果他們在自己成長的過程中，和聽力正常的家人只有很有限的溝通經驗。這種情況與剛被鑑定子女失聰的聽力正常父母，在養育子女時可能遭遇的問題是相似的。

❖ 遲發型失聰的個案

　　前面的重心都是年幼失聰者的鑑定，我們也需要引導讀者去關注人數相當多的遲發型失聰者。他們一直是以聽人身分生活，當他們發現失去的聽力無法恢復時，他們必須處理一些特殊的情境。很多作者（如 Aguayo & Coady, 2005; Meadow-Orlans, 1985）根據他們聽力損失是漸進式還是快速型來描述他們對聽力損失的反應。對聽力消逝的悲傷或追悼是可以想見的，沮喪、退縮與隨之而來的孤立是這些人最普遍的心理特質。這些個案也可能變得神經質、焦慮、害怕、疲憊、急躁易怒。另一方面，也有一些個案有正向的毅力，努力去適應其聽力損失，因此心理議題得以解決（如 Maxwell-McCaw, 2001）。如同經歷過悲傷過程的人，適應聽力損失需要一些時間，並發展出與他人不同的溝通方法，無論是用助聽器、手語或讀話。學習美國手語和探索聾人社群，通常意味著要跨越很大的心理門檻，因為遲發性失聰的個案通常喜歡和他們熟悉的聽人世界保持著聯繫（Harvey, 2003）。在個案轉銜到能夠接受聽力損失的過程中，家人是提供社會支持的關鍵要素。

早期療育相關議題

　　這個時期的父母親要知道他們必須為很多令人困惑且複雜的事做決定，包括溝通的方法、語言的選擇、擴音系統（包括助聽器及人工電子耳），以及教育的方式。早期療育（見第七章）對於幫助父母發展出有效的方法極為關鍵，尤其是與剛被鑑定為失聰的子女溝通。無論家庭的需求為何，盡可能提供他們支持、尊重文化觀點，為他們創造具文化包容性的環境、提供機會給專業人員協助家庭用正向方式看待失聰兒（Cohrrsen, Church, & Tayler, 2009）。很多研究探討家庭參與有何效益，其結果都支持家庭對於失聰兒學業成就的重要性（Carter, 2002；引自 Sass-Lehrer et al., 2016）。促進失聰兒表現的關鍵不是社經地位，而是高期望、鼓勵學習的氛圍，加上父母的參與（Henderson & Berla, 1994；引自 Sass-Lehrer et al., 2016）。教育水準較低及較不富裕的家庭，其需求若能透過完整的服務來滿足，會有助於家庭的參與及孩童最佳的發展，而這個部分需要持續的努力（Meadow-Orlans et al., 2003; Sass-Lehrer et al., 2016）。

　　專業人員必須辨識很多家庭在鑑定後能夠應付裕如的彈性大小，不過壓力是個抗衡的因素。回顧一些探討父母壓力的研究，其結果是混合的性質（Thomson, Kennedy, & Kuebli, 2011）。也就是有的研究指出，有失聰子女的聽力正常母親，在與子女互動時需要處理的壓力，可能高於子女是聽力正常的母親；其他研究則是指出二者壓力相同；有一個研究則是認為較低的壓力可能是由於適當的早期療育促進了恢復力。但是，這還需要視以下事實而定，也就是養育失聰孩子壓力很大，包含著多種議題，例如：在醫療、溝通、教育方面的決策，參與經常的治療課程，學習與管理擴音裝置，得到合適的服務，處理其他失能、關係，以及子女的溝通能力，這之外，還有社經議題（Zaidman-Zait, 2014）。

　　當父母親在學習如何養育失聰孩子和從眾多的溝通、語言、擴音裝置選項、教育方法中做選擇時，他們可能會覺得有所不足且困惑。在這樣的

情境中，他們在做一些對子女生活具有關鍵性的決策時，可能過度信任聽力學專家、早期療育人員或協助他們的其他專業人員。專業人員要避開此陷阱，並且要和父母組成團隊，採用家庭本位的方式來幫助父母，增加他們的自信，讓他們知道自己是可以勝任的父母。

語言、溝通及教育選擇

　　父母必須做的一些涉及語言和溝通方式的選擇，包括美國手語、英語式手語（依循英語的字詞順序）、英語口語或其他語言口語（若在家裡使用的語言不是英語，而是其他語言）（重點在聽與說）、口手標音法（cued speech，是一種溝通的視覺模式，運用手形、位置，並且結合說話時的口形動作來標示口語的音素）（LaSasso, Crain, & Leybaert, 2010）。一旦做了決定，父母必須學習如何最大化孩子的能力以便孩子了解這些方法。而這意味著父母必須學習特別的技巧、手語或口手標音法，而這些方法都要投入時間才能熟練。如果父母親要工作，他們可能會蠟燭兩頭燒，才能夠因應接踵而來的新需求，以便幫助他們的子女。教育單位有不同的溝通和語言教學法，父母親必須從居住地區所提供的各種課程中，選擇最能符合子女需求的課程。當孩子漸漸長大，父母親面臨的另一個抉擇是，究竟要讓失聰孩子就讀特殊的聾人學校，還是回歸主流／融合的學校。父母親在面對這麼多的抉擇時，很擔心會做出錯誤的決定，這是可以理解的。他們必須確認他們已盡其可能為子女做了最好的決定，而且他們所做的任何決定都可以隨著溝通能力和教育需求而改變。

　　一旦對教育安置的環境做出了選擇，父母親也同時決定了他們的孩子究竟是和聽力正常或聽力損失的同儕，或者是兩者有互動。這是父母親必須要考慮的另一個因素。失聰兒童如果與聽力正常同儕有社交的困難，可能會覺得寂寞或孤立，因此找出可改善這個情境的因素會是研究的重要議題（Batten, Oakes, & Alexander, 2014）。相對來說，如果父母親對於擁有失聰子女覺得較自在，那麼他們對子女有失聰朋友也會比較自在。如果讓

父母親去接觸不同的失聰者典範，包括從口語族的失聰成人到聾人文化成員裡的聾人，都可增加父母親自在的程度（Pittman et al., 2016）。父母親並不常接觸使用手語的失聰成人，所以當他們碰面的時候可能會膽怯，因為他們的手語技巧不是很好（Christiansen & Leigh, 2002/2005）。當父母親已經準備好並且有意願的時候，專業人員可以協助他們促進互動的過程（Pittman et al., 2016）。

生下失聰兒童的聾父母知道語言和溝通方面的可能性、教育選擇，以及擴音器具的選擇。他們做的決定主要都是根據自己成長的經驗、居住地區所提供的選擇，以及他們所感受到的子女的需求（Mitchiner & Sass-Lehrer, 2011）。很多父母會選擇啟聰學校，因為他們認為這個安置型態提供了完整的溝通管道，以及與失聰同儕最佳的社會化機會；其他父母則是對於回歸主流的安置覺得比較安心。

擴音裝置的選擇

全面性新生兒聽力篩檢可能會遺漏了輕度聽力損失的孩童，而這些孩童後來會出現對聲音不一致的反應、錯過小聲的語音，並且可能在聽力、語言、學業與社交困難等方面有較高的風險（McKay, Gravel, & Tharpe, 2008）。根據個別需求，可能的建議包括助聽器，以及在學校使用調頻系統或聲場系統。重聽孩童是指聽力落入中度至中重度聽力損失的孩童，如果配置適當助聽器，並且在背景噪音情境使用調頻系統或遠距麥克風聽覺聆聽輔助科技（McCreery, 2014），他們通常有能力運用聽覺作為了解語音與獲取語言的主要模式。如果有需要，他們也可以用視覺訊息輔助聽覺，包括讀話與手語。

重度與極重度失聰孩童的父母，無論他們決定採行何種溝通方法，都傾向於早期就讓子女暴露在口語環境中。數位助聽器與人工電子耳的進展促進了擴音的用途，也鼓勵了更多家庭成員把重心放在口語上（Leigh, Morere, & Kobek Pezzarossi, 2014）。由於聽力損失的程度而不能從助聽器

得到幫助的孩童，通常建議使用人工電子耳，父母必須決定是否要讓自己年幼的孩子進行這項植入術。對他們多數人而言，這可能是個折騰的決策過程（Archbold, Sach, Lutman, & Gregory, 2006; Christiansen & Leigh, 2002/2005; Hyde, Punch, & Komesaroff, 2010）。

❖ 人工電子耳

　　2000 年，美國食品藥物管理局（United States Food and Drug Administration, FDA）核准人工電子耳可以植入十二個月大以上的孩童體內（National Institute on Deafness and Other Communication Disorders, 2014b）。有的孩童較早植入人工電子耳，通常是因為腦膜炎造成耳蝸鈣化，以致無法等到十二個月大。多數父母認為人工電子耳有其效益，因為對環境的察覺或溝通能力得以增加。多數父母也把重心放在聆聽與口語上，但是有些父母也很看重手語的價值（Christiansen & Leigh, 2002/2005）。

　　人工電子耳團隊如何仔細評估人工電子耳候選人，這是目前的一個議題。據說有些父母會四處尋訪，直到他們找到一個願意為他們的孩子做植入手術的單位。O'Brien 等人（2010）提出質疑，如果將個案符合人工電子耳候選人條件的程度納入考量，人工電子耳是否永遠是最佳選項？他們建議人工電子耳團隊要仔細評估候選人，並且將初始的考量審慎討論之後，與家庭並肩合作。

　　很多紀錄都顯示植入人工電子耳孩童的口語和語言變異性很大（Pisoni, Conway, Kronenberger et al., 2008），這表示人工電子耳的植入並不能保證使用者會百分之百聽懂口語。目前的研究專注的不只是失聰孩童如何透過口語處理訊息，同時也透過單一的視覺或視聽並用（例如讀話）來處理，這與聽力正常者處理口語的過程相似（Morere, 2011）。儘管如此，人工電子耳的使用，不見得能將閱讀成就轉移為與聽力正常同儕相同的結果（Geers, Tobey, Moog, & Brenner, 2008; Marschark, Sarchet, Rhoten, & Zupan, 2010）。基本上，學業成就依賴多重因素，包括聾與重聽學生本身、家庭環境、學校經驗（Marschark, Shaver, Nagle, & Newman, 2015）。

結果是，雖然有證據證明聽覺訊息的管道有增加，但是人工電子耳並不如媒體報導的是個奇蹟式的治療方法。父母在為子女做決策前，應當先知道這一點，而這個議題會引導到倫理問題，以下我們先回顧一些歷史。

• 歷史

1957 年，科學家發明人工電子耳，目的是為那些不能夠從助聽器受益的失聰者提供聲音（Christiansen & Leigh, 2002/2005）。他們相信有管道去聽取聲音（access to sound），可以擴大這些個體的機會。有趣的是，最早針對人工電子耳提出質疑的是科學社群，主要是因為他們認為耳朵的結構和這些裝置不相容，並且耳蝸會被破壞。隨著時間流逝，研究持續著，科學家開始看到人工電子耳的潛能。早期結果顯示接受人工電子耳植入的成人，可聽到不同頻率的聲音、辨識環境音，以及改善讀話，基於這些結果，注意力轉移到孩童身上，而第一個植入人工電子耳的孩童是在 1977 年。

科學家對於讓失聰成人植入人工電子耳，並沒有太多疑義，但是對孩童則是充滿爭議。神經生理學者對於此植入手術是否適合兒童不是很確定，但是這件事情仍持續進行著。1980 年代，孩童與成人都有臨床試驗，目的是評估人工電子耳的有效性。但是在這段期間，植入電子耳的成人與孩童人數持續增加，儘管風險與效益的研究證據有限。最初，只有年齡較大且助聽器對其沒有效用的個案才可植入，一段時間後，植入的年齡更加年輕化，為的是掌握關鍵期學習語言的優勢。

雖然臨床試驗的結果顯示植入人工電子耳的孩童表現良好，但是對表現良好的定義太主觀，是否表現良好還包括了對環境音、某些口語或字詞、句子辨識，或其他變項的辨識？如前所述，即使科技進步，結果還是會有很大的變異性，有些孩童沒有從中受益，有些則是顯示出能高度聽辨語詞及句子，另有一些則是介於兩者之間。

• 聲人社群的認知

1980 年代，不同國家的聲人社群強烈反對人工電子耳的發展（Christiansen & Leigh, 2002/2005），反對的焦點是人工電子耳暗示著聾人必須能聽和說才可以過一個有產能的生活，因為他們的生活是受限的與孤獨的，但是這個認知不見得真確。有人擔心聾人文化會消失。媒體持續的報導，指出人工電子耳是個治癒的奇蹟，並且能將聾成人的情況正常化，但是失聰者不認為這是悲慘的，也不值得關切。2003 年 5 月 4 日《紐約時報雜誌》（*New York Times Magazine*）刊登了一則廣告：「我們將一個聽不到的孩子，變成一個典型不聽你說話的兩歲孩子（We turned a child who couldn't hear into a typical two year old who doesn't listen）。」2002 年密西根有個案例，是一對聾父母必須上法庭去捍衛他們作為父母擁有不讓其聾子女植入人工電子耳的權利，因為一般的認知是人工電子耳對孩子有利，而父母在醫療方面忽視了自己的孩子（Ouellette, 2011）；法官基於父母的權利與自主權，勉強做出有利父母的判決。

　　當其他面向的需求更為迫切時（包括失聰孩童的教育需求），有些人質疑為什麼要花這麼多錢在人工電子耳上。選擇人工電子耳的聾成人被指控是選了聽與說而不是手語，於是成為聾人文化的叛徒。

　　但是，越來越多使用手語的失聰成人植入人工電子耳，對於改善原本一開始很普遍的負面認知有其貢獻。Christiansen 與 Leigh（2011）比較了兩份調查的結果，這兩項調查的受訪者是聾人最愛的高立德大學裡的聾人、重聽者、聽常教職員、學生。這兩個調查分別在 2000 年與 2008 年進行，研究者的結論是，作答者在下列題目的同意比例有升高：「植入人工電子耳的人同時還保有聾人認同是可能的」。Rashid、Kushalnagar 與 Kushalnagar（2010）以使用手語的聾成人所做的另一項調查發現，47% 選擇負面作答，當中少於一半的人其實只是些微負面，主要是關切人工電子耳可能的醫療副作用而不是認同議題。

　　此外，越來越多的失聰父母，即使是遭受同儕的負面批評，也要為子女選擇人工電子耳，因為他們看到人工電子耳讓他們對美國手語與英語都有了更多的選擇與機會（Mitchiner, 2015; Mitchiner & Sass-Lehrer, 2011），即使遭受到同儕的一些負面批評。比利時的一個小型研究建議聾父母在人

工電子耳與助聽器之間做審慎考慮時，要優先考量到聲人認同、手語、倫理議題（Hardonk et al., 2011）。聽父母與聲父母都關切的倫理議題，包括手術的風險以及殘存聽力的喪失，聲父母認為手語及口語對文化型聲人的重要性，一般是不敏感的，而社會化的期望是認為使用人工電子耳會較好。

●人工電子耳的爭議以及對倫理的關切

正如同前面簡短的歷史中所述，和遺傳學一樣，倫理議題持續存在著，必須仔細衡量效益與風險。過去，在更充足的研究數據被建立前，就已為孩童植入人工電子耳（採用的還是早期的科技），這是否合乎倫理？父母是否有被完整告知可能的風險與不確定的效益？植入是否來自於壓力？這些議題持續著嗎？

對這項科技的有效性存在著不同的看法，造成持續的兩難。美國聲人協會（NAD）最早於 1991 年在其立場文件書中，對於 FDA 允許失聰嬰幼兒植入人工電子耳表示惋惜，因為欠缺對孩童長期生理、情緒、社會衝擊的科學證據，並且也對於父母在其他選項及手術風險等訊息都被告知得太少而表示關切（Christiansen & Leigh, 2002/2005）。快轉到 2000 年美國聲人協會的立場文件，文中指出：即使沒有人工電子耳，生活品質還是可以很好；強調聲人生活的多樣性；父母有權利為其子女做決定；以及人工電子耳是這些孩子幾個可選的項目之一（National Association of the Deaf, 2000）。

那麼我們再將這些立場文件與其他單位的文件互作比較，如美國聽力學會（American Academy of Audiology, 1995）的立場文件，將重點放在比較人工電子耳的言語產出與聽覺接收的效益是否超過助聽器，雖然大家知道能可靠預測人工電子耳表現的變項尚未被找到。美國聽損協會（Hearing Loss Association of America [HLAA], 2007）在其立場文件中提到現今的科技讓很多（如果不是絕大多數）的使用者只透過聽覺就可以聽懂說話，人工電子耳還可稱得上是這樣的類別，也就是人工電子耳雖不能取代耳朵，

但是能夠改善功能，可把聽力損失者從功能性的聾移到功能性的重聽。在選擇合適的年幼候選人時，必須很謹慎，為了要擴大人工電子耳的潛在效益，強烈建議要進行聽覺口語訓練。有趣的是，亞歷山大貝爾聾人與重聽協會（Alexander Graham Bell Association for the Deaf and Hard of Hearing [AGB], n.d.）的立場文件支持人工電子耳的使用，但是並沒有強調聽覺口語訓練，反倒是強調要確認父母是否被完整告知可能的優勢與風險，以及孩童在學習言語中的聽覺溝通線索時也同時發展社交、情緒與認知。年齡很小就植入電子耳對語言學習的效益，在文獻中得到支持。AGB（2008）也提出了關於美國手語的立場文件，他們指出，父母要先被告知所有的語言與溝通選項，之後才做決定，這是極為重要的事。

在檢視這些立場文件時，我們不能忽視那些與科技運用有關的倫理議題。較近代的立場文件確知父母的權利，也表明在告知訊息時，很重要的是，不但要提到風險與效益，也要提到不同的語言與溝通機會，而且不可以保證人工電子耳會有最佳的效能。人工電子耳的爭議讓這項手術變得更加謹慎，植入團隊必須考量效益的倫理結構（效益的大小）、不會帶來傷害、自律（提供不偏頗的訊息給家庭），以及正義（是否所有可能的受益者都能取得人工電子耳）（Christiansen & Leigh, 2002/2005）。

其中不清楚的是人工電子耳使用者本身在發展立場文件的過程中參與程度如何。Bathard（2014）表示他們之所以要參與人工電子耳的爭論，是因為他們是處理人工電子耳對生活的衝擊的人，無論是手術／醫療的衝擊、科技的可靠性、語言和溝通，以及與其他人的互動，因此可以在人工電子耳的有效性與限制方面提供直接的經驗。

雖然國際專業人員都有共識，植入年齡越小口語發展的效果越好，但是只強調口語，眾人對此有不同意見，這一點尤其可以從語言和學業表現的變異很大得知（如 Humphries et al., 2014c; Martin, Balanzategui, & Morgan, 2014; Pisoni et al., 2008）。我們十分關切孩童的語言遲緩，所以必須要問，究竟如何減輕這些傷害。因著這個格言：「無論孩童用的是口語還是手語，只要他們的語言技巧能精熟，就都是有價值的」，研究者與教育者有

考慮提供雙語（口語和手語）環境給人工電子耳孩童。聾父母他們配戴電子耳的子女倡議雙語課程（Mitchiner, 2015），他們將兩種語言的管道視為關鍵的雙管道，不但通往聽覺刺激以及與聽力正常的同儕互動，而且也和聾人文化有所連結。對他們而言，手語不是一種不足，而是精熟一種獨特語言的管道。但是 Knoors、Tang 與 Marschark（2014）指出，目前比起口語的單語言結果，失聰孩童雙語課程的學術優勢尚無充足的研究基礎。

因為越來越多伴隨有其他失能的聾童接受人工電子耳植入手術，考量到服務這個族群的獨特挑戰，像效益對比於風險的問題也持續被提出（Zaidman-Zait, Curle, Jamieson, Chia, & Kozak, 2015）。專業人員必須看得遠，不是只做植入候選人評估的例行事務，也要評量潛在效益，尤其是溝通管道、教育與生活品質，還要有能力去提供能滿足個案的服務，而不是只提供有限的服務給伴隨有其他失能的孩童。如果服務有限，那麼這群人進行人工電子耳植入是否合乎倫理？或者是否有足夠的效益來克服這些障礙？父母似乎認為，就改善溝通技巧與福祉而言，儘管挑戰很大，其效益是足夠的（Zaidman-Zait et al., 2015）。

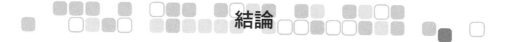

結論

如果「開始」能夠被謹慎地處理，並且幫助父母適應家中有失聰孩子的事實，那麼結果將是他們長大後在社會中可發揮很好的功能。一旦專業人員協助父母親了解病因與複雜的因素後（包括倫理議題，在養育子女的諸多決定中必須予以考量），父母親就更有能力，得以盡其所能為聾子女做得更好。

建議閱讀書目 ▪▪▪▪

Paludneviciene, R., & Leigh, I. W. (2011). *Cochlear implants: Evolving perspectives*. Washington, DC: Gallaudet University Press.

這本書的章節中談到對人工電子耳的爭議已有改變，並且也提到使用人工電子耳的口語與手語使用者的資訊。強調以視覺與聽覺管道教育失聰孩童的價值，同時也一併檢視基因工程的倫理。

Schwartz, S. (2007). *Choices in deafness* (3rd ed.). Bethesda, MD: Woodbine House.

這本書以讀者友善、不具價值判斷的方式，提供了聽力損失的醫學評估、聽力學測驗、擴音裝置選擇（包括助聽器與人工電子耳）等訊息。書中章節談到幾種供父母親考慮的溝通選項，也有一些章節描述了失聰兒童與成人。此外，這本書針對美國服務聾與重聽者的國家機構也列了一份完整的清單。

Smith, R., Shearer, E., Hildebrand, M., & Van Camp, G. (2014). *Deafness and hereditary hearing loss overview*. Retrieved from www.ncbi.nlm.nih.gov/books/NBK1434/

這個文獻針對聽力困難、聽力損失的遺傳形式，以及聽力障礙的症候群與非症候群等提供了很好的摘要，也針對檢測、遺傳諮詢，以及不同狀況的處置提供了簡要的說明。

Ⓐudiology Appendix

附錄：聽力學————————————

基礎聽力學

聽力學涵蓋的是聽覺的科學，聽力學也包括前庭系統與中樞神經系統（主管聽到的訊息要如何處理）（Katz, 2009; Northern & Downs, 2014）。聽力師具有臨床聽力學博士學位，那麼究竟聽力師做些什麼？有這項專業資格的聽力師提供的服務包括預防、鑑定、評估，以及聽覺、聽覺功能、平衡與其他相關系統的創建或復健。聽力師的服務也包括聽力損失的診斷，家庭諮商，選擇、配置與銷售助聽器及其他輔助聽力的器具，並且也提供一些配戴助聽器或人工電子耳者的評估與追蹤。他們的工作還包括助聽器維修、聽覺治療服務、諮商、工作場所的噪音減低與聽覺保護等的諮商服務、製作客製化的游泳和防噪音耳塞，以及聽覺與平衡議題的其他管理策略（American Hearing-Language-Speech Association, 2004）。聽力師在不同的工作場所工作，包括私人診所、學校、耳鼻喉科、政府機構、大學訓練部門、醫院、工業界。

聽覺機轉

我們從耳朵本身來看，人們是怎麼樣聽到聲音的？以下從外耳（耳殼或耳廓）開始扼要簡述（Ervin, 2015; Lucker, 2002/2005）。耳殼將聲音導入外耳道，到達中耳的第一個部分，也就是耳膜（鼓膜）。聲音造成耳膜的振動，之後聲音的能量轉移到三個小骨頭的連鎖震動，這三個小骨頭的名稱是「槌骨」、「鑽骨」和「鐙骨」。鐙骨連接著橢圓窗，橢圓窗把中

耳和內耳隔開，鐙骨的震動傳到橢圓窗，再傳到內耳。內耳裡面有前庭系統（負責平衡）及耳蝸。耳蝸包含了外觀像毛髮的聽覺接受細胞，稱為毛細胞。這些毛細胞將中耳系統傳來的機械式能量轉成電的能量。這個能量之後通過聽神經（第八對腦神經），傳到腦部的聽覺中樞，腦部將神經衝動解讀為有意義的聲音。想了解更深入的內容請參考 Northern 與 Downs（2014, pp. 7-49）。

聽力損失的四種類型❸

如果外耳和中耳不能有效率地運作，聲音就無法通過，這所引發的是傳導型聽力損失，它通常是暫時性的。可能的原因包括耳垢的堆積、耳朵受到感染或生理上的異常。傳導型聽力損失通常可以用醫療或手術來處理，例如：將中耳積液導引出去或重建中耳小骨。**感覺神經型聽力損失**通常是永久性的，可能是內耳毛細胞的聲音傳導有問題，或是電流脈衝經由第八對腦神經傳到聽覺中心有問題，而這是因為毛細胞沒有正常發展或受損，或是由於年齡或疾病所造成。形成的原因包括環境因素，如噪音、耳毒性藥物或頭部創傷，它也可能是遺傳所致且是漸進性的。第三種是混合型聽力損失，也就是傳導和感覺神經的機制都有問題。最後一種是**聽神經病變譜系異常**（auditory neuropathy spectrum disorder），這種聽力損失是由於內耳或聽神經受損，以致內耳到大腦的聲音傳導，不是用大腦能理解的方式，這些個案可能聽得到聲音，但是聽不懂字詞的意義（Northern & Downs, 2014）。

聽覺的測量

傳統的聽覺測驗是以校準的儀器來測量聽力損失的類型和程度，並評

---

❸ Center for Disease Control (2015); Lucker (2002/2005).

估其言語辨識能力。純音聽力測驗所使用的儀器會在限定的頻率範圍內播放聲音（通常是從 125 至 8,000 Hz），單位是赫茲（Hz），也就是每秒鐘的振動次數。這個儀器也可以改變每個頻率的音量。音調（pitch）是對於聲音頻率高低的主觀感受，和頻率有關。當頻率增加的時候，音調也跟著增加。舉例來說，男人的聲音、鼓聲、關門的聲音或是語音中的母音，都是低音調，而女人的聲音、鳥叫聲、語音中的子音則是高音調。

響度（loudness）所使用的單位是分貝（dB），它是聲音音量的單位。聽力師將受試者在各個不同頻率所能聽到的最小音量，在聽力圖中標示出來，而聽力圖是以圖形方式記錄個案的聽力測驗結果（見圖 A.1）。

在純音（pure tone, PT）測驗的過程中，聲音透過耳機（用氣導的方式）傳到耳朵，也可以透過放在額頭或耳後乳突的骨導振動體，用骨導的方式將聲音傳到骨頭。氣導和骨導的聽閾會被拿來互做比較，從中了解究竟聽力損失的類型及程度如何。

圖 A.1 所顯示的是聽力師執行聽力評估時所用的記錄圖樣本，這個聽力圖用來呈現頻率及音量的訊息。在圖形上 15 分貝聽覺閾值（hearing level, HL）的地方畫了虛線，代表的是聽力正常者的聽覺敏感度上限。聽覺閾值的程度通常是用三個不同頻率的平均值（500、1,000、2,000 Hz）來表示。聽覺閾值可分為以下幾種類型（Clark, 1981）：

0～15 分貝	正常
16～25 分貝	輕微聽力損失
26～40 分貝	輕度聽力損失
41～55 分貝	中度聽力損失
56～70 分貝	中重度聽力損失
71～90 分貝	重度聽力損失
＞ 90 分貝	極重度聽力損失

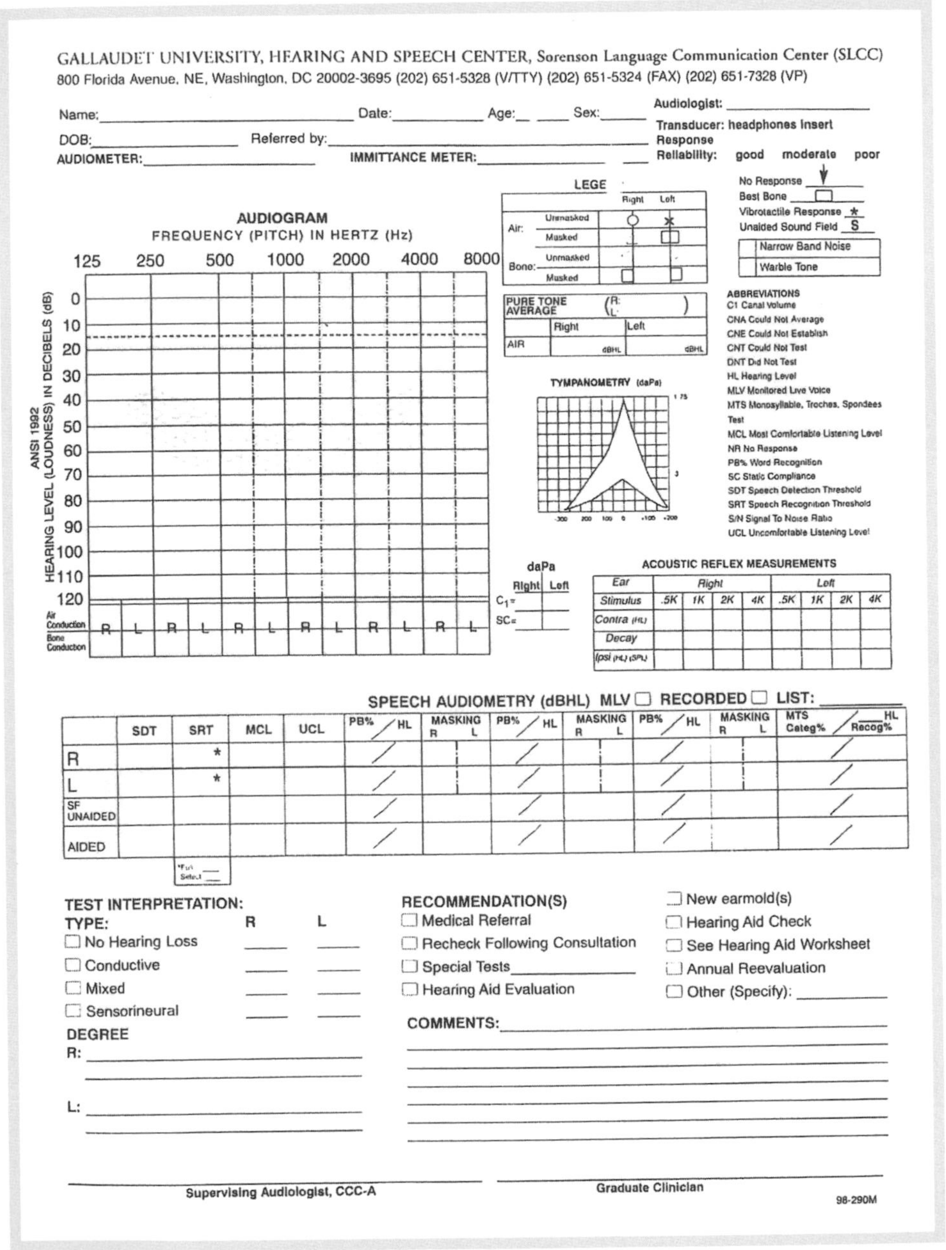

GALLAUDET UNIVERSITY, HEARING AND SPEECH CENTER, Sorenson Language Communication Center (SLCC)
800 Florida Avenue, NE, Washington, DC 20002-3695 (202) 651-5328 (V/TTY) (202) 651-5324 (FAX) (202) 651-7328 (VP)

Name:_____ Date:_____ Age:__ __ Sex:_____
DOB:_____ Referred by:_____
AUDIOMETER:_____ IMMITTANCE METER:_____

Audiologist:_____
Transducer: headphones insert
Response
Reliability: good moderate poor

No Response
Best Bone
Vibrotactile Response *
Unaided Sound Field S
Narrow Band Noise
Warble Tone

AUDIOGRAM
FREQUENCY (PITCH) IN HERTZ (Hz)

	Right	Left
Air: Unmasked	O	*
Masked		
Bone: Unmasked		
Masked		

125 250 500 1000 2000 4000 8000

HEARING LEVEL (LOUDNESS) IN DECIBELS (dB) ANSI 1992
0 10 20 30 40 50 60 70 80 90 100 110 120

Air Conduction R L R L R L R L R L R L R L
Bone Conduction

PURE TONE AVERAGE (R: L:)
Right Left
AIR dBHL dBHL

TYMPANOMETRY (daPa)
175

daPa
Right Left
C1=
SC=

ABBREVIATIONS
C1 Canal Volume
CNA Could Not Average
CNE Could Not Establish
CNT Could Not Test
DNT Did Not Test
HL Hearing Level
MLV Monitored Live Voice
MTS Monosyllable, Trochee, Spondees Test
MCL Most Comfortable Listening Level
NR No Response
PB% Word Recognition
SC Static Compliance
SDT Speech Detection Threshold
SRT Speech Recognition Threshold
S/N Signal To Noise Ratio
UCL Uncomfortable Listening Level

ACOUSTIC REFLEX MEASUREMENTS

Ear	Right				Left			
Stimulus	.5K	1K	2K	4K	.5K	1K	2K	4K
Contra (HL)								
Decay								
Ipsi (HL) (SPL)								

SPEECH AUDIOMETRY (dBHL) MLV ☐ RECORDED ☐ LIST:_____

	SDT	SRT	MCL	UCL	PB% / HL	MASKING R L	PB% / HL	MASKING R L	PB% / HL	MASKING R L	MTS Categ%	/ HL Recog%
R		*			/		/		/		/	
L		*			/		/		/		/	
SF UNAIDED					/		/		/		/	
AIDED					/		/		/		/	

*Full Select

TEST INTERPRETATION:
TYPE: R L
☐ No Hearing Loss
☐ Conductive _____ _____
☐ Mixed _____ _____
☐ Sensorineural _____ _____
DEGREE
R:_____
_____
L:_____
_____

RECOMMENDATION(S)
☐ Medical Referral
☐ Recheck Following Consultation
☐ Special Tests_____
☐ Hearing Aid Evaluation

☐ New earmold(s)
☐ Hearing Aid Check
☐ See Hearing Aid Worksheet
☐ Annual Reevaluation
☐ Other (Specify):_____

COMMENTS:_____

_____   _____
Supervising Audiologist, CCC-A   Graduate Clinician
98-290M

圖 A.1 聽力圖範本

資料來源：Used with permission from the Gallaudet University Department of Hearing, Speech, and Language Sciences.

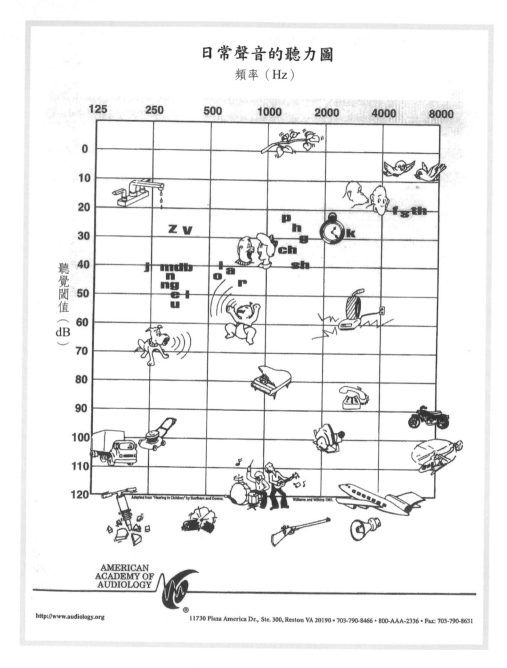

圖 A.2　語音的聽力圖

資料來源：Used with permission from the American Academy of Audiology.

要注意的是，即使兩個人的聽覺閾值都是 70 分貝，他們的聽力圖也不見得完全一樣，因為三個頻率的聽閾平均值可以是不同數值平均的結果，即使最後得到的平均值都是 70 分貝。而同樣都是 70 分貝聽覺閾值的人，他們所聽到的聲音也不一樣，這也是為什麼他們偏好的助聽器各不相同，並且都是以最適合其聽力圖形狀所做的配置。

圖 A.2 是一些周圍環境常見的聲音，根據這些聲音的頻率和音量將它們描繪在聽力圖上。如圖 A.2 所示，某人 500 赫茲 85 分貝的聽覺閾值可能就聽不到狗叫聲。

再回到圖 A.1，上面有標示語音聽力檢查（speech audiometry），評量的是個案辨識與分辨語音的能力。標準化的測驗實施時，是以純音測驗中所使用的同一臺校準過的儀器來進行。聽力師用多種不同的測驗去評量溝通的能力，測驗的結果通常和聽覺閾值的類型及程度一致。透過有戴助聽器與沒戴助聽器的兩種情境施測。

在圖 A.1 的聽力圖中，有個圖片標示為鼓室圖（tympanometry）。鼓室圖是一種客觀的測驗，用來評量中耳的狀態，更精確的說，就是檢查耳膜的動作是否正常。運用特殊的儀器來測量耳膜的動作，它把聲音及不同程度的正壓和負壓灌進外耳道。測驗過程中，個案安靜地坐著。異常的圖形可能表示個案中耳裡有液體、歐氏管功能異常、耳膜破裂或聽小骨斷裂。

其他測驗也可用於評估聽覺敏感性是存在還是已喪失了，尤其是運用在嬰兒、幼兒，以及難以測驗的病人上（Cone, 2011）。行為觀察法欠缺信度，因為不易區分反應與隨機的表現。比較可靠且常用的方法包括聽性腦幹誘發電位檢查法（auditory brainstem response, ABR），它是一種腦電波的測驗（類似 EEG），可在頸後、前額，以及臉頰或肩膀施測。耳聲傳射測驗（otoacoustic emissions, OAE），是要確定耳蝸的毛細胞功能，篩檢測驗時，如果外耳道內的麥克風偵測到耳蝸傳射出來的聲波，這表示嬰兒的耳朵對於篩檢呈現的聲音有反應。雖然有時候做 ABR 測驗要用到鎮定劑，但是這兩種都是非侵入式的檢測。

助聽器與人工電子耳

助聽器是戴在耳朵後面、耳朵內或外耳道內的裝置，用來將聲音擴大。助聽器的詳細訊息與用途可參考下列網址：

- www.asha.org/public/hearing/Hearing-Aids/
- www.audiology.org/publications-resources/document-library/pediatric-rehabilitation-hearing-aids

相反地，人工電子耳是以手術方式植入，目的是讓個案聽到聲音。聲音處理器被放在耳朵後面用來處理聲音訊號，之後被傳送到植入後的接收器內。接收器傳送聲音到電極，而這是在先前手術中被塞入耳蝸的裝置。這些訊號之後被送到聽神經，之後再送到大腦進行聲音的辨識與解釋。這些聲音不同於聽力正常者聽到的聲音，訓練人工電子耳使用者了解聲音的意義通常有其必要性。可瀏覽下列網址了解其細節：www.nidcd.nih.gov/health/hearing/pages/coch.aspx，讀者若好奇透過助聽器與人工電子耳傳來的語音及音樂聲聽起來像什麼，也可以到這個網站去聽聽看。

CHAPTER 4

認知、語言和心智

> 　　我們在一個世界中感受，而在另一個世界中思考和陳述。我們可以在兩個世界之間建立一個參照系統，但是我們無法填補其間的差距。
>
> ——Marcel Proust（1871-1922）

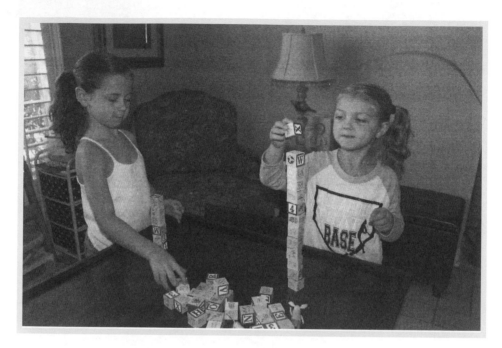

圖 4-1　兩個女孩運用分類技巧堆積木

圖片來源：經授權同意使用

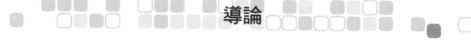

導論

　　聽力損失程度越嚴重，且發生時間越早，對聾人的心理影響越明顯。如果聽損兒童沒有及早習得溝通和語言，可能會有認知和語言落後的風險。當這些情形又加上貧窮問題，很可能使聽損兒童被霸凌、忽視和受虐（Lomas & Johnson, 2012）。此外，認知與語言落後也可能衝擊兒童的教育、心理和社會發展，並對未來職業、婚姻、友誼和整體生活品質產生影響。所幸認知、語言和神經科學方面的研究持續發展，為聽障兒童設計的教育方案，在改善其認知和語言落後上已有令人樂見的成果。

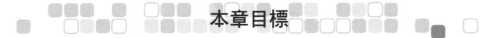

本章目標

　　本章透過相關理論和實證文獻的分析，探討聾人如何發展認知、語言和思維。我們發現手勢和眼神注視是口語和手語發展的開端。另外，我們也討論了人工電子耳的植入，及其相關的結果與討論。最後我們提出一個問題：我們該用什麼思維與語言的研究來促進課堂上的學業學習，作為本章的結語。

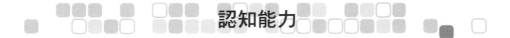

認知能力

　　認知能力包括知覺、注意、記憶、問題解決、思考、理解和語言（Omstead & Kuhlmeier, 2015）。從現有的研究中，我們知道聽障者使用他們的視覺、手語、殘存聽力、既有的說話能力、他們的背景和世界知識、家庭和學校的經驗、溝通方法、學習風格（視覺、聽覺，或兩者）來體驗和解釋他們的處境（Andrews, Leigh, & Weiner, 2004）。這些認知過程可能與聽常者使用的認知過程相似，但也可能很不同（Marschark et al., 2015）。

智力測驗

　　從歷史上來看，智力和讀寫能力有關。就如第一章所說，許多聾人因為沒有足夠的口語和書寫能力，而被認為是智力較差的。隨著對美國手語及手語使用者的認識，我們對聾人的智力有更正確的了解（Braden, 1994; Mayberry, 2002）。

　　延伸第一章所說，在 1950 年代以前，聾人接受語言和非語言的智力測驗後，發現他們在整體的智力普遍較聽人低。因此認為聾人在智力和抽象思考方面較差（Braden, 1994）。然而，當後續的研究進一步探討聾成

人與兒童在非語言智力測驗的表現時，發現他們成績和聽力正常者相似（Braden, 1994; Vernon, 1965/2005）。他們的在語言及非語言智力測驗的表現低落，通常是因為缺乏語言能力、不了解測驗的指導語、測驗誤差，或者是綜合這些因素（Vernon & Andrews, 1990）。

Furth（1964）進行了一些早期的實證研究，探討聾人對非語言認知的表現，發現聾人與聽人的表現相似。他將聾人在某些項目比較差的表現歸咎於缺乏相關經驗，但隨著聾人逐漸長大，這些差異逐漸減小。Furth 認為，所謂的聾人學習者認知較低的證據，並不是完全由他們的表現所造成，而是由於使用不適當的測驗來評估他們的表現。這是我們對於了解聾人認知的重大突破〔參見 Martin（2014），Furth 的研究討論〕。

有一篇後設研究分析了 1900 至 1988 年間的 285 個研究，共 171,517 名聽損兒童的非語言智力表現。Braden（1994）發現，在非語言的智力測驗中，聽損與聽常兒童的非語言智力成績沒有顯著差異（Braden, 1994）。其他研究還表明，聾父母所生的聾小孩在非語言的智力測驗中得分較父母親為聽常者的聾小孩高。這可能是因為非症候群基因病原學（nonsyndromic genetic etiologies）（相對於與神經學有關的疾病或基因症候群之病原學）和早期語言經驗所致（Vernon & Andrews, 1990）。使用口語測驗的研究顯示，如果聽損兒童早期語言（無論是口語或手語）互動品質較差，他們的語言智力分數會較聽常兒童差（Mayberry, 2002）。

思想與語言

思想與語言有關，語言是將思想傳達給他人的載具。這需要運用到儲存在我們心智中的表徵，包括和物體、人名相應的手語詞或口語。思想的語言稱之為**心智語言**（mentalese），這與我們和他人共享表徵意義的「**溝通語言**」（communicative language）是不同的（Corballis, 2002）。

雖然語言和思想是不一樣的，但它們確實相互影響。一個稱為**沃爾夫假說**（Whorfian hypothesis）或**語言決定論**（linguistic determinism）的理

論，提出「我們的語言決定著我們的思想」。雖然這個理論後來被推翻了（Pinker, 1990），但我們一般仍認同，某種程度上，語言確實會影響思想，並可能影響一個人（如聾人）在各種知覺和認知作業中的表現（如周邊視覺、面部識別）。

　　手語提供聾人整理思想、經驗和對世界看法的一條途徑（Emmorey, 2002），使得他們和非手語使用者有很大的不同。手語的知識會影響視知覺、視覺空間知覺、運動，和面部表情的運用（Emmorey, 2002）。因此，雖然語言並不代表思想，但我們的語言可以引導我們注意某些知覺特徵，並且讓我們練習某些認知作業（Traxler, 2012）。深入理解這些差異，有助於我們發展更有效的聽損兒童教學策略。

　　所有的嬰兒在會說話之前就會思考了，並且如同 Pinker（1990, p. 201）所說的：「在開始前大量的認知裝置已經事先就準備好了。」到了十二至二十四個月，嬰兒已經發展出非語文工作記憶（Hauser, Lukomski, & Hillman, 2008）。隨著語言的獲取，聽損兒童擁有了豐富的認知工具，可以促進他們將思想轉化為肢體動作、言語、手語及書面語言的能力。他們甚至可以在完全對該真實事物沒有經驗的狀況下產生新的想法。因此，語言擴展了這些孩童的思考能力。

視覺注意能力

　　語言習得從視覺注意力開始。此一認知過程可以分為選擇性注意力、持續性注意力和分散性注意力（Olmstead & Kuhlmeier, 2015）。由於聾人使用殘存聽力或輔助聽力設備上的限制，一般認為，他們會透過較強的視力來補償，利用視覺來代替聽力。研究認為，大腦是多感覺處理器，為了補償聽覺刺激的缺乏，聽覺皮質區域會被視覺刺激跨管道（cross-modal）取代（Dye & Bavelier, 2010）。補償可塑性假設（compensatory plasticity hypothesis）認為，當大腦中某區域所對應的某種感官刺激減少時，另一種感官將取代原有的感官刺激（Olmstead & Kuhlmeier, 2015）。但是目前

這個理論的證據仍不足。事實上，其他研究表明，並不是所有的聾人都有較強的視覺注意力，許多人仍以殘存聽覺管道來溝通和學習（Marschark, Morrison, Lukomski, Borgna, & Convertino, 2013; Marschark et al., 2015）。

我們所知道的是，在色調以及分辨閃動物體和視覺移動的作業上，聽損者和聽常者有相同的視覺處理歷程。然而使用手語的聾人，在某些作業的表現優於使用手語的聽常者和非手語使用者，例如：快速改變視覺注意力、掃視視覺材料、偵測動作和面部識別等作業（Dye & Bavelier, 2010）。此外，當使用神經影像技術的實驗來比較兩組早期手語使用者（聾人和聽人）時，研究者發現，以手語為母語者其在周邊視覺的動作處理比使用手語的聽人更快。這種周邊處理優勢不能完全歸因於打手語，也和缺乏聽覺刺激有關（Bavelier et al., 2001）。

視覺選擇性注意力也會隨著時間而發展，舉例來說，Dye 與 Bavelier（2010）發現，以手語為母語的聽損兒童，在年紀小於十歲時，其視野兩側的動作容易引起其分心。然而等到年紀較長時，當周圍有動作發生時，他們較能夠控制分心。

視覺空間能力

研究發現，使用手語為母語的聾人在視覺空間方面具有優勢，也就是在知覺、分析、綜合物體的視覺型態上比聽常者好（Emmorey, 2002）。然而，這優勢是受到聽覺剝奪或手語使用的影響，則不容易區別。舉例來說，Marschark 與他的同事（2015）分別測試了聽損大學生與聽常大學生語言、視覺空間和非語言推理執行功能（executive functioning, EF）的能力，發現聽常大學生在選擇性視覺空間作業的表現優於聽障大學生。他們將此發現歸因於兩組大學生可能具有不同認知能力，並且認為不同的認知歷程可能影響視覺空間表現。

雙管道處理

在此提醒讀者，聽力損失是有輕度到重度的不同，有許多聽損兒童和成人除了透過視覺，也透過聽覺來處理語言，而這稱為**雙管道（或稱雙模式）處理**（bimodal processing）。舉例來說，經過口語訓練、不使用手語的聾人，會使用他們的視力在口語（讀唇）、面部（面部表情）和身體（如肢體語言）上，再輔以使用助聽器或人工電子耳進行聽覺處理。他們也可能根據語音碼發展出「內在語言」（inner language），這可能有助於他們進行溝通、閱讀和寫作（Litchenstein, 1988）。

具備聽覺音韻覺識能力的聽損兒童，他們的閱讀模式也可能會採雙管道處理。他們對音韻的覺識可能是透過發音、讀唇、殘存聽力、視覺音素或口手標音法，或者在說口語時同時打出英語手勢碼（LaSasso & Crain, 2015）。請參閱第六章以了解更多細節。

不管對於接受口語訓練的聾人，或者是接受人工電子耳的全聾、重聽者，雙管道處理都是有益處的。使用口語的聾人除了依靠視力外，還會尋找改善聽覺處理的方法（Leigh, Morere, & Pezzarossi, 2014）。

記憶、學習和推理

記憶是一種認知過程，對思維、語言和閱讀尤其重要（見第六章）。研究發現，手語使用者和口語使用者使用相同的工作記憶（working memory, WM）架構，但具有不同的子過程（Hall & Bavelier, 2010）。舉例來說，研究發現口語者使用語音編碼的程度大於手語使用者。手語使用者的編碼則不只有語音，還包括視覺空間和情節處理的不同方式（Hall & Bavelier, 2010）。聾人和聽人在工作記憶過程中的不同，比較可能是聽覺剝奪、接觸語言的機會和語言偏好上的差異所致，而不是認知缺陷的緣故（Hall & Bavelier, 2010）。

Furth（1964）採用 Jean Piaget（1896-1980）的認知發展階段理論來研究聽損兒童的記憶和認知發展。依據 Piaget 的理論，在感覺動作期（0 至 2 歲），此期認知發展的重點是動作反射，接著聽損兒童進入前運思期（2 至 6 歲），若缺乏溝通以及符合其年齡的環境，此階段可能會延遲出現。在具體運思期（6 至 12 歲），聽損兒童如果缺乏語言技能，在與成年人的互動過程中，他們所能理解的事物將會受限。在最後的階段形式運思期（12 至 15 歲），他們需要更多的語言技能來表達抽象思維才能解決問題（Furth, 1964）。

在每個階段，聽損兒童的認知和語言功能，可能會影響他們的記憶能力。使用手語者可以使用視覺空間記憶，而擁有更多口語技能者，則使用複誦策略。在序列性的記憶方面，他們的記憶廣度較小，而當他們的語言能力（不管是口語或手語）不夠流暢時，都可能會對他們的學習造成明顯的困難〔見 Marschark（1993）對記憶研究的評論〕。

Lev Vygotsky（1896-1934）也研究了記憶，並將語言視為認知的工具。兒童社會語言是經由 Vygotsky（1978）所謂的「內在導向語言」（inner-direct speech）發展而來的。他的理論強調了聽損兒童與其他具豐富知識的成人在文化與社會互動上的重要性。Vygotsky 將基礎認知處理（如注意力和記憶）和高階處理（如透過語言進行文化塑造和社會媒介）區別開來。

有關聾人短期記憶的研究，所得出的結論較為分歧。舉例來說，Conrad（1979）聲稱，由於許多研究實驗都需要有相當的語言能力，在實驗時兒童被迫要猜測，也必須依靠以往的經驗或詞彙知識。因此，詞彙較少的聽損兒童處於明顯的劣勢。在許多這些研究中，聽常受試者記憶作業的表現優於聾人。然而，對於視覺設計的記憶、反向回憶（reversed recall）、學習單詞和符號配對、詞對（word pairs）的區分、回憶從左到右的數字等作業，以及從指拼法辨認字詞，則聾人受試者表現優於聽常受試者。許多研究人員指出，與聽常同儕相比較，聾人在處理訊息方式上是不同的，這一結論即使在今天仍是一致的〔參見 Marschark（1993）的進一步解釋〕。

長期記憶研究側重於語意（semantic）為主的回憶，並且使用非語言

刺激（圖畫）來控制語言變項。研究人員已經注意到口語或手語能力的重要性，流利的語言能力對於這些記憶作業的執行非常重要。而聾人在一些記憶作業中表現出手語編碼的證據。我們發現，聽人和聾人在記憶上使用不同的策略，如 Marschark（1993）所言，這對教學和學習會有影響。

其他研究顯示，在不需要語言的視覺空間記憶上，以手語為母語的聾童，其記憶力比聽常兒童更好。和聽人比起來，聾人不是使用口語的編碼，而是使用視覺圖像和空間編碼來記住資訊（如房間中的家具）（Marschark & Wauters, 2008）。聾生可以使用手語來記住書面字詞、圖像和手語片語，但需要教導他們學習策略（Hamilton, 2011）。聽損孩子在數字、單詞的記憶廣度比聽常孩子小，但他們在記住陌生面孔和空間路徑優於聽常小孩（Hamilton, 2011; Marschark & Wauters, 2008）。在另一項研究中，研究人員研究了聾童、聾成人和聽常成人的流利手語使用者，發現在記憶美國手語句子時，他們依靠由上而下的鷹架（top-down scaffolding）方式進行工作記憶。相反地，手語較不流暢者則使用線性處理方式來命名手語和仿打手語而不是記住句子的意思。換言之，記憶能力可能和溝通模式有關（Supalla, Hauser, & Bavelier, 2014）。

其他的認知能力、分析推理，也和溝通模式有關。有一研究分別以九至十歲和十二至十三歲處在兩種不同語言環境的聽損學生為對象。兩種語言環境是指聾人父母所生的聾孩子及聽人父母所生的聾小孩，前者是使用手語，後者使用口語。這些學生被給予了三個系列的類推作業，結果發現在發展口語、數字、空間推理上，親子早期與一致的溝通方式扮演相當重要的角色，他們的表現和比較組的聽常兒童很相似（Bandurski & Galkowski, 2004）。

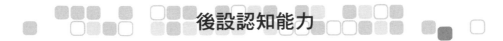

後設認知能力

後設認知或對思考的思考（thinking about thinking），是學生用來管控他們認知歷程的方法，包括推理、理解、問題解決和學習等方面（Baker,

2002）。雖然我們不一定需要用語言來思考，但當我們有語言並與他人互動時，可以增加我們在遊戲、心智理論（Theory of Mind, ToM）和執行功能等作業的思維能力。這些社會認知的形式，對發展思維能力和語言技能是很重要的。

遊戲

在遊戲活動中，孩子們藉著娃娃、絨毛玩具等角色，扮演出生活中的日常活動、投入在幻想和假裝遊戲。研究發現，聽常母親與其聽損孩童在遊戲早期階段具有和聽常兒童相似的遊戲行為，但當表徵行為或語言變得重要時，聽損孩童的遊戲發展就落後了（Spencer, 2010）。有一個對四歲聽損女孩的遊戲所進行的研究提到，這位女孩的父母是聾人，她就讀於雙語幼兒園，研究者發現她的遊戲行為和聽常的四歲幼兒十分接近，因為兩者都具有在遊戲活動中所需的語言技能（Musyoka, 2015）。遊戲在早期認知和心理社會發展中扮演的角色，請參見第七章有更詳盡的討論。

心智理論

另一種後設認知技能是心智理論（ToM），這是另一種形式的社會認知，涵蓋了孩子們如何理解別人的感受和觀點。透過觀察以及和他人的對話，特別是兄弟姊妹和照顧者來進行學習（Siegal, 2008）。研究已發現，促進心智理論的兩個因素是母親的手語能力，和母親是否擅長與孩子討論感覺和信念（Moeller & Schick, 2006）。

有一項研究，調查了 176 名聾人父母所生的失聰孩子的行為，發現他們的心智理論技能與聽常兒童相當（Schick et al., 2007）。那些較晚學習手語的孩子往往在家裡沒有對話，無法學習其他人的感覺、欲望和想法，這妨礙了他們對其他人的觀點的了解。即使考量了句法能力、空間能力的心智年齡、執行功能的因素，晚學手語者在理解圖畫的心智理論作業上仍

有困難（Schick et al., 2007）。聽障者通常在青少年才發展心智理論，但大多數聽常兒童早在四歲時就開始發展心智理論（Moeller & Schick, 2006; Schick et al., 2007）。

執行功能

　　執行功能是另一種後設認知技能，也是指一套自我調節技能，使個人能夠集中注意力、記住指令、組織和控制衝動、了解情感、有能力解決問題、有能力計畫並執行。與心智理論類似，執行功能技能的發展從早期與照顧者的溝通開始，再從兒童期到青春期至成年期的日常生活發展（Center on the Developing Child, 2012）。

　　執行功能其中的一個面向是解決問題。Marschark 與 Everhart（1999）發現聽損和聽常大學生在解決 20 個問題中的表現有差異。在另一項研究中，Luckner 與 McNeill（1994）發現聾人和聽常學生在河內塔難題（Tower of Hanoi puzzle）的表現有差異。這兩項研究中，聾學生較難以解決問題。

　　研究執行功能的另一種方法是詢問教師和家長，並請他們使用「執行功能行為評定量表」（Behavior Rating Inventory of Executive Functioning, BRIEF）來評估兒童與其工作記憶、情緒控制和問題解決能力有關的資訊，家長和教師版本的問卷是不同的（Hintermair, 2013）。這是一個含有 86 個題項的問卷，涵蓋八個以理論和經驗為基礎的臨床行為量表，分為教師、父母、兒童三個版本。Hintermair（2013）請老師使用德語版本的「執行功能行為評定量表」，評估 214 名聾與重聽的學生，發現這些學生的行為問題比例明顯高於聽力正常學生。Hintermair（2013）也回顧執行功能的研究，例如他指出六至十四歲的聾童，其社會語言能力與 BRIEF 所測得的執行功能之分數具有關聯性（Rhine-Kalback, 2004；引自 Hintermair, 2013）。Hintermair 認為執行功能和溝通能力，對於行為問題是非常重要的。

　　Hauser、Lukomski 與 Hillman（2008）指出另一個執行功能自我調節

技能是眼神注視（eye-gaze）的行為。聲童不僅在家裡需要知道什麼時候以及在哪裡尋找語言訊息，在學校也是如此。許多沒有學習早期溝通的聽損孩子進入學校之後，不會用眼神接觸的行為來追蹤課堂上的對話，這也阻礙了他們的學習（Hauser et al., 2008）。

　　認知能力，包括低階的知覺和注意力，以及高階的認知語言、記憶推理、後設認知作業等，彼此是相互關聯的。它們持續互動、互相依賴、共同演變，影響著聲童的心智發展。

　　視覺管道的語言處理對心理產生影響，對於聲童學習概念、語言、社會技能及學科都有重要的應用價值。這些處理上的差異，對於如何建立早期語言學習方案以及如何在學校中構建學習有其意義（見第五章關於教育觀念和第六章關於雙語方法的部分）。在下一節中，我們將看到視覺和聽覺模式是如何建構、如何取得，以及它們是如何發展的。

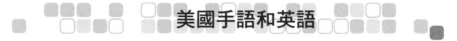

美國手語和英語

結構

　　美國手語（ASL）是一種發展完整的視覺空間語言，具有複雜的語法和符號規則。ASL和英語都具有相似的組織原則。正如一個人無法用一組隨機的字母組成一個單字一樣，一個人也不能用隨機的手形、位置、動作來組成一個手語單字。❶英語句子是透過線性方式作想法的表達，而 ASL 則是同時使用多個手勢來表達詞彙之間的關係。ASL，就如英語一樣，可以就單一手勢、語詞、句子和言談（discourse）層面進行分析，它們都有

---

❶ 2014 年曼德拉（Nelson Mandela）的追悼會上，站在歐巴馬（Barack Obama）總統身旁，一位假冒的手語翻譯員，其運用的動作與手勢一點都不是正式的手語，聲人也看不懂（www.nbcnews.com/news/other/fake-sign-language-interpreter-nelson-mandela-memorial-provokes-anger-f2D11723934）。此舉也令南非聲人社群憤慨不已。

音韻、構詞、語法、語意和言談。然而英語在對話時是使用語調和其他語音變化，而美國手語則使用空間、身體偏移、眼神注視、頭部動作等。美國手語不像英語，以主詞—動詞—受詞作為語句順序，而是用較彈性的語句順序，使其句子可以多種方式表達，如主題化（topicalization）的使用（Valli et al., 2011）。更多關於 ASL 和英語語法結構的深入討論，可參見 Andrews、Leigh 與 Weiner（2004），Quirk、Greenbaum、Leech 與 Svartivik（1972），以及 Valli、Lucas、Mulrooney 與 Villanueva（2011）。

語言使用和環境

聾父母的聾孩子從出生就學習 ASL。大多數聽常父母的聾孩子在遇到其他聾兒童或他們的父母去上手語課程之前，沒有機會學習 ASL 或英語手勢系統。多數聽損兒童，包括部分聾父母的孩子，會學習如何使用口語。少數的聾人父母也將孩子們送到僅著重於教口語的學校。

即使使用數位助聽器或電子耳，口語對於聽障兒童仍然是非常困難的方式。儘管使用最新技術，但電子耳仍然不能模仿聽常者聽到的信號。當孩子進入吵雜的環境時，信號更難聽到。由於視覺和手勢較容易獲得，使得手語溝通更加方便。手語提供了充分和開放的語言環境，聾父母的聾孩子若使用視覺／手語，而不是使用聽覺／口語，其語言發展的里程碑和聽常兒童是一樣的（Newport & Meier, 1985）。然而，許多聽力正常的父母、兄弟姊妹和其他家族成員都不學習手語或無法流暢地打出手語，因此聾兒童在家裡的溝通就受到限制。另外，學習口語的聾童和使用手語的聾童同樣都處在不利的學習環境，因為他們錯過了在環境中隨機學習的機會，畢竟不是每個環境中的人都會手語。甚至電子耳植入者和聾人手語使用者進入高等教育後，儘管有閱讀和書寫的能力，但對於世界知識的學習仍感到困難，因為世界知識往往是透過偶然學習獲得的（Convertino et al., 2014）。因為失去聽力所要面對的事實是，語言的各個面向（如音韻、語意、構詞、語法和語用）上的確會出現發展延遲的情況，除非有適當的語言介

入。即使採取介入措施，由於隨機學習和語言受到限制，仍然可能會出現落後的情況，如果小孩未能學習讀和寫，這樣的狀況可能會加劇（見第六章）。

已有研究以聾人和其他特殊學習者為對象，探討環境、各種導致失聰的病因，以及語言學習之間的關係。這些案例提供「自然實驗」來檢測認知和語言的發展方式，甚至提供不常見的情況，例如：貧窮和受虐環境的家庭，或者父母是聾人而其孩子有聽力，又或是有認知問題或威廉氏症候群（Williams syndrome, WS）的孩子〔威廉氏症候群是一種遺傳性疾病，包括心血管疾病、發展遲緩和學習障礙（https://williams-syndrome.org/what-is-williams-syndrome）〕。

Victor（Lane, 1976）和 Genie（Rymer, 1994）是兩個遭受嚴重環境剝奪的案例，他們獲救後即便到了童年期後期也僅認識幾個基本詞彙。另一種形式的語言剝奪發生在學齡前兒童去上學前，無法接觸或只能接觸有限的語言（Vernon & Andrews, 1990）。這些孩子經常發明他們個人的空間語法（spatial syntax）來進行表達（Goldin-Meadow, 2003）。事實上，這些孩子長大後可以學會手語，只是沒有像以手語為母語者那般流利。這似乎挑戰了語言學習有敏感期的假設。

孩子們通常會把自己的思維歷程帶入語言學習的歷程。但威廉氏症候群的孩子，挑戰了這個語言發展支持認知的想法。威廉氏症候群患者保有語言能力，但有輕微至中度的智能障礙或學習問題（Genetics Home Reference, 2016）。這些孩子往往有外向的人格。當他們說話時，他們會用複雜的語法和成人式的詞彙，表現出複雜的語言模式，並可以透過覆述來學習（Genetics Home Reference, 2016）。從這些孩子身上可發現到，腦部有一部分可以在缺乏高階的認知技巧下，處理並學會語言（Bellugi et al., 1994）。與威廉氏症候群兒童相反，聾兒童有正常的認知能力，但在掌握文法和精熟單字上則有困難。

語言起源與理論

關於語言起源的一個人類學觀點是，人們最早的語言形式就是指物和肢體手勢。口語在其之後發展，語法則是透過使用手勢演變而來（Stokoe, 2001）。

B. F. Skinner（1957）提出了一種心理語言學的觀點，認為孩子們從模仿他們的成人照顧者中學習語言。Skinner的觀點在1970年代受到Chomsky（1965）的質疑。Chomsky提出了本然的或先天論的觀點，聲稱人類大腦被預編學習語言。他還認為，任何文化中的孩子都會因為有這種「語言習得裝置」（Language Acquisition Device, LAD），而學習他們的文化語言。不但如此，Pinker（1990）更認為人類出生即有「語言本能」。

折衷 Skinner 與 Chomsky 觀點的是互動主義。持有這種觀點的人認為，遺傳學和環境都有助於語言習得（Chapman, 2000）。另外，Chomsky的先天論觀點也遭到另一種稱為**概率語言學習方法**（probabilistic language learning approach）所質疑。此理論以數據作為基礎，顯示詞類、構詞知識都可以透過環境的接觸而學習（Hsu, Chater, & Vitányi, 2011）。概率語言學習（也稱為統計語言學習）反映出語言學習的內蘊歷程，而非外展歷程，此內蘊的語言學習有賴嬰兒腦部將感官資訊處理成統計規則的能力，而能自動地揀選（pick up）與學習語言。統計語言學習深受語音學習與早期詞彙學習的影響（Kuhl, 2010, 2015）。因此，腦部計算技能結合認知的、社會的互動被視為是促進嬰兒語言學習的角色。

P. Kuhl（2007）提出了另一種心理語言學理論，稱為**社會門假說**（Social Gating Hypothesis）。她的理論認為社會互動時，藉由增加注意力、獲取他人訊息、由眼神追蹤而建立的關係感，以及激活大腦中知覺與行動連結的區域，可以促進語言的學習。以上這些理論都和需要早期語言介入的年幼聾童密切相關，以便大腦可以暴露於語言的統計規則，無論是語音流中的音素（口語的聲音），還是手語流中的音素（手語的視覺語音

學）。這些必須在早期完成，使聾童能夠盡可能地發展認知和語言。

語言習得

聽力正常嬰兒的心理語言發展可說在媽媽肚子裡時即開始，因為他們聽到並感受到母親說話的振動。嬰兒在妊娠第三期（29 週以上）就已經了解母語的韻律特徵，並且早在兩個月大的時候就可以知道聲音之間的區別（Kuhl, 2015）。

從出生到七個月大，不管是聽損兒童或聽常兒童都會展現手勢（gestures），是屬於其運動或動作發展的一部分。七到十二個月大的時候，他們用手勢來表達自己想要的東西，當他們在不同的情況下使用這些溝通手勢時，手勢就能表徵意義。聽力正常的嬰兒，其手勢會和語音共同出現，然後當說話變得更容易溝通時就褪除手勢的使用（Volterra & Erting, 1998）。對於照顧者同樣是手語使用者的聾嬰孩，手勢將演變成一種自然而然的語言。

根據 Kuhl（2010）的觀點，嬰兒就像是小小科學家，透過實驗、分析和構成理論來了解世界，這是因為他們的大腦具有學習和創造力的緣故。有關大腦顯影和行為的研究指出，當嬰兒早期接觸到聲音並在出生第一年的後半期學習特定的聲音時，會對家庭母語進行大腦連結，但不會對其他語言作反應，除非孩子是在多種語言的環境下成長（Kuhl, 2015）。具體來說，嬰兒出生時大腦可以理解大量的聲音或音素，這些聲音的音素可以結合組成世界上任何一種語言的單詞（Kuhl, 2015）。但當嬰兒只接收到母語的聲音，其感知範圍就會變窄。神經科學家提到所謂的「敏感期」，在此期間，寶寶的大腦準備好學習語言的基本規則。隨著孩子長大，這種敏感度會下降；然而，天生能力加上有合適的語言環境時，孩子仍然可以在較晚的時期習得第二語言（Kuhl, 2015）。

在早期階段，聽力正常或聽力損失的嬰兒都會對聲音做出咿咿呀呀的學語反應。如果聽覺反饋機制聽不到聲音，聾嬰兒在六或七個月時就會停

止發出牙牙學語（babbling）的聲音。在使用手語環境下的聾嬰兒，會發展出手指學語（finger babbling）並伴隨著一種有系統方式的牙牙學語，而不是隨意地揮動手指（Petitto & Marentette, 1991）。聽力正常或聽力損失嬰兒，都會在我們預期和正常的順序之下發展聲音和手勢。聽常寶寶會發展出自己的嬰兒學語，然後使用一系列類似詞語的聲音（如兒語）進入單詞階段，而聽力損失嬰兒會發展出一系列看起來像手語的手勢（嬰兒手語）（Petitto & Marentette, 1991）。

　　父母和照顧者使用眼神接觸、微笑、共享式注意力（joint attention），並提供單詞或手勢來表示寶寶想要的物品（Acredolo & Goodwyn, 1994）。對於聽常兒童，在持續的支持、鷹架和社會互動之下，這些早期手勢大約在一歲時會演變成口語（Kuhl, 2015）。之後，隨著聽常寶寶開始說話，言語變得更易於使用，手勢出現的次數減少。但幼兒仍然會用手勢來補充他們的口語不足之處（Volterra & Erting, 1998）。

　　就像聽常寶寶學會用手勢溝通，聽損寶寶接觸到手語和聲音同樣可建立他們語言、思想和社會發展的基礎。在聽常家庭中天生的聾孩子，可能在兒童早期到晚期的不同階段，甚至直到他們青少年時才開始學手語（Mayberry, 2002）。正常情況下，聽常父母的聽損孩子首先會使用口語，然後再學習手語。這使一些兒童面臨語言被剝奪的風險。這種語言剝奪不盡然會發生，端看聾父母的教養態度或孩子的聽父母是否有學手語。並不是說所有的聽損嬰兒都不能發展口語，但這裡要留意到的是，即使加上助聽器和電子耳，口語仍需直接教導，而這樣的訓練是密集和費力的，且並不是每個聾童都可以熟練地掌握口語。聽損孩子的口語學習和聽常孩子自然而然習得是截然不同的，對聾小孩來說，口語是一項辛苦的學習。

　　透過使用兒語、媽媽語、父母語或兒童導向語言（child-directed speech）、父母或照顧者誇張的談話、較慢的說話、唱歌節奏和覆述，讓嬰兒能夠充分參與。許多父母不知道，這種特別的專用語言有其他的用途，這有助於教他們的嬰兒母語的語調和節奏，並創造一種社會情感連結（Kuhl, 2015）。使用手語亦有類似的情形，失聰母親會透過重複標示、

誇張和較慢的手語，以確保他們的寶寶看到和理解他們。母親在寶寶身體上、物體上，或在不同食物附近打出手語。母親和照顧者讓寶寶透過眼神接觸、眼神注視，建立共享式注意力，在運用空間，指向一本書、玩具或食物時，同時與孩子保持眼神的接觸從而建立了**對話三角**（conversational triangles）（Mather, Rodriguez-Fraticelli, Andrews, & Rodriguez, 2006）。

　　聾母親和聽常母親都廣泛使用眼神注視、視覺和觸覺。調節眼神注視的能力對於溝通和語言很重要，並且可以預測孩子以後的詞彙量。此外，眼神注視的行為促進了後續共享式注意力的發展，並為詞彙學習和語言發展的其他方面打下基礎（Clark et al., 2015）。表 4.1 顯示了母親和孩子之間的眼神注視模式。

表 4.1　照顧者和嬰兒之間的眼神注視行為

六種支持與發展親子間眼神注視或視覺注意力的方法	
照顧者行為	嬰兒行為
等待嬰兒注意到照顧者，就**立刻**開始溝通	嬰兒**眼神注視**著照顧者
指著一個物體 在嬰兒的視覺方向與視覺範圍內打**手勢**（如揮揮手）	嬰兒眼神注視著該物體 嬰兒眼神注視著照顧者
肢體接觸	
輕撫	嬰兒眼神注視著照顧者
輕拍	
振動地板或物體	嬰兒眼神注視著照顧者
在嬰兒的方向發聲	嬰兒眼神注視著照顧者

資料來源：Clark, M. D., Galloza-Carrero, A., Keith, C. L., Tibbitt, J. S., Wolsey, J.L.A., & Zimmerman, H. G. (2015). Eye-gaze development in infants: Learning to look and looking to learn. *Advance for Speech and Hearing*. Retrieved from http://speech-language-pathology-audiology.advanceweb.com/Features/Articles/Eye-Gaze-Development-in-Infants.aspx. Reprinted with permission from Advance for Speech and Hearing.

　　媽媽語或父母語能夠幫助嬰兒分割手語或口語的音節，使用單詞或手語單詞也有幫助。如前面提到的理論，寶寶大腦就像是硬體，用於尋找規

律或者以手語或口語複述音節促進了語言習得（Kuhl, 2015; Petitto, Holowka, Sergio, & Ostry, 2001）。對於聽損兒童，語言輸入不管是口語、手語，或兩者兼有，越早輸入對聽損孩子的認知、語言和社交的成長與發展越好。

語言發展

幼兒會運用方法來幫助他們學習詞彙，方法有二：一個是和照顧者進行的命名遊戲（naming games），在遊戲中他們指向某事物並進行命名（例如：「你的鼻子在哪裡？」），增進他們的物體識別技能（Traxler, 2012）。另一個是孩子們也可以透過別人的角度學習新詞（心智理論），而且孩子的語言對成人來說也是逗趣的，舉例來說，一名三歲的男孩看到他爺爺戴著耳罩，駕駛一臺吵雜的割草機，於是這個小男孩說：「爺爺戴耳罩，讓草不要跑進耳朵。」（James Phelan，個人通訊，2015 年 12 月 1 日）

我們發現使用手語的幼兒早在八個月大時就會使用手語詞，這比聽常兒童產生第一個口語早了一個月。這可能是因為這個研究是透過父母填寫問卷的方式調查，父母也許容易填寫更早的時期，或者是因為手語的象似性所造成。在義大利曾以圖片命名任務研究 8 名第二代聽損手語幼兒（即他們有聾父母）的詞彙理解和表達（Rinaldi, Caselli, Di Renzo, Gulli, & Volterra, 2014）。結果顯示無論是聽常幼兒或聽損幼兒的理解能力均高於表達能力。聽損幼兒的詞彙表達略為低落，但兩組在理解詞彙上的表現相似。該研究者的結論是，與聽常幼兒相較，使用手語的幼兒習得述語（動詞）比習得名詞更為容易，研究者並將這種差異歸因於義大利手語（Italian Sign Language）的輸入模式和語言結構。

對於聽力正常和聽損幼兒來說，第一個口語單詞和手語是單獨出現的，但是在嬰兒獲得約五十個單詞和手語之後，他們開始將字詞串成雙字詞的短句。在幼兒學到語言的語法後，這些早期句子逐漸增加。從二到三

歲，詞彙量持續增加，詞素也被納入到話語中，擴展到短語、句子和句子之間。聽損孩子學習更多的手語、身體動作和面部表情的語法。到了三歲，聽損孩子使用主題化、有條件的句子和方向性動詞，並使用空間性來表示語法。聽常幼兒使用語素來擴展句子以用來對話、使用「wh-」問題，並使用過度規則化的動詞。例如：小朋友可能在所有的動詞，不管是規則或不規則動詞上都加上 ed 代表過去式（如：I goed to school）。簡單句子的談話中，則會使用否定句法、命令、疑問和代名詞。到了四、五歲，聽損兒童和聽常兒童都學到了他們語言大部分的語法，並且有約 8,000 個手語和口語的詞彙，此時，他們開始接受學前教育，使用複雜的句子結構並不斷改進他們的語法系統〔見 Andrews、Logan 與 Phelan（2008）的心理語言學研究評論〕。表 4.2 介紹了 ASL、說話和聽力的發展里程碑。

使用手語和口語的聽損兒童通常會自然地混合兩種語言，就像聽常的雙語兒童也會自然混合使用兩種語言一樣。這為學習語言提供了額外的資源。隨著時間增長和不斷地重複，他們慢慢會區分兩種語言。然而，一些人將繼續使用雙模式的雙語言策略（詳細的說明請見第五章和第六章）（Waddy-Smith, 2012）。

由於語言接觸受到限制，許多聽損孩子進入學前班和幼兒園後必須同時學習語言和課程。他們通常沒有詞彙和語法來學習教師在課堂上所涵蓋的概念，常面臨的語言挑戰包括字彙量太少、英語語法、文法記號（如 -ed、-ing 和 -er 等）。同時，聽損孩子亦可能在對話中的話輪轉換、要求澄清，或者向老師說明他們不懂什麼等方面，遭遇到困難（Marschark & Wauters, 2008）。

表 4.2　ASL、說話和聽力的發展里程碑

	ASL（聾父母的聾小孩）	說話（聽常父母的聽常小孩）	聽力（聽常父母的聽常小孩）
出生到3個月	手指運動演變成有規則的手指學語（fingerbabbling）。 3個月大時，手指嬰兒學語增加，嬰兒會注意臉部、動作和手勢。	口語的牙牙學語。 1個月大時，寶寶可以辨別個別的說話聲音。 反射性的哭泣、單調的哭聲。 發出令人愉快的聲音（咕咕聲）。 針對不同需求而有不同的哭聲。 看到人時會微笑。	在懷孕 20 週時，聽覺系統在羊水中就開始接收聲音了。 懷孕 6 個月以上，胎兒會處理語音、媽媽的聲音及其所說的話，且對於聲音的韻律較敏感。 在子宮的最後 3 週，嬰兒能聽到媽媽的對話。 眼睛睜大、會眨眼、會被聲響驚嚇。 4 個月大時，眼球轉動、靜默，並會開始轉頭。
3到6個月	手指學語增加。 視覺注意力增加。 自己使用手指拼音。 有面部表情。 注意臉部。 會用手指學語回應對話。	可以區分聲音的順序。 各種不同的發音顯著增加。 重複相同的發音的聲音。 從牙牙學語過渡到單一音節或很像子音的聲音。 牙牙學語聽起來會更像說話，包含多種不同的聲音，包括/p/、/b/和/m/。 在興奮和不滿時會發出聲音。 當獨自一人玩耍時會發出咕聲。 使用聲音和手勢來表示想要的事物。	頭轉向側面朝向聲音源、傾聽、擺出姿勢。 對語調的變化有反應。 發現玩具發出的聲音。 注意聆聽音樂。

表 4.2 ASL、說話和聽力的發展里程碑（續）

	ASL（聾父母的聾小孩）	說話（聽常父母的聽常小孩）	聽力（聽常父母的聽常小孩）
6到12個月	對自己、物體使用音節式的手指掌語與亂語（jargon）。 8個月大時會出現第一個手語詞，但是單純的手勢，沒有語法變化（inflections）。 了解特定人際溝通的意義。 用肢體動作、指物及拉扯的動作來溝通。 可回應簡單的命令、問題和敘述。 使用一些「真正的手語」來滿足需求。	6到9個月 有長短組的聲音，如「ta-ta」、「up-up」和「bibibi」。 重複的牙牙學語，如「bababa」。 用說話或其他不是哭叫的聲音來得到或保有注意。 10個月 第一個字出現。 模仿不同的聲音。 可以說出 1 到 3 個字（bye-bye、da-da、mama）。 理解「不」（no）和「熱」（hot）。 可回應簡單的請求。 了解並回應自己的名字。 使用歌曲般的語調模式發出聲音。 模仿說話。 牙牙學語變豐富（如「dadu」）。 牙牙學語在產生音節時更有語調變化。 使用言語而不是哭泣來引起注意。 幾乎只使用名詞。	對於耳邊的聲音能直接定位（localization），低於耳朵位置的聲音直接定位，而高於耳朵時則間接定位。 理解並回應簡單的命令。 喜歡大人反覆用手遮臉又露臉的遊戲。 會聆聽說話聲。 辨識常見的詞，如「杯子」、「鞋子」、「果汁」。 開始回應要求，例如：「到這邊來」、「你還要多一點嗎？」

ASL（聾父母的聾小孩）	說話（聽常父母的聽常小孩）	聽力（聽常父母的聽常小孩）
12到18到24個月	**12到18到24個月**	**12到18到24個月**
美國手語的牙牙學語。 使用嬰兒手語（已接近成人手語）。 單詞手語，包括非語言學上的指物（以手勢指物代替語言部分文法）。 繼續手指學語與亂語。 前10個手語產生。	使用說話比牙牙學語更頻繁。 具有50到100個或更多的詞彙。 具有300個或更多的詞彙。組合名詞和動詞。 開始使用代名詞。 回答「那是什麼？」的問題。 知道5個身體部位。 準確地命名幾個熟悉的物體。	對於旁邊、上方或下方的聲音都能直接定位。 被問到身體部位的命令，可以指出來。 遵循簡單的命令，並理解簡單的問題。例如：「滾這顆球。」「親一下寶寶」、「鞋子在哪裡？」 喜歡聽簡單的故事、歌曲和韻律。 當聽到書中的圖畫名稱時，能指出來。
12到24個月 通過50個詞彙的發展目標。 遵循簡單的命令和語句。 了解簡單的物品名稱。 進入具有語義關係的雙字詞階段。詞彙從大約5個字擴大到250多個。手語序顯示語序（例如：「小狗外面」、「小狗跑外面」）。過度類化「你」這個代名詞，用「你」來指自己。		
2到3歲	**2到3歲**	**2到3歲**
單字手語擴大到2至3個手語詞，並且加上面部表情和指向。 使用動作的構詞從2歲開始，並持續到5歲。 開始使用分類詞來表示物體和手形。 用搖頭或負面詞「不」加在手語詞前，來表示否定。	使用2到3個字的句子。 了解「一個」和「全部」的概念。 按名稱要求所要的事物。 指繪本內的圖片。 回答1到2個字的問題。 使用2到3個字的片語。 熟悉的聽者大多數時候都能理解其言語。	對於旁邊、上方或下方的聲音都能直接定位。 了解「go/stop」、「in/on」和「up/down」的意義不同。 能夠遵循兩項要求，例如：「把那本書放在桌上。」

表 4.2　ASL、說話和聽力的發展里程碑（續）

	ASL（聾父母的聾小孩）	說話（聽常父母的聽常小孩）	聽力（聽常父母的聽常小孩）
2到3歲	可以用揚起的眉毛來代表是或否的問題。 可以用眉毛揚起和輕微的頭部傾斜來表達「wh」開頭的問句。 習得手語語序（SV、VO、SVO）。（S：主詞；V：動詞；O：受詞） 開始用指拼法（fingerspelling）。 偶爾會使用具有適當功能的名詞和動詞記號，但不是很系統性的使用。 開始使用需要呼應的動詞，但卻用未變化的形式出現（如「I give you」）。 用手語或手勢來表達想法和需求，而較少用肢體動作。 了解並遵從更複雜的命令。 回答簡單的「誰」、「為什麼」、「在哪裡」、「多少個」的問句。 精熟於代名詞的指物。 使用物品分類詞（杯子、球棒）。	以叫出物體的名稱來指示旁人行動。 開始使用適當的不規則動詞。 開始使用語素、冠詞、代名詞、現在進行式、複數、過去式、「is」的縮寫用法。 擁有500個到500多個接收性詞彙。 具有50到250多個表達詞彙。 有多個語法錯誤。 能正確使用母音。 持續使用需要呼應的輔音。 使用約27個音素（phoneme）。	聽得到其他人從另一個房間的叫喚聲。 能與家人用同樣的音量聽到電視或收音機的聲音。 了解簡單的問題：「什麼」、「誰」、「為什麼」、「在哪裡」。
3到4歲	構詞增加，且構詞變化過度類化。 使用面部副詞，如 pah（呸）、pow（碰）。 使用簡單的手形，用簡單的手形代替更複雜的手形。 結合3到4個手語，包括指稱和面部表情。	語素變得一致。 使用不規則形式的動詞（see/saw、eat/ate）。 使用簡單句子：否定句、命令句、疑問句、相對代名詞。 談論在學校和家庭的活動。	

ASL（聾父母的聾小孩）	說話（聽常父母的聽常小孩）	聽力（聽常父母的聽常小孩）
使用複合手語（如 friend-chum）。習得名詞性的建立（nominal establishment；建立存在於現有對象的位置）。使用空間來代表位置。開始分類詞述語。開始言談技能。在開始言談之前尋求眼神接觸。開始使用主題。手語詞彙增加到 1,000 多個手勢（接收性和表達性）。	理解簡單的問題：「誰」、「什麼」、「在哪裡」、「為什麼」。遵循兩個和三個的組合命令。平均說話句長（mean length of utterance, MLU）= 4.3 至 4.4 個字。會運用口語進行簡單的類比。理解 1,200 到 2,000 個字。使用 800 到 1,500 個字。句子語法程度提高，雖然有些錯誤仍然存在。說話可達 80% 的清晰度。使用不規則的複數、未來時態動詞和連接詞。繼續使用規則變化的複數、所有格和簡單過去式動詞。	
4 到 6 歲 會更多的指拼法。 **4 到 7 歲** 使用更複雜的手形。使用複雜句子建構的簡單句子類型，包括主題化、修辭問題。使用複雜的句子，如名詞指稱、分類詞、構詞、言談方面。	**4 到 5 歲** 繼續發展關係子句、被動式、其他複雜句、反身代名詞、比較詞、副詞結尾、不規則比較語法。理解 2,500 到 2,800 個字。使用 1,500 到 2,000 個字。會使用「could」和「would」。	**4 到 5 歲** 能注意聽一個簡短的故事，並回答關於故事的簡單問題。聽懂大部分在家裡和學校的話。

（左欄年齡標示：3 到 4 歲）

表 4.2 ASL、說話和聽力的發展里程碑（續）

ASL （聾父母的聾小孩）	說話 （聽常父母的聽常小孩）	聽力 （聽常父母的聽常小孩）
開始使用「if」或「suppose」的條件子句。 複雜的行動動詞。 複雜的面部副詞出現（非常地、較大地）。 更複雜的 ASL 語法出現。 使用複雜的行動動詞。 手語詞彙增加。	名詞／動詞以反形容詞／名詞詞的前後一致錯誤。 平均說話句長（MLU）＝ 4.6 至 5.7 個字。 使用語法正確的句子。 想知道字詞的定義。 喜愛韻律、節奏和無意義的音節。 說出的子音 90% 是正確的。 一致性的省略音、替代音，大量減少。 會談論在學校和朋友家的事。 正確地表達很長的故事。 能注意聽故事並回答有關故事的簡單問題。 使用一些不規則複數、所有格代名詞、未來式、反身代名詞和句子中的比較語句。 會使用間接請求句。 使用指示詞（this、that、here、these）。	

4
到
7
歲

ASL （聾父母的聾小孩）	說話 （聽常父母的聽常小孩）	聽力 （聽常父母的聽常小孩）
4到7歲	**6 到 7 歲** 在學校期間繼續掌握複雜的語法和新的語言意義。 會一致地使用代名詞。 使用最高級。 使用副詞詞尾（如 slowly）。 平均說話句長（MLU）= 6.6 至 7.3 個字。 能使用 through、away、toward 以及 over 等介詞來描述位置或移動。 能理解 13,000 至 26,000 個字。 能理解帶有「if」與「so」的子句。 能正確的使用「have」「had」的時態。 會運用名詞化子句（nominalization clause）。 會運用不規則的複數形式。 語法更加精緻。	

資料來源：From Andrews, J., Logan, R., & Phelan, J. (2008). Milestones of Language Development. *ADVANCE for Speech-Language Pathologists and Audiologists, 18*(2), 16-20. *Advance for Speech and Hearing*. Retrieved from http://speech-language-pathology-audiology.advanceweb.com/Article/Milestones-of-Language-Development.aspx. Reprinted with permission from Advance for Speech and Hearing.

❖ 在 ASL 和英語中的語言創意

　　另一種認知和後設認知能力是兒童使用美國手語或英語的雙關語、幽默、笑話、隱喻、明喻，以及其他詩意方法等。關於聾童使用美國手語文藝（ASL literature，包括 ASL 表演藝術）以促進並評量其 ASL 的語言創意，相關的研究非常少。聾人研究學門近期對美國手語文藝的研究蓬勃發展，對於未來在課堂、宿舍進行的實證研究，會有很好的幫助。

　　在對美國手語學者和說故事者進行訪談的質性研究中，Byrne（2013, p. 49）將美國手語文藝定義為：

　　　　不僅僅是美國手語中的故事，還有美國手語詩歌、謎語、笑話和其他類型透過空間傳遞的文藝傳統。美國手語文藝不只是將英語文學翻譯成美國手語，而且還包括文化上的聾人思想、情感和經驗的原創作品，並用「手」（透過 ASL）一代傳一代。

　　Byrne 的研究還指出，ASL 及其視覺、空間特性為聾人提供了學習語言、知識、價值觀、道德和他們周圍世界的機會。圖 4.2 是由 Andrew Byrne 博士整理的各種美國手語文藝形式。

　　聽損兒童也可以透過戲劇藝術來發揮他們的 ASL 語言創意。Kilpatrick（2007）研究了美國六個專為聽損兒童設立的劇院，並關注這些演出如何為數千名聽損兒童提供戲劇藝術教育。

　　一項與英語的語言創意相關的回顧性研究指出，如果理解作業能以聾童能夠理解的方式呈現，那麼他們就可以用他們的語言展現創意（Marschark & Clark, 1987）。在一個研究對象分別為四名 12 至 15 歲聽損和聽常學生的研究中，這兩組學生被要求使用手語表達故事。研究者錄下這些故事，再對這些影像做分析。研究人員發現，聽損學生產生比喻性結構的速度和聽常學生差不多，並在四種其他類別的非文字表達上有超越聽人的表現。這些研究結果與以前的研究並不一致（至少在這個樣本上），以前的

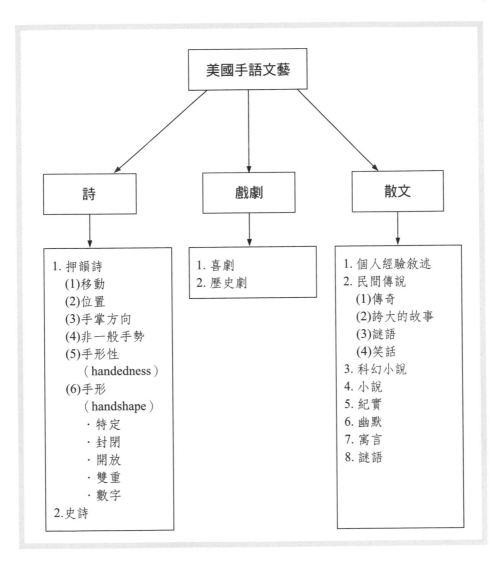

圖 4.2 美國手語文藝形式

資料來源：ASL Literature Forms by Andrew Byrne (2013).

研究結果發現聽損兒童在語言使用方面是僵固的和字面式較呆板的（Ma-rschark & West, 1985）。

人工電子耳植入的結果

在目前關於聾人的認知和語言的討論中，人們可以很容易地看到電子耳植入（參見「附錄：聽力學」中的簡要說明）改變了聾教育的面貌（Archbold & Mayer, 2012）。自 1970 年代以來，這種人工裝置推動了教育的巨大變革。受限篇幅之故，在此我們僅提出一些人工電子耳和認知、語言關係的研究概略。我們將在第五章討論人工電子耳和學業成就，並在第六章探討人工電子耳和讀寫能力。

認知功能和人工電子耳植入者

人工電子耳在聽覺剝奪期間引入聲音，提供研究神經可塑性、重組和認知學習的機會。舉例來說，在 Quittner、Smith、Osberger、Mitchell 與 Katz（1994）的兩項研究中，以使用電子耳與未使用電子耳兩組聽損學童為對象，研究聽力與視力的關聯性。前組在視覺注意作業上表現更好，發展速度比後者快。因此，聽覺學習應可支持視覺注意作業。

Pisoni 與其同事（2010）進行電子耳術後追蹤，檢驗神經生理機制、與執行功能相關的認知處理，以及影響說話與語言成效的組織整合（organization-integration）能力。他們發現透過電子耳的電刺激能改變早期聽覺經驗，而以多元互動的神經認知歷程重新組織腦部。此外，他們提出，聽力障礙是涉及許多神經和認知過程的，因此不能被視為簡單的感官損傷。他們得出的結論是，人工電子耳影響的範圍超越傳統的人口統計學、醫學／病因學和教育的層面，而神經認知評估可以幫助那些植入電子耳後，在成效方面有高風險的聽損兒童（Pisoni et al., 2008; Pisoni, Conway, Kronenberger, Henning & Anaya, 2010）。

Conway 與其同事（2011）評估了 24 名植入人工電子耳兒童，以及年齡相當的聽常兒童，評量他們運動、觸覺辨別、反應抑制、視覺運動整合

和視覺空間處理的非語言認知能力。研究報告指出，植入人工電子耳的兒童在運動方面存在缺陷，且動作分數和語言分數有相關〔此語言分數是由「語言原理臨床評估測驗」（Clinical Evaluation of Language Fundamentals, CELF-4）測得〕。研究人員得出結論認為在電子耳植入前的聽覺剝奪時期，他們的動作順序技能受到影響而導致語言延遲。

另一項研究調查了植入電子耳聽損兒童的心智理論（Remmel & Peters, 2009）。研究對象為 30 名三至十二歲植入人工電子耳的兒童和 30 名四至六歲的正常聽力兒童，研究工具為心智理論和語言測驗，包括語法和語意，以及口語和書面的測試。結果發現植入電子耳的兒童在心智理論或口語上很少（甚至沒有）出現延遲。研究人員得到的結論是，這群兒童和其他研究中未植入電子耳的聽常父母所生的聾童比較起來，擁有較佳的語言技巧（Remmel & Peters, 2009）。

但是另一項有關植入電子耳使用者的心智理論研究發現不同的結果（Macaulay & Ford, 2006）。研究對象是 10 名四到十二歲習語前失聰、聽人父母所生、使用綜合溝通法（Total Communication, TC），且植入電子耳的兒童，研究工具為三種標準的錯誤信念測驗（false-belief tests）與英國版畢保德圖畫測驗（British Peabody Picture Vocabulary test）。研究結果顯示，植入電子耳的兒童在心智理論的表現低於聽常同儕，且與電子耳的植入年齡無關。整體而言，本節所述的小樣本神經認知研究不僅檢視口語表現，也檢視學習的其他面向，並且呈現複雜、時而衝突的研究結果。專業人士，包括教師，如何使用這些資訊是未來研究的一個主題。

口語和人工電子耳植入者

以電子耳聾生為對象，從小學追蹤到高中的長期縱貫研究已經顯示，對於以口語為主的聾生而言，測驗分數指出他們有較好的口語表達、口語接收，以及語言成就（Geers & Sedey, 2011; Ruffin, Kronenberger, Colson, Henning, & Pisoni, 2013）。

Geers 與 Sedey（2011）追蹤了 112 名聽損青少年，他們已經使用電子耳十多年了。這些青少年接受了兩次評估，分別是八歲到九歲之間，以及十五歲到十八歲之間。研究結果顯示，植入人工電子耳的青少年在單字詞、獨立句子的理解，以及事實訊息的問題等方面的表現，與他們的聽常同儕相當，但是在連續性言談與抽象推理作業仍有困難。

Ruffin 與其同事（2013）研究了 51 位電子耳植入者，他們都是習語前失聰（三歲以前失聰），七歲以前植入，並使用電子耳至少七年。大多數使用電子耳十至十五年的青少年和年輕人在言語表達、語言和學業成就方面有更好的表現。研究人員解釋導致這些良好表現的因素，其中包括：早期植入電子耳聽覺剝奪時間短、植入前殘存聽力較多、使用最先進的人工電子耳植入技術、家庭收入和非腦膜炎。

其他橫斷和縱貫研究都顯示，聽損兒童的口語能力習得和發展速度存在很大的差異（Geers, Brenner, & Tobey, 2011）。即使是那些已經獲得語言技能的聽損兒童，在後續的語言發展仍比聽常同儕落後，如一般語言結構（Niparko et al., 2010）、詞彙習得（Hayes, Geers, Treiman, & Moog, 2009），以及口語語法的發展（Nikolopoulos et al., 2004）。這些變異來源可能是失聰的年齡、聽損程度、在兩歲前植入電子耳（Connor, Hieber, Arts, & Zwolan, 2000; Nicholas & Geers, 2007），以及家庭的溝通模式。一些研究人員建議，父母應只使用單一聽覺傾聽技巧（Geers et al., 2011），另外一些研究人員則建議家長要使用手語來支持口語的學習（Mitchener & Sass-Lehrer, 2015）。

由於聽損兒童的溝通模式在就學期間或以後可能會發生多次變化，因此很難判斷溝通模式和教育安置對植入人工電子耳兒童溝通和教育上的影響。有些孩子可能先學口語，到了國中時期，則因為學習訊息量變大，而開始用綜合溝通法（TC），加上他們可能與使用手語的聾人同儕建立了友誼。有些電子耳的研究結果難以做出詮釋的另一個原因是，這些研究中的許多孩子可能也使用手語，但他們的手語技能卻很少被認為是支持口語和語言發展的因素。舉例來說，在 Geers 與 Sedey（2011）的研究中，大

多數的孩子使用了研究人員所說的「加強手勢」（enhanced signing），研究者認為這不是美國手語。但是卻沒有對「加強手勢」多加描述，也沒有說明孩子們如何使用它來支持他們的語言發展，所以很難得出結論。所有的手勢，即使是英語手勢，都是源自於美國手語，不同之處在於語法。但即使是英語手勢的使用者也會在打手語過程中使用空間語法，而使其手語看起來很像接觸式手語（contact signing）。未來人工電子耳植入者的研究可以探討這些問題，以提供手語對口語發展影響的相關訊息。

　　研究手語對植入人工電子耳兒童語言發展的影響，最直接的方法就是以第二代聾人，也就是其父母是使用手語者的聾人來進行研究。

手語和人工電子耳植入者

　　以父母是聾人的電子耳兒童為研究樣本的人數較少。然而，結果顯示，早期手語可以用來支持說話的發展。在一個個案研究中，一名植入電子耳的聾童學習義大利手語，並使用手語來支持口語（Rinaldi & Caselli, 2014）。在包括義大利語和義大利手語的語言評估中，孩子的詞彙增加量和聽常同儕相當。研究人員得出結論，雙模式雙語言可支持小孩的口語發展。

　　在一項回溯性研究中，以 7 名伊朗聾人父母所生的聽損小孩和 7 名聽常父母所生的聽損小孩為研究對象，兩組兒童在聽力損失嚴重程度、發病年齡、失聰持續時間、電子耳植入年齡和性別上皆相似（Hassanzadeh, 2012）。研究評量兩組兒童的聽知覺、語音知覺、言語表達和語言發展，他們在聽和說兩方面的發展都有進步，但是第二代聽損兒童在這些語言測量的表現優於聽常父母所生的聽損兒童。本研究未進行手語評估。研究人員得出結論是，聽損兒童在植入人工電子耳之前，先學習用手語溝通將有助於他們的說話能力。

　　在另一項研究中，研究人員比較了 5 位聾父母所生、植入電子耳的聽損兒童和 20 位聾父母所生、使用 ASL 和英語的雙語聽常兒童之語言能力

（Davidson, Lillo-Martin, & Chen-Pichler, 2014）。兩組孩子都接受了一系列測驗，包括 ASL 評估、非語言智力、口語英語語言測量、詞彙、發音、語法、一般語言技能和音韻覺識。結果顯示，這 5 位雙模式雙語言的聽損兒童其表現和這 20 位也是在雙模式雙語言環境下的聽常兒童一樣好，也和其他使用單語的聽常兒童的年齡常模相當。

　　基於這些研究，發現電子耳植入支持了聽損兒童視覺和聽覺的學習（Quittner et al., 1994）。另外的研究則指出聽損兒童的語言發展遲緩也和其動作序列上的落後有關（Conway et al., 2011）。心智理論的研究結果並不一致。有的研究指出電子耳兒童的心智理論和聽常兒童一樣好（Remmel & Peters, 2009），有的研究則發現電子耳兒童的心智理論發展較緩慢（Macaulay & Ford, 2006）。而較一致的則是許多研究結果都指出電子耳兒童隨著時間過去，他們的語音接收、說話表達和語言能力都提升了（Geers & Sedey, 2011; Ruffin, Kronenberger, Colson, Henning, & Pisoni, 2013）。此外，電子耳兒童在詞彙量、句子辨識和事實訊息知識方面有所增進。然而，縱貫研究發現，電子耳兒童在連續性言談仍然有困難（Geers & Sedey, 2011）。也有研究指出即使電子耳兒童的口語能力進步了（Geers, Brenner, & Tobey, 2011），但與聽常兒童相比，他們在一般語言結構（Niparko et al., 2010）、詞彙習取（Hayes, Geers, Treiman, & Moog, 2009）、口語語法技巧（Nikolopoulos, Dyar, Archbold, & O'Donoghue, 2004）等方面仍然有落後的現象。一些研究指出預測電子耳成功植入的幾項因素，包括：早期植入、植入前聽覺剝奪時間較短、殘存聽力、最先進的技術、在家裡使用口語、家庭收入，以及沒有發生腦膜炎（Geers et al., 2011; Ruffin et al., 2013）。此外，有研究比較聾父母所生的植入電子耳雙語言聾童與雙模式雙語言的聽常同儕，他們在美國手語和英語的成績上是否有差異，其結果為兩者能力相當，顯示早期 ASL 可以促進言語發展（Rinaldi & Caselli, 2014），但這需要更多的研究來證實此一發現。研究人員已經開始認識並整理手語的運用方式，包括運用在以口語為主要語言的聾童身上。隨著更多評估年幼聽損兒童美國手語能力的工具獲得發展

（見第六章），我們可以更準確地測量手語能力，檢查其對於口語發展的貢獻。我們還要注意，電子耳植入隨著科技進步和植入期的提早，未來的發展可能會有所不同。

腦、語言和神經科學

　　實驗室和課堂中的行為研究，提供了關於聾人認知和語言學習過程的許多資訊。時至今日，神經科學為認知和語言的研究增添了一個新的領域。神經顯影技術讓科學家可以掃描大腦的神經活動，以了解當腦部受到認知和語言作業所刺激時會發生什麼現象，目的是提供關於思維和語言發展的新見解。Patricia Kuhl 針對聽常嬰兒的研究，以及 Laura-Ann Petitto 對聽損嬰兒的研究是諸多神經科學研究的兩個例子。高立德大學成立了一個新的神經科學家的博士班計畫，並招收準備投入神經科學職涯的聾人研究生。聾人神經科學家未來的貢獻毫無疑問會是重要的。

　　雖然我們看不到思維和語言處理的內在運作，但我們可以看看腦部的生理運作。腦的所有神經迴路是控制我們思維、語言和學習過程的中心（Sousa, 2007）。每當我們看到、聽到、打手語、說話、思考、觸摸或學習時，在我們腦中都會產生相對應的電流活動。每次我們透過學習刺激我們的腦部，我們會在腦中長出攜帶訊息的突觸。

　　由於新的神經影像技術，我們開始更清楚地了解腦部不同部位的功能。例如，語言中樞位於額頂顳交界處（perisylvian region），圍繞一個被稱為薛氏腦裂（Sylvian fissure，又稱側溝）的裂縫，它將顳葉與頂葉和額葉分開。這些位在左半腦的頂葉和額葉，被發現是理解語音的區域（Sousa, 2007）。口語和手語都會刺激腦部的語言中樞。腦部對語言習得是很有彈性的，不管訊息是透過耳朵聽到的（以口語聲音碼為基礎），或是手語（以視覺肢體動作碼為基礎），抑或是這兩者，皆是如此。腦部尋找的是型態（patterns）（Kuhl, 2015）。Petitto（2012, p. 1）更進一步解釋，腦部尋找的型態可以是來自於手，也可以來自舌頭。

Kuhl（2010）建議，社會腦（social brain）是語言學習的門檻。她認同 Vygotsky（1978）和其他人提出的語言學習發展的社會理論，認為在沒有社會互動的情況下無法刺激語言的學習，此社會互動的語言學習發生於音韻層次，而美國手語也有音韻層次，稱為*視覺音韻*（visual phonology）。我們將在第六章更進一步說明。

Kuhl 與 Rivera-Gaxiola（2008）說明了目前用於嬰幼兒言語和語言處理的四種腦部顯影技術：腦電圖（electroencephalography, EEG）／事件相關電位（event-related potentials, ERPs）、腦磁圖（magnetoencephalography, MEG）、功能性磁振造影（functional magnetic resonance imaging, fMRI）、近紅外光譜光學檢測（near-infrared spectroscopy, NIRS）。這些技術讓醫生和研究人員在沒有侵入性神經手術的情況下，可以檢查腦部的活動（請見 http://psychcentral.com/lib/types-of-brain-imaging-techniquesl/）。

現今，這些工具被用來增進對嬰兒語言能力的了解，以及診斷自閉症兒童和閱讀困難兒童等（Sousa, 2007）。腦部掃描還提供了人類如何獲得雙語學習技能的細節（Kuhl, 2010; Petitto & Dunbar, 2004）。我們在第六章會提供更多聽損兒童如何習得兩種語言的細節。

上學可否獲得思考能力？

老師能培養學生的思考能力嗎？學生能否相互培養思考能力？我們在這裡提出研究的回答是：是的，可以。

教師可以透過課程規劃，讓聽損學生藉由一些活動，例如：在心中產生視覺圖像、記憶房間的物體或圖畫（視覺空間記憶），或者去記憶移動的物品，來發揮聽損學生在視覺注意、視覺空間及周邊視覺的優勢（Hamilton, 2011）。其他人則建議老師應該減慢他們的講述速度，以減少聽損學生要專注在普通班老師和手譯員之間的不利，這樣可以幫助聽損學生兼顧讀話和看著手譯員（Marschark & Hauser, 2008）。將教室的課桌椅排成半圓形，減少周圍的分心活動，也有助於聾生聚焦在學習上。然而，即使可

用視覺學習，課堂研究發現，聽損學生在學習高年級的學科時仍遇到困難，包括在社會科的因果事件、數學和科學（Marschark & Wauters, 2008）。

Martin 與其同事（Martin, 2014）於過去二十年在美國、英國、中國和南非進行研究，運用 Reuven Feuerstein（1980）開發的「弗斯坦認知增潤課程」（Feuerstein Instrumental Enrichment program, FIE program），調查聾及重聽兒童的後設認知策略。教室中的後設認知活動是使（聽損或聽常）學生能夠意識到自己的心理過程，使他們在生活中遇到問題時，不會不知所措──他們將會從不同的認知策略中進行選擇（David Martin，個人通訊，2016 年 1 月 15 日）。

Martin 總結了自 1970 年代後期以來的實證研究，這些實證研究指出聽損學習者獲取認知技能的正向成果。舉例來說，FIE 計畫教導思考技能，如精確度、比較、分析、系統性方法解決問題、解碼。學生運用空白紙張寫下他們了解的策略和實踐方法，接著對所使用的處理歷程進行後設認知討論，然後他們會在正規課程中練習適合的策略。Martin（2014）在總結FIE的研究時表明，當以適當的方法訓練教師和使用專門設計的教材時，聽損學生可以獲得特定的認知技能。

使用直接教學法（direct instruction），也就是使用明確的方式來教導具體的技能，用來作為聽損學生的主要教學策略，目前還未遭受質疑。因為語言落後與隨機學習變少的緣故，聾童很明顯地需要此種教學方法。然而，最近對聽常兒童的研究發現，直接教學法不如使用合作小組討論教學法來得有效。在來自非裔美國人和西班牙裔家庭的 8 所公立學校、36 個班級的 764 名五年級學生的研究中，透過直接教學法學習的學生與合作式推理教學法的小組學習形成對比（Zhang et al., 2015）。後者小組學生撰寫的論文中，有三項關於作決定的評估表現都比前者（直接教學法）明顯好得多。直接教學法小組的表現也和沒有接受任何指導的對照組學生不相上下。合作式推理教學法可能是增加聽損兒童學習的創新方法，但必須以適合他們的語言程度教導他們。

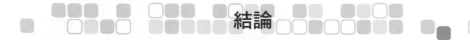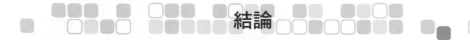

結論

　　想要了解失聰者在認知、語言和心智方面所受到的心理影響，就必須先了解聾人以視覺和聽覺開啟、發展和組織其心理能力的方式，。視覺派典的學習已經加入聽覺派典的學習之中，提升我們了解聾人運用認知、語言與心智來進行學習、思考、問題解決，並更具創造力的方式。在下一章中，我們將回顧有關聽損者的教育觀點、特殊教育法、教育安置、學業成就、課程標準和教學實務。

建議閱讀書目

Bauman H. D., Nelson, J., & Rose, H. (2006). *Signing the body poetic: Essays on American Sign Language literature*. Berkeley, CA: University of California Press.

　　ASL 的語言創造力是聾人教育課程中未被探討的課題，因為聽損兒童從小就很少接觸到 ASL 文藝。這本隨附 DVD 的散文書對於美國手語豐富的文學、社會和表演層面，提供令人印象深刻的觀點，也對美國手語詩歌、敘事和戲劇進行學術檢驗。

Pinker, S. (2013). *Language, cognition, and human nature*. Selected articles. New York, NY: Oxford.

　　Pinker 與其同事所蒐集的電子文章，探索了語言的運作，以及其與認知、感知、社會關係、兒童發展、人類進化和人性理論的關聯。

Wilson, F. (1998). *The hand: How its use shapes the brain, language, and human culture*. New York, NY: Pantheon Books.

　　在人類學、神經科學、語言學和心理語言學研究的背景下，人類的手已經形塑了我們的認知、情感、語言和心理發展。這本書還討論了我們的手如何影響我們的學習。

CHAPTER 5

聾教育的教育觀點

> 如果被給予機會，我們是能夠做到的；而這個機會必須以良好的教育為起點。
>
> ——Frank Bowe（1991, p. x）

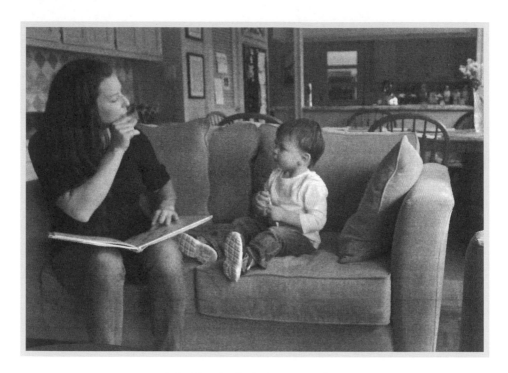

圖 5.1　老師對一個失聰幼兒打出「貓」的手語
圖片來源：經授權同意使用

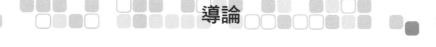

導論

　　如果房間裡有一位聾專業人員、一位家長、一位資深老師和一位博士級研究人員，你問大家：「你如何教育一個聾童？」聾專業人員說：「我可以解釋為什麼一種教學方法會有效果或是沒有效果，我可以告訴你聾如何影響到每天的生活、工作，還有英語的學習，我提出的是最適合聾童教育的觀點。」家長說：「從我的聾孩子出生開始，我就一直和他溝通及引導他，我直覺地知道什麼會有效果以及什麼不會有效果，我對他的照顧最多。」資深老師說：「我在戰壕（教室）裡任教數十年，教過多種不同背景、才能、人格的聾童，我對聾童教育很有經驗。」最後研究人員說：

「我可以提供你們有實驗數據支持的最佳實務，我擁有的是科學。」

　　哪一種觀點可以帶來良好的教育？一個良好的教育提供語言和社會資產❶給聾與重聽孩童，並且使他們的心理社會創傷得到痊癒，而這個創傷是來自於缺乏家庭溝通所產生的挫折（第七章）。前述四種觀點包括適切的、照護的、經驗的、科學的觀點，這些都包括在一個良好的教育內，本章將重點放在這四種觀點如何交錯去創造出我們現今所知道的聾教育。

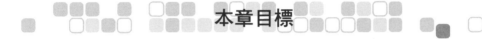

本章目標

　　我們在本章中摘要了聾童如何在既有的認知與語言能力上學習；然後提供了理論架構來說明我們對於他們如何學習有怎樣的理解。我們也提供了有關聾童如何在聾與聽常家庭以及學校環境中生活與學習的一些見解；同時強調在學校環境提供聾童溝通導向課程的重要性，而這個課程是要建立在他們的心理社會發展之上，並且可以促進他們在聾與聽人世界中的生活與溝通。運用州立的課程、標準、最佳實務、科技等所面臨的挑戰也羅列在本章中。

聾童如何學習以及學習的理論架構

　　在既有的認知與語言能力之下，聾童如何學習？第四章提到 Marschark 與 Hauser（2012）針對實務教學運用所做的綜合文獻回顧，我們從中可明白雖然聾童的認知潛能和聽力正常孩童相同，但是環境與經驗的差異可能影響到他們的學習。讓聾學生的學習緩慢下來的並不是他們的智能有所不足，而是欠缺接觸語言的管道。但是，一旦給予機會，我們知道聾童就會

---

❶ 根據 Yosso 的文化財富模式（Cultural Wealth Model），語言與語言資產是他認為的六項文化財富中的兩項。語言資產包括智力與社交技巧，是透過一種以上的語言，藉著溝通經驗而得到發展。
社會資產是指人和社區資源中的同儕及其他社會接觸所形成的網絡，在學習方面提供情緒支持（Yosso, 2005, pp. 78-79）。

調整其眼神注視的行為以及共享式注意力，去學習語言與學業內容，並且運用他們的記憶力以及老師在教室中所提供的學習策略。

有了接觸語言的管道，聾學生可以學習如何與他人社交，調整自己的行為（如控制衝動、執行功能），並且盡可能將熟練社會認知的機會最大化（例如：心智理論中有關了解他人的想法）。但是我們也知道由於在家中的溝通較少，因此降低了認知與社交技巧在家庭情境中隨機學習的機會，這些孩童帶著學習挑戰和社會情緒的議題來到學校。聽覺正常的父母親不能夠和其聾子女有效溝通，教室成為聾學生學習的主要環境，而老師則是他們的語言典範（Singleton & Morgan, 2006）。在教室內，研究告訴我們，聾人更加運用他們的視覺，並且透過視覺對於周遭環境有更多的察覺。由於聾童對於周邊視覺的敏感性提升，他們更加可能因為教室兩邊的視覺刺激而分心，但是當他們年紀增長，他們就比較能處理視覺分心物。至於學習方面所需要的其他技巧，記憶力的研究結果指出聾生對於要記住他們在學校裡學習的訊息可能有困難，這可能是因為他們採用的學習策略或是因為他們無法把訊息和他們不具備的背景經驗做連結（Marschark & Hauser, 2012）。

我們也知道聾學生的世界知識以及他們如何組織這些知識不同於其他人，這可能會影響到他們在問題解決、後設認知、社交認知所用到的方法。既然有這些學習議題，現存的理論架構如何能更進一步告訴我們怎樣將聾生的學習機會最大化？

Jean Piaget（1952）的個人學習模式（model of individual learning）先擱置不談，我們將重心移向其他理論架構，而其重點是在教室與社區內的文化與團體學習（Rogoff, 2003; Vygotsky, 1978; Wenger, 1999），因為如果家中獲得語言的管道有限，那麼這些場所將會是學習發生的場所。

相較於 Piaget 關注在個人學習的發展模式，Lev Vygotsky（1978）的文化歷史理論（cultural-historical theory）關注的是從出生開始，文化與社交互動的角色。孩童透過與成人會話而成長，複雜的心智活動隨著社交活動開展，孩童在「近側發展區」（zone of proximal development）學得最

好，而這個區間，孩童能獨立完成的以及孩童在他人鷹架式支持下能完成的，二者得以被銜接。

　　Barbara Rogoff（2003）和 Etienne Wenger（1999）將學習視為文化歷程，其中，個人在團體裡的發展，除了藉著與他人或團體分享彼此的努力而獲得，也建立在前幾個世代的文化實務上。他們沒有將學習視為獲得特定知識的形式，反倒認為學習是在群體中得到社交關係的支持而發生，因此他們朝著拓寬教室學習領域的方向鋪路，也就是將學生團體與老師都納入「實務的群體」（communities of practice），而其中也包含了文化實務。

　　這些概念也運用在聾教育，為了學習，孩童需要有支持他們學習的教室群體，以及提供他們多重機會去運用語言溝通、建立關係、建立他們聾與聽文化的雙認同，以及向聽力正常的成人與聾成人學習學科內容。學手語的孩童，他們是在教室中學習這個語言，因此老師會成為他們語言的角色典範（Singleton & Morgan, 2006）。

　　學習若要最佳化，每個聾與重聽孩童都值得有一個有品質的溝通導向課程，讓適合其年齡的語言技巧得以被促進，而這語言可以是口頭英語、ASL，或結合這兩者。這種課程應該提供人數夠多且能直接和聾與重聽學生溝通的同儕、老師與行政人員，提供了解這些學生獨特需求的管理者、提供聾與重聽的角色典範，並且也提供接觸課外活動與學校其他重要活動的管道，而孩童的溝通與心理需求應該是其教育安置的主要決定事項（Siegel, 2008）。

文化回應的學校所扮演的角色

　　前面提到將聾學生文化納入學習模式，根據這個概念，學校的挑戰是為聾童量身製作，發展一個文化回應（culturally responsive）的環境，用來支持他們個人與社會的學習。我們採用的是社會語言觀點，也就是聾童在其成長過程中一方面使用到一種或多種語言，另方面同時用兩種或更多種

文化（聾與聽）朝著一個健康的、雙文化的認同方向前行（Holcomb, 1997, 2012; O'Brien, 2011）。我們並沒有採用「缺陷」的觀點，這會造成期望值降低、過度看重英語，以及稀釋的課程；反之，我們採用的是增添的觀點，也就是支持聾童的聾與種族／族群文化認同以及其感官和認知的優勢，讓他們得以在社區、家庭、學校、聾與世界中學習與發展。我們這樣的立場不是只針對聾家庭的聾童，而是也包括了 94%住在聽常家庭的聾童，以及屬於聾人社群的另外一群，他們以視覺方式學習，並且對於身為聾人有其獨特可分享的經驗。換句話說，相較於來自聾家庭的聾童，他們可能是「不同類的聾」。將雙文化的觀點運用在教育情境中，我們可以將其社交領域擴大到聾與重聽的會話夥伴。

文化回應的學校會將學生的聾人文化與家庭種族／族群背景文化並重，在教室實務方面可能需要將老師的教學與管理者的領導方式予以重新調整。有研究團隊發展了一個評量中小學生文化知能的工具，藉著這個評量去讓「學校領導者思考與創造文化方面的改變」（O'Brien, Kuntze, & Appanah, 2015, p. 298）。當學校領導者用這個連續的知能評量表評分時，他們逐漸能了解到文化差異，並且之後能將他們的覺知融入實務，因此創造雙文化主義。一個文化回應的環境也包括聘用文化相關的專業人員，在這個案例中，指的就是聾專業人員，但是社會阻礙可能會將很多人拒於門外，如同下文所描述的（Andrews & Covell, 2006/2007）。

聾專業人員面對的阻礙

聾專業人員所面對的阻礙，其形式可能是低期望值、測驗不公平、欠缺調整，以及高等教育中的歧視（Smith & Andrews, 2015）。下面舉的例子是以沉痛的文字來描述一些阻礙：

- 低期望值：Darlene S. 是一個聾研究生，預備著要用 ASL 向她五歲的聾學生以手語講述一個神話故事，她的督導老師認為教室裡的這位聾小孩

並沒有足以了解神話故事的語言，因此反而要她將焦點放在教孩童辨識顏色以及命名。

- **測驗不公平**：三名有聾教育碩士學位的聾老師被拒於教師認證的大門之外，因為他們沒有能力通過州立教師能力測驗，而該測驗包括了聆聽和辨識聲音的題項。這三位老師都是從聲譽卓著的教師培訓機構畢業，成績傑出，也曾得到優秀學生教學評量獎。聾老師訴德州教育機構與州立教育委員會（*Deaf teachers v. the Texas Education Agency and the state Board of Education*）的案子始終沒有被審判，因為通過了一條新的法案《德州教育法案》（Texas Education Code [TEC], 13.050），該項法案規定聾人不必接受不公平的教師能力測驗（Smith & Andrews, 2015）。

- **欠缺調整**：Walter Camenisch 在攻讀教育行政人員碩士學位的時候，學校拒絕讓他聘用手語翻譯員。在 Camenisch 訴德州大學（*Camenisch v. University of Texas*）的案例中，地方法院發出禁令，要大學提供並支付翻譯人員的費用，美國聯邦第五巡迴上訴法院（U.S. Court of Appeals for the Fifth Circuit）也支持這項判決（National Association of the Deaf, 2015）。

- **歧視**：教育學院的院長在教師培訓課程的最後一個學期將 Nadelle Grantham 開除，因為她是聾人，院長認為她不能夠在教學實習期間教學和督導孩童。Grantham 根據 ADA 法案向法庭申訴並且贏得了訴訟，美國聯邦第五巡迴上訴法院也維持了這項判決（*Grantham v. Moffett*, 1998; National Association of the Deaf, 2015）。

- **欠缺調整**：在一個阿帕拉契鄉下的教室裡，當消防演習的警報鈴響時，Mary T.（她是一位聾老師）與她的聾學生沒來得及反應，因為沒有人告訴他們正在做消防演習（Andrews & Jaussi, 1993）。

- **歧視**：Jack P. 是一位聾老師，獲有聾教育博士學位，他的論文主題是閱讀。但是他沒有得到閱讀教練的職位，反而是一位資歷比他淺的聽力正常女老師被選上，理由是該地區選擇了以發音為重點的語音教授法來作為閱讀的教學法，而聽覺正常的老師被認為是這個工作所需要的老師。

- **欠缺支持**：Michael Collier 博士被聘為終身教職，從來沒有和系上的主任有過任何接觸，他被安排給一個沒有終身教職的老師監督，並且在沒有任何指導之下，就將他開除。後來他去申訴，這個 Collier 訴德州理工大學（*Michael L. Collier v. Texas Tech University*）的案子，陪審團判他勝訴，賠給他一筆費用（www.morelaw.com/verdicts/case.asp?n=&s=TX&d=48081）。

聽覺正常的老師其面臨的挑戰可能在於找到聲人社團以便學習如何對文化做回應，有些人可能像成人時期以第二語言方式習得 ASL，因此其手語流暢度不會像以母語方式使用手語的人。雖然如此，他們被期待成為老師的語言角色典範（Schick, 2008）。這個概念也適用於教育的翻譯員，有些人加入聲人社群的組織（如美國聲人協會、聲人的州立協會、聲人的宗教組織）、參與州立聲人住宿學校的活動，或者是會晤年長聲人來學習聲人文化（Roberson & Shaw, 2015）。

教學人力與學生入學多樣化並重

發展文化回應的學校，這句話的意思也包括建立聲人和聽力正常者的合作團隊或工作關係（詳細討論見第十一章），以及聘用能夠代表其聾生之種族／族群背景的聾人與聽人老師；而這一直以來都是聾教育教學歷史的一大難題（Andrews, Leigh, & Weiner, 2004）。

就歷史而言，美國聾教育的教學人力是從一個聾人與聽人的團隊開始的──Laurent Clerc（聾人）和 Thomas Hopkins Gallaudet（聽人）。早期美國的老師主要是白人男性，在他們進到公職、法律或政治界之前，他們會先教孩童幾年的書，包括像是亞伯拉罕·林肯（Abraham Lincoln），比較近代的有林登·詹森（Lyndon B. Johnson），他們兩人最後都成為美國的總統。Clerc 代表著從聾校畢業而後來又回到聾校教書的眾多耀眼聾生中的一位。當 1880 年代聾校被禁止用手語的時候，聾教師的人數從 40%

下降為不到 15%，並且男性老師的人數也下降，男老師的重心移到其他專業。於是後來有更多的女老師進入教職，且賺的錢比較少，因為她們在專業上獲得的機會是受限的（Baynton, Gannon, & Bergey, 2007）。

老師的特色

聾教育的教學師資多半還是維持著白人、女性以及聽力正常者（Ausbrooks, Baker, & Daugaard, 2012; Simms, Rusher, Andrews, & Coryell, 2008）。但是到了 2004 年，聾專業人員、有色人種的專業人員、男性專業人員，在住宿型學校其比例較高。此外，公立學校的聾教師人數增加了一倍，從 7.3% 上升到 15.4%。聾學生安置在一般教育情境的人數增加，從符合其語言和文化角色典範的需求而言，聾教師人數增加可說是個好現象，但是目前的人數只不過是公立學校聾教師需求人數的一小部分。

預備師資（也就是學生準備要成為老師）的數據顯示，如同在職教育的教師（受聘於學校的老師），人力主要是白人、女性、聽力正常者（Ausbrooks, Baker, & Daugaard, 2012）。一般教育和聾教育都有相同的挑戰——聘用更多元的教師以因應當前多元背景的學生人口（Goldring, Gray, & Bitterman, 2013）。下一個部分將要呈現的訊息是聾學生的人口統計背景變項有什麼樣的改變。

學生的特色

過去四十年以來，入學的白人學生人數從 1973、1974 年的 76%下降為 2012 年的 54%，非裔美國孩童的入學率持續都是 15%，而拉丁美洲／西班牙裔的入學人數比例從 1970 年代的 7.3%上升至 2012 年的 28.4%，這些數據是來自 2013 年高立德研究機構針對 23,731 位聾與重聽學生的調查結果（GRI, 2013）。值得注意的是，這些人數比例可能低估了真實的數字，因為並不是所有有聾生的學校（包括州立與公立學校）都有把數據呈

報給 GRI。

聾生有不同的聽力損失程度、聽力損失開始的年齡、病理、其他失能的並存，以及父母的聽力狀況。極重度聽力損失（90 分貝及以上）與重度聽力損失（66 到 90 分貝）的孩童通常在獨立學校或啟聰學校就讀，但是近年來就讀公立學校一般教育的人數增加。中度（41 到 61 分貝）與輕度聽力損失（26 到 40 分貝）的孩童則是就讀公立學校。在公立學校就讀的聽損學生，85%就讀日間班或是和聽力正常同學同班（Shaver, Marschark, Newman, & Marder, 2013）。這些孩童中的多數直到年紀較大時才會與聾人形成社交網絡，這對於心理發展與形成認同有潛在的影響（Leigh, 2009），這是本書從頭到尾一直都關注的議題。

重聽孩童形成一個特殊情況，很多人覺得他們是處在「文化邊緣」（cultural limbo），同時不確定他們在社會中的地位（Grushkin, 2003, p. 34），如果他們接觸聾／重聽的群體，他們可能發展出類似極重度聾童雙重的聾／聽認同；他們也可能有語言遲緩，並且類似於極重度聽損孩童，學業測驗的表現會落後聽力正常孩童二到三年（Ross, 1990）。重聽孩童一般來說會在他們所需的事項中經歷到適應的困難，如特殊的（例如：同時兼顧聆聽與寫字）、聽覺的（例如：教室內不佳的信噪比）、教學的適應；教室聆聽設備；以及手語課程，主要是因為基本上他們被認為是能聽到，雖然聽得並不很好。有些學生在高中時為了改善學業，轉去啟聰學校，在那裡，他們可以學習 ASL 作為第二語言，並且與聾同儕發展出友誼（Grushkin, 2003）。

如果聽力損失開始的年齡是出生時（先天性）或兩歲前，很多孩童就會去上口語課程，這個方法不包括手語（Northern & Downs, 2014）。另一個選項是，聾童可能可以接觸到雙語方式，也就是強調自然手語與口語的使用（Emmorey & McCullough, 2009; Fish & Morford, 2012）。第三種選擇是 ASL／英語雙語課程，焦點著重在 ASL，而以教授英語作為第二語言（ESL），這種ASL／英語雙語課程認同ASL與英語對聾童語言發展的重要性，在這個方法中，當情境適合個別的聾學生時，他會被期待發展出手

語的表達與接受能力、用手語互動、閱讀、書寫、聆聽，以及說話（Gárate, 2011; Fish & Morford, 2012; Nover & Andrews, 1998）。五、六歲失去聽力的孩童，可能需要讀話教學與聽覺訓練來保留他們以已有的語言，同時進行 ASL 教學，來因應溝通與學業（Andrews et al., 2004）。

1960 年代末期所發表的一項研究（Vernon, 1969），即使今天仍是很有力的，即是 40%的聾學生伴隨有其他的失能，而這會對學習有影響（Gallaudet Research Institute, 2013）。這些失能包括視覺缺損、智力問題、學習失能、情緒困擾、注意力缺陷過動（attention deficit/hyperactivity disorder, ADHD）、自閉症、發展遲緩以及其他問題。為了因應這個族群的困境，特殊的師資培育方案與課程有其必要性（Guardino & Cannon, 2015）。中心學校設有特殊單位，聘請特殊教育與聾教育認證的教師，如德州聾校（Texas School for the Deaf）。見本章「建議閱讀書目」，有列出聽損孩童特殊需求的額外訊息。

多樣化且準備完善的師資

考量到種族／族群的多元以及其他背景因素，聘用聾與重聽老師來發展一個多樣化且培育完善的師資，以之建立一個有文化回應的學校學習環境是有必要的。

有色人種的聾童通常在特殊教育中未受到適當關注，並且遭受忽視、壓迫與歧視（Simms et al., 2008）。處理這個議題的方式之一是預備更多聾人及有色人種的老師與領導者（Andrews & Covell, 2006/2007; Ausbrooks et al., 2012; Simms et al., 2008）。整體而言，充分準備好的老師需要在教學內容具備知識，並且在歷史、趨勢、議題、實習經驗等不同主題都具有能力（Johnson, 2013），見表 5.1 所建議的主題領域。

表 5.1　中小學聾學生教師的主題領域

- 歷史、趨勢、議題
- 早期療育
- 巡迴教學以及與一般教育情境的合作教學
- 住宿與中心本位情境的雙語教學
- 住宿、中心本位、與一般教育情境的聆聽與說話教學
- 家長與專業人員的合作
- 聾與重聽孩童以及多重失能孩童其實證本位的評量與教學
- 學習
- 聆聽
- 語言
- 讀寫
- 數學
- 科學
- 社會
- 行為管理
- 不適當對待學生的預防、知情、報告
- 一般教育的課程標準與指定的評量準則
- 州與聯邦的特殊與一般教育的立法、命令、教育趨勢
- 對各項介入與課程本位評量的反應
- 多元文化與多元語言的家庭與孩童
- 聆聽輔助裝置與電子耳
- 輔助與教學科技以及策略
- 早期療育與高中後的轉銜
- 學生學習與代言技巧（advocacy skill）
- 接收與表達手語的能力
- 適當的實習與學生的教學經驗

資料來源：Johnson, H. A. (2013). Initial and ongoing teacher preparation and support: Current problems and possible solutions. *American Annals of the Deaf*, *157*(5), 439-449. Permissions by American Annals of the Deaf.

趨勢、法律以及安置的改變

從中心學校轉移到公立學校

1975 年，本書作者之一的 Andrews 開始在弗雷德里克（Frederick）的馬里蘭聾人學校（Maryland School for the Deaf）的中學部展開其教書生涯，大約 80% 的聾孩童在中心或特殊學校接受教育。但是從 1975 年起，如同稍早提到的，學生的就學從中心或特殊學校轉移到公立學校，根據一個以 22,665 位聾生為對象的調查報告指出，29.6% 的學生就讀於中心或特殊學校，而其他學生則是就讀於公立學校的普通班，無論是部分時間還是全時段（Gallaudet Research Institute, 2013）。

聾生就讀公立學校系統的人數比例增加，其中一個歷史因素是德國麻疹（1963 至 1965 年），其結果是大量的聾童進入學校但是學校無法全收，於是建立新的就地方案（local program）來安置這些人數突然暴增的學生。

另一個回歸主流的歷史因素是 1975 年生效的《身心障礙兒童教育法案》（Education for All Handicapped Children; PL 94-142），依規定要安置聾童在一般教育中。身心障礙孩童的家長打頭陣要求將他們認知失能的孩子安置在普通教育的班級受教，而不是在隔離的教育情境受教，這項法案也影響到聾童（Andrews et al., 2004）。

最近影響到學生就讀公立學校的因素是植入人工電子耳的人數增加，大約 38,000 個孩童接受人工電子耳植入（www.nidcd.nih.gov/health/hearing/pages/coch.aspx），雖然有一些植入電子耳的孩童就讀於中心學校，但是多數還是會去讀公立學校。如同稍早提到的，公立學校的安置有不同的選項，從完全融合在普通教育到自足式班級與共融教育（co-enrollment）。

特殊教育法

在 94-142 公法〔被稱做「回歸主流法」（mainstream law）〕通過後，《身心障礙者教育法案》（IDEA, 1990）也通過，《不讓任一孩子落後法案》（No Child Left Behind Act [NCLB], 2001）接著通過。這些法案引起聾人社群的關切，因為欠缺對於連續性教育安置的強調；這些法律反而是被解釋為將所有的聾童與非聾童安置在同一個教室內，而這樣的安置被認為是最少限制的環境，對於許多聾童在這種環境中如何獲取語言很少加以考量或是完全沒有考量，因此讓它變成更有限制的環境。領導者認為多數聾童所表現出來的語言需求，以及聾同儕與聾成人角色典範的社交需求都沒有被提到。為了回應這項關切，聾人教育管理委員會（Council of Educational Administrators for the Deaf, CEASD）與美國聾人協會（NAD）發起了一個「孩童優先運動」（Child First Campaign）（www.ceasd.org/child-first/），這個運動所提倡的是提供父母親從中心學校到公立學校持續連貫服務的訊息，以符合每個聾生獨特的需求；領導者為此特將法規提出給國會——H. R. 3535《考斯威爾與梅西法案》（Alice Cogswell and Anne Sullivan Macy Act）（Tucker, 2010/2011）。

IDEA 的 Part C 特別是要針對有零至三歲孩童的家庭提供協助，依規定要發展「個別化家庭服務計畫」（Individual Family Service Plan, IFSP），專業人員與家長根據孩童的優勢與需求發展 IFSP。這些嬰幼兒的教育安置包括私人診所、家訪，以及在中心學校的課程。聾輔導教師扮演的角色是提供家庭有關聾人文化與 ASL 的訊息（Sass-Lehrer, 2016）。中心學校也有一些課程在其親子與早期療育課程中提供聾教師的教學（Laurene Simms，個人通訊，2016 年 2 月 2 日）。

提供服務給三至二十一歲聾童的相關規定包含在 IDEA（2004）的 Part B 內。學前、幼兒園至高中階段的學生，其安置包括中心學校、公立學校、日間學校、資源教室、自足式教室。父母與專業人員一起發展「個別

化教育計畫」（Individualized Educationa Plan, IEP），並且必須每年修改。IEP 中詳列孩童所得到的服務，包括：語言治療、諮商服務、聽力學服務、輔導、手語或口語翻譯員。IDEA（2004）的 Part A 要求各州提供「免費且適性的公立教育」（free and appropriate public education, FAPE），並且安置在最少限制的環境（least restrictive environment, LRE）。請注意，我們前面曾提到最少限制的環境必須為聾童做一些調整。IDEA 的 Part D，涵蓋了像是訊息的保密、轉銜服務、學生的紀律，以及提供適當科技的支援（Raimondo, 2013）。

　　另一項法案《不讓任一孩子落後法案》（NCLB, 2001）要求各州建立一個問責制測試系統，目標是到 2014 年，每個孩童都能閱讀並且表現出符合年級水準的數學能力。這個法案影響到聾校與其課程，他們必須發展替代性測驗來證明年度的適當進展（Cawthon, 2011）。這項法案近日被《每個學生都成功法案》（Every Student Succeeds Act, ESSA）取代（ESSA, 2015），這個法案允許各州有更多的主導權。各州現在可以各自發展其測驗系統、選擇是要用共同核心標準（CCS）還是自己的標準、決定師資培育的標準，以及減少年度測驗。ESSA 也提供基金補助早期教育、藝術教育，和無家可歸的孩童（www.whitehouse.gov/the-press-office/2015/12/10/white-house-report-every-student-succeeds-act）。

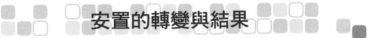

安置的轉變與結果

　　在所有安置的決定中都要考量到聾童的整體最佳利益，包括溝通功能、教育成就、人格、社交與情緒調適，以及家庭支持（Siegel, 2008）。父母有權利提問任何有關他們正在考量中的教育安置，或是其子女目前的安置是否有提供良好的學習環境。如果父母熟悉學校的行事準則、行政結構、教學課程、教職員資歷、給學生與父母的支持服務、課外活動、翻譯員的品質（如果子女被安置在中心或公立學校），以及知道其子女如何被評量，那麼父母就更能為其聾子女發聲（Andrews et al., 2004; Siegel, 2008）。

不滿意 IEP 終版建議的父母其最終解決途徑是尋求立法協助，結果並不總是合其心意（National Association of the Deaf, 2015）。訴訟的焦點一直以來都是溝通議題、支持服務的提供，以及最少限制環境套用在特殊案例的定義。法院案例的判決結果傾向於根據學校地區對於 IDEA 程序的遵照程度，以及他們在文件中記錄其努力的程度來決定。在其中一個案例中，法院的判決有利於父母，也就是聾童應該可以就讀州立學校，因為校區未提供 FAPE（*Barbour County Bd. of Educ. v. Parent*, 1999），該孩童需要的服務並沒有提供給他，並且沒有在教育方面顯現出進展。

另外兩個案例中，法院判學區勝的論點是，他們所提出的 IEP 是經過合理計算並且為的是提供學生教育利益，因此符合 IDEA 法案，儘管父母喜歡的是不同的教育方式（*Board of Education, v. Rowley,* 1982; *Brougham v. Town of Yarmouth*, 1993）。

有一個被廣為宣傳的案例發生在 1982 年，美國高等法院判決不利一名六歲的聾童 Amy Rowley，她的家人要求在她與聽力正常孩童完全融合的公立學校教室中提供手語翻譯員，法院指出她已達到同年齡水準，因此不需要手語翻譯員（*Board of Education v. Rowley*）。法庭的見解是，根據 IDEA，孩童沒有權利得到特定課程或教學法，只能得到所謂的合適的教育，而法院認為 Amy 正在接受這樣的教育，因此不需要額外的服務。

在另外兩個正當聽證程序的案例中，父母未得到他們覺得子女所需要的調整。七歲的 Joey，極重度聾，被安置在鄰近公立學校的班級，與聽常孩童一起上課，他有一個不會手語的助理，因此他要發展語言與接收他周圍的人說話的內容有困難（Siegel, 2008, p. 28）。另一個案例是十一歲的 Debra，具有年齡水準的能力，被安置在特殊班，班上同學是六到十四歲不同認知能力的聾童，他的父母希望她在鄰近學校就讀，比較靠近住家和她的同伴。學區拒絕了，引用的法條是他們沒有能力為 Debra 提供語言治療師（Siegel, 2008, pp. 44-46）。

Siegel 不同意法院對 Amy 案的判決，也不同意學區在 Joey 及 Debra 案所做的決定，他認為「Debra、Joey、Amy 這三位聾童都有在教室中獲得

資訊流的基本權利，無論是透過合格的翻譯員還是從語言助理那裡（Siegel, 2008, p. 47）。

　　Siegel 以一種新的詮釋來解釋 IDEA，他將聾童溝通的權利與美國憲法第一及第十四修正案做了連結。他相信，當公立學校拒絕提供聾童翻譯員時，聾童被拒絕了參與學校活動與獲得「資訊流」（flow of information）的管道，並且他們被拒絕了與聽常同儕適當的互動，而這些都是第一修正案所保護的權利，此外，Siegel 相信聾童被拒絕了第十四修正案的「同等保護」，而該法案規範的是他們的教育必須和聽常同儕相等。

　　IDEA 提供了程序的保障，以確保父母能夠完整參與其聾子女合適教育的決策過程。如果父母不接受某個決定，那麼父母與學區要如何為正當訴訟程序做準備以及如何向州教育機構上訴，美國聾人協會也提供了相關訊息（National Association of the Deaf, 2015）。

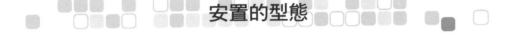

安置的型態

新生兒篩檢、早期鑑定和早期療育

　　美國各州都必須做全面性新生兒聽力篩檢（UNHS），年齡在一個月以下的新生兒目前有 98 至 99%接受篩檢（Yoshinago-Itano, 2013）。除了第三章已提到的，我們還注意到下列事實：未通過聽篩的孩童，52%做了後續追蹤測驗，顯示出這部分還需要很大的改善。有接受額外測驗的孩童中，約 65.1%有聽力損失，要提醒的是（見第三章），很多孩童是在後來才被鑑定出聽力問題。除了一些沒有回來做追蹤測驗的孩童，其他有輕至中度聽力損失、漸進性聽力損失或傳導型聽力損失的孩童，可能要到孩童早期甚至更晚才會被鑑定出來（Northern & Downs, 2014）。

　　嬰幼兒聽力聯合委員會（JCIH），是一個由專業人員組成的藍絲帶委員會，他們建議了 1-3-6 準則，也就是年齡一個月大前聽篩、三個月大前

鑑定、六個月大前配置適當的擴音設備。每個階段針對組成一個合適的服務團隊都有其指南，團隊成員包括聽力師、聾教育家、語言治療師、早期療育師，大家在多專業評估中各自提供協助。他們也發展出 IFSP，其中建議的面向包括介入的策略、溝通選擇（如 ASL、手語代碼、口手標音法、聆聽與說話），以及科技選項（如電子耳、助聽器、遠距麥克風系統）（Northern & Downs, 2014）。第七章有更多關於聾童早療階段的敘述。

嬰幼兒兒聽力聯合委員會的立場聲明於 2007 年頒布，2013 年修正，其目標 3a、10 和 11 確認了在聯邦、州和地方層級的早期聽覺偵測介入（EHDI）系統中聾手語教師、督導、發展者的角色（Muse et al., 2013）。這項聲明談到了在早期療育階段需要投入更多的聾專業人員參與其中，得到聾人社群熱烈的支持。

2005 年成立的「美國手語和英語雙語聯盟」（The National American Sign Language & English Bilingual Consortium）彰顯了學前教育中致力於聽聾合作的事實，這個組織是附屬於美國高立德領袖學院（Gallaudet Leadership Institute）的美國手語和英語雙語教育及研究中心。這個團體組成了學前幼兒顧問小組，負責將一些在家庭本位、學校本位、社區本位要運用的課程及資源，予以協調及統整。他們的任務是：「為聾和重聽孩童及其家庭，促進 ASL ／英語的雙語學前教育的發展、管理、協調，使家庭在經濟上承擔得起去選擇 ASL ／英語的雙語學前教育。」到今天，超過 20 個中心學校及公立學校加入這個聯盟，曾舉辦七次為期三天的全國高峰年度會議，目的是交換想法，大約有 20 位學前聾教育教師加入這個團體。這個組織為家長與早療專業人員設立了一個網站，提供一些產品訊息與研究報告。2016 年的年度會議，其焦點是聾、種族與性別認同的議題以及年幼的聾童（Laurene Simms，個人通訊，2016 年 2 月 2 日）。

給聾生的住宿學校或中心學校

美國的聾教育歷史從 1817 年開始，那時為聾生在康乃狄克州的哈特

福德建立了第一所州立的聾住宿學校，今日，幾乎每個州都有一所住宿學校，加州和紐約則有兩所。住宿學校有很豐富的歷史及文化傳承，很多學校都有博物館存放著藏書、制服、照片，以及過去一些重大事件的紀錄。今天，州立學校逐漸被稱為中心學校，提供多樣化的服務，例如：延伸到一些在聾相關議題上需要專業協助的日間課程與公立學校。

　　聾人中心學校代表著「實習社群」（communities of practice）的範例（Wenger, 1999），在那裡，老師或教育專家為聾童的語言學習架構鷹架或提供支持，並且在文化方面扮演示範的角色（Rogoff, 2003; Vygotsky, 1978; Wenger, 1999）。聾成人除了教聾童策略來因應聽常世界，也可以為不同年齡層的聾童示範問題解決、後設認知、心智理論（其他人的觀點），以及執行功能的技巧（見第四章）。孩童也有同儕的社群，年齡與自己相仿，可互相溝通。

　　中心學校提供綜合的課程，學生參與學業、職業訓練、運動、社團、學術盃競賽、學生組織、課外活動、宿舍生活，以及十八到二十一歲年齡組的獨立生活技巧。教職員和州的職業復健機構合作，為學生轉銜高等教育或是職場預做規劃。昨日的職業訓練是修鞋、印刷、烹飪術，而今日的項目則包括了平面設計、數位製圖與印刷、攝影。中心學校的優勢包括列在這裡的項目和直接教學，而不需要用到手語翻譯員。支持性的服務包括語言治療和諮商以及其他，中心學校也有創新課程，例如：舉辦夏令營提供社交與娛樂活動給回歸主流的聾童、機器人課程、平面設計、數位攝影，以及在州內各處以視訊會議的科技來進行 ASL 說故事的活動（Claire Bugen，個人通訊，2016 年 1 月 27 日）。為了彌補孩童沒有在家庭中生活的缺憾，中心學校通常在週末關閉，並且提供交通工具送孩童回家，以促進家庭和學校的連結。表 5.2 列出了德州聾校（Texas School for the Deaf）的創新課程。

表 5.2　德州聾校的創新課程

在回歸主流中為孤立*發現退省

- 將所有不同背景的聾與重聽青少年聚集起來，提供他們機會去接觸不同溝通模式的管道。退省（retreat）的表面議程是一般都是關注有趣、從事教育或職業的探索活動，而深層議程則是給學生機會提升自尊以及接受自我和他人。為此，找來很多聾與重聽成年角色典範／督導，他們以團體領導者、教學者或員工的身分出現。

ASL 說故事

- 請一些天生的說故事好手，他們是手語流暢的聾人，以互動的視訊會議方式在全州各地講故事，故事的講者往往用手語將故事生活化，並結合投射在背景螢幕上的繪本故事。對很多學生來說，ASL 說故事的活動是他們與聾成人互動的唯一機會，這個課程有將 ASL 故事建置了網站資源。

線上教室的資源

- 讓老師和學生可以接觸到整個線上課程的教學，影片的內容可透過手語、字幕或螢幕閱讀器（voiceover）的方式獲得。課程計畫包括州在知識和技巧層面所頒定的標準，以及擴展活動的建議。視訊中的人物都是一些技巧很好的溝通者，包括聽常者和聾人，或重聽的成人和學生。

透過視訊會議的個人化互動式課程

- 利用個人裝置無所不在的特質，無論是用電話、平板電腦或電腦，提供家長機會去學習手語或是特別的指導來帶著孩子做閱讀活動。運用到教室型態的時候，彈性、可及性、擴展等特質使得課程得以被納入。父母有機會去參與適合他個人時間與地點的課程，對很多人而言，在家中會比較方便，而對於教職員來說，如果可以在州的任何地方舉行，課程會比較容易進行。

- 年輕的發明者製作了機器人，他們的團隊會在一個或更多的地區參與活動，機器人的效能、合作的力量、學生的決心，這些都會列入評估；目前我們的高中團隊已經進到決賽。

---

*「孤立」（solitaires）是指聾童在回歸主流中的一種孤獨現象，班上只有聽力正常的同學而沒有聾同學。這個名詞是 Gina A. Oliva 在她的書中所打造的（*Alone in the Mainstream: A Deaf Woman Remembers Public School*, Washington, DC: Gallaudet University Press, 2004）。

資料來源：Courtesy of Superintendent Claire Bugen, Texas School for the Deaf, Austin.

公立學校的安置

　　在公立學校要提供文化回應的課程是個挑戰，因為校內既沒有大量的聾生也沒任用聾教職員。但是公立學校聘用聾老師的人數逐漸增加（Simms et al., 2008），加上共融教育課程（co-enrollment program），行政人員終於開始注意到下列事情的重要性：聾教職員，以及有聾同儕在教室裡一起學習而不是聾生獨自組成一個學習群體，所以改變是指日可待的。

　　聾童可能部分時間或全部時間都在公立學校的教室上課，在回歸主流和融合的安置中，聾學生可能是搭配著一位教育翻譯員在普通教育班級上課，可以接收到個別的服務；或者是在一個自足式的班級或資源教室的小團體內，教學的是特殊教育老師，這些老師被訓練來教這些在年齡、聽損程度、其他失能的併存、學業成就方面存在著差異的學生。他們的服務包括諮商，也包括協同教學，負責教學的教師可能會要求在普通教育教室內為某些特定學生提供協助（Andrews et al., 2004）。

　　當學校裡的學生人數不夠，無法在校內聘請資源班教師時，巡迴輔導教師就從一所學校移動到另一所學校來服務回歸主流的學生。巡迴輔導教師們以各學校學生的需求為重心，提供學業、言語、聽力學以及社交需求的評估，並且在學生的年度 IEP 中書寫長短期目標與需要做的調整，每三年評估一次（Luckner & Ayantoye, 2013; Norman & Jamieson, 2015）。

　　大都會地區有日間學校，類似於中型學校，不同處在於沒有宿舍。過去，比起多數回歸主流聾／聽統合的學校，日間學校提供一個更可接觸的溝通環境，這類學校針對特定學生教學，並且有一群聾學生可與之社交（Andrews et al., 2004）。但是，這項安置正在改變，有更多學生完全統合在公立學校。另一個選項是「共融教育」，對於聾人社交的機會提供了希望。

　　在「共融教育」模式中，聽力正常學生與聾生在同一個教室內，兩位老師同時教學，一位被培訓為聾生的老師，另一位則是普通教育教師。這

些班級裡有足夠數量的聾學生足以提供聾人社群的社交，加上有機會與班上其他也被教導手語的聽力正常學生社交。一項針對「共融教育」的研究結果顯示，雖然聾童有機會結交聾與聽常的朋友，但是其學業成就不及班上的聽常同儕，這表示還有更多工作等著去做（Anita & Metz, 2014）。

其他安置

聾童也可以去讀私立學校、在家自學、特許學校（charter school），或是在少年觀護所接受服務。私立學校關注特殊領域，例如：宗教（天主教教區學校）或提供單一語言聽與說的課程。聾童的在家自學增加了 3.7%（GRI, 2013）。某項研究探討了 21 個家庭，結果顯示父母指出他們之所以選擇在家自學，是因為缺少公立學校的服務（Parks, 2009），其他家長則是表示他們想提供宗教方面的教導。

特許學校模式是與地區教育委員會在「憑證」（charter）之下運作，有些學校只專注在聽與說，如位於俄亥俄州洛弗蘭德（Loveland）的俄亥俄山谷之聲（Ohio Valley Voices）、伊利諾州渥德維爾（Woodvale）的孩童之聲（Child's Voice）。這些學校的目標是從出生到小學這段時間教育這些聾幼童，到了八歲全時間將他們融合到公立學校，另外也有特許 ASL／英語雙語的學校，目標是教 ASL，以之作為教學語言，而英語則是作為第二語言來教。採用這種方法的特許學校有：佛羅里達州清水市（Clearwater）的花開蒙特梭利聾校（Blossom Montessori School for the Deaf）、猶他州鹽湖城的珍瑪西聾校（Jean Massieu School for the Deaf）、新墨西哥州阿布奎基（Albuquerque）的美國手語學院（ASL Academy）、明尼蘇達州的明尼蘇達北星學院（Minnesota North Star Academy）和大都會聾校（Metro Deaf School）、科羅拉多州丹佛的巖山聾校（Rocky Mountain Deaf School）、亞利桑那州的紅杉聾校（Sequoia School for the Deaf），以及內華達州的拉斯維加斯特許學校（Las Vegas Charter School for the Deaf），這些學校可能也會接受學生的聽常手足以及聾父母的聽常子女就學。

學業成果與社交技巧

　　何種教育安置可以提供較佳的學業成果與社交技巧？有關這方面的研究並沒有定論，有些孩童會從一個安置轉學到另一個。未能達成目標的聾童可能在國中或高中轉學到中心學校，或是他們可能為了有更多的社交，或者為了加入運動團隊或課後團隊而更換到另一所中心學校。

　　Antia 與 Kreimeyer（2015）指出公立學校的聾與重聽孩童的表現超過自足式班級的同儕，在一年期間展現出一年的進步量。但是這兩位作者知道這些自足式班級的聾童可能有不同的背景與特質差異，例如：聽力損失程度與早期接觸語言的管道、可能欠缺社交技巧，而且需要的語言支持可能比自足式班級所能提供的還要多。

　　其他研究者也發現，對於孩童學業表現分數有貢獻的是教學因素（如教師）。舉例來說，在一份二十年的回顧研究中，Stinson 與 Kluwin（2011）發現聾童學業成就只有 1 至 5%的變異是來自學校安置，75%則是教學因素，因此強調老師角色的重要性。

　　在社交能力技巧方面，Antia 與 Kreimeyer（2015）從研究中做了摘要，確認聾學童在公立學校有結交聽常與聾同儕的能力，社交圈因而拓寬。正規教育中的聾童如何發展其雙文化早期認同，尚未被深入探討。個案研究顯示，聾與重聽孩童在普通教育系統內可能覺得隔離與孤單（見第七章）。如果他們在青少年早期因為這個原因或學業需求而轉學到中心學校，他們可能結識聾朋友並且學習 ASL，因此轉變為雙語和雙文化認同（Grushkin, 2003）。需要有更多的研究來幫助行政管理者及老師培養對公立教育中聾學生的雙文化敏感性。

教育翻譯

　　在一般公立學校安置中，教育翻譯員（educational interpreter）提供聾

學生與老師之間的溝通管道,他們會運用學校使用的溝通模式,來將兩種語言(ASL 與英語)結合。這些語言與溝通管道可能包括 ASL、綜合溝通法(Total Communication, TC)、同時溝通法(Simultaneous Communication, SC;也稱併用法)、手語化精確英語(Signed Exact English)、口說語言(口語)、口手標音法、洋涇濱手語英語(Pidgin Signed English, PSE),或精確語意手語英語(Conceptually Accurate Signed English, CASE),或者前述方法之合併。當中的每種語言及其方式在第六章會加以定義。翻譯員的責任包括翻譯教室活動、校外教學、社團活動、集會、諮商及運動競賽。有些學校的翻譯員可能也要教手語,並且向聽常的教職員與孩童解釋一些與聾相關的議題(如果他們具備做這些事的資格)。

Schick(2008)做了一項有關教育翻譯員的研究,並且記錄他們在提供有品質的服務給 K 到 12 年級的學生時所面臨的難題。對於提供聾學生管道去接觸普通教育課程,雖然教育翻譯員在這當中扮演著重要角色,但是研究者指出很多翻譯員欠缺學科內容的知識、翻譯技巧或專業訓練,而這些都是將師生溝通有效翻譯所必需,很多翻譯員不能如實一致地在聾學生能理解的程度上做翻譯,也有很多翻譯員無法通過州的執照測驗。欠缺訓練的結果是,所提供給聾學生的不是服務而是損害(disservice),於是聾童的注意力整節課都被翻譯糾結或是溝通中斷,並且翻譯員製造很多錯誤,導致聾童不能專注於學習。為了更了解此議題,Schick 提出一個學生和翻譯員因素的模式來解釋學生在教育翻譯過程中的學習表現。另外老師對於翻譯者的角色抱持何種信念也存在著挑戰,有些人可能覺得不自在,因為必須要放慢教學步調來給聾學生一些時間跟上講課、參與班級討論或者是甚至用到翻譯員來做教師助理(Marschark, Lang, & Albertini, 2002)。

學業成就與評量

無論他們是在公立學校或中心學校受教育,我們都需要知道聾學生在學業表現得如何,聾青少年學業表現的一個例子是高立德大學贊助的學術

競賽盃。這活動從 1996 年開始，那時有來自六所學校的隊伍參賽，到了 2015 年有 78 所學校競爭著回答一些富有挑戰的問題，而問題的範疇包括數學、科學、社會、時事、文學、流行文化、聾人文化等。如果你看了 2015 年冠軍賽的影片，你就會對聾青少年運用其認知與語言技巧有個整體觀，包括視覺注意力、記憶、執行功能（如計畫與設定目標）、在回答前思考、自我修正、批判與分析的技巧（後設認知），以及心智理論（如了解其他團隊及宣讀題目者的觀點）。此外，青少年在回憶事實、溝通、閱讀、書寫、拼字、數學計算和文字題解題技巧、合作與協同學習、動機、在碼錶計時的壓力下思考，以及對於世界的知識展現出快速的反應，更不要提在競賽前他們投入多少時間做研究，以及鑽研要運用的技巧。他們是如何做到的？若不知道學生的背景以及其家庭和老師在成功中扮演的角色，這個問題會很難回答。透過觀察與晤談，會更加了解這些學業有成就的聾學生的發展史與競賽中用的策略，而這些會產出一個數據金礦，可幫助我們了解他們學習中的認知、神經、語言和動機方面的依據為何。

目前建立在標準、常模對照的學校成就測驗數據顯示，聾生得分比聽力正常學生低（Qi & Mitchell, 2012）。在三十年中，聾高中畢業生的中位數表現是四到七年級的水平。很重要要記住的是中位數是表示分數散布在低到高分的範圍，表現低落的原因之一可能是英文能力的發展遲緩，其他原因還包括應試的因素，例如：沒有得到適當的調整，包括外加時間或小團體或個別施測，以及沒有用其主要語言來做測驗說明。當這些聾學生邁向更高的年級同時學業內容遭遇到更多難題時，這個學業表現的缺口也變寬（Cawthon & Leppo, 2013）。切記，如同我們前面提到的，標準化成就測驗的分數與就學安置無關，而是和其他教學因素相關（Stinson & Kluwin, 2011）。

聾學生的數學分數比他們的閱讀分數高，大約到七年級，他們的計算能力就不再提升，而解題被發現遇到很大的困難。Pagliaro（2015）將聾學生從學前到學齡的數學技巧做了總結，指出聾童與青少年對於了解不同算術領域的觀念理解落後，包括數字、地理、測量、分數，以及問題解

決，她將這些問題的一部分歸因於老師，這些老師們讓學生接受例行的與機械式的教學，而不是會與認知強度並列的較高層次的思考技巧（Pagliaro, 2015, p. 186）。見第四章有關認知強度的敘述。

標準、課程和教學策略

聾學生的老師可能發現用州的標準來作為聾學生發展的學習目標是很有挑戰性的。多數州都要求老師遵循 K 到 12 年級的標準，中心和公立學校可能會採用、區別這些標準，或為聾學生做調整。舉例來說，德州聾校的老師用「德州基本知識與技能」（Texas Essential Knowledge and Skills, TEKS）的標準來測 K 到 12 年級學生的英語語言藝術、數學、社會與科學表現。他們會根據學生的背景知識、學習風格、語言、溝通管道的需求來做調整（www.teksresourcesystem.net/module/profile/Account/LogOn）。馬里蘭聾人學校和其他公立學校一樣，都是遵照州教育部門的課程，並且也加入馬里蘭評量方案（Maryland Assessment Program）。

「共同核心標準」（Common Core Standards [CCS], 2012）是一套標準，包括了對學生在每個年級的知識與技能的期望。美國有 45 個州採用了 CCS（Dolman, 2013），更著重在信息類文本（informational text），並且要學生發展閱讀文章的能力，以便學習學業中的詞彙。這表示所強調的重點從老師轉換到聾生。傳統的聾教育課堂活動將教學前置課程納入，在這種課程中，老師在學生閱讀文本前，先建立與主題相關的背景知識（Dolman, 2013）。目前 CCS 的重點是要學生直接從文本中獲得訊息，而老師則根據其需求來調整教學計畫。同時也更加強調以下的部分：研究與分析的技巧，英文文法、使用、結構，家長參與，以及生涯準備。CCS 的新評量可能也有全面可及的嵌入式系統（embedded universal accessibility systems），例如：以 ASL 指引方向、英語聽力項目加入字幕，以及建構式反應題項有抄寫員（Pepnet 2, n.d.）。由於立法已修改，各州現在可以選擇要不要接受這些標準或是用他們自己的標準（ESSA, 2015）。

　　研究者向來都建議老師要朝著以下方向前進：使用證據本位實務
（evidence-based practice, EBP）或已被驗證的教學實務或有成果支持的實
務。有關 EBP 在科學、數學、社會、語文的資訊可參考以下書籍：《聾
與重聽學生教育的證據本位實務》（*Evidence-Based Practice in Educating
Deaf and Hard of Hearing Students*; Spencer & Marschark, 2010）、《教育聾
學生：從研究到實務》（*Educating Deaf Students: From Research to Practice*;
Marschark, Lang, & Albertini, 2002），以及 Easterbrooks 與 Beal-Alvarez
（2013）所著的《聾與重聽學生的讀寫教學》（*Literacy Instruction for Stu-
dents Who Are Deaf and Hard of Hearing*）。

　　ASL 與聾研究可以結合融入課程並且擴展到局限於傳統的固有活動之
外，如「聾意識週」（Deaf Awareness Week）活動。聾研究、聾人文化、
ASL 等各自的課程可以提供給公立學校以及活動課程中的聾童與聽常學
生。

轉銜

　　現今的 IDEA 2014 指出轉銜的定義包含了失能孩童的一組活動，這些
活動的重點是改善他們的學業與功能，使他們能從學校進展到學校後續教
育活動，包括高等教育、職業，以及綜合就業（integrated employment），
也包括成人教育、獨立生活、社區實習。這個課程應當以孩童的優勢與需
求為基礎，並且要考量到他們的喜好與興趣。轉銜服務包括教學、相關服
務、社區經驗、社區發展和其他學校後續教育的成人生活目標，以及日常
生活技巧與功能性職業評量〔Section 602(a) [20 U.S.C. 1401 (a)]; Luft,
2014〕。

　　很多聾學生從高中轉銜到學院或大學，繼續其研究生學位並成為各行
各業的專業人士（見第九章）。至於那些沒有繼續上大學的人可能轉銜成
為勞動人口或進入職業學校。

　　職業復健（vocational rehabilitation, VR）諮商師與聾個案一起努力，

提供高等教育的資訊、施測，以及職業訓練或工作安置。Luft（2014）調查各校提供轉銜服務給聾與重聽學生的現況，發現住宿（中心）學校所提供的轉銜服務比大或中型學校多，她也發現這些單位的重點放在早期及初期的轉銜服務，而不是長期需求與策略。公立學校現今新型態的學生安置方式，對於提供聾人特定的轉銜服務，已經產生一些挑戰。雖然聾學生會因此增加在普通課程中受教的機會，但是他們獨特的轉銜需求則通常是得到較少的支持服務（Luft, 2014）。聘用有多年經驗的專業人員，預期會在轉銜目標得到更多正向結果（Cawthon et al., 2014）。

Pepnet 是聯邦贊助的單位，提供轉銜資源給那些為聾與重聽學生及其家長服務的老師、VR 人員、特教專業人員及轉銜專家。Pepnet 提供專業人員的訓練、新聞通訊，並且發送和轉銜主題相關的電子郵件（listservs）（www.pepnet.org）。

高等教育與安置

目前大約有 30,000 名聾與重聽學生轉銜到學院與大學。高立德大學、羅徹斯特理工大學／國立聾人技術學院、加州州立大學北嶺分校、西南聾人大學（Southwest Collegiate Institute for the Deaf），這四個高等教育課程有多種支持服務，包括 ASL 與口語翻譯、同步聽打（Communication Access Real-time Translation, CART）、筆記抄寫。只有 25%至 30 %的聾學生從二或四年制的課程畢業，且比起聽常學生，他們要用較長的時間來完成這些課程（Cawthon, Schoffstall, & Garberoglio, 2014; Luft, 2014）。個別因素（例如很強的學業預備、自我效能、問題解決技巧），以及高等教育制度因素（例如充足的建議、有品質的調整，以及提供多元學習型態讓英文讀寫技巧程度不同的學生有機會能接觸到），這些對於後來聾學生能順利畢業都有幫助（Cawthon et al., 2014）。

有四項法律保障了高等教育學生的調整與安置：(1)《身心障礙者教育法案》（IDEA）；(2)1973 年《復健法案》504 條款；(3)《美國身心障

礙者法案》（ADA）；(4)《21 世紀通信與視訊無障礙法》（Twenty-First Century Communication and Video Accessibility Act [CVAA], 2010, 2012, 2013）。當聾成人透過使用包括翻譯者、聲音文字軟體、錄影帶傳遞服務、即時字幕、個別教學、遠距學習，而得以接觸到高等與研究所教育時，他們在各自的課程都得到成功，無論其領域為何。即使高等教育課程通常對於聾生處理調整政策有良好的準備，但是對於因應申請教職員職位的聾生需求，則尚未做好準備（Smith & Andrews, 2015）。

職業課程

沒有就讀高等教育課程的聾生會轉銜到職業課程，以便接受額外的訓練，或直接投入職場。每個階段都有提供職業復健服務，這些聾生可能會被指派給一位職業復健諮商師；職業復健諮商師可能是社區本位或和聾校有連結。

德州聾校有個「生涯與技術教育」部門，為高中與轉銜的學生（18 到 21 歲）提供設備與軟體的工作本位訓練，讓學生得以發展市場需求的技巧。其他技術技能包括：自動修復、櫥櫃製作、烹飪、藝術、焊接、數位互動媒體、兒童發展。德州聾校也提供不同的課程來幫助家庭做轉銜計畫，包括職業評量與諮商、學業顧問、學院早讀／雙重學分、職業教育、電腦實驗室職涯探索、大學訊息與計畫、親職教育、雇主夥伴關係、年度轉銜博覽會，以及德州輔助與復健服務部門的職業復健諮商師的現場諮商等（www.tsd.state.tx.us/apps/pages/index/jsp? type=d&uREC_ID=169968& pREC_ID=350020）。

就業數據

進入職場的聾與重聽者，他們的就業率在離開高中兩年後成長為 44.2%（Luft, 2014），但是比起聽常同儕，聾學生就業不足且受薪不高。

但是比起其他類型失能的同儕，他們有較高的就業率（Newman et al., 2011）。Pepnet 的其他數據指出，2011 年，有 47.9%的聾成人就業，而其平均薪資失聰男性比一般人少 4,000 美元，並且失聰男性比失聰女性薪資高，這個差異與一般民眾相似。第九章有更多關於轉銜與就業議題的延伸討論。

有一些特殊訓練課程是提供給有特殊需求的聾學生，例如：海倫凱勒聾盲青少年與成人國家中心（Helen Keller National Center for DeafBlind Youths and Adults, HKNC），幫助聾盲者轉銜為運用視覺（雖然也有其限制）。有很多技術可以讓聾盲成人使用，如電腦點字閱讀、放大字體、文字轉語音的軟體等（Ingraham, 2015）。

聾與重聽孩童的權利法案

美國有 14 個州通過了《聾童權利法案》（Deaf Children's Bill of Rights, DCBR），主張聾與重聽學生獨特的需求（NAD, 2015）。每個州的 DCBR 內容不同，但是基礎相同，例如：都是強調以溝通作為每個孩童的基本人權；要有能直接與聾學生溝通的合格且有證照的人員，這是另一個基本需求。其他被列入的還包括：周圍要有年齡及能力水準相同且語言模式相同的同儕、要有充足的機會與聾及重聽成人角色典範互動、在校內所有服務與課程得到效益的機會均等，以及適當評估 DCBR 等都是附加的內容。其他權利也被列入其中，例如：針對出生到三歲的個案額外提供支持他們所需要的早期且適合的溝通管道。專業人員不能拒絕提供家庭與孩童下列相關訊息，包括溝通選項以及考量可能將中心學校作為最少限制環境的選項。某些州有明確的規定，要將聾與重聽成人以及其他有經驗的聾教育者納入個別化教育計畫的過程，有些州則提供外展課程來幫助家庭（National Association of the Deaf, 2015）。

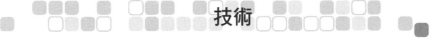

技術

　　21 世紀的教室和過去使用粉筆、黑板、幻燈片、滾筒油印機、鉛筆、紙張的年代已大不相同。今天電腦時代的教室有問題本位學習（PBL）、全方位學習設計（UDL）、混合式學習、線上課程，都可透過播客（pod-casting）或螢幕錄製（screencasting）進行教學（Bennett et al., 2013）。新的模式如翻轉學習模式，將老師從老師驅動的教學轉換成學生本位的學習（Hamdan, McKnight, McKnight, & Arfstrom, 2013），翻轉學習提供一些資源給學生回家做，如影片、播客、閱讀、上課筆記，那麼當他們到學校教室時就有了更好的準備，並且讓老師能專注於幫助學生將他們的知識統整及運用在學生本位的活動中。

　　在普通教育中，有手語翻譯員、C-Print、即時字幕、筆記抄寫員。學生及老師有智慧型手機、iPhone、iPad、電子書、其他平板電腦和書本。透過 ASL ／英語雙語書、有聲書、筆記型電腦，以及可穿戴的裝置，如 Apple Watch、Fitbit 智能手錶、Google 眼鏡，讓學生有動機去學習。在教室內，有電腦、視訊會議軟體、視覺呼叫（visual paging）系統、影像紀錄（Vlog）、手語虛擬呈現（signing avatar）、多媒體教材、text inter-com。Smart board、白板和 LCD 投影機，讓英文文字得以和手語並列呈現。有很多多媒體百科全書與手語字典、遊戲、遊戲設備，老師可購買後下載數位工具，就可以製作出將手語轉成文字的教材（www.idrt.com）。孩童可在自己家中或學校內觀看 ASL 說故事的 YouTube 影片，父母也可以在線上訂閱 ASL 課程。老師、父母及學生也可運用翻譯軟體，架起手語和英語的橋樑。移動式擴增實境（mobile augmented reality, MAR）與 Aura 智能掃描都是創新科技，其使用越來越廣。MAR 科技運用手機與電腦掃描 QR code 後，就會連結一段描述某個物件的影片，ASL 影片可加在裡面。手機也可使用 Aura，會驅動伺服器去下拉一個影片以取得訊息。QR code 和 Aura 提供聾人在博物館及觀光區等用到有聲錄音的場所，都能

和一般人一樣有獲取訊息的管道（Parton, 2014, 2015）。毫無疑問地，這些新發明的科技將會在經控制的研究中被測試，以便提供實務證據。

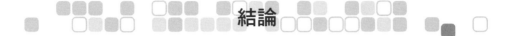

結論

正如同有很多不同的聾：口語聾、文化聾、遲發聾、重聽及聾盲（Leigh, 2009），必然地，在一個對聾與種族／族群聽力正常文化回應很積極的學校環境教育聾童的方法是很多，為了促進文化回應，應該在所有階段都將聾／重聽合作團隊納入，並且需要從四種關係人得到輸入：聾成人、父母、老師、科學家，這些角色各自為聾教育帶來適切、照護、經驗以及科學。早期接觸口語、雙模式或雙語言或結合上述這些方式，將會讓聾童形成一個健康的、雙文化的認同，並且去學習語言與學業內容。但是阻礙仍存在於聾教育內，而這需要加以探討。下一章我們要討論單語、雙模式、雙語言學習和語言教學方法，以及讀寫的理論、成果和實際運用。

建議閱讀書目

Knoors, H., & Marschark, M. (2015). *Educating deaf learners: Creating a global evidence base*. New York, NY: Oxford University Press.

這本書採用了國際觀點，傳遞聾教育在語言、讀寫、數學、認知、科技、學習環境等領域最新的綜合知識。

Lang, H., & Meath-Lang, B. (1995). *Deaf persons in the arts and science: A biographical dictionary*. Westport, CT: Greenwood Press.

這本書以詳細的人物傳記詞典方式呈現 150 位在藝術或科學領域表現傑出的聾人，也包括在教育中居於領導地位的聾人，是社會學科、科學、讀寫教師必讀之書。

Rogoff, M. (2003). *The cultural nature of human development*. New York, NY: Oxford.

這本書描述人類的發展與學習被視為是一個文化過程，人與人彼此交流，

並且是建立在先前世代的文化實務上。

Santiago, D. A., Galdeano, E. C., & Taylor, M. (2015). *The condition of Latinos in education: 2015 Factbook*. Washingtion, DC: In Education. Retrieved from www.edexcelencia.org/research/2015-factbook

這本書寫的是拉丁美洲裔學生的教育管道與學習內容。書中談到學生的成就、實習、政策，以及協助拉丁美洲裔學生的夥伴制度。

Wright, C., Standen, P., & Patel, T. (2010). *Black youth matters: Transitions from school to success*. New York, NY: Routledge.

這本書是根據以學校黑人青年為對象所做的民族誌研究來進行撰寫。書中檢視了這些青年在克服學校挫敗以及為自己創造正向的未來時，其資源的完整性與彈性。

CHAPTER 6

語言學習和語言教學法

> 　　一個未能認知到也未建立在雙語社群混合語言實務上的
> 語文教育方法（無論是單語或雙語的），會更關切語言行為
> 的控制而不是教育。
> 　　　　　　　　——Ofelia García 與 Jo Ann Kleifgen（2010, p. 43）
>
> 　　語言課程在我以正確的順序寫句子時，幫我了解了語
> 法、語意和語音。
> 　　　　　　　　　　　　　　——Chatman Sieben（2014, p. 112）

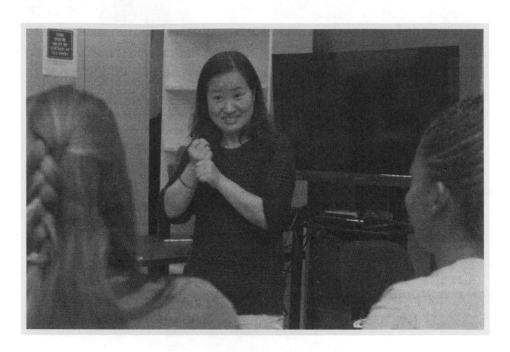

圖 6.1　聾教授在學校裡教學
圖片來源：經授權同意使用

導論

　　聾童的語言教學與教學的決定不是獨自運作，而是會被語言爭議、父母的決定、專業建議，以及更大的聾人社群的觀點所影響。過去十年，聾教育從學生就讀特殊學校轉銜到融合安置，包括共融的教室。從某方面而言，這會拔除具歷史性的聾教育社群在這些特殊學校的根，而幾世紀以來，學校一直支持著聾生的文化與語言發展。今天這個責任某種程度已移交給公立學校，而這些學校往往是知識來源有限並且資源短少。

　　由於這些趨勢，身為教育者的主要工作是維持聾童最大的需要，並且為他們長期的最佳福祉考量。目前我們知道有很多與下列議題有關的新研究：早期鑑定與介入、在認知神經和行為方面發現聾生學習的基石、語言

和讀寫練習，以及人工電子耳技術（Knoors & Marschark, 2015）。作為教育工作者之一員，我們要如何因應？聾教育是否需要改革？在融合或公立學校系統中增加文化回應的語言環境（culturally responsive language environment）的數量會是一個主要的步驟（見第五章）。這不只包括要在證據本位的語言、讀寫與學術等實務的面向有牢不可破的根基，同時也要在這些獨特的安置環境中，持續監控聾教職員與工作人員的聘用與進展，因為他們會在與聾童教育有關的事項方面帶來豐富的經驗與知識。同時也意味著要與聾人中心學校鍛造出更強的同盟與資源分享，而中心學校有特殊的教職員與專家，提供心理、社會、語言及教育需求給聾學校各個年齡層的學生。本章我們將探討傳統與創新的語言學習和語言教學方法。

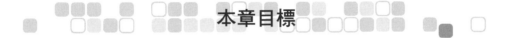

本章目標

我們運用社會文化架構來描述雙語言、雙模式、單語法，針對各種方法，我們討論其歷史、理論基礎、教育技術、語言計畫的考量、教學策略、資源、成果。我們也討論到早期接觸雙重語言的生物優勢，因而能收割未來語言與讀寫學習的效益。

聾人一生使用的各式語言

過去四十年來，聾學院的學生和本書作者之一的 Andrews 分享了他們在語言與讀寫的過往點滴，這些故事很少只關注「一種方法」，反倒是有多種不同的語言，他們從小到大用到的語言包括：口語、讀話、手勢、ASL、接觸式手語、指拼語、字首手語（initialized signs）、雙模式溝通、閱讀、書寫。有些學生認為把兩種語言分開會比較自在，而有些學生則喜歡跨模式統整、合併、混合兩種語言。

我們將這些見解列入考量，因為我們相信聾成人終其一生對溝通和語言行為的長期觀點，會引領我們到一個更加了解聾幼童語言優勢與需求的

方向。成人語言需求很少被考量，因為很多醫學、聽力學，以及即使聾教育內的專業人員都沒有和聾成人互動。這也是為什麼這整本書都在強調要讓聾聽合作團隊參與聾教育過程的重要性，從早期聽力偵測與介入（EHDI）到 IFSP 與 IEP 的創立、教學過程本身，再到轉銜計畫、高等教育學校、工作環境（見第五章及第九章）。我們的長期目標是幫助聾童在聾與聽人環境內統整並具備雙文化，而教室是開始這個過程的好地方。

在美國的聾人社群中，我們看到各式各樣的雙語言和雙文化，包括口語和手語。舉例來說，聾人根據其家庭的背景，可能學會一些口語英語、印第安那瓦霍族語（Navaho）、西班牙語、華語或臺灣話。他們可能學習一種手語，例如：ASL 或墨西哥手語、臺灣或中國手語，或者來自他們國家的其他任何手語。他們可能用接觸式手語再加上自己社會的書寫語言或兩者的合併、混合或改變語言〔代碼轉換（codeswitch）〕，這主要是根據他們溝通的夥伴，也會成為拼音與象形兩種文字的使用者，亞裔的聾成人就是一例（Wang, Andrews, Liu, & Liu, 2016）。

並不是每個聾童都能在早期接觸到雙重語言或學習雙語，96%的聾童來自聽與說的家庭，家庭的語言多半是口語，可能是英語、西班牙語（28.4％的聾童來自說西語的家庭），或其他口說語言。整體而言，更深入這個議題，將近 35%的聾童來自不講英語的家庭（Cannon & Guardino, 2016）。根據他們與專業人員或同儕的接觸情形，ASL、接觸式手語或英語手語系統將會在不同的時間點（從幼兒早期到高中甚至成年人早期）被介紹給他們。

有鑑於正在改變中的語言人口學及其他證據，當今學前幼兒專業人員及聾教育者建議，聾童要從出生就接觸視覺語言，以便利用語言習得敏感期的優勢（見 Humphries et al., 2014a, 2014b），並且支持日後的閱讀與學業表現（Hrastinski & Wilbur, 2016；亦見第四章）。

語言衝突

在整個歷史中，手語和口語這兩種方法都一直被聾校使用（Moores, 2010; Nover, 2000）。這兩種方法被框定為單用口語的方法（支持者是 Alexander Graham Bell）與合併法（支持者是 Edward Miner Gallaudet）（Winefield, 1987）。一些歷史事件，像是 1880 年米蘭會議（會議中認定口語優於手語），以及聾學校與課程教育管理者會議（Conference of Educational Administrators of Schools and Programs for the Deaf，一般知道的名稱是 CEASD），導致嚴重削弱手語的使用以及學校對於聾老師的聘用，情況持續到 1926 年（Nover, 2000）。20 世紀早期，成立了更多的口語學校，口語是很多聾童課程的重心。即使是聾校，校方也是在同一所學校內設置口語和手語分開的教室（Winefield, 1987）。

1960 年代早期，有一位評述 ASL 語言結構的高立德大學英語系教授 William C. Stokoe，在他的研究中鼓勵全國與全球有興趣者去研究全世界聾人的手語（Brentari, 2010）。在美國，聾校用多種不同方式教導 ASL 與英語，無論是在 ASL／英語雙語中維持 ASL 文法，還是在雙管道模式中維持兩種語言，或是提供機會去接觸一種完整的語言（英語），採用的方式是複合式語言法中的綜合溝通法（TC）、同時溝通法（SC），或手語支持口語（Signed Supported Speech, SSS）（Andrews et al., 2004; Nover & Andrews, 1998）。

有趣的是，事實上語言衝突在美國很早就存在了。可追溯到多個時間點，例如內戰時期，當時不說英語的奴隸會被懲罰，美國印第安人被迫放棄其部落語言並且到學校去學習白種美國人說話，又如第一次世界大戰期間，德裔美國人被禁止在公共場所說德語（Lake, 2002）。在國際上，當蘇聯試著強迫用一種國家的語言來取代早已存在的區域語言時，就爆發了語言的戰爭（Calvet, 1998）。

聽力正常的人通常不能了解 ASL 被壓制與壓迫時，聾人的感受如何，

這種禁令直搗聾人如何看待其語言、文化、認同的核心。

　　從這個脈絡來看，我們就會知道為何聾成人要聾童接受的教育是包括了 ASL 與英語的雙語言課程，這是因為他們親身經歷了 ASL 認同連結的經驗、他們對 ASL 的珍惜，以及 ASL 在學習英語時的功利用途。對聽常教育者而言，這個概念用在有聾父母的聾小孩、出生就習得 ASL 的少數群體，是說得通的，而有其他失能的孩童，或有多語言背景的聾童，他們的第一與第二語言的獲得可能會有些挑戰。相對來說，對於回歸主流中父母是聽常者的聾孩童，聽力正常的教育者傾向於鼓勵支持口語並減低手語的重要性（Smith & Wolfe, 2016）。聽力正常的父母，通常比較喜好一開始就先用口語溝通法，結果是，父母是聽常者的聾童通常 ASL 的習得較晚，並且其學習的發生是水平型，也就是從孩童或成人期的同儕習得，而不是垂直型從父母習得。甚至，很多父母發現學習 ASL 很困難。不管其難度如何，很多家庭確實是習得了手語，但是對很多聾童而言，如果他們就讀的課程中有其他手語聾同儕與聾成人，教室會是他們唯一學習及浸潤在 ASL 的機會（Geslin, 2007; Myers, 2011; Nover & Andrews, 1998）。

　　口語手語爭議已將近二十年，現在又重新出現，爭議之處是電子耳的使用，以及健康專業人員（包括醫師）傾向於鼓勵父母不要用手語（Smith & Wolfe, 2016）。這對那些接觸口語或許有困難的孩童形同是一種損害（disservice），儘管他們有人工電子耳。為了因應這項挑戰，有兩個觀點相反的組織──CEASD 聾學校與課程教育管理者會議倡議增加手語的使用；而 Option Schools 機構則強調應合併聽與說。他們共同撰寫並發表了一份公開聲明，稱為「共同基礎計畫」（Common Ground Project, 2015），裡面詳細列出共識以便進一步找出合作領域（www.ceasd.org/child-first/common-ground-project）。

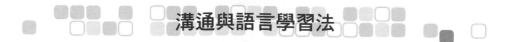

溝通與語言學習法

　　在說明語言課程方法前，我們先回顧習得的語言。有關 ASL 與語言

在發展里程碑方面的背景訊息，請見第四章。

ASL 與指拼法

　　所有的**聾童**都很容易習得ASL，因為其文法與詞彙都可從視覺方面取得。**聾**父母傾向於以第二語言教他們的**聾**孩子英文，用的方法是在家中教ASL 的同時也教英文，或是接續著教。共讀是教英語的常見方法，過程中，父母用書來翻譯故事，並指出手語和印刷文字的連結之處以及將指拼與印刷文字相搭配（Herbold, 2008）。出生在聽常父母家庭的**聾童**，ASL與英語的語言學習旅程更加具挑戰性，因為家中欠缺 ASL 的成人與同儕做榜樣。

　　聾童相對來說較早就習得指拼法，很典型地，最初他們指拼的字詞是自己的名字。孩童最先是以一整個單位的方式學習指拼字詞，之後，他們在學習閱讀與拼音時，重新學習指拼法，把指拼手形與英語字母配對（Padden, 2006）。指拼法是**聾**成人會話的一部分，所以孩童和他們接觸時，就從他們那裡學到指拼法。當口語與指拼合併時，稱為**羅徹斯特法**（Rochester method），這在 1970 年代的**聾**校很盛行，但是現在已停用（Andrews et al., 2004）。圖 6.2 為指拼字母圖。

英語

　　聾童處在英語環境中，也直接以多種方法來教其英語，包括口語、指拼、手語合併口語、英語手語碼（manual codes of English, MCE），以及閱讀和書寫。這些形式的英語如何在家中與學校中被教導以及分配，這是教育課程中語言計畫的內容（Knoors & Marschark, 2012; Nover, 2000）。我們在以下段落看到英語的各種形式，但是實務上，手語和口語的字詞是混合的（mixed）、摻雜的（blended）、合併的（combined）。有些**聾童**以第一或主要語言習得ASL，而英語是其第二語言；也有些**聾童**是以第一語言

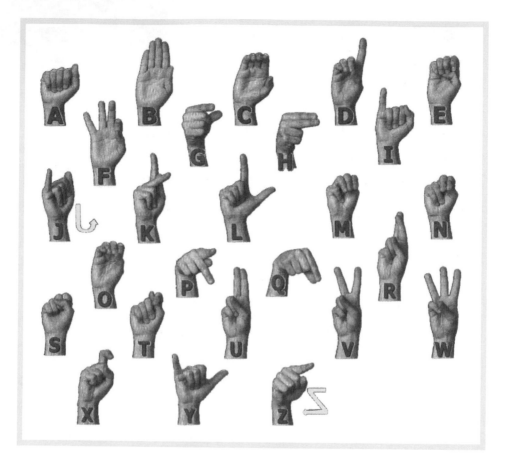

圖 6.2　手語字母

習得英語，ASL 則是第二語言。

❖ 口語、讀語或讀唇

　　聽常孩童不費力地學習口語的構音、發音及呼吸，而聲童必須藉著直接教學反覆練習，即使給予了每個聲童學說話的機會，但是並不是所有的聲童都能成功。植入人工電子耳的聲童其口語和語言能力提升的結果給了父母和專業人員樂觀的理由。但是，要記住，如同我們在第四章提到的，成功率中有明顯的變異性，這多半取決於一些像是植入的年齡、聽覺記憶、神經認知的關聯、家庭支持、密集的語言治療等因素（Marschark &

Hauser, 2008）。此外，幼兒在閱讀和語言方面所得到的增益不見得到年齡較大時還一直維持著（Convertino, Borgna, Marschark, & Durkin, 2014）。

　　讀話與讀唇是學習英語的其他管道，但是以之學習語言可能會有其限制，因為聾童的讀話能力有顯著的不同，從完全不懂對方所說到幾乎完全能懂（www.lipreadingtranslation.com/faq.htm）。很多聲音很不明確、其唇形相似，以及光線和疲勞因素都會降低理解的程度（Vernon & Andrews, 1990）。在讀話能幫助聾童整體的溝通與語言能力前，這些孩童必須先建立一個語言基礎。植入人工電子耳的聾成人確實表示讀唇有其效益，因為視覺讀話幫助了聲音的辨識（Peterson, Pisoni, & Miyamoto, 2010）。聾研究生也是如此，他們多數是 ASL 手語者，通常會要求本書作者（Andrews）用無聲的口形講課，這樣他們就可以用讀話來辨識學術上的詞彙。

❖ 綜合溝通法、同時溝通法、SSS、MCE 和口手標音法

　　在傳統的聾教育中，英語和手語曾被合併用來教學，以一種語言（英語）為重心，而用手語來支持。綜合溝通法（TC）、同時溝通法（SC）與手語支持口語（SSS）曾經將雙手運用在英語教學中。這些都是詞彙與英語結構（如語素與文法）的教學工具，這個方法以 ASL 詞彙的手語作為詞彙的成分（見 Andrews et al., 2004）。

　　聾成人社群很少在他們之間用這些溝通代碼，而與聽常者溝通時，他們傾向於使用通常被稱為**接觸式手語**的方式，但是聽力正常的老師與父母在和他們的聾童溝通時，就可能會使用這些代碼（Mayberry, 2002）。

　　TC 是溝通的一種哲學而不是方法學，根據孩童的需要用到 ASL、手勢、口語、讀話、指拼、身體語言、讀、寫，以及英語手語碼（MCE）。Ray Holcomb 校長在 1970 年代管理加州一所很大的聾人日間學校，他發展了持續被廣泛使用的綜合溝通法。從 1960 年代末期到 1980 年代，無數的研究發現上手語和 TC 課程的聾童，其表現優於上口語課程的孩童（見 Andrews et al., 2004; Vernon & Andrews, 1990），而這些都是電子耳年代之前所做的研究。

SC 是一種方法學而不是 TC 那樣的哲學，關注在同時使用手語和口語，也被稱做SSS。其他以英語為根基的手語類型且合併有口語和手語的系統，其集合名稱是英語手語碼（MCE），包括：手語化英語 Signed English（SE; Bornstein, 1982）、Seeing Essential English（SEE 1; Anthony, 1971）、精確手語英語（SEE 2; Gustason, Pfetzing, & Zawolkow, 1978）、視覺英語手語 Linguistics of Visual English（LOVE; Wampler, 1971），以及其他形式，如 CASE（Vernon & Andrews, 1990）。SEE 2 在現今的學校中最普遍，可在網路和 YouTube 找到這些手語代碼的定義與例子。

TC、SC、SSS 與 MCE 系統曾遭受到的批評是：同時打手語和說話有其難度。當 ASL（一種視覺－空間的文法）與英語（一種聽覺－聲音－線性連續的語言）合併時，說話會模糊並且變慢。ASL 的品質也可能被變更，因為對 ASL 很重要的臉部文法特質可能被省略，並且違背了手語組成的原則，在英語句法中很重要的詞素與在結束位置使用的文法可能被去除（Drasgow & Paul, 1995）。其他批評還包括：孩童必須具備英語構詞與句法的能力，才能夠透過這些代碼去理解與學習（Drasgow & Paul, 1995）。

但是這些系統的支持者不同意上述說法，宣稱這些系統讓學生看得見英語，聾孩童會透過看見而自然習得英語，並且會引導到英語書寫能力。他們也爭辯說父母發現手語系統比較易學。其他研究者認為如果在孩童了解觀念後，適當運用代碼，這些系統提供了手語通往英文書寫的橋樑，因為它促進了英文的文法（見 Andrews et al., 2004）。

另一個也是以英語為基礎的系統是口手標音法，這是一個以聲音為基礎的系統，其組成是代表子音的八個手形，呈現在臉部附近的四個部位（各代表不同的母音群）。結合了語音在唇部的自然動作，這些手部的標示讓口語能透過視覺被看到（Cornett, 1967）。口手標音法曾被應用在六十多種語言和方言，研究顯示它可以幫助閱讀，因為它提供了聽覺音韻代碼的視覺表徵（LaSasso & Crain, 2015）。在伊利諾聾校（Illinois School for the Deaf），有幾個特選的班級運用口手標音法來教語文（www.illinoisdeaf.

org）。本書末的「相關資源」部分有列出一些資源，包括口手標音法的網址。

　　由於人工電子耳的進展以及融合安置中用到手語翻譯員（見第五章），世界各地的手語雙語和共融教育出現了口語和手語結合的復甦方案（詳細的內容請見Knoors & Marschark, 2015）。前面提到口語／手語合併法被認為是文盲（illiteracy）的原因，這個觀點後來轉換成雙模式效益的研究。當兩個或更多的手語、手語系統、口語、書寫結合在一起，並且被多重語言的聾學習者使用，語言行為如混合代碼、代碼轉換、代碼合併、跨模式語言轉換，以及借用手語及口語，這些都創造出一個語言資源，而不是語言傷害（Plaza-Pust, 2014）。眼前的議題是，是否使用一或兩種語言？雙模式法是使用兩種語言，而 TC、SC、SSS 則一般來說只著重一種語言。

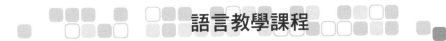

語言教學課程

　　聾教育中有三種語言教學課程：ASL／英語雙語（雙語言）課程；複合式（comprehensive approach）；口說耳聽（單語言）課程（Marschark, Lang, & Albertini, 2002）。差異在於各自的語言規劃（語言狀態、獲得、語料庫）（Knoors & Marschark, 2012），另一個差異因素是如何在教室中配置或分派該語言（Jacobson, 1995）。每種方法都有待老師先完成特殊教師預備課程（Humphries & Allen, 2008; Mitchiner, Nussbaum, & Scott, 2012; Paterson & Cole, 2010; Simms & Thumann, 2007；亦參見第五章）。

ASL／英語雙語法

　　歷史上稱做**自然法**，今天聾教育中的雙語法被稱做 **bi-bi**、**手語雙語主義**、**手口語**，或者**口手語**（雙模式）。

　　廣義而言，一個雙重語言的使用者或雙語者是指在每天的語言使用

中,用到兩種或更多種語言的個體,就聲成人來看,雙重(或多重)語言的使用者是指用聲人文化的手語以及主要文化的語言(無論是口說或書寫的形式)。多數都不是平衡的雙語,也就是說這兩種語言的流暢程度不同,而其流暢度在個人的一生中,將隨著不同的會話夥伴與情境而改變(Grosjean, 2010)。

❖ 理論、架構、目標與優勢

　　ASL／英語雙語主義被列在聽力正常學生雙語評分理論內,例如Cummins 的「語言相互依存模式」(Linguistic Interdependence model)與「閾值假說」(Threshold Hypotheses)(Cummins, 1979, 1981)。語言相互依存模式認為每種語言都包含著獨特的表面特徵,但是在這個表面特徵之下則是相同的意義並且可以跨語言轉換。而閾值假說是關於,在學生第二語言精熟度發展前,第一語言必須達到門檻或是具有某種能力水準,才能夠獲得認知效益。與 ASL／英語雙語主義有關的爭論是,雖然 ASL 有不同於英語的獨特結構與模式,但是 ASL 的意義可被轉換為英語的意義,尤其是在閱讀理解的領域(Ausbrooks, Gentry, & Martin, 2014)。

　　Cummins 的理論曾受到批評,因為 ASL 在教育中並沒有文字形式可使用,所以 ASL 對應英語的轉換並不容易(但請見後文 Supalla 與 Cripps 有關手語書寫系統的描述),反而是曾有研究者建議 MCE 可促進語言的轉換(Mayer & Wells, 1996)。

　　其他人也注意到聲人雙語的語言學習與聽力正常者雙語的相似處與差異處(Gárate, 2011, p. 207; Nover & Andrews, 1998, pp. 48-51)。近來,Humphries(2016)注意到雙語理論和聲語言學習者之間的「不完美配對」,例如:他聲稱聲學生始終沒有從 ASL 轉銜出去,他們沒有來自家族傳承的語言,也沒有在語言敏感期開始發展ASL,更甚的是,聽力正常雙語理論並未將模式差異納入考量,並且只有少數聲教育老師預備課程具有完整的雙語資格,大多只是提供雙語主義的課程。此外,聲老師被排除在聲教育之外(見第五章)。但是Humphries看見聲教師雙語主義對於聲

學生的有利之處，並且注意到聾人文化在聾孩童教育的價值，而聾童在這樣的學習者社群中學習得最好，包括可和他們社交互動的對象以及他們的老師可以做中介學習的對象。

　　1990 年代至今一直在聾校廣泛使用的是三面向的 ASL／雙語使用與教學模式（Nover, Christensen, & Cheng, 1998）。美國有超過 20 個 K 到 12 年級的聾校採用這個架構，包括學前及教師預備課程。它曾加以修改，以適用於植入電子耳的雙模式雙語言聾童的學習上（Nussbaum, Scott, & Simms, 2012）。這個架構強調 signacy（接收與表達性手語）、識字（讀、寫、指拼、手指閱讀、打字溝通），以及 oracy（說、聽、讀話），而 ASL 是教學的語言，英語則是作為第二語言來教。目標是發展 ASL 及英語在社交與學業的精熟度，並且賦予這兩種語言同樣的地位。它也將英語作為第二語言（ESL）教學以及寫作教學的最佳實務。有些孩童（尤其是重聽與後來才致聾的孩童，或是開始學習語言時用的是口說／耳聽方式的孩童），成功地以第一語言學習英語，可能後來才學習 ASL 作為第二語言，因此成為雙語言使用者（Grushkin, 2003）。

　　研究已記載雙語言或雙語者有認知優勢，如創造性思考、心智彈性、後設認知、溝通能力、概念發展，比起那些在一種語言的家庭中成長的孩子，雙語家庭養育的聾孩子與聽常孩子有後設語言覺知、認知發展、語言處理優勢，以及較高程度的閱讀技巧（Allen, 2015; Berens, Kovelman, & Petitto, 2013）。

❖ 教學策略的歷史

　　聾童的雙語教學從 1817 年就已存在，是一種堅持了兩百年的方法，了解其智慧的根源是很重要的。即使這些年來其命名已隨著理論上的地位而改變（如自然手語／ASL、手語法／ASL 英語雙語主義、合併法／雙模式雙語、手語拼音／指拼），其中心概念是聾童可以學習及使用兩種語言，即他們自己的自然手語和英語（Moores, 2010; Nover, 2000）。

　　1800 年代，Laurent Clerc 帶領著他的老師們在教學上使用手語和英

語，稱做**手語法**（manual method），這個方法學關注四個溝通模式。第一個模式是聾人的自然手語，被用來教導概念；其他三個模式——指拼、方法學的手語（methodical signs）和書寫，被用來教英語。這種方法學的手語是以法國第一所聾校建立者Abbe De L'Epee所採用的方式為根基。他將法國聾人的自然手語以法語語法的順序來呈現，Clerc 在英語中運用了相同的方法。Nover（2000）注意到1980年代用的這類方法學的手語包括SC及英語手語碼（MCE），沒有在日常溝通中使用，這類手語提供學生管道去接觸多種型態的英語文法。在那時並沒有教構音，因為被認為太花時間。Nover（2000）也記錄了早期聾教育教師所用到的雙語策略和我們現今所用的相同，例如：在手語、書寫與指拼字詞的語言間做代碼轉換，使用詞彙化的指拼、手語書寫、手語語言字典（Nover, 2000）。

Nover進一步發現構音的教學從1830年代開始，那時老師們看見遲發致聾的孩童與重聽學生的需求。1850年代，領導者們開始辯論方法學的手語和自然的手語在教學工具中的角色。1800 年代末期，Edward Miner Gallaudet提倡一種稱做**合併法**（combined method）的新方法，其中包括了手語法和口語法。老師和領導者發表了一些文章，並討論這兩種語言（手語和英語）在聽口語、讀話、指拼及合併法的形式中的分配，具有很寬廣的變異性及彈性；相同的溝通模式和語言分配議題持續在現今的聾教育中循環出現。

在1900年代到1960年代六十年的聾教育中，單語在聾校扮演的角色逐漸加重。口語是聾校課程的重心，採用結構的方式教語言，如Fitzgerald Key及其他對應著英語結構的視覺符號的教學方法。口語主義在美國持續著（Moores, 2010）。

1960 年代德國麻疹大流行，聾校無法容納數以百計出生就失聰的孩童。很多公立學校因而成立，手語被併在綜合溝通法哲學或同時溝通法方法學中，再度被帶進班級。強調的重點還是口語和書寫，而不是手語的發展。Stokoe 對 ASL 的語言學研究，促成了手語在學術上的地位。之後，世界各地的語言學者都各自探討他們國家的手語。這些語言學研究的結果

（包括雙語法的研究）開始滲透到聾教育，舉例來說，1968 年，一位聾男孩的聾母親 Judith Williams 發表了一個有關於她兒子透過手語、指拼、讀話、聽覺訓練而習得語言的研究，她因此建議雙語法。

1975 年，當高立德學院（當時尚未成為大學）的 Merrill 校長徵求聾生語言教學的建議時，Stokoe 交出了〈一個尚未嘗試的實驗：聾童的雙文化與雙語教育〉（An Untried Experiment: Bicultural and Bilingual Education of Deaf Children）這篇文章，文中 Stokoe 提出以 ASL 作為教學的語言，而教導英語作為第二語言（Maher, 1996, pp. 125-130）。1970 與 1980 年代，盛行於學校系統內的反倒是綜合溝通法（TC）與同時溝通法（SC）。TC 中運用到 ASL，但是也併用手語及口語，相近於 SC 的方法學。

1990 年代，瑞典與丹麥（Mahshie, 1995）、法國（Bovet, 1990）、中國（Callaway, 2000），以及美國多個地方包括 Marie Philips 帶領的麻州學習中心（Learning Center in Massachusetts）、Eddy Laird 帶領的印第安那聾校（Indiana School for the Deaf），以及好幾所住宿型的聾校紛紛設立雙語課程（Nover & Andrews, 1998）。然而目前，由於植入電子耳的聾童變多，他們受教於普通學校，因此瑞典、丹麥與英國的雙語課程在減少中，但是在融合安置的情境下，教師們也正在試驗手語及英語都可以教的共融教育課堂的成果（Marschark, Tang, & Knoors, 2014）。

雙語課程中也加入了目前一些研究中與聾認識論有關的元素，內容包括聾個體如何以視覺學習及處理訊息、拒絕聽覺霸權主義（audism）、保持健康狀態並在聾人與聽人世界找到方向（Hauser et al., 2010）。「聾人所知道的方式」（Deaf ways of knowing），可以融入班級實務（Horejes, 2012）、安排以聾人為中心的研究議程（Andrews, Byrne, & Clark, 2015），以及成為不同專業人員的準備，包括聽力師（Andrews & Dionne, 2008）、聾教師（Andrews & Franklin, 2011）以及聾校的博士級領導者（Andrews & Covell, 2006/2007）。

無論聾童的安置是在特殊學校、是有翻譯員的融合情境，或是聽聾共融教室，聾教育今日的挑戰是如何執行語言計畫，尤其是兩種語言（如手

語和英語）或者口說語言和書面英語如何在教室中被分配，以便二者互相支持，並且對社會、認知、學業發展有所幫助。

1998 年起，老師與研究者根據雙語交織的觀念（語言分配與語言移轉）蒐集了教學策略並發展了教材，以之幫助聾生發展兩種語言，下個小節我們將呈現成果的相關資料。

❖ **教學策略、教材與成果**

兩種語言的教學涉及了多種不同的策略，包括：語言分配、區隔、移轉及以英語為第二語言（ESL）策略（García & Baker, 2007）。

語言分配（language allocation）是指當兩種語言在教室中因為老師、課程或教材而被分開或合併（Jacobson, 1995）。舉例來說，在某個為期兩年的教師在職教育過程中，Nover 及其同事設計了一些活動，以反映在ASL教學投入了多少時間，以及多少時間使用英語。老師學習到如何將語言在不同主題、時間與活動中做分配，例如：老師可能可以只在介紹新主題給科學課的班級時才使用 ASL，然後直到學生了解以 ASL 呈現的教材並且已準備好要寫下他們學到了什麼之後，才轉而使用更多的英語。或者班上的孩童已了解主題，但是英語寫作技巧需要較多的教學，老師就可能會用到更多的英語（Nover & Andrews, 1998）。

在雙語（手語、印刷體）與雙模式雙語言（口語、手語）課程中，這兩種語言可以用學科或主題、人物、時間、地點、活動、課程材料、課文之功能、學生而予以分開（García & Baker, 2007）。老師會製作一個時間表讓聾學生在學校的一天中，將他們的口語和手語根據不同老師及不同活動而加以區隔（詳見 Nussbaum et al., 2012）。語言分配也可運用在課程教材中，舉例來說，Crume（2013）觀察並訪談老師後，在教室內製作了繪有 ASL 手形的海報牆，目的是作為建立 ASL 詞彙之用；教室內也有根據英語字母所建立的英語詞彙牆。此外，ASL／英語雙語書籍就是兩種語言在閱讀中被合併呈現的例子（Herzig & Malzkuhn, 2015）。

另一個運用在聽力正常雙語學生的雙語方法學（Jiménez, García, &

Pearson, 1996）是語言移轉（language transfer），這個策略曾被用來教有顯著差異的聾學生（Nover & Andrews, 1998）。其中一個差異是，ASL 沒有像西班牙文的書寫形式，所以語言的相互依賴性與語言的移轉就不會在這個層面發生（見 Mayer & Leigh, 2010，他們支持這個論點）。另一個差異是，不同於 ASL，西班牙語／英語雙語者以其第一語言（西班牙語）學習與閱讀，他們可透過對比詞將這些技巧轉移去學習英語（如 *historia*, history; *carne*, carnivorous）（García, Pearson, & Jimenez, 1994）。很多聾童沒有很強的 ASL 技巧，所以他們無法運用這些聽力正常雙語者擁有的優勢。但是 ASL 有其他特質可幫助詞彙的學習，例如手語象似性（iconicity in signs）、指拼的使用、字首手語的使用，來對應英語的詞彙（Andrews & Rusher, 2010）。

有證據顯示這些移轉與翻譯的技巧可以教給年紀小的聾童（即使他們的 ASL 流暢度很低），而且手語與印刷文字的配對可發生在字詞、片語、段落，甚至故事的層次（見 Andrews, 2012; Andrews & Rusher, 2010）。這些策略都歸屬在下列名詞的大傘下：教室內兩種語言的同時使用（concurrent use）或目的性的同時使用（purposive concurrent use）（García & Baker, 2007）。

研究者目前很關切的議題是：在教室的課堂中，語言要分開還是統整在一起（Humphries, 2016）。有些人提倡嚴格的分開，其他人則是支持在課堂中將語言統整使用。在雙模式雙語言中，口語和 ASL 分開來呈現，而在 TC、SC、SSS、MCE 中，孩童說口語時，帶著手語代碼（sign code）。這些名詞尚未在這個領域被清楚定義。有些人用**雙模式**（bimodal）一詞來表示用的是 SSS，另有些人則不同意並且說雙模式雙語言區隔了兩種語言，不應該將它們混在一起（Gárate, 2012）。

在每天的溝通中，聾成人根據他們自己覺得舒適的程度以及溝通學習的歷史，經常切換口語／手語或手語／書寫語這兩種語言，或者分開或合併使用。在教室中，代碼的切換可被用做教學工具，或許也能和口語、書寫、印刷文字合併，這些代碼切換的技術包括翻譯、連鎖／三明治教學

法、事件連結、預習—學習—複習、ASL摘要、有目的的同時使用、語言翻譯。網路上提供了很多定義與例子（亦見Andrews, 2012; Andrews & Rusher, 2010; Gárate, 2011; Nover & Andrews, 1998）。另外還有很多指拼策略被運用在這個方法中，稍後我們會在「讀寫」的一節再述。

有很多 ESL 策略被修改以符合聾學生所用，其中一個修改的方式稱做 **ESL／ASL 雙語法**（Evans & Seifert, 2000）。這些包括了在ASL與英語中允許翻譯、著重於理解、發展基本個人溝通技巧（basic interpersonal communication skills, BICS）與認知專業語言能力（cognitive academic language proficiency, CALP），以及使用學生的手語，作為學習英語的橋樑。

雙模式雙語言法

❖ 說明、目標與優勢

雙模式雙語言法的理論架構與雙語主義相同，差異只在於強調口語成分。這個方法的目標是發展孩童早期口語和視覺語言的能力，並且透過電子耳來發展聽覺。這個課程被認為降低了語言遲緩的風險，因為它提供了兩種語言並且在兩種語言中讓音韻覺識得以發展，這使聾童有機會與聽力正常同儕及聾同儕溝通（Mitchiner, Nussbaum, & Scott, 2012）。這個方法的優勢類似稍早提到的雙語言學習的優勢。

❖ 歷史、教學策略與教材

雙模式主義的歷史可追溯到聾教育早期的根源，在 1830 年代左右，發音被帶入學校。雙模式主義持續演化，方法學手語與合併法的使用，變得更加正式（Moores, 2010; Nover, 2000）。

高立德大學的勞倫·克勒國家聾人教育中心（Laurent Clerc National Deaf Education Center）的電子耳教育中心（Cochlear Implant Education Center, CIEC），提供植入電子耳的孩童一個運用雙語的模範課程。臨床人員與老師發展了一些策略和方法。支持者宣稱父母對於雙模式法感到自在，

因為他們可以用口語來支持手語的學習，他們也可以感受到自己並肩與子女共同為其說話的進展而努力著。說話的發展是多數聽常父母期望的目標，因為他們家中用的語言就是口語。在這個方法中，老師必須運用多感官教學做好仔細的語言計畫，一些技巧包括浸潤在 ASL 或英語中，或在不同班級和不同老師的課程中將語言加以統整（Nussbaum, Scott, & Simms, 2012）。雙模式雙語言孩童的教材包括手語語言教材以及聽覺成分教材（如會發音的玩具與書本）。已出版的文獻較少述及孩童在雙模式雙語言課程的進展，雖然聾童臨床的資料可能記錄了他們在口說、耳聽及手語的語言與時俱進的發展。

複合式的方法

❖ 說明、目標與優勢

　　稍早提到的複合法在美國聾童的教育中被運用得最普遍（Gallaudet Research Institute, 2013），其基本目標是聾童能流暢使用英語手語，以之作為支持的角色而不是等同於一種要學習的語言。這個方法沒有特定的課程，並且學校通常用他們的州立標準來調整或區分等級，以符合學生的程度。這類課程的優勢是：比起學習 ASL，父母與老師學習手語化英語的難度較低。

❖ 歷史、教學策略與教材

　　複合法的歷史與雙語言教學的歷史交織在一起，綜合溝通法（TC）之所以普遍是因為口語法並不是對全體聾生都有效。很多孩童的故事書與其他的課程材料都是用手語圖片來製作，之後則是用手語影片，照著英語口語的字詞順序呈現。值得一提的是，很多 TC 老師用到雙語策略，例如：代碼轉換、翻譯、圖片連鎖／三明治教學法、印刷文字和指拼法、跨語言技巧。差異在於 ASL 的文法沒有在教室的教學中被強調；但是如果孩童英語技巧弱並且沒有跟上英語討論，那麼 TC 老師可能會將代碼轉換為

ASL 來擴展主題。在這些課程中，並沒有以傳統方式評估一般的 ASL 流暢技巧，甚至在 IEP 中也未提到。老師們之間有個爭論，究竟 TC 和 SC 是否可被認為是雙模式主義。從某層面來說，它們都是一種語言的資源（Plaza-Pust, 2014）；但從另一方面來看，因為孩童對於兩種語言模式中的任一種都沒有完整接觸到，而且他們從年紀很小就開始接觸兩種語言的混合體，不論哪種語言都不被認為是第二語言（見 Gárate, 2011, p. 209）。

單語言法

❖ 說明、目標與優勢

目前被稱做聆聽與口語語言（Listening and Spoken Language, LSL），在不同年代這個方法也稱為**純口語／聽覺刺激**（pure oralism/auditory stimulation）、**多感官／音節單位法**（multisensory/syllable unit method）、**語言連結成分法**（language association-element method）、**單一感官法**（unisensory）或**聽覺法**（aural approach），以及**聽覺口語法**（auditory-verbal approach）。聾人文化、ASL、指拼法或其他手語系統沒有被放進課程，但是其目標是發展聾童的口語語言，理論假設是聾童會獲得口語語言，而且是依循著等同於聽力正常孩童的語言發展階段目標（見第四章有關發展里程碑的敘述）。其優勢是父母不必去學習另一種語言（即 ASL）來和孩子溝通（Northern & Downs, 2014）。

❖ 歷史、教學策略與教材

口語教育的歷史追溯到 1815 年於維吉尼亞州成立的考伯學校（Cobbs School）（Van Cleve & Crouch, 1989），其他口語學校如：1869 年建立的霍勒斯曼聾啞學校（Horace Mann School for the Deaf 是一所波士頓公立學校）、成立於 1865 年的紐約市萊星頓啟聰學校，以及成立於 1867 年麻州北安普敦郡的克拉克聾校（Clarke School for the Deaf），這些學校到今天都還存在。約翰崔西診所（John Tracy Clinic, JTC）建立於 1942 年，提供

函授課程教材給學前至五歲聾孩子的家庭，這個機構持續將教材提供給世界各地的父母們。萊星頓啟聰學校將 ASL 與口語合併來進行教學。公立學校有單語教室，可能有 TC 以及 ASL ／英語雙語教室。口語語言發展的理論基礎是根據聽力正常孩童語言習得的心理語言學理論。

這些理論包括早期發現和早期介入、運用殘存聽力學習口語、融入密集聽覺與說話訓練的策略，以及聽覺管理（Northern & Downs, 2014）。運用以下方式：父母的強力參與、擴音技術、依序發展的語言教學，以及教室安置的多種選項（自足、回歸主流、融合等，見第六章）。說話訓練也包括科技的運用，如以電腦做說話產出的視覺顯示。隨著人工電子耳的使用增加，老師需要培訓以了解電子耳、它如何運作，以及在教室中如何有效運用電子耳等（Archbold & Mayer, 2012）。

其他的支持服務包括運用口語翻譯員、電腦記筆記系統〔如同步聽打（CART）〕、C-Print，或其他字幕和言語文字切換軟體。

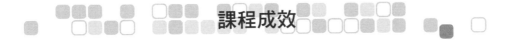

課程成效

何種方式教學最好，其實要視情況而定。有多種不同的因素進到預測學業成就的算式中，但是老師可能佔很大的成分。我們目前還沒有足夠的證據本位實例（Luckner et al., 2006; Marschark, Tang, & Knoors, 2014）。有些研究探討的主題是學業成就，在第四章裡我們談到口語的研究結果，這裡我們著重在雙語、雙語言雙模式，以及 TC 孩童。

檢驗這些研究時，有幾點要考慮：第一，所有課程中的聾學習者通常對於教學的語言都不流利，無論是 ASL 或英語。第二，用在 TC/SC/SSS 課程的很多教學策略都是雙語策略（也許 ASL 文法除外），同時即使 TC/SC/SSS 課程並沒有教兩種語言（只教英語），這些已被創造的系統中，ASL 的詞彙手勢（lexical sign）仍然是多數手語的主要根源。

即使聾生沒有接觸到成人的聾語言典範，在他們打英語手語時，仍會使用臉部表情、身體動作和空間文法〔見 Supalla（1991），其中討論到

SC 孩童使用類似 ASL 的手語〕。第三，雖然在這些研究中的老師們是在雙語教室授課，但是除了 Myers（2011）研究中的老師們之外，其他沒有一個人有雙語證照❶。

有兩個研究以日間學校及四所中心學校為對象進行研究。Andrews、Ferguson、Roberts 與 Hodges（1997） 在一年期間追蹤七個就讀 ASL／英語雙語學校幼兒園至一年級的聾童，他們在基本觀念、聽覺理解、圖畫詞彙、英語文法、閱讀、ASL 能力、英文書寫、數學方面都有收穫。在另一所用到 ASL／英語雙語法的日間學校的研究中，Gentry、Delana 與 Andrews（2007）跨七年的時間檢視 25 位八至十八歲孩童在第九版「史丹福成就測驗」（Stanford Achievement Test, SAT-9）的分數，發現閱讀理解與使用 ASL 的年數相關。

Nover、Andrews、Baker、Everhart 與 Bradford（2002）以 122 名八至十八歲的孩童為研究對象，他們就讀於五所學校並且老師有參與兩年雙語教學法的在職課程。研究發現老師有接受 ASL／英語雙語訓練的組別，其學生（8 到 12 歲）在 SAT-9 的英語詞彙和語言分測驗與全國常模相較都有顯著的進步。

另一個有關中心學校的研究中，Myers（2011）以 SAT-9 的得分檢視雙語課程對於閱讀理解的效應，他發現時間變項（施測時的年齡、入學年齡、待在住宿學校的年數）與 SAT-10 的表現有中度相關。

同樣是另一個有關中心學校的研究中，Geslin（2007）檢視了雙語課程對於 182 位聾生在學業、閱讀理解、語言分測驗上表現的效應。他比較聾童改換為 ASL／英語雙語法之前與之後的閱讀理解有何差異，發現比起未採取雙語法前，十三到十八歲學生的閱讀理解得分有改進。

---

❶ Betty Bounds 是德州聾校助理校長，她鼓勵教職員在完成 ASL／英語雙語教育研究中心（Center for ASL/English Bilingual Education Research, CAEBER）所提供為期兩年的 ASL 和英語發展課程後去接受德州雙語教育測驗，課程的發展者是目前在高立德大學的 Stephen M. Nover，他發展了 ASL 和英語雙語教育的在職教育模式。

Marschark（2011；引自 Knoors & Marschark, 2012）將美國一所採用
SSS/SC 的聾校學生的閱讀成就分數與 Nover 等人（2002）的數據進行比
較。在他的研究中，聾生的得分比同年度同年齡的全國中位數高 5 至 40
分，並且得分等同於或高於Nover等人研究中各年齡層的孩童，除了一歲
組之外。這個研究確認了用手語教閱讀（無論是透過 SC/SSS 或雙語）的
重要性，也確認了有必要進一步檢驗語言教學策略。SC/SSS 或 TC 課程的
教師是否真的用到像是代碼轉換、連鎖／三明治教學法等雙語策略？（見
Andrews & Rusher, 2010）因為一些混雜的因素，要將ASL／英語雙語課程
拿來與TC/SC/SSS互比，可能有其困難。為了確保研究的信度，除了測驗
分數之外，還要更完整描述參與者的背景特質，以及老師用到的特殊策
略。

　　另有兩個研究針對ASL／英語雙語課程做縱貫性的調查，不只有閱讀
理解還包括數學表現。Lange、Lane-Outlaw、Lange 與 Sherwood（2013）
在四年期間針對一所委辦學校做探討，該校老師有參與ASL／英語雙語教
育研究中心（Center for ASL/English Bilingual Education and Research, CAE-
BER）的訓練，研究者檢視了 174 個參與者的閱讀以及 141 個參與者的數
學表現，至於用來進行比較的則是一群來自全國常模研究的同年齡聽力正
常同儕。研究者指出：

　　　　處在ASL／英語雙語模式環境的幾年之間，實驗組在兩個學
　　科的學業表現隨著時間而成長，並且超越了對照組的表現（閱讀
　　8.2 年，數學 2.5 年）。（p. 541）

　　Hrastinski 與 Wilbur（2016）以就讀中心學校六至十一年級的 85 位聾
生為研究對象，想要了解 ASL 流暢度對於閱讀及數學成就的影響。ASL
高度流暢的學生在英語閱讀理解、英語語言使用、數學的表現都比那些不
流暢的同儕好。

　　總結來說，這些研究顯示，ASL／英語雙語主義對於聾生數學和閱讀

有正向的影響，如果我們要探討課程類型的效能，需要一些對變項控制得更好的研究，探討成就測驗以外的表現。前面引述的文獻以及未來的研究可以再做些改進，如果：(1)加入控制組；(2)對於聾人文化有更成熟的描述；(3)孩童的背景變項，尤其剛進入 ASL 與英語時的流暢度要適當予以描述；(4)特定的教學策略；(5)以更嚴謹的方式評量 ASL，或許便可實現。

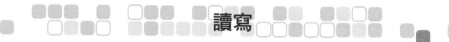

讀寫

定義與成就水準

閱讀是一個複雜的認知、知覺、語言與社會文化的活動。閱讀同時也是語言過程，其中包括了語言慣例（包含字母原則）以及讀寫能力的面向，如理解與作文、所有權與動機、學校讀寫課程、學校一般課程、課室教學、家庭，以及社區與學校（Taylor, Anderson, Au, & Raphael, 2000）。要具有讀寫能力需要策略，而這些策略強調一些像是在做閱讀全文（complete text）時的理解，這個部分在 Marie Clay 及其他人的研究中也可看到（Stuart, Stainthorp, & Snowling, 2008）。這並不是說解碼不重要，把閱讀看待成一個簡單的過程，其困難是可能會誤導老師只專注解碼層面，而不是著重於「閱讀」的真諦，也就是理解全文。在教一些語言技巧差的聾童閱讀時，一個可被檢驗的假設是在閱讀教學一開始時，就考量到理解全文，無論是透過口語或雙語來達成。

很多閱讀與書寫流利的聾人成為專業人員（如 Andrews, Byrne, & Clark, 2015; Mounty, Pucci, & Harmon, 2014），但是對於年幼的聾童而言，讀寫很具挑戰性，因為他們沒有語言基礎，他們在標準測驗的閱讀成就得分不及聽常同儕（Traxler, 2000），且這個表現的差異隨著年齡增長而加大（Marschark & Harris, 1996; Traxler, 2000）。

Steven Pinker（1997）是一位認知科學家，他如此寫道：「孩童與聾

音連結❷，但是印刷文字是個選擇性的管道，必須用心良苦地拴緊」❸（p. ix）。把這個比喻得更深遠一些，我們如何幫助孩童「拴緊在這個叫做閱讀的選擇性管道上」？我們如何建立教學環境來培育聾童的閱讀與寫作？

促進的因素與阻礙的因素

閱讀從出生就開始，研究顯示孩童花在聆聽照顧者說話的時間是預測他們後來閱讀程度的良好指標（Wolf, 2007）。本書第四章提到，研究也顯示大腦的語言獲得在敏感期接受性最好。促進早期閱讀發展的因素包括父母經常指著食物、玩具及環境中的圖片與印刷字體給孩童看，並且在用餐、洗澡、遊戲與就寢說故事時間對著嬰兒說話。口語和（或）手語的交織、認知，以及透過環境中的印刷文字與故事書所呈現的書寫語言，使孩童的早期適於閱讀（Wolf, 2007）。

照顧者通常很慌亂，不知道如何為其聾子女閱讀，至少要做的一項是：孩童、書本以及照顧者臉與手的目光接觸必須建立。聾父母可為其子女建立視線三角形來輔助他們的眼睛凝視同步性（Clark et al., 2015），以及發展共享式注意力的策略（Lieberman et al., 2014）。視線三角形是指照顧者、書、孩童的眼睛凝視形成一個三角形，以便讓孩童看到書與照顧者的手語並且有目光接觸（Mather, Rodriguez-Fraticelli, Andrews, & Rodriguez, 2006）。有限的家中讀寫經驗以及欠缺閱讀與書寫材料，是限制早期閱讀經驗的因素（Berke, 2013）。

當孩童進到學前班或一年級開始學習讀（learn to read），才展開正式的閱讀教學，在之後的幾年他們則是為了學習而閱讀（read to learn）。聾孩童比聽力正常孩童多花三到四年去學習閱讀，因為他們同時也在學習語

❷ 聾童也與手語「連結」（Petitto, 2009）。
❸ Pinker, S. (1997). Forward. In D. McGuiness (Ed.), *Why our children can't read—And what we can do about it: A scientific revolution in reading* (pp. ix-x). New York, NY: Simon and Schuster. Wolf, M. (2007). *Proust and the squid: The story and science of the reading brain.* New York. NY: Harper Collins.

言（Hoffmeister & Caldwell-Harris, 2014）。研究顯示，隨著孩童在學校的進展，他們通常經歷到一些困難，包括閱讀詞素、字彙（尤其是多義字）、理解象徵性語言、動詞片語、句法，以及獲得世界的知識（Convertino et al., 2014；見 Paul, Wang, & Williams, 2013）。在孩童的書中可發現到包含了很多語言學的與認知的結構，因此要找到孩童可以獨立閱讀的書有些難度。

教學環境

有些人以為聾童的教學環境就像提供給聽常孩童的一樣，應包括音韻覺識教學（Cupples et al., 2014）。對聽常孩童而言，學習去閱讀拼音文字，他們必須理解口語可被拆解成部分（即音韻覺識），以及特定的字母有特定的語音（即字母原則）。雖然不是所有學者都認同這些觀點，但是美國國家閱讀委員會（National Reading Panel [NRP], 2000）及國家早期讀寫委員會（National Early Literacy Panel [NEP], 2008）將許多研究整理後做了結論，他們的建議是音素和音韻覺識是學習讀和寫的先備條件。

聲音本位的語音學與視覺手語的語音學

聲音本位或聽覺取向的語音學曾被用來教聾童閱讀，尤其是用在字詞解碼有困難者（Paul, Wang, Trezek, & Luckner, 2009; Perfetti & Sandak, 2000; Mayer & Trezek, 2015）。這個方法曾被用在早期的讀寫學習上，因為有越來越多的聾與重聽孩童使用電子耳或數位助聽器，於是得到了接觸英語語音學的管道（參見如 Johnson & Goswami, 2010; Montag, AuBuchon, Pisoni, & Kronenberger, 2014）。但是 Mayberry、del Giudice 與 Lieberman（2011）反對這麼做，他們認為語言而非音韻覺識才是聾學生閱讀的關鍵變項。

其他研究者建議與語言相關以及與聽覺解碼相關的技巧都有需要，且目標語言（英語）的面對面溝通流暢性包括其英語的音韻部分，是學習讀

寫的關鍵。**質性相似性假設**（Qualitative Similarity Hypothesis, QSH）
（Paul, Wang, & Williams, 2013）認為聾童會經歷與聽常孩童相同的歷程，
但速度較慢。聾人讀者運用像是助聽器與電子耳、讀話、構音回饋、殘存
聽力、口手標音法或視覺拼音（visual phonics）等聽覺與視覺工具，這些
都支持著閱讀的發展，因為它們提供了接觸音韻覺識及拼音原則的管道。
視覺拼音包含了 45 個手形或手部的動作以及對應英語 45 個音素的 45 個
書寫符號，而第 46 個手形則用來表示沒有聲音。每個口部的動作都和一
個手形配對，代表英語某一個音素（Paul et al., 2013）。

　　不是所有的研究者都認為音韻覺識是必要的，替代的方法著重於聾童
在閱讀的動作，以及記錄他們運用手語及指拼法的實際閱讀行為，而不是
用音韻覺識測驗來測試孩童並且之後提供教學環境來彌補其音韻缺失。

　　十多年前以年幼的聾童與大學的聾閱讀者為對象的研究就指出，ASL
流暢性與英語讀寫能力有關（Ausbrooks, Gentry, & Martin, 2014; Chamber-
lain & Mayberry, 2000; Padden & Ramsey, 2000; Strong & Prinz, 2000），也與
書寫能力有關（Singleton, Supalla, Litchfield, & Schley, 1998）。如今閱讀領
域的研究者已開始實驗，也就是在教學環境中利用到聾學生的ASL／英語
雙語技巧，以之發展其英語的讀寫能力。

　　這些教學環境促進了打手語聾童的閱讀發展，而不需經由聽覺音韻處
理過程。透過外顯的教學，孩童學習將意義與文字連結，方式是藉著直接
從印刷文字銜接到意義，或使用視覺語音學與拼音將手語和指拼法對應。
視覺語音學（第四章有說明）與 ASL 語音學有關，也和英文閱讀有關。
稍後，在敘述這些替代的教學環境之前，我們會將這個方法與以聲音為根
基的語音學做對比。

　　聲音本位的英語語音學與視覺手語語音學處理的是將一串語音或手語
切成片段，這個切成片段的技巧被認為對早期閱讀具關鍵影響，因為它們
讓大腦及其記憶處理部門除了啟動閱讀歷程，也得以儲存更多的字詞。
Brentari（1990, 1998, 2001）其 ASL 語音學的研究提供了理論基礎與進一
步的說明。Bailes（1998）的一個早期研究，則將 ASL 語音學與閱讀做了

連結，該研究是一個質性研究，探討雙語聾童運用 ASL 手形以及 ASL 手形故事作為橋樑來獲得英語詞彙。

❖ 替代的教學架構

研究者建議了替代的閱讀教學架構，其中包括可被檢驗的假設，這些研究者想要借用 ASL 與指拼法來教聾童閱讀（Allen, 2015; Andrews et al., 2016; Hoffmeister & Caldwell-Harris, 2014; Kuntze, Golos, & Enns, 2014; McQuarrie & Parilla, 2014; Supalla & Cripps, 2011）。總結來說，這些以手語和指拼對應文字的架構顯示早期閱讀不只是把口語去對應印刷文字而已。有鑑於讀寫能力的遲緩，替代的方法值得去實驗，因為累積的證據指出早期手語語言的習得會促進早期閱讀的發展（Clark et al., 2016）。

指拼法如何支持閱讀

指拼法除了用到 26 個手形（代表 26 個字母），以之拼出英文字詞（見圖 6.2）；指拼法也是可產出語言的系統，讓使用者得以透過像是語詞拼音、縮減、合成兩個字、組成字母手語、手語拼音合成字等來擴展 ASL 詞彙。

指拼法也可以作為銜接到英語讀寫的橋樑（見 Baker, 2010）。聾童以多種方式運用指拼來辨識視覺性文字（sight words）以及解碼印刷文字（Haptonstall-Nykaza & Schick, 2007）。研究者發現年幼與年紀稍大的聾閱讀者，其指拼的能力、閱讀詞彙及閱讀理解力彼此相關（Andrews & Mason, 1986; Emmorey & Petrich, 2012; Herbold, 2008）。只因為指拼和讀寫之間有關係，並不表示這些技巧會自動轉移，孩童可能需要處在這種環境並且接受外顯的訓練。

聾老師對指拼的運用比聽力正常老師還多，並且有展現出印刷文字與指拼字詞的連結（Padden & Ramsey, 2000），研究者發現直接教孩童指拼和印刷字詞的連結會提升閱讀詞彙技巧與理解技巧（Haptonstall-Nykaza &

Schick, 2007; Humphries & MacDougall, 1999）。以 4 歲至 14 歲 21 名聾生為對象的訓練研究結果顯示，如果訓練包括較詞彙化的指拼，學生更能辨識及書寫英文印刷字詞與指拼字詞。本書作者們相信指拼的幫助在於它提供聾童音韻與英語印刷文字的連結，成為解碼的工具。做出英語口形搭配指拼也能提供閱讀印刷文字額外的視覺語音連結。

　　使用指拼的聾人經常會沒有按照英語音節的結構順序來切割指拼字母，並且使用這個策略來教聾童拼音。例如：Harris（2011, 2013）發現聾童將「elephant」（大象）這個字切成 ELE-PH-ANT（三個分開的語塊）而不是三個音節 EL-E-PHANT（Harris, 2011, 2013）。

書寫

　　書寫是聾人用來和不會手語的人溝通的實用工具。在電腦問世前的年代，聾成人攜帶紙筆（現在則是智慧型手機），用書寫方式與聽力正常的人溝通。聾大學生經常告訴本書作者 Andrews，他們寧願用紙筆也不願意用口語，因為不但比較有效率，而且也免除了可能讓聽力正常者第一次聽聾人說話的驚嚇表情。

　　年幼的聾童可以寫字，應該及早教他們寫作技巧。但是一篇回顧 17 名 3 至 8 歲學生學前到三年級書寫能力的發展、書寫、教學、書寫評估，Williams 與 Mayer（2015）也發現了早期的書寫著重在拼字而不是作文。聾童從小就學習如何組合訊息，有助於減輕年齡較大的聾童出現書寫程度低下的情況，舉例來說，Mayer（2010）在報告中指出，比起 17 至 18 歲的聽力正常同儕，聾學生只有 8 至 10 歲的書寫程度。

　　寫作技巧的教學與評量方法很多（Williams & Mayer, 2015），1970 至 1980 年代，根據 Chomsky 的轉換文法理論（transformational grammar theory），在分析上百個 8 至 21 歲聾學生的語言樣本後，Quigley 和他的語言學家團隊以及研究夥伴發展了「語言能力測驗」（Test of Syntactic Abilities, TSA）、書寫材料以及閱讀系列（Reading Milestones and Reading

Bridges），以之直接教聾閱讀者與書寫者在理解方面感到困難的九種結構
（Quigley, Steinkamp, & Jones, 1978）。

　　另一種書寫方式，即聾童雙語書寫課程，是 Wolbers 及其同事提出的
（Dostal & Wolbers, 2014; Wolbers et al., 2015），這個方式運用兒童的 ASL
與英語技巧。在針對四個班級 23 名學生進行 10 週的準實驗研究中，他們
以 ASL／英語教聾學生，其名稱是「策略與互動書寫教學」（Strategic and
Interactive Writing Instruction, SIWI），成效包括字詞辨識能力增加、動機
提升，以及書寫能力進步。

　　Sieben（2014）在他一篇未出版的研究中，訪談了六位教授聾大學生
寫作的英語教授，他發現他們依據學生的喜好，用了不同的溝通模式，包
括 ASL、英語為根基的手語、書寫英語、手勢、ASL／英語策略。其中一
位教授強調，他以 ASL 針對英語文法做深度的討論，然後切換到手語的
英語代碼來強調英語字根（如-ed、-ing）。這些教授都注意到他們的聾學
生在入大學前，從沒寫過一篇學期報告或長篇的作文。

　　另一篇研究檢視讀話與聾大學生寫作的關係，在四位大學生做完「讀
話篩檢測驗」（Lipreading Screening Test）後，蒐集其語言樣本（Aver &
Bernstein, 2007；引自 Bickley, Moseley, & Stansky, 2012）。雖然聾書寫者讀
話時並沒有正確讀出功能字詞，但是都正確運用這些字詞，他們的文法錯
誤與先前研究中發現的語句錯誤相似，如動詞省略、時態一致性的錯誤、
be 動詞省略、非標準的標點符號等。

讀寫表現與電子耳

　　Harris（2016）在其綜合文獻回顧中將研究與報告做了總結，指出較
早植入電子耳並且身處口語環境的孩童，其語音接收與表達有較佳的表
現，但是她指出這些口語技巧並不總是能移轉到早期的讀寫解碼以及理
解。有些研究顯示植入電子耳的聾童，其閱讀詞彙與理解增加，但是他們
的得分仍與聽力正常孩童的得分不相同。而且當這些聾童年紀漸大，與聽

常孩童的差異變得更大（Geers et al., 2008; Marschark, Rhoten, & Fabich, 2007）。但Archbold等人（2008）則發現他們的電子耳聾童受試者閱讀程度與聽常同儕相當。諸如口語技巧、語言技巧、視覺字詞辨識技巧、電子耳的植入年齡、主流教育、較高的非口語 IQ、聽覺記憶、視覺記憶以及父母的收入等，這些因素都對閱讀表現有影響（Archbold et al., 2008; Connor & Zwolan, 2004; DesJardin, Ambrose, & Eisenberg, 2009; Geers, 2003; Geers, Tobey, Moog, & Brenner, 2008; Vermeulen, Van Bon, Schreuder, Knoors, & Snik, 2007）。植入電子耳孩童的閱讀理解得分比戴助聽器的孩童好（Marschark, Rhoten, & Fabich, 2007）；然而 Harris 與 Terlektsi（2010）的發現則是相反，在他們的研究中，就讀聾校戴助聽器的孩童表現得比回歸主流的植入電子耳孩童好。

　　閱讀表現的研究中，最完整、最長期的其中一個是 Geers 與 Hayes（2011）的研究。他們探討了 112 個植入電子耳的孩童，在小學與高中時期分別做了評量。在兩個閱讀測驗中，介於47%與66%的樣本，其得分大於或等於聽常控制組的平均分數。36%的受試者閱讀能力相當於九年級或更高，17%低於四年級。研究者發現聾生在表達性的書寫較有困難，並且比起聽常同儕，說明文體的寫作技巧較差。聾生在音韻處理測驗的表現不佳，並且拼音測驗也顯示他們有困難。那些在小學階段閱讀表現良好的學生，到高中時也還是很好。整體來看，研究者發現72%的受試者在一長段的時間內有適合其年齡水準的成長，並且這些學生與聽常同儕在閱讀表現的差異沒有拉大。研究者在結論中指出，因為很多聾生的讀寫測驗表現得比音韻處理作業還好，其他策略（如視覺處理）或許可以作為取得良好閱讀能力的途徑。研究還發現，音韻技巧的外顯教學有助於一些有功能性聽損（functional hearing loss）的孩童（Miller, Lederberg, & Easterbrooks, 2013）。

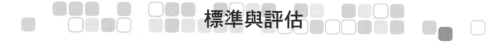

雙語主義、神經科學與聾童

當幼兒置身在一種或兩種語言環境中時，他的大腦發生了什麼事？神經科學家用功能性磁振造影（fMRIs）與功能性近紅外光譜（fNIRS）腦部顯影科技來探討神經活動，並且檢視這些神經系統如何傳遞語言與認知歷程（見第四章）。本書在第四章提到雙語課程的正向成效，一些父母與專業人員得到鼓舞，讓聾童盡早處在兩種語言環境中。這個觀點進一步得到**感知楔定假說**（Perceptual Wedge Hypothesis）模式的支持，而這模式是Petitto 等人（2012）所發展的。其假設是：在六個月到十二個月大時處在超過一種語言以上的環境中，會改善知覺神經處理，因此讓大腦更加擴展並且是朝著有利於孩童的方向。Petitto運用可打開門的楔子做比喻，他認為同樣的，處在多於一種語言的環境，就像是楔子開啟了原本關閉的「門」，而這個門指的是人類幼兒（刺激減少）知覺減弱的典型發展。換句話說，幼兒獲得語言的「敏感期」持續在開啟狀態的時間變長，促進了兩種語言的獲得；Petitto 的數據提供了聾童學習兩種語言最初的生物證據。

標準與評估

語言課程之良窳，要評鑑才知道。美國所有州都訂定了學生語文與讀寫表現的標準，在共同核心標準（CCS）（見第五章）中有全國語文與寫作的標準，各州也有其標準，規範有證照的聾教師、教育翻譯員、ASL老師的語言流暢標準。最近美國聾人協會成立了一個工作小組，其焦點是找出一些策略來將雙語雙文化併入教師訓練課程，並且也包括發展ASL／英語雙語和雙語言雙模式課程（Diane Clark，個人通訊，2016 年 2 月 25日）。

ASL與英語的評估，也是學校課程的重要部分。本書書末的相關資源

和網站提供了聾學生的ASL與英語評估。其測量包括MacArthur Communicative Development Inventory for American Sign Language（ASL-CDI）（Anderson & Reilly, 2002）、Visual Sign Communication and Sign Language Checklist（VSCL）（Simms, Baker, & Clark, 2013）、American Sign Language: Receptive Skills Test（Enns, Zimmer, Boudreault, Rabu, & Broszeit, 2013）。此外書寫與聾評估中心（Center on Literacy and Deafness Assessment, CLAD）結合了一個測驗庫來評估認知、音韻能力、言語知覺、構音、指拼、語言以及讀寫，包括字母—發音知識、表現、字詞辨識、閱讀流暢性、拼音、學業表現（http://clad.education.gsu.edu/）。

Morere 與 Allen（2012）提供了一個給聾成人的測驗庫，用來評量 ASL 與英語的一般認知功能、學業表現、ASL、語言功能，包括表達與接受性語言、指拼與讀話〔見 Morere & Allen（2012）的測驗說明〕。

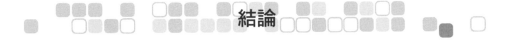

結論

本章呈現了證據來表明在聾教育中，雙語教學並不是新創，從 1817 年美國有聾教育以來，一些領導者如 Clerc 等人都認為聾教育是兩種語言的教育，即手語和英語。從 1960 與 1970 年代起，新的理論是目前語言與雙語的學說，企圖將聽力正常孩童的雙語行為拿來運用在聾童上，即使聾教育的專家們都一致認為這種學說並不全然適用於聾童的語言需求。

最近，聾教育的趨勢顯示美國與全球的雙語課程式微，而單語課程則增多。同時，雙語課程有個正在成長的研究基礎，而這些研究發現了正向的成效。此外，TC/SC/SSS課程也得到正向的成效，這些都顯示以手語做橋樑銜接英語有強大的力道（Mayer & Leigh, 2010）。但是這些手語課程如何將雙語策略，例如代碼轉換、連鎖／三明治教學法、跨語言併入其以英語為基礎的手語課程，則還不是很明確。雙語教育目前的狀態持續成長，轉型模式（transformative model）保證了語言課程中英語和 ASL 的平等性，並且老師擁有適當的雙語證照及流暢的手語（Humphries, 2016）。

　　美國聽力正常學生的雙語教育也發生相似的情況，公立學校裡的雙語教育已有五十年的歷史，始於《1968 年雙語教育法》（Bilingual Act of 1968），接著是《不讓任一孩子落後法案》（NCLB, 2001），對語言與文化不同的少數族群，重心從雙語教育轉換到更多的英語唯一（English-only）或全英語策略。成人雙語教育（使用兩種語言的能力）並沒有被反對，但是他們相信雙重語言教學會讓孩童脫離英語流暢性的軌道。加上雙語模式類型很多，研究者發現要探討其有效性並不容易，同時現有的研究還沒有得到結論（Hidden Curriculum, 2014）。我們現在正面臨著聾教育的挑戰，由於電子耳的植入與早期療育課程排除了手語，並且希望把更多時間放在一般教室裡的英語教學，包括在閱讀課程中做語音教學，於是更加朝著以英語為中心的教育邁進。基於多數聾成人是雙語使用者的事實，這個趨勢需要重新分析，並且反映給聾與聽常領袖。聾人大學教育學會（Association for College Educators of the Deaf）成立了一個雙語特殊興趣小組（Bilingual Special Interest Group, SIG），這是一個很正向的發展，由三十多人組成，其中多數人都是大學老師以及對研究基礎有潛在貢獻的聾教育研究者（Lons Kuntze，個人通訊，2016 年 2 月 11 日）。

建議閱讀書目

Everett, Daniel L. (2012). *Language: The cultural tool*. New York, NY: Pantheon.

　　語言在我們的基因裡嗎？是天生的？還是人類發明的？或二者都有，這本書主要的論述是倡議語言是習得的行為，是從人種開始就被人類文化與社會發展出來。

Hutchins, E. (2010). Cognitive ecology. *Topics in Cognitive Science*, *2*(4), 705-715.

　　在一個聾教育會議中，Tom Humphries 建議我們讀 Edwin Hutchins 有關認知生態學以及認知生態系統的著作，以便對聾生的語言學習與語言教育有新的思考方式。

King, K., & Mackey, A. (2007). *The bilingual edge: Why, when, and how to teach your child a second language*. New York, NY: Harper Collins.

兩位作者都是語言學者同時也身為母親，曾經教自己的孩子一種以上的語言。這本書帶領讀者詳細認識孩童早期雙語主義，可作為關注孩童ASL／英語雙語議題者的示範書籍。

Wolf, M. (2007). *Proust and the squid: The story and science of the reading brain*. New York, NY: Harper Collins.

《普魯斯特與烏賊：人類大腦如何演化出閱讀能力》（中文版由商周出版），作者是一位神經科學家與教授，她根據自己所做的失讀症研究進行了論述，檢視當我們在閱讀時以及當孩童發現學習閱讀很困難時，究竟大腦發生了什麼事。

CHAPTER 7

孩童期的心理議題

對於失聰孩童的發展而言，不同因素之間的動力很複雜，而且容易產生無法預測的影響。
——Brice 與 Adams（2011, p. 132）

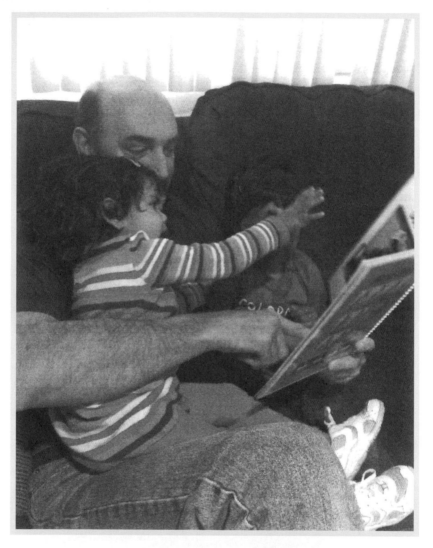

圖 7.1　父親為兩個孩子讀書的照片
圖片來源：經授權同意使用

　　發展心理學家探究各種因素在生命不同年齡和時期對於發展的影響，
包括生物、環境、社會、文化和行為方面。發展的某些層面，例如出生前
的發展和語言的發展，都和敏感期有密切的關係，所謂敏感期是指某個特
定時期，這個時期如第四章所述，是孩童處理特殊訊息的最佳準備狀態，

語言就是其中一項。孩童和環境之間的互動，尤其是在這些關鍵期，對於孩童發展有深遠的影響。就失聰兒童而言，這些互動必須要做一些調整，讓他們有最好的心理發展。

本章目標

本章探討失聰兒童發展方面的議題，要談的是有關親子關係，先從正向親密關係的重要性說起，其次是談到父母和失聰子女間的依附感，並且強調早期療育課程的重要性，之後則談到孩童和青少年時期的社會情緒發展、自尊以及認同。本章稍後也談到兒童精神疾病可能以何種方式出現在失聰兒童身上，在本章最後以討論失聰兒童的心理評量做結束之前，也會談到霸凌與虐待失聰兒所帶來的衝擊。

親子關係

失聰兒童的家庭中，大約95%的父母親聽力正常，他們並不認識失聰者，也不清楚失聰者的成長是怎麼回事。就如同第三章所指出的，失聰的鑑定對於失聰兒童及其家庭都有影響（Sass-Lehrer, 2016）。當這個孩子被鑑定為失聰的時候，這個家庭所要面對的不只是聽覺損失，他們可能不知道他們對失聰孩子的未來可以有怎樣的目標與期望，他們也不了解如何成為有效能的父母親（Christiansen & Leigh, 2002/2005）。此外，他們可能還掙扎於社經議題、移民議題及文化議題。他們和失聰子女的關係，會影響失聰子女的發展。

依附

在嬰兒出生第一年的時候，嬰幼兒和照顧者之間所產生的感情聯繫被稱做**依附**（attachment）。John Bowlby（1958）的依附理論指出嬰兒的生

理健康和心理健康取決於依附的品質。當照顧者持續地表現出溫暖而且對嬰幼兒的需求有回應時，嬰幼兒就會發展出安全的依附；相反地，當照顧者對於嬰幼兒的情緒或行為疏忽、不一致或不敏感，那麼就會產生不安全的依附。縱貫性的研究顯示，早期依附關係對於社交情緒的特定面向可能有長期發展的暗示作用（詳見 Thomson, Kennedy, & Kuebli, 2011）。相關的研究報告指出（Bohlin, Hagekull, & Rydell, 2000; Sroufe, Egeland, Carlson, & Collins, 2005），例如，有安全依附的聽常學前孩童，比那些有不安全依附的孩童在同儕關係與同理心方面表現較好，社交焦慮較少，情緒調整較佳，表現出較穩固的遊戲行為與社交能力，並且比較有自信以及依靠自己（Sroufe, 2005）。整體而言，Sroufe（2005）強調依附的變化不見得會造成特定的結果，但是依附本身對於社會發展的多個面向（例如：孩童適應、同儕關係，甚至整個人生的學業測驗表現）都扮演關鍵性的重要角色，無論是直接或間接的。舉例來說，如果安全的依附帶來好的同儕關係，這樣的結果可能帶來自信。外在環境對於依附類型的定義，可能扮演著強烈的角色，而孩童內在的特質則可能在不支持的環境中扮演著保護的角色（Young, Green, & Rogers, 2008）。

這裡提到的研究經常用 Ainsworth 的「陌生情境」（Strange Situation）測驗來評量（Ainsworth, Blehar, Waters, & Wall, 1978）。評量的對象是一到二歲的小孩，測驗中會有一個陌生人走進房間，而母親和小孩正在玩一些玩具，母親會短暫地跟孩子停留在房間裡，之後離開，留下孩子單獨跟陌生人在這房間內。很快地，母親又再回來，在房間內停留幾分鐘，之後又離開，然後再回來。研究者透過單面鏡記錄孩童在一連串與母親分離又相聚的過程中的行為，而依附的品質則是藉由觀察孩童在整個過程中對母親的行為反應來評估。

當母親在場的時候，有安全依附的孩童會將母親當作一個安全基地去探索新環境，並且不時地回到母親身邊（Ainsworth et al., 1978）。當母親離開房間的時候，孩子會很苦惱，但是當母親再度回來的時候，他就會很快樂地去迎接她，或者是很容易就因母親的回來而得到安撫；而一個沒有

安全依附的孩童，即使母親在身邊，也比較少去探索周遭的環境。當母親離開的時候，這些沒有安全依附的孩童就會非常焦慮或者是表露出完全不在意的樣子，這些孩童會忽略或避開母親試圖對他所做的安慰。

孩童的語言發展很典型地幾乎都來自母子之間的互動，這互動也是形成依附的基礎。在這個社會化的過程中，安全依附會被增強，例如：當嬰兒哭的時候，母親會撫摸且安慰他、跟他說話或是把他抱起來，嬰兒通常會停止哭鬧，並且看著正在微笑或說話的母親，嬰兒會用發出聲音的方式來回應。視線和口語交互地進到情境中，成為嬰兒早期溝通的一部分。如此的互動來回持續著，隨著時間的推進，這個過程的複雜性逐漸增加。

聽常的新生兒很早就能夠辨識母親的聲音，當母親離開房間的時候，即使沒有看到母親，嬰兒仍然聽得到她的聲音。事實上，聽力正常者似乎在有品質的聽覺環境中對聽覺有較多的依賴，但是當聽覺訊號不清晰時，他們對視覺的依賴會提高（Binnie, Montgomery, & Jackson, 1974; Dodd, 1977）。

如果嬰兒的失聰較晚才被鑑定，聽常的父母並不知道他們的孩子聽不到聲音，每當他們離開孩子的視線時，他們就在不知情的狀況下，讓孩子以為他們不見了（Montanini Manfredi, 1993）。失聰的嬰兒沒有辦法運用噪音、接近的腳步聲或是從其他地方傳過來的喊叫聲去得知有人走近。如果沒有聽覺擴音也沒有持續的視覺和觸覺刺激給予彌補，失聰兒童的孤立感可能會被增大，這可能造成語言與社交遲緩，雖然這些孩童相當有復原力，並且藉著適當的療育可以趕上。

由於全面性新生兒聽力篩檢與早期鑑定，照顧者有機會去適應該子女的失聰情境，並且從視覺與聽覺（透過聽覺輔助）來幫助失聰嬰兒。如果照顧者與嬰兒的互動能最佳化，這種行動會促進孩童的語言、社交及教育經驗。起先，照顧者可能邊說邊做手勢，而嬰兒並沒有看著他們。長期的研究指出，在第一年中，透過早期療育課程所提供的適當指引，聽力正常的母親能將他們所做的溝通努力調整為符合孩子的需求，也就是父母在雙方面對面互動時，視覺—手勢活動的使用會增加（Koester, Traci, Brooks, Karkowski, & Smith-Gray, 2004）。

　　相對而言，作為依附過程的一部分，失聰母親們會較早用到以下的活動，包括：經常的微笑、帶著豐富面部表情的表達、目光注視、視覺—手勢的遊戲、在孩子的視野內揮手、很有活力的觸覺溝通（例如拍拍嬰兒以獲取其注意力）。她們也會修飾自己的手語，而這種行為相似於用在聽力正常孩童的口語「媽媽語」（motherese），本書第四章也有提到（Erting, Prezioso, & Hynes, 1990）。用在嬰幼兒的手語是簡化過的、高度重複的，並且靠近母親的臉，以便在嬰兒看著母親時，能看得見手語，而不是像成人手語者在一個較大的空間打出手語。但嬰兒看著別的方向或目標時，聾父母傾向於在那個目標附近或嬰兒的視野內打出手語（Koester, Papousek, & Smith-Gray, 2000）。嬰兒的典型反應是做出和父母一樣的手語，經常地揮舞手和手臂，而父母的讚賞與鼓勵會增強他們的動作，這些反應是嬰幼兒早期姿勢和手語溝通的前身。此外，失聰嬰兒更頻繁地將目光輪替於母親與周圍環境之間。他們看失聰母親的時間比失聰嬰兒看聽力正常母親的時間還要長，後者用較多的時間去看周圍環境。

　　如果聾父母所處理的不是其他風險，如貧窮、失業、教育剝奪、心智健康議題、家庭暴力，那麼由於他們通常依據直覺會知道如何促進他們和失聰嬰兒的溝通，所以就促進失聰子女適當的依附與社交情緒發展而言，父母甚至可能被認為是「保護的因素」（Koester & McCray, 2011）。聾父母結合子女的努力去傳遞其感受，這項能力是以他們讀取「身體語言」的經驗為根基，透過視覺—手勢的管道溝通，並且針對他人心理與生理狀態的細微線索做出反應，同時也以自己在成長過程中社交情緒的需求是否被滿足為根基，而他們的因應技巧可以傳遞給其子女。

　　前面提到的策略對於聽力正常的新手父母而言，最初看似不自然，因為這些不是聽力正常父母通常用來對待聽力正常嬰兒的諸多行為反應中的一部分。但是這些父母最終可以達到一種有效且雙方都得以滿足的互動方式，雙方對於彼此的行為有反應而且有影響（Harris, 2010）。這個同步的互動對於語言發展的過程非常關鍵，當聽力正常的父母更知道這個互動方式時，他們對於自己所發現的溝通技巧以及作為聾孩子父母的能力，會信

心大增（Koester & McCray, 2011）。對於那些需要更多指引的家長，專業人員可將從觀察聾父母所學到的事項傳遞給他們。

　　研究發現，嬰幼兒透過助聽器或電子耳得以接觸到會話音量的語音環境中，這些聽覺刺激加上密集的療育，其口語發展的機率增加（Ertner & Iyer, 2010）。照顧者根據孩童發展的程度，提供短時間的簡單口語聲，之後進展到比較複雜的語音。他們需要將聲音與物體連結，並且做一些包含著歌曲、節奏、遊戲的活動（Garate & Lenihan, 2016）。每天的例行活動與遊戲時間是提供豐富的聽覺刺激的機會，例如：父母可以用面部表情與指著聲音的來源去引導嬰幼兒注意環境中的特定聲音，像是會發出噪聲的玩具或是發出叫聲的水壺。之後他們就可以用口語、手語化英語或 ASL 來溝通發生了什麼事。為了讓孩童對於被關注的特定聲音有最好的注意力，環境必須很安靜。

　　當嬰兒的活動力變得更大時，照顧者要調整自己去針對嬰兒感興趣的事物做反應，練習去等待視覺注意力，或是確定孩童在溝通前他們能聽到溝通的內容，並且練習以適當策略來取得孩童的注意力。針對孩童的需求而做反應，這種調整會提升安全依附的可能性。Brice 與 Adams（2011）回顧文獻後指出，聽閾數值本身並不會增加不安全依附。通常聾孩子與其父母之間的整體依附類型和聽力正常孩子及其父母之間的依附並沒有多大的不同，比較關鍵的是照顧者如何與聾嬰兒連結，以及環境的支持程度，尤其是適當的資源，如早期療育課程所提供的資源。

　　有趣的是，決定性的因素不見得是特定的溝通模式，而取決於溝通是否有效。聽力正常的父母認為選擇溝通模式與引導家中的溝通是他們要做的決定中最難的一項（Meadow-Orlans, Mertens, & Sass-Lehrer, 2003）。不只如此，他們可能需要在孩子發展的不同時間點重新評估溝通的選擇，尤其是當溝通需求改變時，以確保持續有最佳的溝通。有效的溝通不但會被環境影響（照顧者、同儕、老師等），也會被孩童的個性影響（外向、學習能力等）。孩童語言技巧的進展以及重要他人在溝通方面的配合度對於有效的成長與依附都很關鍵（Brice & Adams, 2011），例如：當照顧者的

離開與回來必須要討價還價時，語言通常被用在這個過程中。如果溝通無效，依附的安全性、有品質的家人關係，以及孩童的情緒發展都會受到挑戰。

依附的過程也可能受到父母對聾孩子的態度，以及在孩子被鑑定為聾之後的悲傷與因應的反應而影響（Hadadian, 1995; Spangler, 1988），這些可能會影響照顧者的反應，而這又會微妙地影響到孩童的內在安全感。接受與支持聾童的過程，會助長健康的依附類型，並且促進孩童有彈性去適應多變的世界。要達到這些，父母必須在悲傷與因應壓力的過程中得到幫助（見第三章，有簡要提到父母壓力），以便促進正向的依附。

聾父母的聽力正常孩子

多數以聾父母的聽力正常嬰幼兒為對象的研究，都是專注在語言和言語的獲得。這如同是聽常父母去促進聾子女依附的相反狀況，聾父母要如何促進其聽常孩子的依附？聾父母如何能夠對其聽力正常孩子做適當反應？一些像是嬰兒哭聲的提示裝置，這些科技讓聾父母得以對其子女取得注意力的叫聲做出反應。聾父母可以用他們直覺的育兒技巧去養育其聽常子女，但是他們無法總是能對聽覺環境做出反應，例如：他們可能聽不到干擾子女的戶外救護車鳴笛聲，所以就不能向其子女解釋那個情境，雖然他們能提供一些安撫。即使聾父母可能可以用促進依附的方式去反應，包括視覺與觸覺的溝通，但是父母對於聲音環境的無反應，也就是父母無法從聽覺輔助裝置得到幫助，這可能會讓孩子感覺到一些不同。藉著視覺與觸覺溝通，聽力正常的子女可能發展出早期覺知，知道自己可以用視覺作為協調方式，以之取得父母的注意力，因此結果是，他們對環境有銳利的敏感度，並且也察覺到自己與父母不相同（Shultz Myers, Marcus, & Myers, 2010）。藉著父母的支持，這個差異會被接受，因此促進了依附的連結。研究指出，聾父母的聽常子女有其彈性，不會有太多人有社交、情緒或教育的問題（Singleton & Tittle, 2000）。這也意味著聾父母養育聽力正常子女的能力一般而言是成功的。

收養與寄養

　　聾童被收養與寄養的研究資料很少，沒有發生率的相關統計數據，如果有也是來源不知的訊息。因此除了在寄養家庭可能比較容易被虐待以及有長期效應（見本章稍後有關兒童被虐待的部分）之外，其他發展性的議題，我們所知甚少。Barbaba White（1999）猜測那些收養聾童的聾父母所表達出的我有資格，是因為基於適合度這個重要因素，覺得他們值得有這個特別的孩子，並且他們知道如何鼓勵雙向的溝通。她訪談了七對聾父母，發現他們列在優先項目的是：與孩子建立連結、建立溝通模式，以及灌輸孩子他們是正常的聾童。這些被收養的孩子由於先前在寄養家庭或孤兒院中接觸不到語言，所以有明顯的語言遲緩。聾父母努力扭轉此情勢，用創新的方式提供 ASL 與英語，例如說故事、一面用閃示卡一面用 ASL。研究也發現連結與依附的過程和下述因素有密切關係，也就是孩子的溝通需求以及父母想要促進溝通的渴望。

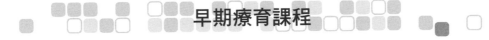

早期療育課程

　　美國的《身心障礙者教育法案》（IDEA）是《殘障兒童教育法案》（Education for All Handicapped Children Act）衍生而來，立法規定要提供「免費且適性的公立教育」（FAPE）給失能的孩童。IDEA 的四個部分中，Part C（2011 年更新）規定提供服務給出生至兩歲的嬰幼兒及其家庭（http://idea.ed.gov/part-c/search/new），特別是，進到早療課程的嬰幼兒必須是發展遲緩或被診斷出有問題，包括感覺損傷（Raimondo & Yoshinaga-Itano, 2016），才符合接受早期療育的資格。這個方案的對象涵蓋了有發展遲緩風險的聾與重聽嬰幼兒，其中也包括了由於聽力損失而語言遲緩的嬰幼兒。美國各州都有聾與重聽的課程在其家庭中提供服務給他們，或是在地點便利的中心或診所，直到孩童滿三歲為止，之後他們轉去 Part B 的服務，這部分的服務關注在提供學校系統的教育。

　　每個參與早療的孩童和其家庭，必須有一份個別化家庭服務計畫（IFSP）。其中所涵蓋的服務是在評量後所決定適合孩童及其家庭的項目，主要目標是溝通與語言的學習。可提供的服務包括家庭訓練、諮商、家訪、特殊指示、語言言語訓練與聽力學、手語及口手標音服務、視覺服務，以及聆聽輔助科技與服務；有特殊需求的嬰幼兒可能會要接受附加的服務（見 Raimondo & Yoshinaga-Itano, 2016）。

　　早期療育計畫在聾童整體語言能力與教育成效的改善中，都扮演著重要角色，尤其是提供家庭一些工具，讓聾孩子在家庭、鄰里、學校中得到最佳的統整（Sass-Lehrer, 2016）。家庭必須提供失聰兒童持續地接觸自然語言的管道，他們才能獲得在很多情境中所需要的工具，這些情境包括：遊戲的、尋求幫助時、和家人溝通時、成為識字者、正向的發展，以發揮他們最大的潛能（Sass-Lehrer, 2016）。

　　理想的早期療育課程，應該在孩童被鑑定出有聽力損失的那一刻，就開始提供給這個失聰兒童和其家庭。如同第三章所提到，父母親、照顧者和其他家庭成員需要及早在溝通方法和教育方面接受引導，而父母親在處理家有失聰孩子的感受及改善他們自身的感受方面，也應該要得到文化敏感度的諮商和支持。同時，父母親也要發展技巧來為其失聰子女提供一個能刺激他們智力和社交的環境（Sass-Lehrer, 2016）。他們也可能要學習一種手語的溝通形式，或是刺激口語溝通的技巧，至於是哪一種，則依早期療育課程的哲學觀而定。

有位母親的女兒在 10 個月大的時候被診斷為失聰，她對於早期療育課程的看法是：

　　（他們）太好了，當我走進去的時候，我……就哭了，（他們）聽我說而且告訴我還有其他選擇。你知道，事情並不會太糟，我的女兒將會很好，我們有很多的小孩，……他們都很好，所以這就是之後會發生的事情，也是我所希望的事，一切都會變得很好。

　　　　　　　　　　　　　　　　　——Christiansen & Leigh（2002/2005, p. 79）

　　有一種賦能方式的療育，是讓這個家庭思考何種介入對他們有效，大家要記住家庭是個不同的組合體，在文化、語言、經濟資源、基因組成、家庭結構、子女方面都不相同（Meadow-Orlans et al., 2003; Sass-Lehrer et al., 2016）。其中包括了要澄清父母的需求和關切、辨識問題與支持、減少偏頗的訊息、設計行動計畫、決定大家各要做些什麼以便讓家長與專業夥伴共享責任，並且評鑑整個過程，這會正向促進孩子的發展。

　　專業人員應該知道在早期療育課程中，將父親及母親納入與失聰子女有關的討論和決策是件重要的事。文化上有個轉變，因為有越來越多的母親回到職場，於是父親在子女的養育中變得更參與其中。一開始父親就像母親一樣，可能處在壓力的風險下，取決的因素包括教育、文化及個人特質。Meadow-Orlans、Spencer 與 Koester（2004）的研究發現，父親因為聾子女而感受到的壓力和其配偶所感受的壓力並沒有不同，該研究的對象是一群接受良好教育的群體。此外，這項研究中指出，專業支援的增加與父母比較少提到有來自子女的壓力，兩者間有顯著的關係。

　　照顧者在鑑定過程的早期就遇到聾人典範是有幫助的，可學習到聾人可能要知道的一切，但是聾專業人員通常不是早期療育課程的一部分。因此，Sass-Lehrer（2016）的書中提到早期療育的方法，用了一整章來書寫與聾及重聽社群的合作（Pittman et al., 2016），文章中提到要支持那些本身就是聾人的專業人員，他們可以和同事合作，一起改變政策、觀點及服務。聾專業人員在孩童早年就提供持續的關鍵性支持，因為照顧者直接向他們學習如何與其聾嬰幼兒溝通。他們會教導照顧者有關聾人的生活，以及提供聾資源的訊息。有趣的是，Jackson（2011）指出聾與重聽孩童的父母將聾啟迪者、聾典範或聾引導者的效益排在他們的較高需求之列中。

　　嬰幼兒聽力聯合委員會（JCIH）在其立場文件書與附錄中提供了建立早期療育系統的綜合指引，其中有考慮到父母的需求與專業能力（Yoshinaga-Itano, 2013）。然而目前尚未有理想可行的複合式課程可提供給適合所有聾童與其父母需求的早期療育方案，原因是要併入不同的能力有其困難，像是諮商、兒童發展、語言、言語與聽力、文化敏感度、教學。對

於這種課程的匱乏，Sass-Lehrer（2016）企圖予以彌補，採用的是以大綱方式擬出這種課程的理想架構。經費也是一個問題，聯邦不支付的部分，期望州政府能支付這些課程的額外費用。

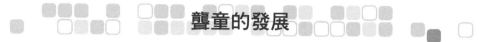

聾童的發展

除了透過聽覺輔助裝置來提供聽覺刺激，還要促進視覺策略，讓相互溝通與語言發展得以最佳化，就可減少與溝通限制有關的問題（包括語言遲緩），並且還可促進遊戲行為，從而帶往愉快且複雜的互動以及最適當的認知發展，而這又會帶來健康的心理社會發展（Marschark, 2007; Musyoka, 2015）。第四章和第五章提到語言發展的議題，考量到環境影響所扮演的角色，生態系統理論提供了解釋，說明圍繞在聾童四周的各種系統可能如何影響到發展（Sheridan, 2001, 2008）。Sheridan注意到要在聾童個人特質之外去尋找因素，她對於生活世界（lifeworld）的研究，探討的是社會環境以及聾與重聽的孩童和成人的內在特徵。她以環境作為探討的重心，用「聾識字」（deaf literacies）這個名詞，指稱下列這種最佳環境：是一種「在語言、文化、適應、行為、需求、優勢、資源等面向都能寫能讀的多重系統，而被聾與重聽者帶入他們的互動中」（Sheridan, 2008, p. 213）。為了更了解聾童生活世界，接下來要一窺他們的心理社會是如何發展的。

遊戲在早期認知發展中的角色

如果孩童有機會以遊戲的方式來探索環境，對他們的認知發展會有幫助（Marschark, 2007; Musyoka, 2015）。社會歷史論學者 Vygotsky 和認知發展學者 Piaget 把遊戲當作是促進孩子發展與練習成人行為的方式（Piaget, 1929; Vygotsky, 1978）。Marschark（2007）指出遊戲創造出一個管道，孩童得以在其中探索，在各種角色中得到樂趣，並且嘗試我們的新技巧。遊

戲的過程融入了真實與假裝的行為，是發展思考很關鍵性的一步（Vygotsky, 1978）。舉例來說，把一個盒子當作是一輛車，提供孩童一種方式去分辨實體和其代表的意義，並且可以促進他們把盒子的心理表徵當作是其他事物，而這樣的方式能發展認知處理的彈性及抽象化的能力。孩童所處的族群和文化，對於他們遊戲行為的演化以及認知行為的塑造都有很大的影響。

　　聾童與聽力正常孩童，其遊戲行為的發展過程都經歷到相似階段，但是他們的進展程度，與其語言發展有關（Marschark, 2007; Musyoka, 2015）。並不是因為聾童欠缺聽力，而是語言發展遲緩以及社會互動模式有所破壞，以致干擾了聾童在符號式遊戲（symbolic play）的獲得與表現。聾童在符號式遊戲的精熟程度可能與他們的語言發展程度、社交特質及認知能力有關。照顧者可能覺得他們應該盡量多找出一些時間來建構學習情境，以便能預防發展遲緩。他們或許不知道遊戲對於溝通不同的觀點有同等價值，例如：用一個箱子或幾把椅子代表開校車去學校，如果孩童曾有不同的經驗，對於他們在日後處理社會互動就比較有利。切記，語言技巧符合年齡的學前孩童，和同儕的相處較好，遊戲的認知和社交觀點十分關鍵。

心理社會的發展

　　家長與教育者必須要注意孩童的心理社會發展，因為健康的社會與情緒發展對於快樂與成功的人生，是個關鍵的前題。此外，個人的認同發展應該要能使孩童獲得堅定的自我意識，這對於他們的情緒和社會發展，以及獲得內在安全感都會有所幫助（Calderon & Greenberg, 2011）。

　　是什麼構成了健康的心理社會發展過程？Erik Erikson（1980）的理論模型提供一個很有用的參考架構。在這個模型中，Erikson 提出八個心理社會階段，而每個階段中，成功與不成功的解決方式都被提到，而通常的結果就是在這兩個極端之間取得平衡。每個階段的成功解決方式依據這個

階段本身的難度與個人、父母、社會族群的資源而不同。這八個階段，從嬰兒期開始的發展分別為：(1)基本信任與不信任；(2)自主與羞愧懷疑；(3)主動進取與內疚；(4)勤勉與自卑；(5)認同與認同困惑；(6)親密與孤獨；(7)傳承創新與遲滯不前；(8)統整與絕望。最後三個階段含括在成人期中，第八章會詳述。Schlesinger（2000）以 Erikson 的心理社會發展階段為架構來追蹤失聰兒童與青少年的心理社會發展，我們將其觀察說明如下。

第一個階段，也就是基本信任與不信任階段，含括了早期的依附時期，接下來出現的是自主與羞愧懷疑階段，發生在十八個月大到三歲之間，它包括了開始學習一些適合家庭和文化的行為與態度。根據 Schlesinger（2000）的想法，如果有意義的相互溝通受到限制，失聰兒童就會顯示出發展遲緩。儘管專業人員不斷勸告，聽常的父母可能還是會過度保護他們的失聰子女，以致阻礙了自主的發展。而這又會導致孩童藉著反抗來爭取自主權，例如：在他們被強迫去做他們並不想做的事情時，會拒絕維持目光的接觸或溝通。如果父母親給子女一些探索的空間，這些孩子就會在這樣的環境中學習精熟一些新技巧，因此發展出自主。很有趣的是，Schlesinger（2000）注意到失聰父母似乎較願意給他們的失聰子女進行更多的探索。權力的較量比較沒那麼緊張，這些孩童也比較少有飲食和如廁訓練的困難。

下一個階段是主動進取與內疚階段，在這個階段的孩童（三到六歲）要學習的是發展出一種主動的感覺，並且對於人生和自我有目的感。根據別人給他的回饋，孩童開始知道他究竟是「好」或「沒那麼好」。最理想的是，父母在這個時期用例子讓孩童知道哪些行為是適當與可接受的，而這些孩子接下來要能主動去測試環境，例如：騎腳踏車沿著街道往前騎到十字路口，並且停下來等父母親趕上了再一起過馬路。

由於溝通能力受限而經歷到口語表達被抑制的失聰兒童，經常會以激烈的行為來表達，尤其當小孩有疑問卻不能夠用字詞或手語來表達其感受時。為了避免孩童的主動性下降，父母必須要提供足夠的訊息，為外在事件或外在行為提供理由，並且建立不會過度限制他們探索環境的安全限制。

　　在教育情境中，重心可能會放在孩子安靜坐好並且專注於某個事物，因而限制了增強主動性的各種可能；但也提供了學習機會，讓新的主動行為得以在自由活動時間被增強。對於那些具有主動性但是較少接觸聽覺環境的失聰兒童，很難決定怎樣才是最適當的教學情境。引導視覺的注意力以及運用良好的聽覺監控，可促進主動行為在適當情境中的發展。

　　自我概念會在這個時期發展出來，失聰兒童必須要接觸成年失聰者，這樣才能夠減少失聰兒童長大後對於他們的扭曲期望。有些孩童以為成年失聰者不存在，因為他們從沒見過任何成年失聰者（Pittman et al., 2016），而很多人只有在高中或大學時才得知有其他聾人存在。如果年輕人有文化與倫理的角色典範，這些角色典範的潛在重要性是能夠促進正向的社會與學業技巧的發展。Watkins、Pittman 與 Walden（1998）發現比起沒有聾人典範的早期療育課程，有聾人典範會帶來更多聾童在語言技巧方面顯著的進步，當然，這對於自我概念與生活品質有重要的啟示作用。

　　六到十一歲的小孩在學齡階段會努力發展出一種勤勉感及相伴而來的能力感，當孩童在學校裡奮力掙扎時，自卑感可能會升高。要克服這種感覺並不容易，可能會危害下個階段，包括正向自我認同意識以及自我概念可能會變糟。為了要感覺到有能力，孩童周遭必須要有能增強孩童能力的人。如果父母親不要掌控或是不要經常告訴子女必須要做些什麼，孩童的勝任感就會得到鼓勵。如果有足夠的語言去說明解釋孩童可能有哪些選擇及限制，那麼這個做法行得通。

　　當失聰兒童可以很輕易地與家人及同儕會話和社交（不論用的是口語或手語），且可以把社會規則內化時，這會使他具有社會能力（Hintermair, 2014; Marschark, 2007）。聽常父母的失聰孩子無法像聽力正常的孩童一樣聽到發生在周圍環境中的互動性語言，而聽常孩童通常對於發生在周遭的事情比較清楚。如果家庭可以發展出一些策略，例如：快速地解釋目前正在進行的事情，或是確定這個失聰兒童能看到房間內的每一個人，那麼這個失聰兒童被遺漏在這整個事件之外的機會就可減少。遺憾的是，有時候

即使在用意良好的家庭中，處於有壓力的情境中要去記得使用這些策略不是這麼容易。

同時失聰兒童也無法輕易從電視機或廣播中獲得訊息，除非他們所看的是有字幕的節目並且能理解這些字幕。唯有失聰兒童的語言發展及閱讀技巧已達到相當水準時，他們才能從書籍的閱讀中得到許多有關世界的知識。當失聰兒童從各種可能的訊息管道得到有關其社會環境的適當訊息時，他們充分運用所有的資源，對一些事情發展出基本的理解，包括事件、社會傳統，以及符合其年齡對關係之期望。再一次強調，這需要有良好的溝通技巧（Calderon & Greenberg, 2011）。舉例來說，丹麥一項以 334 個中度至極重度聽損孩童為對象的研究結果顯示，如果手語或口語能力好，心理社會的良好狀態會與聽力正常同儕相似（Dammeyer, 2010）。如果孩童有語言缺失或其他失能，心理社會困難的比例會高於同儕。美國一個以 74 名聾童為對象的研究發現，語言缺失會對社交能力的發展產生負面效應（Hoffman, Quittner, & Cejas, 2014）。

失聰兒童與其失聰同儕也可以發展出社交關係，就好像聽常的孩子和聽常的同儕發展出關係一樣。這些關係會比較親密也比較有互動，基本上是因為相互了解與相同的溝通方式（Oliva, 2004; Oliva & Lytle, 2014）。Marschark（2007）認為失聰兒童間的社交關係與聽常孩子間的社交關係不相同，部分原因是他們缺少一些聽常孩子社會化所需要的資訊，另一部分的原因是失聰同儕間以視覺方式互動的本質。究竟在社交關係中觀察到的不同，是缺失還是差異，必須依據年齡層的互動本質來小心檢視。

失聰孩童有能力和聽常同儕發展出良好的社交關係，但是這種成功的關係取決於他們與聽常同儕互動過程中的社交與溝通能力（Oliva, 2004; Reisler, 2002）。這種關係從學前開始，在一對一的情境中表現最好，因為比較能將注意力聚焦，並且因為多重會話而造成的分心可以減少（Martin, Bat-Chava, Lalwani, & Waltzman, 2011）。回歸主流而且同校沒有失聰同儕的聾生，無論是否有植入電子耳，他們的正向社交與情緒經驗都較少，雖然個別差異很大（如 Antia, Kreimeyer, Metz, & Spolsky, 2010; Hintermair, 2014; Oliva & Lytle, 2014; Punch & Hyde, 2011; Xie, Potměšil, & Peters, 2014）。多數時候，他們有孤獨、被排斥及社會孤立的感受。知道下列事實會有所幫助：一些以寂寞作為量測值的研究發現，孤獨感不因對象是聾或聽力正常而有顯著不同（Leigh, Maxwell-McCaw, Bat-Chava, & Christiansen, 2009; Schorr, 2006）。另外，聾受試者比起聽力正常的同儕，其社會行為得分較低，而社會退縮行為則得分較高（Wauters & Knoors, 2008）。我們可以如此下結論：受試者在研究中針對測量所做的反應不同於以口語方式所做的反應。如果沒有提供合適的社交機會給聾童，或他們還是沒有發展出社交關係，可能就值得關切。孤獨感與其他社交問題是可能的結果（Oliva, 2004; Oliva & Lytle, 2014）。

> 因為我們的學校有很多失聰者，所以我可以和失聰同儕有社交活動，我主要是和兩個完全回歸主流的學生互動，我很少和聽常同儕互動。我也參加了很多不同的組織和活動，但每學期或每年我都會轉換去新的活動，為的是希望可以找到一個適合我並且被聽常同儕接受的團體。
>
> ——大型回歸主流課程的畢業生
>
> 在國中和高中階段我並沒有太多的社交活動，尤其是和聽常同儕。我參加了一些社團及課外活動，但是我從不覺得和這些聽常同儕社交很自在，我通常還是比較喜歡和失聰或重聽的學生社交。
>
> ——完全回歸主流的失聰女生，她與其他
> 聾和重聽的同儕都就讀於自足式的班級
>
> 我經常覺得我是站在聽力正常的這一邊，只有幾根腳趾踏在失聰的那一邊，就好像是把腳伸到熱水裡面試水溫一樣，只想稍微接觸受熱的感覺，而不需要把自己浸到熱水裡。……大部分時間我都和聽常的朋友們在一起。
>
> ——融合教育的畢業生

由於有更多的失聰兒童回歸主流，專業人員必須與父母一起協助其子女在學校和家庭中建立社會聯繫網絡，以促進他們健康的心理社會發展。Hintermair（2014）指出許多聾童所經歷的社會化問題是由於不適當的環境適應以及其他人對聾的經驗及敏感度有限，他建議提供聾學生在校外彼此互動的課程，也要有共融課程，也就是聽力正常的學生班級中要有幾位聾學生。聾人營隊是另一種用來社會化與沉浸聾人文化的管道（Oliva & Lytle, 2014; Thomas, 2014）。在營隊中，如美國聾人協會的青年領導者營隊、科羅拉多州亞斯本（Aspen）冬季與夏季營隊，或由州立聾校或國立聾人技術學院經費贊助的夏季電腦、閱讀與數學營隊等，學生可根據營隊的關注項目去學習到新技巧、認識聾同儕、增加自己手語與領導的技巧，以及在「聾認同」上更多的學習。

Calderon與Greenberg（2011）建議採用複合式學校本位課程，其名稱是「促進替代性的思考策略」（Promoting Alternative Thinking Strategies, PATHS）（Kusche & Greenberg, 1993）。這個課程在國際上被多國採用，透過教導失聰兒童問題解決的行為來促進他們自我控制、了解情緒以及問題解決的技巧（Calderon & Greenberg, 2011）。有兩個主要的研究以失聰孩童的課程與學校為對象來探討其成效（Greenberg & Kusche, 1998; National Deaf Children's Society, 1999），而另一個研究則是以特殊需求的孩童為對象來探討成效（Kam, Greenberg, & Kusche, 2004）。整體研究結果顯示，這些學生有更正向的社交技巧。

接下來進入了認同與認同困惑階段，這個階段發生在青少年時期，這個時期獨立自主的議題開始出現（Erikson, 1980）。他們要做的事情是藉著早期經驗的統整來內化其認同感，如果前面階段的危機能夠解決，那麼青少年就做好去探索自己認同感的準備。

認同所反映出來的是人們如何去定義自己，他們認為什麼是重要的，以及他們在生命中要完成哪些目標。對父母或照顧者的依附、與同儕的關係，以及在特定社交網絡的融入感，對於健康的認同發展都有貢獻（Calderon & Greenberg, 2011）。社交網絡可能包括親近的朋友、親戚、班上同學，以及組織或團體的成員。團體的成員通常對於促進青少年的認同扮演著關鍵角色，團體也可能有自己支持的價值觀與目標，而這些可能被青少年採用。在青少年達成其成人認同的真正感受前，多數都需要相當多的時間去探索他們在生活中附屬於不同單位的不同選擇。很重要的是要知道認同有多個面向，也就是有多種不同的認同相關成分，如文化背景、宗教、技巧、職業等。多向度認同模式（Multidimensional Identity Model）是指個體是多個部分組成的綜合體，有些相關性比其他高，而相關高或低與情境有關，也就是說認同是以互動的本質與情境為核心（Jones & McEwen, 2000）。

失聰的青少年也需要時間去探索不同的選擇與認同，尤其是失聰認同這個議題。他們接觸成年失聰典範的程度，以及他們覺得自己到底是一個失聰者（deaf）還是文化型的聾人（Deaf），這些會影響到他們的認同發展。一個就讀聽常學校的失聰者，他可能會接受這個團體對於失聰的標準觀點，認為失聰是一種失能；但反過來說，啟聰學校的文化可能會促發失聰者認同自己是文化型的聾人（Leigh, 2009）。這個說法似乎支持 Tajfel（1981）的社會認同理論（social identity theory），這個理論中提到少數族群的成員會經過兩種途徑達到他們正向的社會認同：(1)藉由嘗試移動自己去接近主流團體；(2)透過和其他成員一起努力來改變社會。失聰者可能會藉著「文化型的聆聽」以及融入聽常團體，而得以接近主流團體。另一個選項是讓失聰者和聾人文化結合在一起，努力改變聾人文化和多數聽常團體的互動。失聰青少年會因為從團體得到正面的自尊或自我形象而加入其中一個團體，如果沒辦法達成這些，他們可能就會真的離開這個團體或是心理上不再歸屬於這個團體。很多人會與這兩者團體保持接觸而採取雙文化的立場，第八章會繼續討論失聰認同理論。

我總是把我的認同比擬成一條線，失聰世界在線的一邊，聽常世界在另一邊，我的家庭在聽常世界的一邊，我的朋友多數也是在聽常世界的一邊。但是，我不能夠否定我的失聰認同，它對於「我是誰」與「我是什麼」有很大的影響。我的失聰朋友也和我一樣，會說話、戴助聽器或植入電子耳、就讀一般的大學，並且在聽常世界工作，我們的共同點是我們的失聰，以及我們在聽常世界的生活。我的失聰認同和其他認同一樣，如女性、猶太人、住在中西部的居民。我的失聰認同影響我的日常經驗及我看世界的方式，沒有這些失聰朋友的幫助，我無法在聽人世界中成功。我會永遠保持在中間地帶，我需要這兩個世界，兩種友誼，我永遠不會完全地跨越這條線，因為我知道我需要這兩邊的力量來讓我成為一個成功及快樂的人。

——融合教育的畢業生

　　研究受試者中，使用口語的年幼失聰者人數逐漸增加，通常都發現雙文化認同與心理社會的良好狀態有關（如Kemmery & Compton, 2014; Leigh, Maxwell-McCaw, Bat-Chava, & Christiansen, 2009; Mance & Edwards, 2012; Moog, Geers, Gustus, & Brenner, 2011）。這裡要再一次指出，根據溝通的取得、同儕及其他因素，失聰者在某一個情境可能表現得較傾向於聽人認同，而在另一個情境則是聾人認同，因此反映出的是流動型的認同（Leigh, 2009; McIlroy & Storbeck, 2011）。

　　自尊與生活品質這兩項建構（construct）會影響到認同。自尊代表著個人對自己在不同面向的價值有何判斷，如人際技巧、學業、運動。這是以日常生活為依據，無論是在家中或外面，如學校或工作場所，而同儕在那些場所對於提供會影響或塑造個人自我知覺的回饋扮演著重要角色（Brice & Adams, 2011）。此外，我們必須考量失聰者的文化附屬性以及內在心理資源，包括最適切性與自我效能（Hintermair, 2008）。Brice 與 Adams（2011）回顧文獻後指出，適應失聰文化與適應雙文化似乎有利於

自尊的建立。他們指出父母的聽力狀況、親子溝通品質、手語的使用對於自尊都很重要，父母中至少有一人失聰，或父母都聽力正常但是有使用手語的能力，對於失聰孩子認同自己都是正向的因素。

近來探討植入電子耳孩童自尊的多個研究提出了不同的結果（如Leigh et al., 2009; Moog, Geers, Gustus, & Brenner, 2011; Percy-Smith, Cayé-Thomasen, Gugman, Jensen, & Thomsen, 2008）。整體而言，這些孩童的自尊相當接近於聽常同儕，而其傾向於更加認同聽人文化。有趣的是，雙文化認同也出現在這個團體內，這強化了以環境為依據的流動型認同所扮演的角色。

生活品質是個富含多元面向的概念，而這些面向是以生活中正向與負向的主觀評量為依據（The WHOQOL Group, 1998），這些面向與安適感的成分有關，包括生理、情緒、心智、社會、行為等面向。生活品質的構念可能不易測量，因為大家對下列事情的觀點不同，像是如何針對測量下定義，以及參與者是否包括父母、老師或本人等等。

與植入電子耳孩童有關的研究描繪出正向生活品質的圖像（見Hintermair, 2011），但是如同前面提到的，植入電子耳的孩童與青少年是會面臨衝擊其生活品質的社會化議題，尤其是青少年期。Hintermair（2011）在報告中根據 Gilman、Easterbrooks 與 Frey（2004）的研究指出，比起失聰學生，聽力正常學生在整體滿意度以及在家庭、朋友與環境等範疇有顯著較高的分數，他在結論中提到會影響失聰孩童與青少年生活品質的重要變項，包括親子溝通的吻合（手語或口語）以及教育情境是否符合孩子的需求。親子溝通的吻合，其重要性在研究中獲得了確認，該研究發現青少年了解父母親溝通能力的程度以及他們對生活品質的感受，兩者有顯著的關係（Kushalnagar et al., 2011）。

霸凌別人或被霸凌對生活品質都有負面衝擊，近幾年來，這個主題已受到許多的關注，《美國心理師》（*American Psychologist*）期刊報導了一個有關學校霸凌的專題就是一個證明（vol. 70, no. 4, May-June 2015）。在專題中，Swearer 與 Hymel（2015）將霸凌描述為攻擊的一種複雜形式，包括了二元的與團體的動力，受到負面衝擊的，不僅是霸凌與受害者，也

包括同儕目擊者。他們提出了社會生態壓力體質模式（social-ecological, diathesis-stress model），認為基因誘發了脆弱性或攻擊性，加上環境情境而形成霸凌。這個模式低估了壓力源與風險保護因素的複雜性，而這些都會影響到涉入與處遇。

對於聾孩童，霸凌也是一件值得關切的事情。根據Hadjikakou與Papas（2012）在聾童與霸凌的文獻回顧中指出，這個主題欠缺嚴謹的研究，多數都是質性研究。如果能知道認知在霸凌中的涉入情形以及受害如何繼續存在，會有所幫助。報告指出，發生在聽常同儕之間的傳統霸凌（造成重複的傷害與伸張主權）與網路霸凌（以科技方式霸凌），也發生於聾生身上（Bauman & Pero, 2011）。比起回歸主流的安置，啟聰學校的霸凌可能更明顯，需要更多的研究去確認是否屬實以及為何如此。其中一個可能性是對於基本的社會訊息與社會規則所知有限，讓霸凌行為的易受害性或脆弱性增加。

失聰專業人員在心理社會發展的角色

將近80%的聾童被安置在融合教育情境，專業人員有責任要確保這些孩童有最適切的成長環境。他們必須知道溝通議題和取得溝通的管道、環境中的分心事物（如聽覺與視覺干擾），以及如何確定孩童有得到正向心理經驗的管道。他們也必須要了解科技進展對這些學生有何好處，例如：在走廊上及團體情境中，設有切換語音為文字功能的電話。

聾專業人員在促進正向的心理調適過程中扮演著關鍵角色。再次強調，他們通常對於提供學習典範給聽人父母與聾子女這個部分，並不是主要的角色（見前文及第三章）。聽力專家可加強聾人典範的運用，也就是從聾孩子出生開始就向他們示範語言獲得與社交策略。如果父母也有雇用聾人保母或邀請聾人來和子女相處，無論他們用的是口語或手語，子女都會有額外的機會在發展階段去接觸語言與社交典範。有機會接觸成功生活的聾人，對於聾孩童與青少年的個人心理健康會有助益。

兒童心理病理學

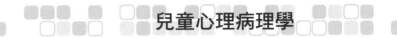

　　探討失聰兒童的兒童心理病理學是個考驗，因為這些診斷的測驗工具，很多都是口語的形式且缺少失聰常模，孩童經常接受了很不適當的施測，因此問題的意思被改變，當然反應也跟著改變。心理師不了解對於失聰兒童應該用哪些適當的測驗，是這些問題的核心（Leigh, Corbett, Gutman, & Morere, 1996; Reesman et al., 2014）。過去曾經有很多錯誤的診斷，造成不可逆的心理和教育的傷害，就如同 Lane（1999）的研究所指出的，Matti Hodge 與 Alberto Valdez 這兩個人，由於低智力分數而被誤診為智障，重測的結果顯示他們的智力功能正常（見下一節與第八章，有更多關於評量與心理計量議題的討論）。

　　失聰兒童心理健康議題發生率的建立有其方法學上的問題，這個問題就如同選舉時做的民調或預測，根據取樣與詢問的問題，會得到不同的結果。聾童分散在不同的教育安置中，要得到正確的數字是個難題。由於受試者傾向於取自一些有參與動機的個案，因此涉及診斷標準的問題、適合聾童的測量、評估者在聾議題與孩童心理學的專業，以及研究的取樣是否真的可以代表聾童異質性的組合，這些都必須納入考慮。異質性由於諸多因素而顯得複雜，包括聽力損失程度、分類、失聰的年齡、鑑定的年齡、溝通、文化附屬性、移民等。

　　我們所知道的如下：Meadow（1980）回顧 1980 年之前的文獻（包括 1970 年代評估聾童心理不適應的發生率與本質的研究），在結論中指出失聰兒童情緒和行為異常的發生率大約是 8～22%，一般的孩童則是 2～10%。近來，Brown 與 Cornes（2015）回顧聾童心智健康的文獻，包括了父母問卷與調查報告，他們指出發生率介於 28～43%，而來自於孩童與學生本人的數據則顯示發生率介於 32.6～54%（稍後有更多細節）；即使測量版本的語文已被調整為符合受試者的需求程度，發生率也沒有顯著的改變。但就「憂鬱」這個項目而言，聾青少年似乎比聽常同儕的比率還

高。Theunissan 等人（2014）在其文獻回顧中指出，比起聽常同儕，聽損孩童與青少年有更高的傾向會發展出憂鬱、攻擊、敵對、對立反抗性障礙、品行障礙與精神疾患。焦慮、身心症、注意力缺陷障礙（attention deficit disorder, ADD）、犯罪層次都有更多的變化。可能的風險與保護因素包括其他的失能、智力，以及溝通技巧。

　　過去曾有人指出聾童因為溝通挫折而表現出較多的問題行為（Fellinger, Holzinger, & Pollard, 2012）。前文提到聾童與家人及同儕的溝通，與自尊、生活品質、認同有關聯，因此這樣的假設並不令人意外。Brown 與 Cornes（2015）以 11 至 18 歲在澳洲不同教育安置情境的 89 位聾與重聽學生為對象，實施「青少年自陳測驗」（Youth Self Report），使用口語的學生用英語書寫版本，而使用澳洲手語（Australian Sign Language）的學生則使用澳洲手語版本，這兩種版本有相似的信度。這些受試者相較於聽常同儕（14%），顯示出有較多的心智健康議題（39%）。研究者懷疑這些議題在生命中開始得較早，並且受到有限的隨機學習與社交困難（如誤解社會訊息）影響而變得複雜。同儕的拒絕可能是另一個因素，因為有研究指出，同儕的拒絕與心智健康問題，兩者呈正相關，而心智健康與自尊則是負相關（van Gent, Goedhard, & Treffers, 2011）。

　　和家人以口語英語溝通的學生經歷到較少的心理病理，可能是因為比起其他以澳洲手語或手勢化英語溝通的學生，他們以口語溝通很自在，手語溝通者可能家中成員的手語流暢性有限（Brown & Cornes, 2015）。此外，一項瑞典研究顯示聾與重聽孩童就整體而言，與聽力正常孩童的心智健康並沒有顯著差異，運用的工具是「優勢與困難問卷」（Strengths and Difficulties Questionnaire，此測驗具有可接受的信度）（Mejstadt, Heiling, & Swedin, 2008/2009）。在這群體中，15% 的人是移民，研究者的解釋是：瑞典手語（Swedish Sign Language）是從很小就開始學習，並且提供父母手語課程，使得溝通得以被促進。❶ Barker 等人（2009）探討語言、注意

---

❶ 瑞典人工電子耳的使用率增加，這造成該國手語比較不被關注。是否這會衝擊到失聰孩童與青少年的心智健康，還有待觀察。

力、親子溝通對於行為問題的預測力，對象是 116 個聾童與 69 個聽常孩童，年齡一歲半至五歲。該研究發現，比起聽力正常孩童，聾童有較多的語言、注意力與行為困難，並且與父母溝通的時間較少。以住宿機構的青少年為對象的研究發現，聾青少年在心理社會風險行為（包括對別人的危險性、攻擊、破壞財物）比聽力正常的同儕高（Coll, Cutler, Thobro, Haas, & Powell,2009）。這些研究都顯示出溝通的重要性，家中溝通限制若較高，在思考與情緒方面可能產生比較表面化的討論，而這會導致情緒同理心的縮減（Brown & Cornes, 2015）。最後，雖然聾童與青少年的心智健康問題有較高的風險，但是我們必須指出研究樣本中大約有三分之二的個案展現出正向的心智健康。

額外的狀況與心理病例

有社交情緒問題的孩童通常可能被送到比較能夠處理這類群體的學校（van Gent, Goedhart, Hindley, Treffers, & Philip, 2007）。這些孩童在社交情緒困難的脆弱性通常可能因為額外的狀況而被加重。高立德研究機構的年度調查（Gallaudet Research Institute, 2013），取樣自 23,731 個聾與重聽學生，其結果顯示，美國有這些其他狀況的發生率是40%，其中發生率最高的是學習障礙與智能異常，各佔 7.2%與 8.8%，其次是發展遲緩（6%），注意力缺陷障礙（5.4%），自閉症（2.2%），以及盲（2.8%）。情緒困擾的發生率是 2.1%，相對於其他問題比例較低。要留意的是，學校需要有正式的診斷來將情緒困擾是其主要問題的學生列入名單，而前述研究結果則是根據父母、老師與孩童的回應，因此比較主觀並且是來自觀察與感覺，導致聾童這類問題的發生率較高的結果。

近年來，自閉症受到越來越多的關注，除了前文稍早提到過高立德研究機構的統計數字，很多研究也指出，59 分之 1 的八歲聾童接受自閉症服務，這個比率比91 分之 1 的全美自閉症估計值還要高（Szymanksi, Brice, Lam, & Hotto, 2012）。合併有失聰與自閉症的個案，帶給區別診斷很大的

挑戰，因為聾與自閉症譜系異常的診斷都牽涉到語言與溝通問題。重心被放在採用不同社會行為基準來觀察個案在與他人互動時其困難何在（van Gent, 2015）。Szymanski（2012）在報告中提到一些像是發脾氣、拒絕參與活動，以及侵犯他人或自己的挑戰行為，她也提供了一些訊息給學校，包括如何做功能行為評量，以之評估可能的因果因素，並且建議如何去除這些因素，來預防行為變得更嚴重。

除了為不同的診斷定出標準有其困難，診斷人員面對的另一個困難是要把失聰的衝擊和異常本身予以區隔（Reesman et al., 2014），像是學習障礙。事實上，幾乎很少有研究去探討學習障礙（learning disabilities, LD）或注意力缺陷過動症（ADHD）如何呈現在失聰兒童身上，或是將失聰者對刺激的有限接觸與學習障礙的標準診斷予以區隔。目前所採取的意見是根據一些非正式的證據、調查的意見，和有限的實證研究。要記得的是，至今研究的數量還很零星，但目前的證據似乎指出，失聰的學習障礙者和注意力缺陷過動症者與聽力正常的學習障礙者和注意力缺陷過動症者有很多相似的特質，但是失聰的主要病理（見第三章），也都是學習障礙的病理因素（Mauk & Mauk, 1992）。因此，失聰者的人口中，學習障礙的出現率可能會高於正常人。在注意力缺陷過動症中，另一個複雜的因素是誤診的危險，因為當失聰兒童沒有足夠能力去了解周圍事物並且覺得很無聊時，可能會出現靜不下來的行為。

因為缺乏診斷基準，因此要發展出有效的測驗方法來正確診斷失聰兒童的學習障礙或注意力缺陷過動症，到現在仍是個艱難的任務（Reesman et al., 2014）。研究者不得不接受欠缺失聰兒童適當常模的事實；在評量過程當中對於溝通和語言因素的控制不一致，包括評量者和失聰兒童究竟如何溝通；以及失聰兒童在測驗和學習情境中可能會依賴適應性的注意力和認知因應策略，以致掩蓋了真的異常。這些都是屬於會影響心理評量的因素，本章稍後會再討論。

兒童虐待及其後果

身心障礙的孩童有更高的風險受到不同形式的虐待，發生率高於一般群眾（Obinna, Krueger, Osterbaan, Sadusky, & DeVore, 2005）。精確的數字不易計算，因為研究者用不同基準去決定是否某行為可被界定為虐待以及失能的組成。虐待的行為有身體的、性方面或心理的類型（Sebald, 2008）。

一些文獻回顧在結論中指出，不只在北美（Obinna et al., 2005; Willis & Vernon, 2002）同時在挪威〔根據 Kvam（2004）所做的調查報告〕，失聰兒童比聽常兒童被性虐待的風險高二至三倍，如此的發現是在失聰者的回溯訊息中所得到的。聾與重聽的青少年被虐待的事件可能會由於某些因素而沒有被報導，這些因素包括害怕施虐者或施虐系統（住宿學校或者是家中）的報復、害怕那些發生在住宿學校的虐童事件會傷害學校的名譽，以及對身為受害者欠缺了解（Schott, 2002）。

很多的失聰兒童並不知道什麼叫做虐待，因此他們可能並不了解自己處於一個被虐待的情境。他們通常難以向別人述說他如何被虐待，而且不知如何解釋發生在他們身上的事件（Lomas & Johnson, 2012; www.dcmp.org/media/6760-protecting-your-child-from-sexual-abuse-a-parent-s-guide）；他們通常並沒有機會在學校或家中去學習怎樣的觸摸是適當的，怎樣的觸摸是不恰當的。比起一般聽常的同儕，他們得到訊息的管道較少，尤其是在性虐待方面，因此他們較有機會被虐待，有些人也會變成施虐者（http://haw-aiifreepress.com/ArticlesDailyNews/tabid/65/ID/9121/March-14-2013-News-Read.aspx）。

預防虐待以及介入方案對於減輕這些傷害的後果有很大的幫助（National Association of the Deaf, 2008a），「No-Go-Tell」是一個很有名的性虐待預防課程的例子，提供年幼的聾與重聽孩童自我保護的訓練（Krents & Atkins, 1985）。課程中教導孩童們要提防哪些事情，並且教他們以標準詞

彙來描述可能已發生的性虐待事件。從 1985 年起陸續發展出多元化的資源，提供給父母、專業人員及孩童本身，其主題是性虐待的預防（www.nsvrc.org/projects/chld-sexual-assault-prevention/preventing-child-sexual-abuse-resources）。另人惋惜的是，預防和治療的課程對於預防性虐待以及虐待後的療育課程，在成效方面並沒有相關的研究數據（Glickman &Pollard, 2013; Sebald, 2008）。Sebald（2008）建議父母要向子女說明不同情境（家中、學校、公共場所）可接受與不可接受的行為。

治療課程

需要心理治療（尤其是門診）的失聰兒童，能獲得的資源很少（Bishop, 2013; National Association of the Deaf, 2008a）。多數的治療其提供者為心理師、學校的諮商師、私人診所的心理健康人員，或者透過有結構的教育方案來符合兒童在個別化教育計畫中所提到的需求（見第五章）。與失聰兒童適當的溝通是達成成功治療的關鍵因素。心理健康人員必須知道有關聾童及青少年在認知、語言與心理面向的知識，以便提供稱職的服務。運用手語翻譯員被視為是最後一步，因為過度依賴手語翻譯者去使用適合孩童的語言，然而他們在這個部分的訓練並不多。不能完整獲得英語管道的人，要提供書面的資料給他們，由於文化覺醒與敏感度提升，必須更加注意，以確保這些材料易於閱讀且讀得懂。

Walden 學校是麻薩諸塞州佛萊明罕（Framingham）負有盛名的學校。該校發展了促進溝通與治療的策略，可用在由於神經功能失常、精神疾病，或過去曾有被虐待和（或）被忽視，而造成嚴重情緒和行為困難的聾與青少年（Bishop, 2013）。相較於其他單位聽力正常同儕，這些個案在語言方面有很大的挑戰。

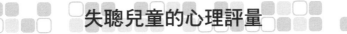

失聰兒童的心理評量

　　《身心障礙者教育法案》（IDEA）規定失聰兒童要定期接受各種測驗，像是聽力測驗、智力測驗、成就測驗與心理社會測驗（包括人格測驗）。這個法規也提到測驗必須不具歧視性，並且測驗的材料和過程要根據孩童的特殊需求來做選擇，而施測的時候不能夠有文化和種族的歧視。這個法規同時也進一步提到，這些材料和過程必須要根據孩童使用的語言或溝通模式來施測（www.wrightslaw.com/idea/law/idea.regs.subpartd.pdf），這表示要依照孩子最自在的方法來做選擇，可用口語溝通或某種形式的手語溝通，包括美國手語或口手標音法，甚至外國手語。測驗的選擇與實施不能著重在失聰的限制，或是因他們的語言差異而不利於他們，孩童的優勢應該要在評量報告中納入考慮（見 Reesman et al., 2014）。

　　全國學校心理師協會（National Association of School Psychologists, 2012）的立場聲明中，對於聾與重聽學生的建議是評量者要了解每個學生的文化與個別差異，同時心理師在聾童語言議題方面要取得合適的訓練與知識，以便客觀、正確地評量他們。如果心理師不能配合聾童語言與溝通的需求，他們對於聾童具備的技巧與能力可能會做出不正確的結論；在這個狀況下，他們應該借助同行評審的建議、向專家諮詢，以及轉介給合適的專業人員。只有修過幾節手語課或參與了在職訓練課程的心理師並不具備評量失聰兒童的資格，必須要有更多的訓練和經驗才能處理失聰兒童各種不同的溝通和語言使用方式。手語翻譯員是最後的解決管道，再一次強調，唯有當他們具備合適的資格，才能確保他們有能力與聾童溝通。如果溝通不理想，接受測驗的孩童就會被手語翻譯員傳遞一個不正確的印象。學校心理師必須熟悉心理評量測驗的信效度（見第八章）以避免誤用於聾童。他們需要知道可能的其他失能與狀況，以及如何在評量中去做一些調整。基於信度與效度的理由，必須很敏感地說明相關情形（Reesman et al., 2014）。

　　為失聰兒童設計適當的語言測驗是個有待進一步研究的領域，需要有
更多評量語言的工具來正確評量失聰兒童的語言處理歷程。如同 Reeman
等人（2014）的提醒，聾與重聽孩童語言技巧的評估必須與以語言為根基
的推理技巧有所區隔，其挑戰在於為接觸到英語環境多寡程度不同的聾
童，區辨其語言缺失與認知缺失。因此對於測量議題及使用多種形式的評
量要很敏銳（National Association of School Psychologists, 2012），包括了
社交、情緒、生理、認知等領域的評量，要記得的是，病理、神經生物及
社交因素，可能會讓一些學生陷入學業、社交或情緒困難的風險。Braden
（2001）建議下列四種評量方式：

1. **觀察**有助於我們發展有關失聰兒童認知能力的假設，在沒有其他證據
   前，心理師依賴觀察來做推論的時候要特別小心。
2. **訪談**提供了一個窗口，得以藉著心理師和孩童之間的對話去評量認知
   功能的程度。
3. **非正式的測驗**是一種沒有失聰者常模的測驗，可用來發展有關認知功
   能的假設，以作為可能的診斷與治療。但是在使用這類測驗時要特別
   小心，因為有信度及效度的問題。
4. **智力測驗**是一個正式的標準化測驗，可提供有關於個人功能和能力水
   準的重要訊息。建議使用非語言的智力測驗而不要用語言的智力測
   驗，因為很多失聰兒童對於口語的接收有其限制。

　　經過這些不同形式的評量，之後與歷史、心理評量、成就測驗加以整
合，以得知孩童能力的全貌，而得以在教育安置和心理社會發展方面做出
適當建議。近來，評量美國手語流暢度的測驗被發展出來，但常模的建立
有困難，因為聾童的美國手語在運用程度方面有異質性。

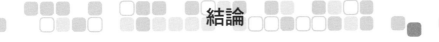

結論

　　如果各方面條件都相等的話，失聰兒童和聽常孩童可能會有相似的發展里程碑。聾並不是發展問題的一個因果因素，針對這些問題，我們必須檢視可能影響發展的神經、病理與環境因素。毫無疑問地，根據生活品質與自尊的研究結果，聾童即使面對多重阻礙，仍是有其彈性（Zand & Pierce, 2011）。Martha Sheridan（2008）以生態與符號互動主義對發展的觀點來解釋發展如何發生，以及孩童如何看待或了解其世界。早期療育課程可以幫助父母學習用來與失聰孩子溝通的最佳策略，從而促進孩子正向的心理社會發展。「促進替代性的思考策略」（PATHS）這一類社會能力課程對於失聰兒童會有幫助。當失聰兒童對於自己的失聰感到自在，並且也接觸到失聰的角色典範，可以促進健康的認同發展。失聰兒童心理病理學研究，會有助於促進適當的治療計畫。為了能夠提供最適當的評量服務，心理師必須要對失聰兒童的心理、語言、文化與社會層面有所了解，並能有效地與失聰兒童溝通。

建議閱讀書目

Marschark, M. (2007). *Raising and educating a deaf child*. New York, NY: Oxford University Press.

這本書對於父母與老師會面臨的選擇、矛盾以及決策等，提供了綜合且全面的指引。

Sheridan, M. (2001). *Inner lives of deaf children: Interviews and analysis*. Washington, DC: Gallaudet University Press.

Sheridan, M. (2008). *Deaf adolescents: Inner lives and lifeworld development*. Washington, DC: Gallaudet University Press.

這兩本書的內容都是描述孩童與青少年的社會發展以及自我概念的形成。
這兩本書訪談了失聰兒童與青少年，每個孩子都有獨特的背景，並且使用
不同的溝通方式。作者是個失聰的社會工作者，這兩本書對於受訪者的心
智提供了罕見的洞察。

Zand, D., & Pierce, K. (Eds.). (2011). *Resilience in deaf children*. New York, NY：
Springer.

這本書集結了多位作者的心血結晶，內容涵蓋用來增強失聰孩童彈性的多
種方法，年齡層從年幼期到進入成年期。

CHAPTER **8**

聾成人：心理學的觀點

> 我不在乎人們如何稱呼我，標籤的負面價值是讓人們的界線劃分得更小。
>
> ——Michael Graves（1983）

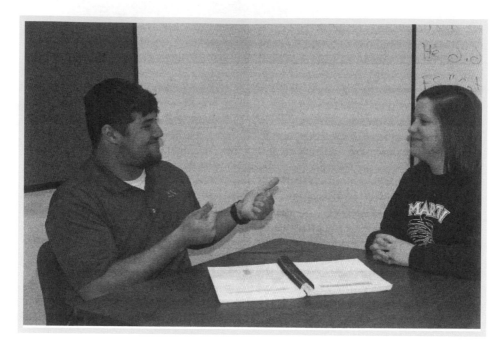

圖 8.1　男士和女士彼此溝通
圖片來源：經授權同意使用

聲人的刻板形象——在心理上是同質性的實體，能力有限、無法善用
周遭的世界——正在改變之中。最近有越來越多的研究顯示失聰者在處理
人生問題時，展現其恢復力、優勢以及能力。他們的心理與社會心理的功
能，是受到內在因素、不同的家庭與教育經驗、接觸不同的溝通方法、失
聰的年齡及其他變項的影響。針對聲人工作的研究者、專業人員與一般大
眾，正提升他們的能力，體認到失聰者的心理功能具有極大的差異。

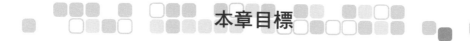

本章目標

本章以正向心理學、正向健康及幸福感所提供的角度，來探究聲成人
的功能性。成人階段和老人階段在本章也都會提及。我們將分析「正常」

（normalcy）這個概念用在聾人身上的意義。失聰者的聾人認同以及自我概念的角色，是心理幸福感（psychological well-being）的重要因素。讀者將了解有關心理評量與心理衛生議題；這些議題對於提供聾人適當的服務是很重要的。

正向心理學與正向健康

　　心理學領域已經歷了一次轉型。在歷史上，心理學充斥著負面、病理，或以問題為主的參考架構，例如：有心理疾患或人們無法如所期望地執行心理功能。舉例而言，有很多有關心理治療、負面情緒的研究，像是敵意與憂鬱，以及個人的缺陷（如認知因素），導致限制了個人的功能能力。從 1940 年代以來，著名的專家如 Erich Fromm、Abraham Maslow、Carl Rogers，都討論到心理學的領域過多專注在一個人的錯誤行為，或阻礙我們日常生活適應的內在因素，而忽略人們其實有能力去實現、活出其「美好的」人生。

　　最近出版的著作指出，正向心理學已經獲得心理學家的注意。他們檢驗人們的生理、環境與文化的因素，因為這些因素分別或彼此間互動會影響人們的正面發展或最佳的功能；更具體來說，是了解生物化學、心理、知覺、認知、情緒與人際向度等層面，如何對個人的正面心理健康產生影響（如 Carr, 2011; Gable & Haidt, 2005）。強調心理成長的正向健康模式，如 Seligman（2008）的正向健康模式，進一步指出適當的運作是結合了使用生物、主觀與功能性評量的最佳結果。Seligman 的結論指出，研究正向的情緒、投入、目的、正向關係與正向成就，可以預測更高的成就、減少沮喪，以及更好的健康狀態。我們必須考慮這個事實，就是人的一生的確存在著阻礙，恢復力可以協助我們；此外，將阻礙視覺化並設立計畫，可以真正提升我們的動機（Oettingen, 2014）。優勢觀點也已被社工領域列入考量（如 Saleebey, 1992; Weick, Rapp, Sullivan, & Kisthardt, 1989）。

　　雖然心理學的研究和刊物仍持續聚焦在有問題的領域以及心理病理

學，但在研究人類的情況時，正向心理學的方法仍提供一個受人歡迎的平衡。我們會在本章提供讀者一個平衡的觀點。

聾成人：從心理學觀點來看

過去的研究將聾人描繪成他們是罹患心理問題的高危險群（Pollard, 1992-1993; Vernon & Andrews, 1990）。當人們在認知與人際運作方面產生問題時，會怪罪於聽力損失。在 1980 年代早期的心理學家像是 Edna Levine、Allen Sussman 和 Barbara Brauer 都建議我們應該跳脫這些不友善和通常無效的研究發現，轉而著眼於聾成人所擁有的優勢，很多聾人能為自己打造出令人滿意的人生。Sussman 與 Brauer（1999）注意到聾人一直被人以病理學的觀點，而非以擁有健康人格的觀點來看待。聾成人也經常遇到很無知的專業人員，這些人接受有關何謂聾人的不適當資訊教導，因此也延續錯誤的診斷。雖然我們在傳播有關如何提供適當的心理評量給聾成人的方面已經有所進展，但這種情形依然層出不窮（如 du Feu & Chovaz, 2014; Fellinger et al., 2012; Glickman, 2013a; Leigh, 2010; Leigh & Pollard, 2011）。

需要做些什麼？

心理評量者必須考慮失聰者的優勢以及特殊的測驗因素（參見本章後文的討論），但同時仍然要留意他們的不足之處，才能減少對失聰個案負面以及不正確的解讀。對想要有效服務失聰個案的心理治療師，我們強烈推薦使用將重點放在個案所擁有的長處與能力的優點模式，讓他們塑造對生活的正向適應。

「正常」：一個需要澄清的派典

　　「**正常**」（normal），在美國是個常被廣泛使用的詞彙。很少人知道「常模、標準」（norm）這個字是到 19 世紀才納入英語詞庫（Davis, 1995）。在以前，和理想的完人相比，個體被視為是不完美的。今日，**正常**通常被定義為與標準一致、普通的、典型的、平均的，或被期望的。從心理學的觀點來看，**正常**被解釋為和一般的心理特質是同義詞，如智力、發展、人格，或情緒狀態等。這意味著大多數人被期望要落入能反應概率的標準鐘形曲線內。因此，相較於不同、偏差或異常的特性，處於「平均」或「正常」變成一種衡量的標準。結果就是那些「不同的」人可能被看為和所預期的或和看來正常的人偏離；因此伴隨著潛在的後果，如下段的敘述。

　　當家長被告知他們孩子是失聰時，會陷入非常困惑的時期，因為如果一切順利，他們通常預期會生下「正常」的寶寶。家長不僅必須學習有個聾孩子是怎麼回事，他們可能也會難以接受自己的孩子和別人「不同」（St. John, Lytle, Nussbaum, & Shoup, 2016）。有些家長會寫下這樣的文字，例如：他們的失聰孩子變成「真正會聽的孩子」（Parents and Families of Natural Communication, Inc., 1998, p. 33），或「安妮是個快樂的聽常小孩」（Schwartz, 2007, p. 180），好像標記這位兒童失聰就暗示他是不正常。如果這些失聰兒童有些最終無法跟隨典型聽常成人的溝通行為，反而依賴手語溝通或使用典型聾人文化的行為，像是拍他人肩膀以獲取注意，那麼他們有時可能會被視為不太正常，或引起他人的好奇，或成為被人同情的對象。

　　即使典型的聽人不一定視「失聰」為「正常」，但很多聾人倒是認為自己是正常人，只是碰巧失聰而已。例如 Sarah Burwell（2015）寫道：「成為失聰並不是障礙，它是一份禮物。」與此相關的是，她將「正常」所隱含的聽力標準轉化為合乎常情的「差異」標準。這個禮物還包括了真

正的朋友、新的聲音,以及欣賞自己的現狀。依據這個參考架構,我們可以視聾人為多元(diversity)光譜的一部分,這個光譜包括了所有人(Bauman & Murray, 2010; Davis, 1995)。支持此觀點,Tom Humphries(2008)指出,已經有一種轉型的社會文化敘述,將「失聰」(deaf)的意義轉為新的焦點,強調語言交流和文化的「聾」(Deaf)之具體化。這個描述擴大聾人的狀態為「正常的狀況」,反映出聾人是強大而充滿活力的少數社群;他們在家庭、工作與休閒娛樂方面,都能活出豐盛的人生。此架構反駁一般人認為失聰是異常的看法。

心理健康的聾成人

很多書(參見第二章建議閱讀書目)、大眾出版品以及影劇電視,包括如《錯位青春》中的 Katie Leclerc、《倖存者》(*Survivor*)中的 Christy Smith、《與星共舞》(*Dancing with the Stars*)裡的 Nyle DiMarco,以及 Marlee Matlin 在《白宮風雲》(*The West Wing*)的角色,都極有力地闡述聾人如何在社會上立足。這些宣傳已經讓更多的觀眾得知聾人如何管理人生的境遇,就像聽常者一樣。很多人理解聾人不一定是被同情或引起好奇的對象,聾人其實是有能力的個體,很能夠照顧自己,就像多數人一樣。他們多多少少有能力教養失聰與聽常孩子,就像其他聽常父母一樣(Bishop & Hicks, 2008; Mitchiner, 2015; Preston, 1994),還有他們能保住工作(Annual Disability Statistics Compendium, 2014; Lang & Meath-Lang, 1995; Schley et al., 2011)。很明顯地,幾十年來,提供給聾人的工作機會持續增加,這可由聾人擔任醫師、律師、急救技術員、心理學家、學校管理者、工程師等各式行業中得到證明。我們意識到聾人持續落後於他們的聽常對應者,尤其是高中沒有畢業者。研究指出,若能完成高中階段以後的職業或學業教育,相較於沒有接受大專教育者,更有可能增進就業力以及有較好的收入(Schley et al., 2011)。在智力的領域裡,Braden(1994)提出一個後設分析文獻,強調在非語文的智力運作方面,聾人和聽常對照組的表現類似。

依據他們的觀察，Sussman 與 Brauer（1999）結論指出，聾成人一般而言擁有正面積極的自尊，對身為聾人感到自在、會堅持做自己、必要時也會求助、擁有有效的人際關係與社會技巧，並且顯出對人生的積極熱情。這是可能的，雖然另有事實是很多聾成人在提升溝通管道時，通常必須處理負面態度的壓力（參見第十一章的討論）。Sheridan（2001, 2008）闡述聾童與青少年如何靠著他們的優勢，來扭轉負面刻板印象和他們可能會遭遇到的負面情境；他們可以將這些優勢繼續帶到成人期。Zand 與 Pierce（2011）撰寫的章節探討聾人剛轉入成人期的優勢和良好的適應力。確實，有些聾成人會遭遇生活和人格方面的問題，這部分我們會在本章稍後論及心理衛生議題，以及本書後半談到有關聾人在刑事司法系統裡被告時，再進一步討論。然而，Zand 等人並沒有對整體聾人下定義。

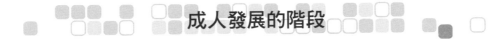

成人發展的階段

在本書第七章，我們回顧 Erikson 八個發展階段中針對兒童和青年期的五個發展階段。在本章裡，我們將討論後三個階段，這次我們把重點放在成人。

在第六個階段「親密與孤獨」中，人們較少注意他們的認同，而更專注於創造有關友誼、愛或鼓舞形式的長久關係。他們願意為了長久關係所需要而做出犧牲與妥協。如果這部分無法運作，結果就可能是與人群疏離和孤獨。

在美國，85%的聾人傾向和同樣是聾人的另一半結婚（Nance, 2004）。這點可以用聾人與他人有共享的經驗以及溝通舒適度來解釋。此外，對那些聾人文化的成員而言，他們可以和伴侶有共享的語言（美國手語）以及很多社會互動的經驗。

Harvey（2003）寫了一個情境劇，描述 Timothy 這位聾人男士娶了一位聾人女士。這婚姻代表從原生家庭對自己父母的順從轉為對妻子的順從。他在這雙方之間掙扎：順從妻子或順從聽常父母（他將父母視為權威和引導者）。透過這種方式反映出他努力要修通這段親密期。這種修通的努力包括要協商權力、親密感和自主性。

　　有些聾人會和健聽者步入婚姻。McIntosh（2006）依據她的研究，指出聾—聽婚姻有 90%的離婚率之說是虛構的。在 132 對受過較佳教育的聾—聽夫婦裡，有 143 位配偶接受她的研究。研究結果指出他們對婚姻的經歷有高度的滿意，而且他們會使用合作以及「以伴侶為中心」的衝突解決技巧。此研究反駁了網路上一些部落格描述的負評，認為因為聽常者的特權（見第十一章）以及溝通問題，聾—聽婚姻充滿衝突。

　　在成人初顯期的評分指標（rubric）下，第六個階段已經歷一個再形成期（Arnett, 2006）。此階段涵蓋在青少年期的結束與年輕成人期階段之間，其責任為：有個穩定的工作、進入婚姻及為人父母。這些年輕人面臨各種的責任。有一項調查詢問全國 44 位年齡介於 18 至 30 歲的聾人，從他們自陳各式各樣的生活經驗評價顯示，這些教育程度高、主要是白種人的聾成人和一般聽常同儕的情況類似，在剛轉為成人期的過程中不斷成長，有能力承擔自己責任、做獨立和主要的決定、成為經濟獨立者、在他們自己和原生家人之間轉換角色，以及承諾新的關係（Zand & Pierce, 2013）。身為聾人，這些受訪者所支持的項目，像是涉及聾人文化的要素，包括擁有文化聾的朋友、出席聾人活動、使用美國手語。有趣的是，他們對擁有聽常的朋友，給予高度評價。

　　接著進到下一個階段——「傳承創新與遲滯不前」，此期發生在中年階段。Erikson 解釋這個階段的重點在建立和引導下一代，不論是透過後代或其他形式的利他主義，例如：回饋社會或做些有益於下一代的事情。進一步來說，傳承創新反映一個成人有志於提升下一代的福祉，透過參與

養育子女、教導、成為人生導師、建立社群和組織、傳遞傳統、致力於正向的社會改變、創造能影響生活品質的改善等（McAdams, 2006）。相反地，遲滯不前乃指一個人無法有貢獻或留下正面的成就，導致感覺在其所處的世界裡沒有生產力或無法參與。McAdams 倡導「遲滯不前不一定只限於中年期」的想法，他認為遲滯不前可以發生在生命週期裡的各個階段。他在研究的報告裡指出，個人在遲滯不前階段的差異，與他在教養子女、社會支持以及宗教和公民參與的特定型態有關。此外，高度傳承創新的美國成人傾向於建構生命故事的敘述，反映的主題包括像是未來成長與實現、覺察他人的痛苦與自己的優勢等。

我們所知道有關聾人的傳承創新，來自於他們描述的人生故事，這些故事表達了身為聾人很多不同的人生經驗，而這些經驗可能鼓勵或抵銷了傳承創新。聾人的歷史充滿倡議與聽常者平等、公平的管道，以及為了利他和為了社會目的而加入組織的故事（見第九章的一些案例）。Sheridan（1995）解釋這個倡議呈現聾人在他們的生命裡可能會經歷到的壓迫存在轉移過程。我們在這裡將重心放在探討傳承創新中的育兒（parenting）部分。

對很多人而言，育兒的角色很有挑戰性。第一次為人父母，可以看作是一個發展階段，其中生活型態有顯著的改變，包括家庭關係、財務議題、社會化類型的觀點。聾人如果因為溝通困難而沒有融入原生家庭的聽常家人之中，就必須使用多種資源，以溫暖和愛來育兒。失聰的家長如果在支持、有溝通管道的家庭中成長，就會擁有很好的育兒基礎，不管他們生下的是聽常小孩或失聰小孩。令人遺憾的是，聾家長提到他們有很高比率會面臨孩子被帶走或他們喪失監護權的情況（Powell, 2014）；一般的原因是社會認為聾人沒有能力聽就是不適合育兒。國立障礙者協會（National Council on Disability, 2012）已經在他們出版的刊物《搖動搖籃》（*Rocking the Cradle*）裡，帶頭倡議要廢止對有障礙身分的家長持有這種看法。

Erikson 將他人生週期的第八個也就是最後一個階段，命名為「統整與絕望」。人們期望在退休後的階段回顧自己的人生，會逐漸接受他們如

何度過，並感覺已實現夢想而不是懷抱遺憾或絕望，虛度了人生。智慧帶來統整；統整來自將人生是什麼加以內化。此第八階段涵蓋年長者，如我們所知，年長者是目前美國成長最快速的一群。年長者被視為是體弱的一群，身體和心智會隨年齡增長而逐漸衰退，即使也有很多年長者因為積極又健康的生活型態，直到人生的最後，體力沒有經歷顯著的退化，他們可以滿足感恩地回顧他們的人生。有些人會經歷退化，這些人多半要處理聽力損失的問題，可能也曾有過絕望的經驗。

　　Feldman（2010）提醒我們要區分「年長後成為失聰者」（elderly deafened）與「年長聾人」（Deaf elderly）的不同，因為專業人員通常會將這兩者合併在老年人口內。比起年長聾人，年長後成為失聰者的人口受到更多研究的關注（Feldman & Kearns, 2007）。年長聾人人口可說是被忽略的一群，他們很少得到醫療與心理衛生所提供的服務資源。Feldman（2010）研究年長聾人共同的感受，這些聾人指出，他們覺得自己被遺忘了。他們有很多是在 1990 年《美國身心障礙者法案》（ADA）頒布以前已長大成人（見第一章），因此在職場面臨更大的歧視。此外，他們在很多的服務管道都受到限制，這些服務管道鼓勵一種「某種被動的接受，包括僅能依賴健聽的專業人員做決定」的立場（Feldman, 2010, p. 284；亦參見 Witte & Kuzel, 2000）。如果地方的聾人俱樂部減少或缺乏其他的社交機會時，孤立無援是一再出現的問題。相較之下，嬰兒潮那一代的年長聾成人，通常就受過較多的教育、接觸更多網路科技，也更了解聾人文化與他們身為聾人的權利。他們傾向於較無法忍受沒有提供適應聾人需求的場所（Feldman, 2010）。他們已經努力於增加年長者資源的項目，以便聾人年長者可以接收到文化型的減少歧視服務（https://nad.org/senior-resources）。因此，或許我們可以做這樣的結論：整體而言，這群新的聾人年長者，與之前的一群聾人年長者相比，他們相對來說比較滿意生活，比較少因為無法實現一些願望而失落。他們的認同及自我知覺，可能在自我統整的領域裡佔有一席之地，我們會在下一節來探究這些部分。

認同與自我知覺

　　通常請聾成人來介紹他們自己時，會出現「**失聰**」（deaf）這個詞彙。而「**聾**」（Deaf，大寫的D）是很多人已經內化的一種特質，形塑他們的自我表徵或認同。人們有不同的身分認同，這要看他們的環境以及在哪個時間點，何者最突顯。這些認同的產生，除了透過個人在與他人比較相似性與相異性後的覺知，也要看一些特質，如性別、種族、職業、教育程度、隸屬於何種文化，以及各種的變數等（如Corker, 1996; Jones Thomas & Schwarzbaum, 2006）。這些認同的組成，不管是外顯或內隱（Sheridan, 2001），都是透過在不同社會脈絡（如家庭、學校、職場、社會環境、宗教機構、體育競技等）裡互動的過程而產生的（如Jones Thomas & Schwarzbaum, 2006; Scheibe, 2006）。此外也依據環境、人物如父母或祖父母、教師或學生、教徒或宗教領袖等等。

　　認同的建構會影響個人的發展。由於近來美國與其他國家多元文化的增加，以文化或種族群體成員以及社會認同為題的研究激增（Sue & Sue, 2015）。目前的研究探討社會認同的意義以及它如何被評量，以提升個人在文化群體內與文化群體間的適應。當應用於聾人，其意義又為何？

　　根據 Corker（1996）的看法，聾人認同不一定是一個核心的認同（core identity）；種族或族群是優先考量。聾人認同如何發展，要依據失聰的程度如何在個人的生活中突顯而定。假如一位聾人持續接觸到聾人文化，不管是在學校、在家庭內，或在社交場合，那就會增加他對聾人（Deaf）身分的認同。如果較少接觸聾人文化者，可能比較會將他們自己視為**口語聾人**（oral deaf）、**聽障人士**（hearing impaired）、**重聽者**（hard of hearing），或一些其他的術語（Leigh, 2009）。在探索聾人認同如何發展以及和心理衛生的關係的過程中，研究者注意到失聰者社會經驗的品質差異，和個人的社會適應與是否自認為失聰者有關（詳見Leigh, 2009）。通常若個人的聾人認同越強，他與其他聾人同儕在社交時，就會感覺更舒

坦。

　　研究者利用不同的理論模式來檢驗聾人認同與聽常認同。Stinson 與 Kluwin（1996）使用社會認同的參數來詢問有關與失聰同儕和與聽常同儕社會化的問題，以便將個人的社會認同進行分類，看他的認同傾向是聾人或聽常者。Bat-Chava（2000）使用統計的群聚分析（cluster analysis），做出了三種認同分類：文化上的聽人、文化上的聾人以及雙文化，所依據的四個和溝通與社會化有關的效標變項，分別是手語的重要性、口語的重要性、團體認同，以及對聾人的態度。

　　依據文化及種族認同的階段發展理論，Neil Glickman（1996）發展了一個平行模式，統合四種不同的聾人認同階段。在第一階段（文化上的聽人階段），失聰被看作是一個醫學狀況或需要改善的一種失能，因此會減少對支持服務或手語的需求。他們會採用聽人的說話、理解方式，行為舉止也以能提升融入聽人社會的方式呈現。此階段存在於人生後期失聰的聾成人以及從小到大都使用也偏好說母語的人，這些人主要的互動對象是聽常同儕，且所屬的組織也可能提倡聾童要使用口語。Glickman 發現此階段的人們會呈現對「失聰」定義的一些否認，他也探究了這個階段失聰者的心理健康情形。稍後我們也會提到研究指出很多這一階段的人確實展現出健全的心理。

　　第二階段（文化邊緣階段），包括處在聾人與聽人文化這兩種文化邊緣的聾人，他們無法完全融入任一文化。他們在這兩個群體中，很難和他人建立親密的關係。有趣的是，Hintermair（2008）依據他對德國聾人受試者所做的研究，提醒我們這些認同屬於邊緣者的一些人，可能擁有個人自己的資源，不限只和聽常或聾人的群體連結，因此可以順利過活。而在第三階段（聾人文化階段）的聾人，就將自己沉浸在聾人文化裡，認同自己是聾人，行為舉止也顯示他們認為真正聾人應該有的樣子。而聽人價值以及帶有「聽人想法」、說著英語的聾人是受到貶抑的。在第四階段（雙文化階段），聾人可以融入聽人文化與聾人文化的價值，且積極地與聾人和聽人聯繫。在這個階段裡，美國手語和英語都是被尊重的。

　　理論上來說，第四個階段統合的立場能表現更健全的心理衛生。聾人從文化邊緣階段開始，可能一直進步到雙文化階段，也就是聾人認同發展過程的最後階段。而聾父母所生的聾小孩，因為聾父母通常以聾為榮，也能自在地處於聾人世界與聽人世界裡，他們因此大多從年幼起就承擔對雙文化的認同。由於不是每一位聾人都從第一個階段開始，因此發展的階段，不一定是以線性的方式呈現。

　　Glickman（1996）所發展的「聾人認同發展量表」（Deaf Identity Development Scale, DIDS）是一個 60 道題的評量，包括四個分量表，每個分量表代表上述的四個階段之一。追蹤研究指出，雙文化分量表無法區分聾人和聽人的填答，包括那些可能完全沒有遇過聾人的研究受試者（Fischer, 2000; Leigh, Marcus, Dobosh, & Allen, 1998）。可能的解釋是強調雙文化理念的社會期許這項因素。Fischer 與 McWhirter（2001）將此 DIDS 量表簡化為 48 題，而四個階段分類的效度也顯示在可接受的範圍內。然而，他們的雙文化分量表顯示效度分數最低，雖然其信度分數仍屬可接受的範圍。當聾人在職場上透過網際網路或其他管道和聽人同事有更頻繁的互動時，雙文化理念被認為是符合社會的期許。

　　Maxwell-McCaw（2001）藉著文化適應過程理論的基礎，發展出另一種聾人認同模式。此文化適應的架構斷定移民者的文化適應類型，會隨著對原生文化與新的主流文化在心理（或內化）層次是否認同而變化，加上他們在每一個文化的行為參與程度和對該文化的文化能力而定。 與此相關的是，Maxwell-McCaw 提出理論，認為聾人的文化適應類型會變化，要依據他們對聾人文化和對聽人社會文化的心理認同，這個認同程度要看他們的參與行為以及在每個文化中的能力。為了驗證這個觀點，她發展了「聾人文化適應量表」（Deaf Acculturation Scale, DAS），她以 3,070 位聾與重聽的成人來建構此量表的信度與效度。這份量表由「聾人文化適應量表」與「聽人文化適應量表」（Hearing Acculturation Scale）所組成，每一種量表都包含五個分量表，彼此平行對照並評量文化適應的五個領域，包括：心理認同、文化行為、文化態度、文化知識，以及和聾人與聽人環境

有關的語言能力（亦見 Maxwell-McCaw & Zea, 2011）。個體可被評分為聽人文化適應型（聽人文化適應分數高、聾人文化適應分數低）、邊緣文化型（聽人和聾人文化適應分數都低）、聾人文化適應型（聾人文化適應分數高、聽人文化適應分數低），以及雙文化型（聾人和聽人文化適應分數都高）。Maxwell-McCaw（2001）發現聾人文化適應者及雙文化適應者，都同樣和較高的自尊與生活滿意度有關，超越聽人文化適應者。而邊緣理念者，他們是四種文化適應類型中最不能適應的一群。

就如本書所強調的，聾人社群越來越多元化。認同的組成不能忽略族群的向度（Leigh, 2009, 2010, 2012）。事實上，由於家庭在聾人年幼時的影響力，Corker（1996）提出先有族群認同，再有聾人認同。那些聾童所接觸的人，要看是哪些家人在日常生活裡經常與其互動，通常這些人就是家庭的族群成員。之後隨著年歲增長，聾人與聾人的接觸也越來越多，我們可以預期在人種認同和聾人認同這兩類之間，會依據情況產生交互作用。有趣的是，最近依據 DAS 所做的初步研究顯示，黑人的聾人認同可能和白人的聾人認同有不同的因素。研究者建議未來的研究必須檢驗聾人認同與種族認同二者間的交互作用（Nelson Schmitt & Leigh, 2015）。

具有多元文化傾向的聾人，傾向將多種社群的成員身分加以整合：較大的聾人社群、原生種族的聽人社群、聾人種族社群，以及佔主導地位的主流社群（Corbett, 2010; Wu & Grant, 2010）。這需要改變行為來適合特定的社群，可以用交替模式（alternation model），也就是專注於語碼轉換或適合文化情境的行為替換來解釋。在理論上，其壓力層次會比同化模式（需要放棄一種文化與認同，以便同化到其他文化）的壓力來得低（La-Fromboise, Coleman, & Gerton, 1993）。有鑑於心理衛生研究的一般文獻回顧，顯示有關種族、民族、文化的研究參與者比率很低（Lewis-Fernández et al., 2013）；隨著聾人社群裡的族群組成正在改變，聾人裡的文化認同議題、多種認同之間的交互作用，以及相關的心理適應等，也都成熟到可以做研究的領域（Leigh, 2012）。事實上，自從 Crenshaw（1989）為文闡述社會認同如何與相關的壓制、主導或歧視系統重疊、交叉以後，探討交

互作用（intersectionality）的專文已獲重視。可以探討的系統，包括種族主義、性別歧視、恐同、歧視身心障礙者等。

　　現在來談談自我知覺（self-perceptions）的部分，研究者已長期探討聾人的自我概念（self-concept）或自尊（self-esteem），以及這些變項如何受到對聾人負面的態度所影響。這兩個詞彙並不相同，但在文獻裡經常被交替使用（Harter, 1997）。**自我概念**的定義是一個相對比較穩定的認知建構，反映個人穩定特質（例如：信念、心情、意圖及行動，或在本質上指自我知覺或自我知識）的主觀覺知（Kagan, 1998）。而**自尊**則反映個人的情緒與判斷的觀點，換句話說，是來自感覺被接納、有能力、有參與以及被認同等經驗的情感（Brice & Adams, 2011）。這些個體的心智表徵會調節和影響其心理的幸福感（Harter, 1997）。

　　根據一項涵蓋 1970 年代有關自我概念與自尊的研究文獻回顧，Vernon 與 Andrews（1990）得到的結論是聾人的自我概念看來比一般大眾還負面。但很多在那個階段所做的研究，因為評量的問題（本書第一章有提及，本章稍後也會解釋），其效度是受到質疑的。

　　在最近的研究裡，有越來越多的主題強調聾人的自我知覺（自我概念、自尊、自我形象等）會依據不同的前後脈絡因素而改變。已經有一些探討聾童與聾青少年自尊的研究（見第七章的簡短回顧），但探討聾成人的研究卻付之闕如。一項後設分析分析了 42 個調查聾童、大學生和成人自尊的實證研究（大多自 1970 年代末期到 1990 年代早期），從這個後設分析的結果中，Bat-Chava（1993）注意到和聽常者相比，聾人的自尊比較低。而擁有較高自尊的聾青少年與聾成人，似乎和幾個情境脈絡的變項有關：有聾人父母、和家人以手語溝通，以及在校內使用手語等。此外，稍早提到，較高的自尊和聾人文化認同及雙文化認同有關，而和聽人認同或邊緣認同較無關（Bat-Chava, 2000; Hintermair, 2014; Maxwell-McCaw, 2001）。上述的這些研究發現呈現一個顯著的改變，當我們思考早先的研究就可以了解到，例如 Sussman（1974）的研究注意到相較於對使用口語感到自在的聾成人，說話不流暢的聾人的自尊就比較低。再者，Hintermair

（2008）對德國聾成人的研究也提到，除了與文化的連結外，心理方面的資源如樂觀面對人生以及自我效能都是發展自尊的重要因素。

Bat-Chava（1993）從她的研究發現，**聾人不見得會被動接受大眾的負面態度**。相反地，他們可能會採取心理上能加速其正面自尊的機制，例如：拿自己和聾人同儕而不是聽人同儕做比較，或看重手語以及其他聾人社群的特質。重大事件，包括承認美國手語（ASL）、加強聾人文化存在的意識，以及高立德大學 1988 年的「現在就要聾人校長」學運，對很多聾人的自我知覺方面有深遠的影響，使其重新修正，朝向更正面積極的方向邁進（Leigh, 2009; Maxwell-McCaw, 2001）。近來，有聾人參與演出的電影、戲劇以及電視影集（如《錯位青春》），以及有聾人演員演出成功的百老匯音樂劇《大河》（*Big River*）和《春之覺醒》（*Spring Awakening*）；Carol Padden 是 2010 年「麥克阿瑟天才獎」的得獎者之一；還有 Roberta "Bobbi" Cordano 是第一位高立德大學的聾人女校長，加上其他的事件，這些都突顯了著名聾人的成就，也增強了聾人的自傲和自尊。

Bat-Chava（1993）從她所研究的文獻回顧裡發現，自尊的層次是會變動的，這和評量的功能、格式以及指導語要如何傳達給研究受試者有關。沒有修正過的評量或書面指導語（即使仍附帶有手語）的研究結果，顯示聾人受試者的自尊都比較低；相反地，修正過的評量或以手語方式進行的指導語所產生的研究結果，則顯示聾人受試者和聽人受試者的自尊分數是差不多的。這也直接引領我們去思考心理評量的議題，以及這些會如何影響對聾成人的描述。

聾成人的心理評量

心理評量主要是為了要描述個人行為以及使其獲得診斷，對個體進行評量的過程；在診斷後可以給予某種形式的介入，或建議對其提供何種服務（Braden, 2001; Framingham, 2013）。心理方面的評估通常由心理師來進行，他們受過的訓練包括實施和解釋心理測驗。而對聾成人來說，這些評

量通常應社會或職業服務機構所要求，以便決定聾人是否符合資格可以接受社會、職業或教育的（補救教育或高等教育）服務；或去評估其精神狀態、生活自理能力；或評估他們是否能夠受審（Braden, 2001）。當聾成人自己要求做心理評量，通常是因為他們憂慮自己是否伴隨學習障礙或注意力缺陷障礙等問題。也有可能是他們正處於老化的過程或當他們有某種形式的創傷，擔心會影響其行為的醫療問題等（Braden, 2001）。

　　聾成人和聽人對應者的不同處，在於他們有不同程度的聽力靈敏度問題、失聰的年齡、家長的聽力狀況、溝通方法、語言使用、教育背景、社會經驗、族群、文化認同、性別、病源學伴隨的障礙，以及其他因素等。這些多種因素都會影響心理評量要如何執行，包括要使用何種心理測驗，以及如何解釋測驗結果（Maller & Braden, 2011; Maller & Immekus, 2005; Sligar, Cawthon, Morere, & Moxley, 2013）。

評量過程

　　心理評量通常涵蓋觀察當事人以決定其行為的特徵；訪談當事人，獲得包括其醫療史、成長發展的資訊，以及過去及目前機能運作的情況；實施會提及轉介問題的心理測驗工具；以及解釋測驗的結果。如果當事人同意，也可以從和他有關的教育、醫療或社會服務機構獲得相關資訊。如果心理師對聾人、聾人的議題，包括教育、語言與溝通、多種變項（包含文化），以及有關對聾人評估效果性的議題，並沒有堅實的知識基礎，那麼透過不正確的測驗結果解釋，反而提供聾人「有害」的服務（Sligar, Cawthon, Morere, & Moxley, 2013）。我們會在下文做進一步的解釋。

❖ 心理測驗的效果

　　我們選擇測驗，是依據評量的目的（如認知、社會情緒、職業或腦神經心理學）和個人的特質，如年齡、語言及文化，以及理解問題和依要求回答的能力。Pollard（2002）定義出決定某測驗是否適合聾人的五個因

素：(1)和評量問題的關係；(2)指導語要如何達成溝通的目的；(3)項目的本質或內容；(4)填答的型態；(5)計分的方法和常模。如果上述的因素有任何一個有問題，那麼測驗結果就可能有所偏頗。

　　若沒有檢核心理計量的觀點，尤其是測驗是否能一致或**可信地**評量所要評估的建構（construct，如憂鬱、認同或以表現本位的智力），加上若沒有檢核這些測驗對不同的群體是否都是**有效的**（也就是在不同的群體中，他們能真正評量到當初想要評量的建構），就無法進行心理評量。舉例來說，在做和有關分類、診斷、能力以及教育安置的決定時，智力測驗扮演一個重要的角色（Maller & Braden, 2011）。已經有文獻記載聲人受試者在心理測驗的語文評量結果，其智力分數落在聽人受試者平均數之下約一個標準差（Maller & Braden, 2011）。這個可能的原因，有一部分是因為聲人接觸英語的管道有限。相較之下，聲人受試者在操作智力的分數就和聽人同儕相當。然而，在最近一篇評論智力功能的研究裡，並沒有闡明聲人與聽人團體間，以及聲人團體間存在著顯著的差異。這些差異存在於各式測驗、分測驗與測驗樣本中。部分原因可能是因為聲人的樣本人數少，以及這些樣本是如何取得的，也可能加劇或掩蓋了差異（Hu, 2015）。不僅如此，目前的智力測驗，像是常用的魏氏量表（Wechsler test）〔「魏氏成人智力量表第四版」（WAIS IV）和「魏氏兒童智力量表第四版」（WISC IV）〕以及其他包括有操作測驗或分測驗的智力測驗，可能會也可能不會讓聲人受試者處於不利的地位（詳見 Maller & Braden, 2011; Sligar et al., 2013）。我們也不禁要問，是否合併語文智力和操作智力的分數，能正確反映聲人受試者的智力功能表現？我們很常見測驗報告呈現的是低於失聰者能力的智力功能，除非失聰受試者的英文能力不是問題。

• **測驗信度**

　　測驗信度是指測驗的穩定性、一致性、預測性、正確性（Maller & Braden, 2011）。若有良好的信度，個人就可以確保測驗分數不會因為此人在不同的時間受測而有極大的改變，即便測驗結果會依心境、警覺性或

施測問題而改變。通常人格測驗的變化會大於能力測驗，如學業成就測驗、性向測驗或智力測驗。測驗指導手冊很少會列出代表特殊人口的樣本（包括聾人受試者）的信度結果資訊（Maller & Braden, 2011）。這可能會讓聾人測驗結果的解釋缺乏確定性。我們注意到現今的期刊編者希望研究者在為聾人受試者施測時，要提出測驗信度的結果，以確保這些測驗在評量所要研究的建構是值得信賴的。

● 測驗效度

當一個測驗能正確評量出其所欲評量的建構或變項時，我們可稱它是有效的（Maller & Braden, 2011）。要建立測驗的效度很難，尤其是當此建構是抽象的概念時，如智力、焦慮或創造力。例如，一個智力測驗的題目是否能真實反映出這個受測者的智力？建立效度的主要方法有三種，列舉如下：

1. **內容效度**：通常包括將新編的項目和類似測驗的內容做比較，或檢驗項目能否真實反映出所要評量的技巧或知識。例如，一個有關理財需求的測驗需要配合當事人理財的實際技巧。

2. **效標效度或預測效度**：是由此測驗分數和另一個相關測驗表現的比較來決定，不管是在相同時間比較以便做同時性效度，或是在其後不久做比較；如同比較工作申請者的施測成績和一年之後此人的工作狀態，以便做預測效度。舉例來說，聾人受試者在智力測驗的結果，會和他在另一個智力測驗的結果做比較，來看這兩個測驗是否有相同的建構（Maller & Braden, 2011; Maller & Immekus, 2005）。研究結果通常會顯示二者呈現中度的相關。

3. **建構效度**：係指一個測驗能真實評量一個理論的建構或特質的程度。我們必須分析這個特質及它應該與其他的變項之間有關聯，並且去測試這些關聯的程度。比方說，優秀的工程師應能在空間關係的測驗中得高分。也意味著這個測驗能真正反映出好的工程學所需要有的建構或構念。一個測驗的因素架構，不管對聾人或對聽人樣本，其分數都

應該是類似的。如果因素架構有差異，就有可能是測驗的偏差，因為這兩群樣本的分數所顯示的差異，不像是指相同的事物（Maller & Braden, 2011）。

信度和效度對來自不同文化者以及對一般的聾人而言，一直都是個棘手的議題。當聾人是不同文化社群的成員時，測驗結果的解釋就變得更複雜了。

❖ 常模的使用

如要評量和解釋個體在一項心理測驗得分的意義，需要將此人的分數和常模分數進行對照。測驗的常模是從一大群人中所取得的分數，它們能代表研究對象的人口。一個常見的難題是從相同的大群人口中所取得不同的常模樣本可能會對某特定測驗的任一分數產生不同的解釋，因為在每個樣本裡缺乏統一的表徵。《教育與心理測驗標準》（*Standards for Educational and Psychological Testing*）（American Educational Research Association [AERA], American Psychological Association [APA], & National Council on Measurement in Education [NCME], 2014）已經針對測驗編製者與使用者發行了指導手冊。對特殊人口成員而言，他們的測驗分數應被仔細查驗，以確保這些表現能正確地代表他們的功能。很遺憾，僅有少數的測驗編製者能提供證明，顯示他們所編的測驗對聾與重聽的受測者（依據少量的樣本）是可信且有效的。可能也因為缺乏團體的同質性、對低出現率人口工作的相關經費、難以取得大樣本，以及對這群人口的知識有限等（Maller & Immekus, 2005; Sligar, Cawthon, Morere, & Moxley, 2013）。雖然有聾人常模的測驗咸認是比較公平的，因為常模是聾人和其他聾人同儕而非其他聽人比較，但是 Maller 與 Braden（2011）卻認為聾人常模不能代表聾人的人口或是有效的，因為聾人人口在聽力程度、溝通、家長的聽力狀況、病因、教育程度等方面差異很大。既然聾人的非語文智力常模和聽人無顯著差異，Braden（2001）認為非語文智力測驗不需要做聾人常模，反倒是學業成就測驗更適合做聾人常模。如果有位聾人女性她的閱讀表現比大部分

的聾人好，加上閱讀程度和一般聽人讀者的平均閱讀能力相當，那麼我們就可以考量此情況，推論說她的英語理解力是非常足夠的，並為她提出相關的建議。

❖ 語言和溝通因素

理解某聾成人語言及溝通喜好，有助於加速測驗的選擇與施測，以達到理解當事人目前的功能狀況。測驗的回應如能依據聾人「最佳的語言」或主要的溝通模式，也就能更準確地看出當事人的優勢而非只看到缺陷或弱點（Braden, 1994; Sligar et al., 2013）。使用語文測驗來評量聾人的智力功能、記憶與人格，通常是不恰當的，除非此人的閱讀與寫作測驗分數能證明他有適當的英語熟練度，否則即便此人喜愛使用口語、手勢化英語，或一些手語和口語的混用，這也都是不恰當的評量方式。但從另一個角度來看，針對轉介問題的不同，評量聾成人英語語言的使用能力（不管英語為其第一或第二語言）是重要的。對任何一位聾成人而言，包括 ASL 的使用者，臨床醫師有必要權衡是否需要仔細評量聾人處理語文訊息的技巧，以避免因為聾人有語文困難而產生「聾當事人有認知限制」的錯誤印象（Braden, 2001）。我們應該著重他們在認知測驗的其他領域與成就測驗能力的證明。通常對聾人實施認知測驗，減少語言的因素以配合當事人的語言能力程度，是最恰當的。

❖ 測驗調整

測驗調整的定義是不改變測驗所要評量的建構，但會改變測驗的形式、內容或執行方式，好讓測驗施測於一些若沒有這些調整就會處於不利地位的人（American Psychological Association, 2012）。心理師需要決定調整對當事人是否是適當的、可以產生有效的測驗結果。對聾人受試者而言，調整可能包括以手語施測、非語文測驗的手語指導語，以及翻譯語文測驗題目，包括使用手語翻譯員。

•修訂或翻譯測驗

　　為適應聾成人的需求，不管是修訂語言或將測驗翻譯為 ASL 版本的測驗，我們都必須重新評估其信度與效度，以估計所欲評量的建構仍然是當初所選定的，因為語言的改變可能產生測驗題目意義的改變。當翻譯時，很重要的是要遵循下列的階段來確保遵守測驗項目的真正意義：(1)初步翻譯，例如從英語翻為 ASL，需要一位使用這兩種語言為母語的專家；(2)再由另外一位專家進行從 ASL 翻為英語的回譯；(3)仔細比較這兩種版本，找出歧異之處；(4)再進行一次前兩個步驟以便解決差異，確保兩種語言皆能評量到相同的建構（Bracken & Barona, 1991；引自 Maller & Braden, 2011）。這會是一項具有挑戰性的過程，如同 Cohen 與 Jones（1990, p. 46）所引述的：「我的孩子有位幻想的朋友是無妨的」，但這句話若用 ASL 翻譯，就可能會以「虛構」、「假裝」或「非真實的」來代表「幻想的朋友」的概念，然而在回譯成英語後，句子變成：「如果我的孩子沒有任何真正的朋友是OK的」。為改正此概念所缺乏的對等性，可以結合「幻想」＋「想像」（envision）＋「朋友」等手勢。

　　有人建議若能使用以ASL為主、依據更多失聰者的經驗、專門為ASL使用者而發展的心理測驗，將能對失聰成人提供更好的服務，也避免落入翻譯的陷阱。這是一個有待研究的領域。

❖ **電腦輔助的評量**

　　電腦輔助的測驗在現今已經可以用來評估多種狀況，包括注意力缺陷過動症以及執行功能（其定義為一套用來幫助你把事情做完的心智技巧，如組織、計畫與推理）。電腦模擬任務也被用來評估智力（Kröner, Plass, & Leutner, 2005）。測驗出版商現在也提供線上的施測方式。根據 Groth-Marnat（2009）的研究，線上的測驗與傳統的紙本測驗相較，在施測方面和計分的效率，以及信度、效度的證據，都顯示其優越之處。

　　這些電腦化測驗是否有管道可以使用，以及是否適合聾人使用，就要看這些測驗是如何語文化與視覺化、是否提供字幕或手語，以及測驗結果

對聾人是否具有信度與效度。由於錄影能力的精進，研究者現在都轉向電腦，直接針對聾人來創造不同領域的評估。值得一提的例子包括一種結合美國手語的健康調查，只要觸碰電腦螢幕的介面，就會呈現翻譯好的影片題目與回答選項（Barnett et al., 2011），以及一個在文化與語言都專門針對聾人的憂鬱症篩檢，透過電腦化使用美國手語版（Eckhardt, Goldstein, Creamer, & Berry, 2013）。此外，視覺語言和視覺學習中心（Visual Language and Visual Learning, VL2）、國家科學基金會科學學習中心（National Science Foundation Science of Learning Center）已經創造多種電腦化 ASL 版的腦神經認知評估測驗工具（http://vl2.gallaudet.edu/resources/asl-assessment-toolkits/）。然而，要提醒的是它仍有挑戰存在，因為和真人相比，人能彈性適應不同聾人受試者的溝通需求，但 ASL 裡的溝通需求以及各地的手語差異，不是所有的測驗都能以電腦化的形式來呈現。

❖ 在評量中使用手語翻譯員

在心理評量時，溝通困難的結果會導致對個人的功能做出無效的結論。因此，最好能再向聾當事人確認，或向轉介機構查明確定當事人的溝通需求，做適當的安排。如果心理評量者不是手語流暢者，或聾當事人無法輕易理解評量者所要表達的事項，則應視需要聘請有執照的手語或口語翻譯員。對於構音不清（口語不佳）、以書面或以手語為主要溝通基礎者，最好是直接打手語，或施測時有手語翻譯（Sligar et al., 2013）。有執照的翻譯員受過訓練，能評估當事人的溝通需求、調整溝通以適合當事人的喜好、提供持續的英文和 ASL 之間的雙向翻譯，並維持保密。實施心理評量時，如果是透過手語翻譯員的協助進行，是帶有一些風險的，因為缺乏標準的 ASL 程序，使得測驗的完整性與測驗的結果打了折扣。即便是有執照的手譯員，如果沒有一套標準的遵守規則協議，他們對測驗指導語的解釋也會各有不同。在評估聾當事人的心理狀態時（下一段會討論），要能區辨是語言問題造成 ASL 表達不同，還是「精神錯亂」（psychotic distortions），需要施測者接受過心理衛生與評估的訓練，但有執照

的翻譯員不一定受訓過（Leigh & Pollard, 2011）。Sligar 等人（2013, p. 113）提供下列的例子：(1)手語翻譯員可能俐落地呈現聾人受試者的手語，掩蓋受試者的語言缺陷；(2)見下面的例子：

　　（一位）測驗施測者問：「這兩個選項哪裡相似？」受試者做出「不」的手勢，頭部同時來回晃動。手語翻譯員就口譯為：「我不知道。」當受試者做出「不」的回應時，有可能是指他不知道，但也有可能指這兩種選項不同。

　　此領域缺乏研究方法健全的研究來指出在施測情境中使用翻譯員的效果，是否等同於施測者直接對聾當事人打手語。

❖ 心理狀態的評估

　　心理狀態的評估是由合格的心理衛生服務提供者所實施的觀察和訪談，目的在評估個人目前的認知、情緒與互動的功能，以達精神醫學診斷的目的（Brannon, 2015）。為避免誤診，評估聾成人的心理狀態需要做特殊的考量，包括溝通技巧以及體認聾人的日常生活現實面（Leigh & Pollard, 2011）。尤其是聾人的所行、所思，不一定和聽人一樣，加上有關的語文程度（見第六章）、因缺乏管道導致的資訊不足，以及語言不夠流暢，都讓一般的心理衛生臨床醫師視聾人的心理狀態評估為地雷區，因為他們對聾人的背景知識有限。像是揮舞雙手或歇斯底里的大叫等行為已被引用為診斷精神病的確證，但事實上當聾人感受到被誤解時，也可能會發狂似地用這些行為企圖與人溝通。心理衛生臨床醫師的專業訓練，在第一章已提及。有執照的手語翻譯員如果接受過有關心理衛生翻譯訓練並能正確地傳達，例如：在ASL對話中出現精神症狀，就能夠加速正確的診斷。

❖ 社會情緒的評量問題

　　聾成人的人格，過去一直被描述成會引起其日常功能的重大困難，因為他們不成熟、以自我為中心、衝動、具體化（concretness）以及類似的

負面指稱（如 Lane, 1999; Pollard, 1992-1993；亦參見第一章）。專業人士現在知道，在心理衛生機構中的聾病人，其心理健康程度和心理健全的聾成人並不相同（Lane, Hoffmeister, & Bahan, 1996; Leigh & Pollard, 2011）。考量大多數社會情緒的評量都是以英文為基礎，它們用在區分不同心理問題層次與心理病理學的聾人以及「正常的」（normal）聾成人時，需要施測者理解心理計量與語言問題（此點我們已經討論過）。由於缺乏這樣的理解，人格測驗很容易得出偏誤的結果。最近在這方面的研究，和過去一直到 1970 年代相關的豐富研究相比，顯得極其缺乏。過去的研究，大多從病理學的觀點提出建議。如今我們知道，不那麼複雜、以英語為主的社會情緒評量，可以用在那些對使用英文感到自在的聾人受試者身上。舉例來說，「貝克憂鬱量表第二版」（Beck Depression Inventory II, BDI II；此量表因為題項清楚，不需要語言的修訂）以聾人大學生為樣本的信度（內在一致性）非常好，為 .88（Leigh & Anthony-Tolbert, 2001）。相對而言，由 Cole（2003）所做的一項探索性研究，以「明尼蘇達多相人格測驗第二版」（Minnesota Multiphasic Personality Inventory-2, MMPI-2）縮簡版對 89 位非臨床的聾成人施測（他們的閱讀能力達到 MMPI-2 的閱讀程度要求），發現此書面英語版測驗對她的聾成人樣本而言，並非有效的評量。此乃描述心理測驗施測者在對失聰者執行英語版的心理測驗時可能會遇到的問題，必須處理。

投射法（projective method）是用來評估聾成人社會情緒功能或人格的另一種方法。這些設計用來取得個人對模稜兩可的刺激，如何做出反應的訊息。可惜的是，它有一些和心理計量的效度有關的顯著問題（Groth-Marnat, 2009; Shapse, 2015）。基於此，Framingham（2013）將投射法視為非正式評估過程的一部分，而非正式評估（更依賴心理計量更強的測驗）的一部分。

使用圖畫的方法，如「畫人測驗」（Draw-A-Person test）、「屋—樹—人測驗」（House-Tree-Person test），以及「家庭動力畫測驗」（Kinetic Family Drawing test）等也都是很常用的投射技巧。因為這些測驗能夠

迅速完成,可用來評量整體的社會情緒功能,只是此測驗有效度不高的問題。不僅這些測驗都有這些問題,我們後面會提到的投射測驗也都有效度的問題。一個有關「屋—樹—人測驗」的前導研究,使用一小群聾成人為樣本,顯示令人鼓舞的信度與效度(Ouellette, 1988)。

其他常被用來對聾成人施測的投射工具包括「主題統覺測驗」(Thematic Apperception Test, TAT)以及「羅夏克墨漬測驗」(Rorschach Inkblot Test)。這兩個測驗都需要主試者寫下受試者對項目所做的反應。也因此,當受試者的反應由 ASL 轉為英文,或主試者在寫下受試者反應前必須先經過手語翻譯員時,主試者的偏誤就成為問題所在,因為會增加他不正確詮釋的風險。Schwartz、Mebane 與 Mahony(1990)對一小群受過大專程度教育的聾成人施予羅夏克墨漬測驗,比較以手語和以書面實施測驗的差別。他們的結論是聾人受試者較喜歡接受手語版施測,而非寫下的書面反應,因為後者會導致漏報羅夏克墨漬測驗的一些變項。他們注意到聾人和聽人間在視覺感受方面的差異,並對所調查的變項,提供聾人樣本的平均數。依據研究經驗, Siedlecki(1999)認為羅夏克墨漬測驗對 ASL 技巧有限的聾人精神病患是有用的,並建議需要做更多的研究。

❖ 腦神經心理學的精進

腦神經心理學是透過一系列腦神經心理學測驗的使用,來誘發腦部行為的研究(Groth-Marnat, 2009)。透過對測驗項目的行為反應,加上腦部斷層掃描技術以回應測驗項目或刺激,可以協助腦神經心理學家推斷有關腦部功能及其如何影響個人執行某些任務的能力之相關資訊。藉由創造電算機產生的刺激來做研究專案的能力,例如利用電腦產生的視覺影像任務,已經創造讓我們可以驚喜探索聾人如何透過腦神經心理學來處理訊息的管道。

已有證據顯示相較於聽人同儕,聾人顯現出不同的大腦皮質功能,端視其聽力狀況與其對手語的熟悉程度而定(如 Emmorey, 2002, 2015; Poeppel, Emmorey, Hickok, & Pyikkänen, 2012)。研究也證明手語和口語這兩種

語言之間的腦神經學相似性，如左半腦的腦側化（Poeppel et al., 2012）。此點突顯了語言的普遍本質。

　　特定的腦神經測驗，也會面臨效度及偏誤的挑戰。已經有各樣的腦神經心理測驗被評量對聾成人樣本的實用性，有些測驗提出證據，能區分使用手語、腦神經完整的聾成人，以及使用手語但腦神經系統疑似有缺陷的聾成人（如失智症）（University College London, 2015；亦參見 Leigh & Pollard, 2011, p. 219）。未來，功能化的腦神經學研究最終將會影響（不僅對聽人，也適用於聾人的）腦神經心理學測驗的發展、測驗常模與解釋。

❖ 多元化的訊息來源

　　最後，很重要的是要體認測驗只是評估過程的一部分。我們需要蒐集多元化的訊息來源，以便提供最有用的資料（Framingham, 2013）。訊息應該在正式測驗前就先取得，包括醫療、聽力、語言、教育與就業史（Sligar et al., 2013）。特別是有關開始失聰的年齡、輔助科技的使用、溝通的類型、早期介入的管道等，如果可以取得最好也備妥。為了公平起見，我們也要對族群和文化背景有敏銳的覺察，這是很重要的。在評估過程期間，訪談和觀察法提供機會去蒐集背景資訊，觀察當事人在接受評估時的行為舉止，並評估當事人如何提供背景細節，這些細節有助於測驗結果的解釋，以及評估當事人如何適當地回應轉介問題，例如：詢問當事人是否有能力繼續高等教育，或詢問腦傷後其生活機能是否受到影響等。在評估結束後，一份完整的報告包括了所有資訊的紀錄、說明當事人目前的功能，以及對轉介問題的回應。

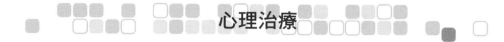

心理治療

人口統計學

　　聾成人和其他人一樣，會受心理健康的問題所影響（如 du Feu & Chovaz, 2014; Estrada & Sleeboom-Van Raaij, 2015; Fellinger, Holzinger, & Pollard, 2012; Leigh & Pollard, 2011）。可惜的是，有關流行病學的研究非常少。我們所得到的資訊，是依據一般人口罹患精神疾病的發生率，加上各種程度聽力損失的發生率，不一定針對全聾或重聽人口進行的推估（du Feu & Chovaz, 2014; Leigh & Pollard, 2011）。根據一份對幾個歐洲為主的研究所進行的文獻回顧，聾成人的罹病比率看起來比較高（Fellinger et al., 2012）；至少有一篇挪威的研究報告指出聾人罹患精神病超過一般人口的兩倍（Kvam, Loeb, & Tambs, 2007）。很重要的是要注意這些比率不是因為失聰而引起的（Fellinger et al., 2012），還有很多聾成人的心理是非常健康的，但可能的危險因子包括環境影響（心理、社會或虐待）或生物／腦神經易受損（大多為非基因的原因，如早產或子宮內感染）（du Feu & Chovaz, 2014）。很多罹病的聾成人（以前被稱之為**低功能**），要處理語言和學習的挑戰，這很容易導致行為與情緒失常（Glickman, 2009）。

　　基於過去流行病學研究的文獻回顧和臨床的觀察，一般認為被診斷為有特定精神疾病的聾成人之盛行率，似乎和聽成人類似，尤其是思覺失調症（schizophrenia）（Fellinger et al., 2012; Leigh & Pollard, 2011），雖然有一個研究報導他們的住院病人以精神病患者居多（Landsberger & Diaz, 2010）。當聾人體驗到這類的形式思考障礙，我們就需要從他們的手語來解碼。「幻聽」（常被描述為「聽到說話聲」），更傾向是失聰者透過語言或「感覺到」刺激而不是聲音的刺激（Paijmans, Cromwell, & Austen, 2006）。有更高診斷率的是衝動控制疾患、學習障礙、廣泛性發展遲緩，

而人格失常的診斷率反而比較低（Fellinger et al., 2012; Landsberger & Diaz, 2010）。有一個傾向是，比起一般大眾，失聰者有更多焦慮和憂鬱的症狀（Fellinger et al., 2012）。有關智能障礙（以前稱為智能不足）以及神經系統疾病（如失智症）的盛行率，已經由較高降為較低（Landsberger & Diaz, 2010; Leigh & Pollard, 2011）。至於自閉症，與聽人相比，聾人罹病的盛行率也顯著較高（Fellinger et al., 2012；亦參見第七章）。作為一個警訊，一個適當的診斷必須能去區分到底是自閉症獨有的症狀，或純因聽力差異，尤其是伴有語言遲緩、社會化困難或有重複行為者。

值得玩味的是，對失聰者人口的精神疾病診斷，醫師能判斷的範圍有限，意指聾人比較少被診斷出較少見的精神疾病（Leigh & Pollard, 2011）。再者，延遲診斷的時間或不予診斷是很常見的事。這個原因可歸咎於臨床醫師因不了解聾當事人而做出誤診，加上這些病人使用心理衛生服務的方式也不同。如同前文「心理狀態的評估」一節所提及，當資深的心理衛生臨床醫師面對聾當事人卻有溝通阻礙，就沒有能力做出徹底的診斷訪談，即使有手語翻譯員的協助，除非他們對聾人如何溝通與如何看這個世界有一些了解。論及精神疾病例如思覺失調症，臨床醫師必須仔細理解聾人的溝通方式，這樣當聾人在打手語時，就可加速他體會語言的非典型方式，確保做出確的診斷（Leigh & Pollard, 2011）。

藥物濫用比率根據研究報告，聾人和一般大眾的比率相當，並沒有更高；但在精神疾病機構內，比率卻較低（Fellinger et al., 2012）。致險的因素包括升高的壓力程度、與家人疏離、低自尊、有限的同儕支持，以及特別的創傷／受害等（Guthman, Sandberg, & Dickinson, 2010; Titus, 2009, 2010）。在全美最著名的方案「明尼蘇達州聾與重聽者化學毒癮依賴方案」（Minnesota Chemical Dependency Program for Deaf and Hard of Hearing Individuals）裡，顯示有很大比例的聾與重聽者被診斷出有藥物濫用與精神疾病狀況的問題。透過這個方案可以比較容易找出需要接受處遇者，即使治療的管道仍有其困難（見下一節）（Guthman et al., 2010）。有趣的是，聾人社群裡期望呈現正面的形象，因此可能會掩飾藥物濫用的真實

面。此舉再加上聾人接觸資訊的管道有限,例如:缺乏電視字幕來宣導公共服務,或者回歸主流教育方案裡,缺乏預防課程等(Guthman et al., 2010)。

依據證據顯示,障礙兒童可能是性虐待或兒童受虐者的高危險群;相關資訊也說明,和一般大眾相比,聾人的發生率會比較高。聾人受害後會產生長遠的後遺症,例如:生理、情緒、認知以及社會方面的影響,包括身體虐待和性虐待、受忽視、情緒虐待以及溝通孤立等(Bishop, 2013; Sebald, 2008),尤其如果此虐待是持續進行時。一項 Schenkel 在 2010 年所做的研究(引自 Dube, 2011),發現兒童的受虐和其成人期高比率的負面認知、憂鬱及創傷後壓力之間,有直接的關係。接受藥物濫用處遇的聾與重聽的青年,他們的受害史和聽人同儕相比,包括更廣泛與更嚴重的重度虐待;而研究也發現聾人女性受到更大比率的性虐待與情緒虐待(Titus, 2009, 2010)。他們也可能以喝酒或毒品、藥物來減少虐待的壓力或處理其環境中的困境。

最近有些發人深省的研究,證實聾人婦女遭受身體攻擊、性脅迫、性騷擾、心理虐待以及被親密伴侶施暴等的比率通常都超越聽人樣本,甚至是聽人樣本的兩倍之多(如 Anderson, Leigh, & Samar, 2011; Barnett et al., 2011; McQuiller, Williams, & Porter, 2010)。受害者通常會經歷顯著的心理後遺症,包括創傷後壓力症候群(posttraumatic disorder)、嚴重抑鬱症、解離性疾患(dissociative disorder)、藥物濫用疾患、飲食失調、邊緣性人格障礙(borderline personality disorder)等(Barber, Wills, & Smith, 2010)。

服務傳遞

Gournaris、Hamerdinger 與 Williams(2013)估計在美國,大約有 13 萬 ASL 的使用者需要心理衛生服務;其中有 3 萬需要處理嚴重的精神疾病。歷史上,在 1950 年代以前,還沒有特別針對聾人提供的心理衛生服務(詳見第一章)。即使有聾人患者本身得到了心理衛生服務,也屬於需

要這種服務者中的極少數，可能只佔了 3%（Raifman & Vernon, 1996），
但目前的服務水準已經有所改善，因為如第一章所提到的，受過訓練的臨
床醫師增加了。雖然如此，對這些接受服務不足的美國人口而言，大多數
能提供服務的仍屬少數，而且大多是透過 ASL 翻譯員而不是透過會打流
利 ASL 的臨床醫師來直接服務，如同之前我們已討論過有關手語翻譯員
的問題（Leigh & Pollard, 2011; National Association of the Deaf, 2008a）。和
以前相比，提供給聾人病患的住院單位數目已經減少到個位數。很多聾人
住院者，現在被「統合」到更大的聽人方案，使用手語翻譯服務（M. J.
Gournaris，個人通訊，2015 年 11 月 13 日）。Gournaris 也提出看法：整體
而言，聽人病患的住院方案較少，加上目前強調住院期間縮短以及門診治
療進步等。回顧過去的歷史，證明聾人住院者會比聽人的住院期間長，絕
大多數是和社群為主的服務不足、缺乏會打手語的員工，以及缺乏全年無
休的手語翻譯服務等因素有關（Fellinger et al., 2012; Trumbetta et al., 2001;
Vernon & Daigle-King, 1999）。這些使得聾人在取得心理衛生服務管道上
遇到更多的困難，而特別針對聾人住民而設的團體家屋也是供不應求。

　　雖然有很多心理衛生的門診、精神疾病服務，以及私人執業的實務工
作者在第五版的《對聾人提供心理衛生服務：資源目錄》（*Mental Health
Services for Deaf People: A Resource Directory, 5th edition*, 2015）都有提供他
們的服務資訊，但這些服務地點大部分集中在美國東部與西部海岸。多數
地區持續服務不足，而且服務當地社群的管道（包括聾人社群的社區心理
衛生診所）也都數量有限。美國聾人協會（NAD, 2003）已經發表立場宣
言，涵蓋強調文化肯定策略的照顧標準。

　　Pollard（1994）認為使用專門服務聾人患者的小型社區心理衛生中心
是一種歧視，即使他們提供有價值的服務。在這些可貴的服務、提供融入
文化肯定策略的心理衛生中心，大多期望能遵守心理衛生安置的實務，如
Gournaris、Hamerdinger 與 Williams（2013）所敘述，以及 Glickman 與 Hei-
nes（2013）所提為聾人所設立的住宿型治療方案。然而反過來說，這些
中心讓人覺得帶有歧視的感覺，有一部分是和以下的事實有關：這些患者

並沒有被轉介到有許多綜合性服務、更大的中心，像是一般民眾都可以去的，有提供精神科醫師駐診，或有不同的方案來配合個人的治療選項，包括服藥治療、各種類型的個別心理治療策略、家族／團體治療、日間治療、夜間活動等。由於成為聾人的比率並不高，因此要一般的心理健康診所體認到有需要去適應聾人，例如使用視訊直接和聾病人溝通，有其難度。花費的考量，使得聘用手語翻譯員或口語翻譯員的問題複雜化。

Johannes Fellinger（2015）描述他在奧地利使用一站式架構來為聾人設置健康中心；其中一個目的就是想讓受過訓練的業者，提供聾人高品質、專業化的心理健康服務。這些中心和綜合醫院合作，可以得到更多即刻可得的醫療服務。他注意到有重點以及以顧客為主的健康照護，可以減少很多聾人必須處理的高風險因素。此法似乎可以為小社區化診所的限制解套。

在美國之外的國家，如墨西哥，特別為聾人而設的心理衛生服務幾乎不存在（Estrada, 2015）。Estrada 把這個現象看作是違反世界衛生組織（World Health Organization, WHO）的建議，即國家應該提撥大約 10%的健康預算經費用於心理衛生；墨西哥有 2%的健康預算，但卻沒有任何經費用於聾人的心理衛生服務。García 與 Bravo（2015）注意到這個保障取得心理衛生服務的法律可能會排除、歧視，或者使聾人因為缺乏可資利用的管道以及缺乏適應而處於不太有利的處境。

受虐的聾成人倖存者（包括家暴、性侵與性騷擾）不再像過去一樣是「看不見的」，這要感謝一些組織的成立，例如：位於華盛頓州西雅圖的「受虐聾婦女倡議服務」（Abused Deaf Women's Advocacy Services, AD-WAS）、位於華府的「聾人受虐婦女網絡」（Deaf Abused Women's Network, DAWN）。他們都提供服務幫助這些婦女再次站起來，並獲得一些心理衛生的資訊。ADWAS 成立於 1986 年，已經協助了全美的 19 個聾人倖存者機構（Anderson, Leigh, & Samar, 2011）。這也說明了聾人倖存者的險峻處境。

再來看看之前提到的聾與重聽者的藥物濫用統計數據，聾人所需的藥

物濫用治療設施卻少得可憐。事實上，這方面的治療設施已經在減少之中，主要原因是缺乏經費和有專門經驗的醫護員工（Guthman & Sternfeld, 2013）。主流的設施可提供手語翻譯員，但一些有關藥物濫用、心理衛生、文化敏感、能提供全年無休服務的管道有限等複雜問題，使得這種方案的效果令人存疑。目前的科技，如視訊電話和線上網路視訊會議，已經改善了照顧的水準。

心理治療的途徑包括心理分析、心理動力理論、認知行為治療、辯證行為療法、人本主義取向治療、臨床催眠、團體治療等。身為聾人並不會排除這些途徑的任何一種（Sussman & Brauer, 1999）。很重要的一點是，不管個案是聾人或聽常者，治療師要體認到肯定其文化並為此人及其家人賦權；治療的途徑必須適合個人的需求、社會文化因素，以及個人的溝通要求等。在大多數的案例裡，若沒有心理治療來增強當事人情緒的自我調整與更正面積極的行為功能，單靠藥物治療，雖然看似誘人也沒有溝通問題，但卻是不夠的（如 Cuijpers et al., 2013）。如果醫囑必須服藥，Sleeboom-Van Raaij（2015）強調醫護人員必須理解精神藥物對聾人患者的影響，審慎評估這些病人，在開立服藥處方前，先向當事人清楚說明服此藥可能的副作用。

雖然心理衛生的領域越來越強調以證據為本位的實務（指治療途徑是有經過研究實證與臨床專家所支持的），但直接針對聾人患者所從事的研究計畫卻是非常缺乏的。臨床人員目前已經依據經驗，發展出專門針對聾人人口的治療途徑（如 Glickman, 2013a）。

聾成人對心理衛生服務傳遞的看法，可以提供我們必須改進之處的想法。Steinberg、Loew 與 Sullivan（2010）訪問聾成人有關他們對於心理衛生的信心與態度，結果發現溝通問題被視為心理衛生的主要核心問題。他們回應如果溝通障礙得到妥善的處理，會提升有效的服務傳遞。雖然如此，受訪者通常願意與手語翻譯員合作，但會關切可以讓翻譯員傳遞訊息更好的方法，以加速診斷和治療。這些翻譯員如何影響診斷、心理治療的過程與結果，也依舊是研究調查的主題。而第三方（翻譯員）的在場，在

一種私密保密和帶有情緒的場合下，會使心理治療的動力改變（如 Harvey, 2003）。當心理治療師受過訓練，知道在心理治療會談的期間，要如何處理翻譯員帶來的影響，他們就可以運用這些影響來加速治療的過程。此外，若翻譯員接受過心理衛生的專業訓練，他們也會在呈現聾成人的敘述時，減少潛在翻譯錯誤的可能性。

使用視訊來進行的遠距治療或遠距諮商會談，在某些心理衛生服務缺乏或不存在的地區，是個可以提升為聾人患者服務、有展望的新管道（Gournaris, Hamerdinger, & Williams, 2013）。依據 Gournaris（2009）的研究，有越來越多的證據支持視訊溝通等同於面對面的溝通。在很多以聾人為中心的諮商實務中提到，他們寧願選擇和「具有」聾人經驗的聾人諮商者一起視訊會談，也不傾向和聽人臨床醫師與手語翻譯員會談，或者和會打手語的聽常臨床醫師會談（Whyte, Aubrecht, McCullough, Lewis, & Thompson-Ochoa, 2013）。Gournaris（2009）已經提出適當的提供者程序，包括知情同意書以及依照各州不同的州法來執行。

多元化議題

美國聾人人口因移民和漸增的多元文化本質，心理衛生服務要傳遞給聾人，就必須考慮種族的層面。Pollard（1994）已經記載與聽人相較，接受過公共心理衛生服務的聾人中來自種族／民族少數團體的人數更少。不管今日是否持續如此，美國目前仍然可以見到多元文化的聾人。在任何一個案例，就服務提供者而言，不管是有意或下意識地，缺乏文化的敏感性以及種族主義的想法，或是給聾人貼標籤說他們需要心理衛生服務的負面暗示，都會減損心理衛生專業人員想要傳遞給聾人患者的安全感及支持（Corbett, 2010）。

專業人員應該檢視他們的種族心理歷史，以便理解他們對自己和其他種族／民族團體的態度（Corbett, 2010）。此舉會幫助他們與來自多元文化背景的聾人有成效地共事。這樣的過程代表踏向文化敏感度的第一步，

而且反而得到文化勝任能力（cultural competence）。文化勝任能力包括體會不只是聾人文化，也包括聾人的原生文化以及當事人的多元認同，以便提供適合他文化的心理衛生治療。

　　有關對非裔美國人、亞裔美國人、拉丁美洲裔美國人、美國印第安人的治療，可以參見 Leigh（2010）的著作《與多元族群的聾人個案進行心理治療》（*Psychotherapy with Deaf Clients from Diverse Groups*）。這本書額外討論到種族和族群之外的觀點。多元化也包含下列的聾人：聾盲者；年長者；大學生；男同志、女同志、雙性戀者、變性者或性別認同疑惑者；受虐倖存者；藥物濫用者；以及無數其他的認同類別（如使用口語的聾人、配戴人工電子耳的聾人，以及性別）等。這些群體中的每一個群體除了都是聾人以外，還伴隨獨特的問題，因此強調臨床醫師必須理解彼此之間的交叉性。這對心理衛生臨床醫師而言，是個艱鉅的任務——他們要敏於覺知多元化的每一個觀點，但對尊重文化肯定的服務傳遞，這樣做有其必要。

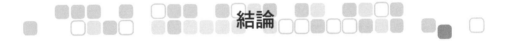

結論

　　聾成人各式各樣，從一端心理非常健康，有積極自我概念與強烈認同感的聾人，到另一端與心理治療奮鬥中的聾人。目前的立場是去找出聾人的優勢與他們在複雜世界中的因應能力，取代強調聾人缺陷的模式；另一方面也考慮他們所需要的支持與協助。就如同第一章所提到的，專門針對聾人人口的心理衛生、心理學以及研究訓練方案，如今都有正要畢業的專業人員，他們接受過良好的訓練，可以精進對聾成人心理成分的理解，並且改進對聾人人口的服務傳遞。這樣的理解，會因聾人研究者的加入而提升，他們被訓練要以批判性的角度來檢視應用於聾人的心理建構方法。然而，如要減少對這些專業人員的迫切需求，仍得經過漫長時間的等待。

建議閱讀書目 ▪▪▪▪

　　下列所列的書目提供心理衛生、心理治療、認知、聾人認同以及復原力的觀點。讀者看書名就可理解主題：

du Feu, M., & Chovaz, C. (2014). *Mental health and deafness*. New York, NY: Oxford.

　　《心理衛生與聾》

Estrada, A. B., & Sleeboom-Van Raaij (Eds.). (2015). *Mental health services for deaf people*. Washington, DC: Gallaudet University Press. (*International focus*)

　　《聾人的心理衛生服務》

Glickman, N. (Ed.). (2013). *Deaf mental health care*. New York, NY: Routledge.

　　《聾人的心理衛生照護》

Leigh, I. W. (2009). *A lens on deaf identities*. New York, NY: Oxford.

　　《管窺聾人的認同》

Leigh, I. W. (Ed.). (2010). *Psychotherapy with deaf clients from diverse groups*. Washington, DC: Gallaudet University Press.

　　《與多元族群的聾人個案進行心理治療》

Marschark, M., & Hauser, P. (2008). *Deaf cognition*. New York, NY: Oxford.

　　《聾人的認知》

Zand, D., & Pierce, K. (Eds.). (2011). *Resilience in deaf children: Adaptation through emerging adulthood*. New York, NY: Springer.

　　《聾童的復原力：直到成年萌發期的適應》

CHAPTER 9

聾成人：社會學的觀點

身為失聰者，是站在語言、文化、障礙、社會、政治、倫理與身體的多重交會點上。

——Young 與 Temple（2014, p. 2）

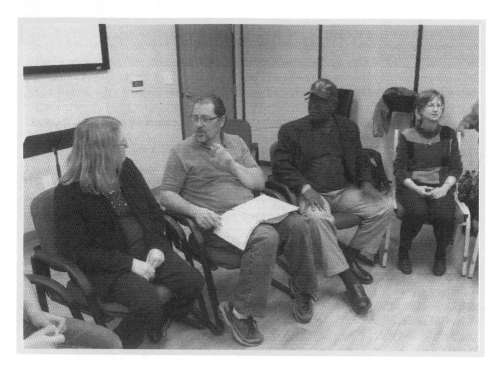

圖 9.1　一群打手語的人
圖片來源：經授權同意使用

身為廣大社會的一份子，失聰者如何在生活中自處呢？他們的集體意識以及廣泛共享的認同感，已成為他們集合為一個社會實體的基礎，即使這是一個異質性的團體。失聰族群的記載始於 1700 年代（Van Cleve & Crouch, 1989），也或許更早。當失聰者群聚在一起時，他們不會因為不完整而感到頹喪；相反地，他們已能內化一個動態的認同感和自在感，並對他們是一個有自己獨有的傳統和組織的少數群體感到自在。1988 年所發起的「現在就要聾人校長」（Deaf President Now, DPN）運動（見第一章），突顯了將聾人社群視為一個讓人引以為傲的社會政治實體的時代已經來臨（Christiansen & Barnartt, 1995）。

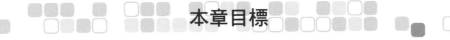

本章目標

　　本章簡略勾勒聾人社群的社會學觀點。我們會探討「現在就要聾人校長」運動對聾人社群社會政治進化的影響。接下來我們會提到以下有關的資訊：**聾人不同群體與不同聽障組織在失聰者人生中所扮演的角色，以及一些組織的政治脈絡**。很重要的一點是，我們要體認聾人社群作為一個大型社會的縮影，對社會文化與科技的變遷都不能免疫。當本書探討到聾人俱樂部以及其他社會化的管道、體育和宗教活動的管道、科技的影響，以及就業與健康照護等議題時，我們會詳加敘述。

聾人社群的社會學觀點

　　社會學包含研究人類如何互動，以及從這些互動的基礎中衍生出的進化價值與想法。醫學／障礙模式以及社會語言學模式的觀點（見第二章）都具有社會學的元素，形塑了人群的自我覺知。

　　在醫學的模式裡，其社會學的啟示為：失聰者需要適應較大的聽人社會，以便他們可以和聽人同儕之間有**更好的**社會關係。而這需要改變聽力損失的本質，可透過用說話課程、聽能訓練，以及科技的輔助（如助聽器、人工電子耳、其他的輔助聽力設備），來改變或減少聽力損失。此模式強調失聰者（或障礙者）仰賴專業權威的概念，其目標為恢復失聰者的聽力到某種程度，或減輕其障礙的情況。這是一個較大架構的一部分，在此架構裡，這些權威人士有時將一個善意的家長至上主義（旨在保護）加諸於那些與眾不同、和社會的期待不相稱者，或那些看來無法照顧自己的人（Lane, 1999）。依據 Lane 的看法，當專業人士帶著很大的興趣披上家長至上主義的披風時，失聰者就難以扔掉這個家長至上主義的盾牌，也無法擔負自己的生活。以社會學觀點而言，此現象產生出一個概念，就是那些能「克服」聽損的失聰者，比較能被社會所接受。然而，這個醫學模式

也有其優點——有很多失聰者會善用專業人員的協助。透過有效的補償工具，他們能在聽人社會裡極獨立地發揮其功能，即便當他們或他們周遭的人體會到身為失聰者是一個顯著的障礙，有時要因此奮力掙扎著（如Christiansen, 2010; McDonald, 2014; Reisler, 2002）。

在探索失聰障礙社會政治學的意涵時，激進份子質疑「障礙是個人問題」的想法（見 Albrecht, Seelman, & Bury, 2001; Swain, French, Barnes, & Thomas, 2005 的回顧）。從他們的觀點來看，當社會對障礙者的一般態度是負面的，也無法用改善環境的管道來包容他們時，就會導致障礙問題的產生。以社會學的看法來說，社會看障礙者的角度，不是以他們是使用不同環境管道的個體歡迎他們，而是普遍視他們為問題。Olkin（1999）為文指出，無障礙者認為障礙者的主要問題是生理的限制，但障礙者自身反而比較看重的是他們受到的社會阻礙與負面的態度。

以文化型聾人的例子來說，身為聾人和一個人的耳朵並沒有很大的關係。對這些人而言，身為聾人的意義是提升視覺的管道，並將失聰的限制和障礙從身體的內部，重新移到身體外以及公共的領域（Humphries, 2014）。如果社會能在提升視覺的管道方面配合，那麼就能減低其社交的障礙。既然失聰者知道他們需要什麼來管理日常的生活，那麼應該是他們，而不是「服務」他們的專業人員，才是對自己需求最終的權威者（參見第十一章進一步的討論）。

基於這些理由，很多失聰者視自己為一個少數的群體，他們奮力要取得與非障礙者相同的機會。此群體逐漸被定義為一個社會語言群體者，是「文化型的聾人」而比較不是「障礙人士」。透過他們的語言、文化傳統與組織，他們已經併入一個社群，這個社群的很多人看待失聰是障礙光譜的一部分。他們和其他的聾人與重聽者（那些人不認同聾人文化）在重要的場合中，一起創造社會與政治的推動力，以獲得社會正義為目標。舉例來說，他們一起為公民權、為失聰兒童建立最佳的教育環境管道、就業的向上流動，以及溝通的管道（包括翻譯服務、電信管道的平等功能等）而奮鬥。1988 年「現在就要聾人校長」（DPN）運動的啟示顛覆了人們的認

知，那就是失聰者也能成功地帶領高立德大學（Greenwald, 2014; Humphries, 2014）。

現在就要聾人校長：對聾人社群的啟示

在 1988 年高立德大學的 DPN 運動時，這所唯一提供失聰生人文教育的大學，董事會選擇一位聽人而非失聰的候選人擔任高立德大學的校長，激起全校性抗爭的火花，抗議董事會方面的偏見。參與此學運者，希望認可夠資格的失聰候選人是有能力的，作為對任由聽人主導做決定、對失聰者傳統持低期望的一種抵制（Christiansen & Barnartt, 1995）。他們的集體行動將失聰者的需求跳脫出身心障礙的框架，重新建構為一個公民權的議題（Armstrong, 2014）。此事件已被美國國內與國際的媒體廣為披露。

不管是在高立德大學內或是在全美各處的聾人，他們取得資訊、彼此溝通以及與媒體溝通，還有在此運動中社群合作的能力，透過人口、社會與科技的影響力，都大大地提升（Christiansen & Barnartt, 1995）。從 1964 年到 1965 年間，德國麻疹疫情使失聰者的人數遽增。手語翻譯的情況改變了，由透過家人或朋友擔任的這種權宜之計，演變為專業的手語翻譯服務（進一步的細節，請見第十一章）。那時，改善管道的法律才剛萌芽，此點我們之後會再討論。當聾人和聽人在學校、職場、醫療以及和其他服務的提供者互動時，科技也扮演一個重要的角色。在 1970 年代與 1980 年代（網際網路發展之前），電視字幕急遽地增加失聰者獲取資訊的管道，這些都讓失聰者有了去了解並參與的機會。聾人更直接地曝光於媒體，呈現他們群體為自我決定而戰的寫照。此點突顯聾人感受到不公平與被壓制的對待，因為當他們期望增加就業以及能有參與做決策的責任，卻一再被忽略或置之不理。此外，在當時拜文字電話（TTY）的普及，提供了聾人電話溝通的管道，使即時溝通最終成為可能（Peltz Strauss, 2006）。而在此之前，聾人主要的溝通方式一直仰賴面對面溝通。

經由媒體廣為散播，「現在就要聾人校長」運動喚醒美國與世人，知

道有一群充滿活力的聾人社群存在，並增進美國社會體認到聾人的需求。
如同 Jankowski（1997, p. 131）所指：「的確，對聾人而言，勝利意指創造
一個新的形象；開啟了聾人的新視野，也讓世界看到聾人確實是『有能力
的』。」此可詮釋為更正面的自我形象與賦權感的提升。

　　1800 年代末期聾人開始參與政治，於此同時，也成立了美國聾人協
會（NAD）（Armstrong, 2014; Van Cleve & Crouch, 1989）。過去有效的政
治活動時有所聞，但在 DPN 以後，聾人的政治敏銳度和優勢藉美國聾人
協會（NAD）因而建立，加上其他聾人組織相繼成立，因為有更多失聰者
學習利用政治程序來倡議他們的目標訴求。他們也更頻繁地參與政治活動
（Humphries, 2014）。各式各樣的抗議活動在全美各處上演，強調啟聰學
校要增聘更多的失聰行政人員、教師與職員，捍衛美國手語（ASL）的使
用，遊說電影中的失聰角色要使用失聰演員而非聽人演員，以及爭取電視
臺播報緊急訊息時必須加上字幕等（Christiansen & Barnartt, 1995;
Jankowski, 1997）。聾人團體在塑造無障礙環境方面也取得了很大的影響
力，最著名的是 1990 年《美國身心障礙者法案》（ADA）以及 1996 年的
《美國電信法》（Telecommunications Act of 1996）。聾人團體已經倡導各
州要建立社會服務系統或社區服務機構，在有些州和國家，聾人已經獲得
政府承認 ASL 或其他的地方手語（Humphries, 2014）。

　　從社會政治的角度來看，在聾人的眼裡，有關這些法律（這些立法規
定各種不同類型的配套措施）最重要的事情就是，要讓社會知道聾人有權
利得到主流社會所能享有的各種管道。現在，立法者與其他人更有意願要
和聾人組織或身心障礙者組織一起進行政治性的合作。舉例來說，為了贏
得聾人與身心障礙者團體的支持，1996 年的《美國電信法》同意要將為
身心障礙者提供管道的命令納入法案中（A. Sonnenstrahl，個人通訊，2015
年 11 月 16 日；詳見 Peltz Strauss, 2006）。如同 Humphries（2014）所述：
「DPN 運動似乎已經喚醒一個習慣默認的社群，並推動其成員採取行動。
只要聾人社群相信必須要採取行動來獲得他們渴望獲得的平等時，人們就
會感受到 DPN 運動所傳承的精神。」（p. 68）此點不只適用於美國，也

適用於國際（Druchen, 2014）。舉例來說，Druchen 闡述在南非，「現在就要聾人校長」運動讓聾人致力於為自己取得公民權，包括承認南非手語是南非聾人的官方語言，以及讓「南非聾人協會」（South African Council for the Deaf）由聾人自己經營，不讓聽人插手。

　　沒錯，我們看到了進展，然而仍有很多需要努力之處。法律規定要配合失聰者，但並不一定保證就能實施。為行動障礙者提供建築上的改建，是屬於一次性的改造花費，但溝通管道卻需要持續的經濟援助（如 Task Force on Health Care Careers for the Deaf and Hard-of-Hearing Community, 2012）。此點成為一個不利的因素，對要申請工作的聾人會產生「隱藏的歧視」。但要證明這種現象的存在並不容易。用來「消除」聽力損失的經費，要比用來確保失聰者有公平管道的經費來得多。例如，有更多補助直接用於醫治失聰，而不是用於補助服務失聰者的 911 急救中心。在美國，直到 2014 年 5 月，才有無線電業者同意實施全國性的 911 文字解決案，也邁向通過 2010 年的《21 世紀通信與視訊無障礙法》（www.apcointl.org/resources/next-generation-communications-systems/text-to-9-1-1.html）。此法案更新聯邦通訊法，增加身心障礙者使用 21 世紀科技的管道（www.fcc.gov/guides/21st-century-communications-and-video-accessibility-act-2010）。通用管道的架構不只對聾人，就算對聽人來說，當他們處在暴力情境下被抓，不建議或不能使用語音報案 911 時，都會是一大福音。

　　當我們寫作此書時，在加拿大安大略省米爾頓市（Milton）的聾人社群，正抗議一所當地聾校的校長是聽人，而沒有失聰者被選為候選人（Stevenson, 2015）。他們建議面試時應盡可能避免顯示障礙，也不應在履歷表上提及失聰（Bouton, 2013）。由於經費的問題，醫療場所通常會限制聘請手語翻譯員來協助尋求醫療諮詢的失聰病患，即使《美國身心障礙者法案》（ADA）有規定（Interpreting in Health Care Settings, 2015）。聾人病患已持續提出申訴與訴訟，以改善在醫院場所缺乏公平管道的現象，多數醫院也都以對他們有利的點來做決定。我們要指出的關鍵重點是，聾人以 DPN 之前所未見過的方式倡議自己的權益。

當初在 1988 年挑起「現在就要聾人校長」運動的聾人社群，很多參與者是白人。即使高立德大學位於擁有很多非裔美國社區的華府，也沒有非裔美國人失聰領導者參與。很多少數社群的聾人及其領袖並不認為他們是這個歷史運動的重要一部分。而近年來多元文化主義的入駐聾人社群，加上越來越多具多元文化背景的學生進入安置機構就讀的推波助瀾（Gallaudet Research Institute, 2013），已經促使我們有需要去體認聾人社群的多樣性。書籍的出版，諸如《聽起來像個家：在南方長大的黑人失聰者》（*Sounds Like Home: Growing Up Black and Deaf in the South*）（Wright, 1999）、《為多元族群的聾人做心理治療》（*Psychotherapy with Deaf Clients from Diverse Groups*）（Leigh, 2010）、《我仍站立》（*Still I Rise*）（Anderson, 2006）、《真理時刻》（*Moment of Truth*）（Lang, Cohen, & Fischgrund, 2008）、《在波多黎各人裡打手語》（*Signing in Puerto Rican*）（Torres, 2009）、《華府的聾人》（*Deaf in D.C.*）（Vasishta, 2011），以及各種探討與失聰有關多元文化派典書籍的文章等，都顯示出聾人社群正在改變中，如同美國的社會也正在改變。這個從 DPN 抗議所萌芽的賦權信息，現今也包含了多元文化的聾人。Glenn Anderson 博士是一位重量級的非裔美國聾人領袖，在 Phil Bravin（著名的聾人社群成員，也是第一位 DPN 學運後的校長）辭職後，成為高立德大學董事會的主席。Robert Davila 博士有墨西哥血統，在他成為高立德大學第九任校長前，曾擔任美國教育部特殊教育與復健服務部門的助理部長。Claudia Gordon 是美國第一位聾女性非裔美國人檢察官，她也在美國勞工部的聯邦契約遵循署中任職。這個名單繼續羅列中。

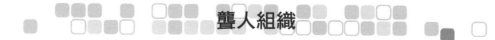

聾人組織

聾人的共通性不會掩蓋美國社會的多元性，聾人社群裡也反映這個共通性（Leigh, 2009, 2012）。現存的失聰者團體有不同的興趣與不同的目標、各式不同的溝通理念與文化背景，以及對如何成為失聰者有多元的理

解。我們現在簡要介紹一些主要的聾人組織，這些組織塑造了聾人社群的本質，也突顯他們如何對失聰者的生活品質有貢獻。這些組織曾為了共同的原因聯合在一起，但當無法有共識時，他們便各走自己的路。這些組織常和當地的協會或團體都有關係。

- 1880 年，「美國聾人協會」（NAD; www.nad.org）成立，是美國成立時間最悠久的組織，由身心障礙者所發起和經營（Van Cleve & Crouch, 1989）。在那時，NAD 的目標是要帶領美國的聾人一起來商榷他們的需要和倡導基本的權利。今日，它是公民權利的組織，有全國委員會，它的子分會就是各州的聾人協會。身為一個非營利的聯盟，其使命就是保存、保護及提升美國聽障與重聽者的公民權、人權與語言權。就政治性而言，多年來其成功倡議的能力，反映出聾人經驗到的賦權，乃是「現在就要聾人校長」與 1990 年《美國身心障礙者法案》的成果（見本章前文和第一章）。目前，NAD 致力於聯邦層級以確保聾與重聽者的溝通管道可及性與公民權是受到保障的。美國聾人協會倡導其失聰會員的教育、職業、法律與社會的關切點。協會的網站和出版刊物*NADmag*，都已廣泛報導很多此組織已經參與的議題，如社會正義、教育政策、電信存取管道、急救警示系統、老年資源、健康照護、手語翻譯證照、有品質的手語翻譯服務管道、就業的平等，以及職業復健服務的變動本質等。美國聾人協會在 1976 年設立了「全國法律與失聰中心」（National Center for Law and Deafness），現名為「NAD 法律與倡議中心」（NAD Law and Advocacy Center），並且在 1977 年聘任第一位檢察官（National Association of the Deaf, 2015）。NAD 法律與倡議中心提供與失聰者權利有關的法律倡議、協助與教育。為達其政治目標，NAD 和州立以及全國的身心障礙者與失聰者組織密切合作。它的基本會員以往都是男性白人，現在它轉為更加多元化，反映出美國人口統計，這點我們可以從董事會層級與外展的工作中看出。NAD 也有一個青年分會——美國青年聾人協會（Jr. NAD），會在不同的場域辦理領導力訓練活動，包括成

功舉辦為期四週的 NAD 青年領導力訓練營，給聾與重聽的高中生參加；其目的在召集住宿型聾校與回歸安置中就讀的失聰生，強調自我決定、社群意識、對知識的飢渴，從中鼓勵和培育新一代的聾人領袖。

- 在國際上，美國聾人協會（NAD）是「世界聾人聯合會」（World Federation of the Deaf, WFD; www.wfdeaf.org）的附屬組織（Rosen, 2009）。後者由世界各地致力於提升聾人的文化、社會與經濟地位的聾人協會所組成。這是全世界最悠久的組織之一，致力於由聾人組成、為謀聾人福祉，並和聾人一起的倡議。WFD 創始於 1951 年，其目的在增進全球的合作，目前代表涵蓋 7 千萬的聾人，80% 的成員處在發展中的國家。他們的主要使命是確保聾人在每一個生命階段都擁有其人權，包括他們的手語權和受教權。WFD 在聯合國裡具有諮詢地位（consultation status），且每四年舉辦國際會議。參見後文「聾人與國際的接軌」一節，可了解更多細節。

- 州立聾人協會則進行政治的活動以確保立法和服務是對聾人有利的。例如：有些協會致力於建立永久的州立辦公室或委員會以服務聾與重聽的公民（他們需要更好的管道來接觸州立方案和服務）、改善電視字幕以及建立當地的急救警示系統。這些協會開始讓各州的失聰者連結為一個社群，之後再離開分會進入倡議。在每兩年召開一次的會議中，通常會結合社會事件採取政治行動。

- 「亞歷山大貝爾聾人與聽障協會」（AGB; www.agbell.org）是一個致力於提供家長聽能與口語支援服務的組織，同時也提供專業人員的訓練。AGB 提供其會員教育資源、倡議以及生涯的發展。過去除了專業部門與家長部門以外，還有一個專為使用口語的失聰成人而設立的聾與重聽部門。這些部門近年來被解散，以更具凝聚力的組織替代，讓所有的會員合併在一起。如同 NAD，AGB 也是幾個聯盟的成員之一，致力於修正公共政策，包括和早期介入、《身心障礙者教育法案》（IDEA）的重新授權有關的政策（見第五章），以及改善電影院的管道等。當本書正在撰寫之際，AGB 裡的失聰成員以及其他的失聰者正一起聯合進行

集體訴訟，抗議電影製片者（包括那些提供對話字幕的製片廠）在主要的電影及電視劇裡，並未提供歌曲的字幕。AGB 最成功的方案是「青少年領導力機會」（Leadership Opportunities for Teens, LOFT），這是一個為期四天的住宿營方案，對象是在學校主要使用聽與口語的高中生。LOFT 的目標是發展和強化個人的領導力、團隊合作、團體動力、公共演說、自我倡導的技巧。參與者大多是在回歸主流學校裡唯一的失聰生，他們在此營會中，藉由和同儕彼此分享自己的經驗、學習倡議技巧中，獲得很大的益處。雖然這個組織一直以來都被認為會反對手語在教育目的上的使用，但它已經對 ASL 有正面的陳述，體認美國手語對聾人文化的重要性，並支持家長在有關語言或溝通的方法所做出的選擇。

專門機構

近幾十年，有一些組織已經萌芽，以因應各種聾人團體所表達的特殊需求；反映不同的支持者、不同的生命議題，以及不同的目標；和聽人社會裡所發生的同步平行。這證實聾人與聽人社群裡社會互動過程的共通性，以及為了相似的目的推動聯合的參與。以下敘述一些專門的機構，它們當中很多也都有地區性的地方分會或協會。

- 「晚期失聰者協會」（Association of Late-Deafened Adults, ALDA; www. alda.org），這是兒童期後的失聰者於 1987 年共同發起。此組織讓一群在尋找能了解什麼是人生後期失去聽力意義的社群的人，聚在一起並「找到一家人」。除了主張社群意識外，ALDA 的使命是去支持後期失聰者的賦權，透過支持、教育、倡導相關立法的活動，來服務他們的需求，例如：有字幕的媒體、電信溝通與轉譯服務，以及工作的適應等。此組織每年都會舉辦年會，出席者可以對溝通議題無所顧忌，使用任何有效的方法。晚期失聰者協會的網站包括 ALDA 多位主席有關失聰後的見證，以及 ALDA 如何協助他們感受到被接納。還有一個為處理聽

力議題的網路組織，名為「說什麼俱樂部」（SayWhatClub; www.
saywhatclub.org），致力於協助那些致聾者、重聽者，或者對聽力議題
有興趣想彼此溝通、分享因應生活的技巧、減少挫折和孤獨感、提升自
我概念與樂觀，也提供讓個人理解 ALDA 的一個管道。

- 「世界聾盲聯合會」（World Federation of the DeafBlind; www.wfdb.eu）
  於 2001 年正式設立，其重心在改善全世界聾盲者的生活品質，以及他
  們所需要的服務。它連結了世界各地的聾盲組織，大約每隔幾年，各國
  代表們在全體大會與海倫凱勒世界會議（Helen Keller World Conferen-
  ces）裡集會。為使聾盲會員成為能完全參與者，需要觸覺手語翻譯員
  以及引導或支持服務提供者（Support Service Providers, SSPs），提供環
  境裡的溝通管道，並協助他們做符合邏輯的決定。「美國聾盲協會」
  （American Association of the DeafBlind, AADB）是美國消費者倡議組
  織，致力於鼓勵聾盲成員獨立生活。遺憾的是，在撰寫本書時，此組織
  因缺乏人力及經費問題，正處於停止運作的邊緣。有些科技可以讓聾盲
  者彼此連結（參見後文「科技」一節）。

- 「美國樂齡聾人」（Deaf Seniors of America, DSA; www.deafseniors.us）
  反映廣大美國年長失聰者的存在，如同美國漸增的年長者人口。在處理
  老化議題時，一如其他的聽常年長者，他們需要支持且希望知道更多相
  關的議題，如失智、退休金存款、在生活協助及養護之家的溝通管道
  等。很多年長者期望在 DSA 兩年召開一次的會議中交流和學習，而 DSA
  會議也不負其使命，提供影響他們福祉與安全的相關專題討論；告知會
  員有關倡議的成果以及國立、州立和當地的資源，以改善他們在失聰與
  主流社會中的參與度。目前的計畫包括加入 NAD 以確保政府對老年市
  民的需求投入關注，例如：可運用的科技、急救管道，以及針對使用美
  國手語的年長者建設友善的居住環境。此組織大部分是失聰的白人，參
  見下一段有關「聾人種族團體」的評論。

- 「失聰婦女聯合會」（Deaf Women United, DWU, www.dwu.org）由聾婦
  女所組成，是為聾人女性謀福祉的組織。它的功能類似公社支持的系

統，也提供有關組織管理、個人成長和賦權等領域的資訊與訓練。聾人婦女由於其性別及失聰，她們所遭遇的雙重歧視與壓制的程度是很獨特的（Barnartt, 2006; Wax, 2010）。Barnartt 研究指出「性別」排序在「失聰」之前，是「主要的」狀態，意指身為女性可能在人生中產生比失聰更多的負面結果，至少在教育成就和就業狀況是如此。失聰婦女聯合會（DWU）努力確保這些失聰婦女的經驗是正向光明的，這涉及倡導、教育及外展服務，以確保性別和管道的議題不會剝奪失聰婦女與他人同等的機會。每兩年一次的會議，提供一個讓失聰婦女建立關係網的平臺，並提供支持。這組織糾正了過去忽視聾婦女的貢獻，透過重新數算她們的成就，來提升對性別與失聰交集的敏感度。DWU 也有一個每年舉辦的「失聰女青年交流方案」（Youth Interchange program for Deaf girls），讓她們建立關係網，並藉由工作坊，了解在社群中要如何實現社會改變，以及如何培養自信和個人成長。

- 「美國聽損協會」（HLAA, www.hearingloss.org；舊名 SHHH）。此組織將本身定位是一個消費者和倡議組織，聚焦在有聽力損失的消費者。其目標在對抗未處理的聽力損失以致潛在影響個人整體的健康與生活品質，有時會導致社交孤立與憂鬱。它的成員傾向由不認為他們自己是聾人社群一份子的人所組成。HLAA的使命在透過教育、資訊、支持與倡議，打開溝通的世界；它提供協助和資源給這些成員和他們的家人，以適應與聽力損失共處的生活，消除與聽力損失相關的汙名，以及喚起公眾的覺知，了解有關預防、處遇與生命各階段持續聽力篩檢的需求。他們努力倡議的領域，包括有關聽力損失的溝通管道、公共政策、研究與服務傳遞。當目標相同時，HLAA會與聾人組織一起進行專業合作。此組織提供聊天論壇及年會，讓會員可以交流。

- 「聾人彩虹聯盟」（Rainbow Alliance of the Deaf, RAD; www.deafrad. org）是一個全國性的組織，於 1977 年設立。此組織重心在失聰男同性戀者、女同性戀者、雙性戀者、跨性別者與性別疑惑者（gay, lesbian, bisexual, transgender, and questioning, GLBTQ）的教育、經濟與社會的福

社。這些人常掙扎於出櫃過程與自我接納（Gutman & Zangas, 2010; Leigh, 2012）。他們也需要於聽人的世界、異性戀、工作、不同的種族社群以及 GLBTQ 社群中尋找方向。每個安置代表有關歧視或接納的不同脈絡，特別是在異性戀被視為「正常」的領域中（Gutman & Zangas, 2010）。有些文獻研究支持聾人社群的緊密、開放、強烈的人際連結傳統，認為一般而言，GLBTQ 的可見度在聾人社群裡，可能產生比聽人社會更開放的態度（見 Leigh, 2012）。由 RAD 提供的支持，提升所需技巧的獲得，以管理此情況以及可能在這些不同安置下萌發的議題。此組織透過兩年一次的會議，加速團體分享的機會，使會員可以討論如何解決有關社會和法律議題的困難。有些主要的大城市地區也會有失聰的 GLBTQ 社群，促進連結與社會支持（Gutman & Zangas, 2010）。此網址 planet.deafqueer.com 提供失聰 GLBTQ 者最新的事件、倡議以及教育等資訊。

- 「聾與重聽者電信溝通」（TDI; www.tdiforaccess.org）舊名為「失聰者電信溝通」（Telecommunications for the Deaf, Inc.），成立於 1968 年，同年亞歷山大貝爾聾人與聽障協會（AGB）和美國聾人協會（NAD）合作致力於提供失聰者電傳打字機（teletypewriter device, TDD）的服務（Peltz Strauss, 2006）。聾人社群的會員志願去改善和分配這第一批電傳打字機。此後，TDI 進展到成為全國性倡議組織，透過教育、網路、專業合作、倡導以及國家政策的發展，讓失聰者在娛樂、媒體、資訊科技、急救預備、電信溝通上有公平的管道。具備這樣的能力，TDI 已經積極地政治運作，與不同的組織進行專業合作，並和不同的聯邦單位合作，推動立法與法律規範。TDI 透過網際網路傳播目前最新的新聞與行動警報（action alert）資訊，且舉辦兩年一次的會議來達到建立關係網絡與檢視政策的目的。

聾人種族團體

　　當聾人社群變得更多元化，且當來自不同種族的失聰者互相尋找彼此時，種族的群體就應運而生。例如，即使類似的聾人俱樂部就在附近，失聰的非裔美國人仍會建立他們自己的社交俱樂部與體育團隊（Burch, 2002; Jankowski, 1997）。此點反映出他們「不被看見」的身分，因為他們被隔離於都是白人就讀的聾校〔原因是在最高法院裁決〈布朗訴托皮卡教育局〉（*Brown v. Board of Education of Topeka*）的案件以前，在法律上，白人和黑人在公立學校內就讀是彼此分隔的；而此法案裁決要終結種族隔離〕；還有聾人出錢贊助休閒活動，因為聾生缺乏和其他聾同儕間的聯繫。上述都闡明了白人膚色特權以及歧視經歷的普遍影響（Corbett, 2010）。很多有色人種的聾人都經歷過不管是公然明顯或隱微的種族主義，以及被主流的白人聾人社群排除在外，即使他們都同為失聰者（如 Leigh, 2012）。依據這些經驗，聾黑人通常視他們自己是聾黑人文化的一部分，和聾白人以及黑人聽人的文化是有所不同的；他們有自己獨有的連結標準方法與自己的美國黑人手語。美國黑人手語是美國手語的一個方言，現在正開始受到廣泛的研究（McCaskill, Lucas, Bailey, & Hill, 2011; Ogunyipe, n.d.）。

　　由於源自共同種族的人會傾向連結在一起，並保有他們獨特的文化遺產，地區與各州的團體就此形成。下一個合理的步驟就是建立全國性的組織。考量以下這個事實是很重要的：那就是這樣的組織包含具有多重遺產與母國的人。舉例來說，聾黑人可能會認為他們是非裔的美國人、非洲人或加勒比海地區的人，每種身分都反映出獨特的文化遺產與差異。聾拉丁裔人與聾亞裔美國人算是帶有自己獨特的傳統與語言的多元國家者，包括手語也都是他們文化背景的一部分。而美國本土聾人／美國印第安人則集體來自多元的部落，他們每一個部落都有自己的語言和文化傳統。

- 「全國聾黑人倡議」（National Black Deaf Advocates, NBDA; www.nbda. org）成立於 1982 年，是第一個登場的種族實體。此組織的產生，有部分原因是回應美國聾人協會（NAD）不願意提出特別關注聾黑人社群的結果。它是美國聾黑人的重要組織，此組織有三十個分會。其使命在提升領導力發展、經濟與教育的機會、社會平等以及保障整體健康與福祉；其目的在樹立角色模範以及在賦權此團體的過程中，給聾黑人青年一個成功的願景。這個組織是關於倡議以確保黑人聾人與重聽者享有公民權以及公平的管道來接受教育、就業與社會福利。同時有「黑人聾人年長公民方案」（Black Deaf Senior Citizen program）來支持此群體所面臨的獨特需求、關切點以及困境；還有「大學黑人聾生領導力學會」（Collegiate Black Deaf Student Leadership Institute）提供為期一週的密集領導力研習訓練機會，給少數族群的大學生；另有青年賦權高峰會（Youth Empowerment Summit），此提供為期一週的領導力訓練與挑戰活動，給回歸主流、在家自學與聾人機構的聾與重聽黑人青年參加。

- 「全國亞裔聾人代表大會」（National Asian Deaf Congress, NADC; www. nadc1997usa.org）於 1997 年設立，是第二個全國失聰亞洲人代表大會（National Deaf Asian Congress）的一個分會。它一方面有其目標：賦權、領導力技巧發展與資源訊息傳播，一方面也致力於保留亞裔美國聾人的亞洲聾人文化傳統、身分認同以及歷史。由於比起非裔美國聾人與拉丁裔美國聾人，亞裔美國聾人的人口很少，因此很難找到一個亞裔美國聾人團體認同，除非住在少數大型的城市裡（Wu & Grant, 2010）。也因此，當每兩年一次的會議以及分會／附屬子會召開時，代表不同亞洲國家的成員往往會彼此互動與連結。如同其網站上所聲明的，它因來自代表不同地理區域、語言、宗教、文化與年齡層的會員的多元性而壯大。

- 「神聖圈」（Sacred Circle; www.deafnative.com）是早期「部族聾人會議」（Intertribal Deaf Council）的一個分支機構，於 1994 年成立，其目標在實踐美國原住民聾人的傳統和文化，並增進成員與廣大民眾對這些

文化的欣賞。它提供教育、資訊與訓練給有關本身是聾人、聾盲者、重聽者與後期致聾者的美國印第安人、阿拉斯加原住民以及「第一民族」（First Nations，為數個加拿大境內民族的通稱）印第安人，讓他們進入部族會議與有興趣的聚會，以改善這群人的社會、教育、職業、健康與精神福祉。依據他們與其原始社群間的溝通程度以及融入他們聽人家庭的程度而定，這些人經常與他們原始的社群有微弱的連結（Eldredge, 2010）。在聾校內受教育可加強他們與多數聾白人的連結，但也削弱了他們與部族的連結。像「神聖大會與失聰」（Sacred Council and Deaf-atives; www.deafatives.com）的組織便鼓勵他們以自己種族的傳統為傲。

- 「全國西班牙裔聾與重聽委員會」（National Council of Hispano Deaf and Hard of Hearing）並沒有一個活躍的網站，但最近已經舉辦過兩年一次的大會。他們有地區的機構，如拉丁裔聾與重聽協會大都會華府地區公司（Latino Deaf and Hard of Hearing Association of the Metropolitan DC Area, Inc.）。此機構於 2005 年成立，並提供網路連結的機會，倡議公平的管道，類似「全國聾黑人倡議」。再一次說明，西班牙／拉丁裔聾人人口是由不同的中美與南美洲國家的人所組成的融合體，也因此象徵著很明顯的差異組成。雖然如此，由於他們移民到美國居住在不同的美國社區內，因此也面臨受歧視與語言障礙的共同性。

宗教團體

聾人對宗教的興趣可回溯至聖經舊約與新約時期，包括在西元前第五世紀，可能在雅典就已有一個聾人社群了（Bauman, 2008a; Van Cleve & Crouch, 1989）。從 1500 年代西班牙天主教修道士開始，接續傳承到歐洲與美國的新教牧師，一個建立教育方案的主要動機是提供失聰學生有管道接觸宗教和救贖（Van Cleve & Crouch, 1989）。在 1800 年代以及進入 1900 年代期間，住宿型學校的行政人員要求提供他們的聾生附屬教堂與宗教課程（Burch, 2002）。這些服務通常由聾牧師所負責，常以手語方式進行，

手語被視為一種直接的管道，讓由上帝所創造的失聰者可以習得宗教的教義。聾人宗教領袖，包括天主教的神父、猶太教的拉比以及新教的牧師，也被訓練要準備好與聽人宗教領袖（包括伊瑪目）一起，來組織宗教性的活動和服務。透過網路搜尋，可發現聾人宗教的中心散布在美國各地。全國性的宗教組織，如路得會聾人宣教協會（Lutheran Church Deaf Mission Society）、聾人聯合衛理公會（United Methodist Congress of the Deaf）、聾人宣教（Deaf Ministries）、國際天主教聾人協會美國分部（International Catholic Deaf Association-U.S. Section）、猶太教聾人大會（Jewish Deaf Congress）、查巴德（Chabad，指正統猶太人），以及全球聾穆斯林（Global Deaf Muslim），和當地的宗教安置與組織有專業合作，以便服務聾人。根據 Burch（2002）的研究，這種失聰的宗教組織增強一種常態感，就像聽人宗教組織所提供的，以及它能同時給予參與者一種獨特的認同感。隨著移民的湧入，聾人社群如今注意到信仰佛教、印度教、伊斯蘭教，以及其他宗教的失聰成員正扎根於美國的宗教。

宗教不能和靈性分割。當宗教向來被認為是和組織化的運動有關時，靈性更多被認為是和情感有關，藉由禱告、默想、安靜沉思以及瑜伽來達到，但確實有些人將靈性視為和組織化的宗教密切相關（Psychology Today, 2015）。儘管如此，我們仍缺乏有關聾人社群的靈性研究（Delich, 2014）。在談到人生的目的及自覺時，靈性被視為重要的部分。舉例來說，有一個訪談研究以 14 位撫養失聰兒的非裔美國人家長為對象。他們指出透過靈性的運用，他們和上帝的關係成為一種有力的支持與希望的來源（Borum, 2008）。有些聾人宗教團體便以自我靈性的結合為宗旨而聯合。一個訪談五位美國印第安聾人婦女的現象學訪談研究建議，若能使失聰女性的心智、情緒、身體與屬靈層面間有健康的平衡，可以讓她們發展成為領導者（Paris, 2012）。

聾人俱樂部

聾人已經透過全國性、地區性與州立的組織來保持聯繫，但遍布全美的聾人俱樂部，在歷史上才是形成當地聾人社群的主要支柱（Lane, Hoffmeister, & Bahan, 1996）。當畢業離開住宿學校的環境後，這些俱樂部提供機會給聾朋友繼續社交。聾人俱樂部不但提供活動的機會使成員彼此鼓勵互動，如舞蹈、慶典、體育、活動、研討會等，同時也提供傳承聾人文化、習俗、歷史與世界觀的管道。在這些俱樂部裡，聾人成員以小老師和教師的身分歡迎年輕的會員。這些俱樂部也創造出支持的環境，或一個超出典型俱樂部安置所能提供的安全、沒有溝通障礙的天堂。這些俱樂部也會依種族劃分為黑聾人俱樂部和白聾人俱樂部，兩者可以同時共存（Padden, 2008）。

為何聾人俱樂部會衰退？一個明顯的原因是，隨著電視字幕與網際網路的精進以及電信溝通設備（包括智慧型手機與視訊電話）的普及，似乎已經使失聰者對聾人俱樂部的需求減少，因為他們不再強烈感受有必要出現在聾人俱樂部所召開的會議以維持其社群感（Padden, 2008）。不過，Padden提出證據指出，其實在新科技還沒走紅以前，聾人俱樂部就已經逐漸勢微了。當聾人絕大多數每天被一再重複的工廠工作所占據時，他們需要有一個工作以外的場域來社交。隨著製造業進展到服務業的變化以及更多的就業機會，需要找一個集中的地方來相聚的需求就減少了。聾人開始分別進入專業的協會（如教師協會、心理衛生協會）或依種族、階級、性別與人種而分的團體。也因此，很多聾人俱樂部已經關門或在衰退中，留下來的會員很多是年長者。在歐洲的聾人俱樂部也正經歷衰退，大多數也都是年長成員（Padden, 2008）。偶爾舉行的活動，如聾人意識週（Deaf Awareness Days）或聾人博覽會（Deaf Expos），現在成了服務聾人社群互動的新場所。將聾人的活動和聽人社群分隔的界線不再牢不可破，因為聾人大型活動的舉辦地點會選在飯店、會議中心以及體育場，這些場所聽人

也都融入在其中。由於電信溝通的進步，加上在工作、學校及休閒活動方面提供了手語翻譯員，使得失聰者能有更多的機會和聽人同儕溝通，聾人團體的分界線已經變得更可被滲透，即使這些人仍然維持強烈的聾人文化信念。

聾人體育

體育的角色隱約可體現大多數失聰者的生活（Ammons, 2009）。聾人社群的出版物和媒體會報導有關聾校或機構組織的體育事件，以及聾運動競賽的結果。有很多國際性、全國性、州立、區域性及當地的組織贊助聾人的體育活動。例如在 www.usdeafsports.org 的網站，可以看到「美國聾人體育聯盟」（USA Deaf Sports Federation）列出許多運動和活動，是失聰運動員可以參與的。這個聯盟是美國第一個全國性的體育組織，創立於 1945 年。美國聾人體育聯盟和區域性與當地的運動團體，以及和「國際聽障體育運動總會」（International Committee of Sports for the Deaf）之間都有往來；後者有 96 個會員國（www.sportsanddev.org）。每隔四年，它將美國隊送到聽障奧運（Deaflympics; www.deaflympics.com）的冬季和夏季運動會參賽。還有一個「歐洲聾人體育組織」（European Deaf Sports Organization, www.edso.eu），於 1983 年成立。但在那之前，就已經有很多歐洲聾人錦標賽的賽事。

透過管理體育活動的社會文化脈絡，能確保失聰運動員與志工間社交上的滿足與自我實現，以及一種歸屬感和溝通的舒適感，因為每個人都能互相理解。聾人體育也提供自我決定的場所，因為失聰運動員在聽人場所可能面臨參與度有限的負面期望，但在聾人體育場則不受此限制（如 Ammons, 2009; D. Stewart, 1991）。聾運動員可以在各式各樣的運動中，如棒球、籃球、溜冰、滑雪、足球、摔角，成為教練和角色模範。因此之故，他們可以作為失聰青年運動精神的鼓舞和啟發。有些失聰運動員已經取得大好時機。在此舉一些實例：Curtis Pride 曾是美國職棒大聯盟的外野手；

Derrick Coleman 是第一位贏得超級盃（Super Bowl）美式足球的失聰美國選手；摔角選手 Matt Hamill 也曾贏得終極格鬥錦標賽（Ultimate Fighting Championships）。

聾人與國際的接軌

如果去到一場聾人的國際會議，你會看到來自不同國家的失聰者使用不同的手語，進行令人訝異的溝通。如同聽人所注意到的，聾人到國外旅遊時，他們比聽人更能處理語言的障礙。他們利用身體語言、基本的手勢和姿勢進行溝通。國際性的會議，例如世界聾人聯合會（WFD，也參見稍早的討論）的世界會議已經在全球舉行，每四年舉辦一次，從 1951 年開始❶，已有 25 個全國性的聾人協會參與。2011 年的大會在南非舉行，2015 年在土耳其舉辦。現在 WFD 已有 134 個全國性聾人協會。WFD 的會議出席率良好，並給聾人一個機會聚在一起、分享經驗以及提供洞見和支持，以處理國內以及跨國公民權、教育與文化的議題。

高立德大學已經主辦了兩屆極為成功的「聾人之路」（Deaf Way）國際會議，相對於那些將重點放在如何解決聾人問題的會議，其主要的目的是讓聾人聚在一起，一起稱揚他們的生活方式（Goodstein, 2006）。有一萬人參加 2002 年的「第二屆聾人之路」國際會議。除了透過文化藝術展（Cultural Arts Festival）來宣揚視覺藝術、表演藝術與文學藝術以外，這個會議的重點在探討語言、文化、歷史與藝術。與會者回家以後，決心要在自己的國家內有所改變。

進一步來看，與聾有關的國際會議，如聾歷史國際會議（Deaf History International Conference）以及心理健康與失聰世界會議（World Congress on

---

❶ 依 Murray（2008）的報導，最早的「世界聾人會議」（World's Congress of the Deaf）是 1983 年在芝加哥舉行「世界博覽會」（World's Fair）的一部分。有超過一千名來自美國與歐洲的聾人與會，他們被視為與其他 225 位的會員「平等」，一起討論從禁酒到宗教到婦女進展的議題。

Mental Health and Deafness），除了聾人，聽人也一起共襄盛舉。電子郵件和網際網路已經加速各國聾人跨國而來，但如 Murray（2008）所強調的，聾人在 19 世紀時也利用遠洋的船隻以及歐洲交會的鐵路促進了國際交流。在這些會議裡，討論的地點暫時成為以聾人為中心；在當中，身為聾人是標準的存在方式。

國際性的聚會不限於面對面，拜跨全球的科技之賜，現在也有虛擬集會。例如「聾人區」（Deafzone, www.deafzone.com）的建立，告知各國發生的聾人大事件、允許電子郵件和文字的交流，並鼓勵就不同的議題於線上討論。這創造出以聾人為中心（Deaf-centric）一個暫時的、易變的、依情況而定的場域（Murray, 2008）。

全世界的國家都有聾人社群致力於為他們自己爭取語言、教育以及公民權的權益。南美洲（Hidalgo & Williams, 2010）以及撒哈拉以南非洲（Cooper & Rashid, 2015）的努力如今也看見曙光。再次證明堅持和動機可以使國際的聾人社群有所進展。

有些由聾人所經營的組織，致力於在發展中國家創造機會給聾人公民，由於這些國家的聾人缺乏支持和訓練，因此需要這樣的組織。「發現聾人世界」（Discovering Deaf Worlds; deafworlds.org）就是一例，其目的是在發展中國家建立當地的能力，以精進打手語的聾人社群之自我決定。這個組織「訓練訓練者」，使訓練者之後能賦權他們自己的人民，以改善聾人教育、溝通管道可及性、就業機會，以及人權。

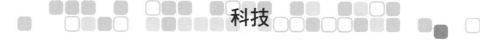

科技

我們雖已提及科技可以加速國際間的連結，但很顯然今日科技已經創造出新的方法，不只讓失聰者、聾盲者與重聽者之間能彼此交流，他們也能和聽人交流。造成人與人之間距離感的溝通和地理界線，已經藉由這些科技而得以突破：電子郵件、文字和視訊電話、網際網路和聊天室、部落格與 v-logs（指影像形式的部落格）、即時通、FM 系統、同步聽打

（CART）、字幕電視與電影、數位助聽器、人工電子耳等等（Leigh, 2009）。視訊轉譯服務連結失聰者和聽常者，這項服務是透過出現在電腦或智慧型手機螢幕上的手語翻譯員讓雙方通話；手譯員將聽常者的口語轉為手語給失聰者看，並幫失聰者將其手語轉為口述給聽常者聽。對聾盲者的輔助，則可以透過使用能和螢幕／點字閱讀器科技介面相容的軟體。而現今科技的發展對提升聾或重聽者與不懂手語者之間的現場溝通，也進化到可以使用辨識手語的 app。視覺警示系統可以讓聾人知道有人想和他們聯絡，不管是透過電信溝通或個人用按電鈴信號的方式溝通等。這種與他人交流方式的持續轉型，增強了聾人文化與聾人社群的持續塑造，因為失聰者越來越多彼此聯絡，也與聽人間以虛擬的方式交流。舉例來說，二十年前，我們會看到高立德大學的聾生在校園裡邊走邊打手語。今日，你會看到很多聾生在校園裡邊走邊輸入文字訊息或是在看他們智慧型手機的訊息，就像你也會在戶外巧遇聽人在發訊息或是檢視他們的智慧型手機。在20 世紀，失聰者依靠工具——「失聰科技」，如視訊轉譯系統與字幕管道，創造出一種普世的及公平設計的文化（Humphries, 2014）。這種虛擬溝通如何改變聾人乃至全國或國際的聾人社群（以及聽人社會）是一個值得持續探討的課題（Murray, 2008）。

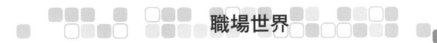

職場世界

我們只要拿起《藝術與科學界的聾人》（*Deaf Persons in the Arts and Sciences*）（Lang & Meath-Lang, 1995）這本書，就會知道在幾十年前，失聰者的就業可能性是很充足的。今日，就業的可能性繼續擴增，這要拜失聰者覺察到自身的能力以及他們的決定之賜，讓他們可以從事以前不讓他們擔任的職業。例如：股票經紀人、醫師、廚師、建築師、工程師、印刷業從業人員、律師、木工、棒球員、詩人、演員、博物館館長、化學家、工友、電腦技術員、軟體開發者、行政人員、生意人、企業雇主；這些或其他的領域，都已經有失聰女性與男性的身影，而現在受過大專教育的聾

人也比以往更多。聾人已經晉升到政府的最高層，一個最早的例子是 Ro-
bert Davila 博士（見本章稍早的敘述）。聾人在他們的國家已經被選為國
會議員，包括加拿大第一位聾國會議員 Gary Malkowski、第一位被選為南
非國會議員的聾人女性 Wilma Neuhoudt-Druchen，以及被選為歐洲國會議
員的 Helga Stevens（比利時）。很多失聰者在各個美國聯邦政府裡任職，
他們當中有許多已加入「政府內的聾人」（Deaf in Government, DIG; www.
deafingov.org）——這是一個協助職場上的成員解決其溝通的障礙、處理
管道可及性議題，並藉由網絡連結和促進專業成長，提升聾人完全融入工
作環境的組織。我們也發現失聰工作者在不同的場域裡工作，範圍從專門
服務失聰兒童與成人（可能他們的同事很多也是失聰者），到有些場域裡
只有一位失聰的員工。聾人突破一些以前被認為並不適合聾人的很多領
域，相關的成功故事不勝枚舉。舉例而言，美國前總統歐巴馬（Obama）
的行政幕僚、白宮接待員 Leah Katz-Hernandez，她本身是聾人，負責接待
任何與總統或他的助理有約的人，並處理會議室事宜。

　　但也不是所有的一切都如此美好樂觀。Robert Buchanan（1999）《平
等的假象》（*Illusions of Equality*）一書，就描繪失聰者試著爬到頂端，或
甚至想在職場內就業的掙扎；失聰者主要得益於經濟的復甦，例如兩次世
界大戰後。當失聰者有管道進入基層的工作時，他們通常無法像聽人同事
一樣可以有相同的升遷機會，即使他們是大學畢業生也無濟於事（Kelly,
Quagliata, DeMartino, & Perotti, 2016; Task Force on Health Care Careers for the
Deaf and Hard-of-Hearing Community, 2012; Winn, 2007）。此外，即使具有
成功職涯聾人的數目增加，有關聾人少數社群的生涯成功故事並不多。

　　在歷史上，失聰者較常見的工作職別，大多是從非技術性到技術性的
勞動力工作（Buchanan, 1999）。一個熱門和讓人羨慕的職業是印刷，部
分原因是住宿型的聾校在印刷方面有很強的職業訓練方案（Van Cleve &
Crouch, 1989）。今日，技術性的印刷職位已經消失，因為產業的變遷，
已改以精進的科技取代原本需要具有經驗的工人操作的印刷功能。

　　另外一個以前很熱門的工作是郵政服務（Lane, Hoffmeister, & Bahan,

1996）。一旦提供訓練來讓失聰申請者預備公務員考試，這個行業就很適合他們（Deaf American, 1969, 1970）。回顧 1906 年，失聰者想參加這些考試，管道是有限制的，因為考試規則將聾人排除在外。經過無數年的努力，透過失聰領導者強而有力的政治行動來克服這些不同聯邦職位的準則，除去考試的障礙（Buchanan, 1999; Van Cleve & Crouch, 1989）。例如 Al Sonnenstrahl（個人通訊，2015 年 11 月 16 日）回憶說，郵局職位的公務員考試包括問些有關音樂的問題，還有考一些和工作表現能力無關的生詞。

今日，失聰者不會一窩蜂從事何種特別的工作職別，由此可見聾人可以選擇的就業機會是相當多元的。教育已經越來越重要，因為對渴望升遷者而言，工作的要求需要更高的技術以及能處理快速科技的改變。因此，聾與重聽者如何在這種類型的工作環境下生存？可惜的是，有關這方面的資訊非常有限（Appleman, Callahan, Mayer, Luetke, & Stryker, 2012）。此外，有關聾人就業者多元種族的資訊更是完全付之闕如。

曾有報導指出，和聽力正常的同儕相比，聾人的聽力損失和顯著的失業與就業不足有關；聾人的薪資也明顯比聽人低（Garberoglio, Cawthon, & Bond, 2014; Kelly et al., 2016; Task Force on Health Care Careers for the Deaf and Hard-of-Hearing Community, 2012）。也有許許多多聾與重聽者嘗試進入健康照護訓練與就業卻不成功的故事。有一個困擾的因素是很多工作功能的自動作業已經負面影響從事非技術性工作的失聰者（Buchanan, 1999）。就業的阻礙包括不適當的學業技巧發展和技術訓練、溝通困難、對聾與重聽雇員工作效能的誤解，以及雇主普遍認為失聰員工無法做得像聽力正常的員工一樣，同時為了讓失聰受雇者適應工作，雇主要付出很多成本（見第十一章進一步的討論）。雇主認為潛在聾人員工的溝通能力是個重要的問題，尤其是他們的口語、書寫和聽能方面較弱（Kelly et al., 2016）。Kelly 等人回顧能協助這些聾人員工溝通策略的文獻。Punch、Creed 與 Hyde（2006）的一個研究指出，重聽的高中生提到他人缺乏對他們聽力議題的理解，是他們的教育與職涯目標裡最大的潛在障礙。另外一

個需要注意的議題為，少數族群聾人的向上流動問題。

在一個更正面的紀錄中，Garberoglio 等人（2014）說明從最近的統計數據指出，37%的聾人在高等教育機構就學（從三十年以前就開始蒐集的資料顯示，這代表很顯著的增長）；57%的失聰年輕成人，在高中畢業八年內，目前都能就業。但此資訊足以顯示以下事實：(1)只有 25 至 30%的聾學生完成他們的中學後高等教育課程；(2)這些被研究的對象並沒有包括那些工作更久，卻無法在他們的工作或職涯內升遷的人，即使他們已經接受相同的工作訓練、學位，以及和他們聽人同事相同的工作經驗。

1990 年的《美國身心障礙者法案》（ADA）以及 2008 年的《美國身心障礙者修訂法案》限制手下有 15 名或以上雇工的雇主，不能因為基於面試者有障礙而將其排除在外（National Association of the Deaf, 2015）。雖然這明確的規定是鼓勵雇主了解障礙者也可以是好員工，只要給予他們合理的適應；但強制的結果也仍是個問題。意圖歧視則比較難加以證明。即使有 ADA 法案的法條，有願意雇用失聰者的雇主，但也有堅持不用失聰者的雇主。即使整體而言，失聰工作者已經在在證明他們自己是很好的工作者，但在職場上，他們仍為平等的就業管道所苦。

那些未就業的失聰者已有資源可以領到社會安全失能保險（Social Security Disability Insurance, SSDI）和社會安全生活補助金（Supplemental Security Income, SSI）。2004 年，大約有 15 萬 4 千名患有眩暈綜合症、其他耳疾以及失聰者得到 SSI 或 ADSI 的補助。很多失聰者只要符合優耳的平均聽力值（PTA）達到 90 分貝的門檻，就可以保住工作（Social Security Administration, 2015），若光就這個事實來看是站不住腳的。然而，使用更多綜合測驗來評估失聰者的工作能力，這在社會安全行政人員的角度來看，並不符合成本效益。很重要的是別忘了，很多得到社會安全補助的失聰者可能另有額外的障礙，或不能內化工作要求，因此無法有效地在工作上發揮效能。此外，SSDI 或 SSI 的規定是工作的不利因素，例如當失聰者從事入門職位的工作或人力勞動類的工作無法得到超過 SSDI 或 SSI 所提供的補助金，或是失聰工作者的薪資無法達到最低工資，就無法受益於

SSDI 或 SSI 的好處。

　　當失聰者找不到工作時，他們會轉而從事四處兜售的商販，而以商販為背景的運動由聾人組織所發起，好袪除失聰者都是需要慈善救濟的觀點（Buck, 2000）。目前的看法是四處兜售的商販不再那麼常見，因為有更多人知道對有需求的聾人要提供訓練就業的選擇。在聾人社群裡的自尊與驕傲也是緩減的因素之一。1997 年曾大肆報導，就是有一群違法的墨西哥失聰者在紐約市的皇后區擺攤兜售，這些人易受威脅與暴利的影響，被迫將他們所賺得的現金繳交給老大。此例證明攤販業持續有利可圖的本質（Hidalgo & Williams, 2010）。

職業訓練

　　要解決已經在此提到過的就業差距，我們需要提供服務聾與重聽學生訓練的教育方案，能努力將轉銜計畫放入他們的整體規畫內。關鍵的轉銜點包括那些從中學轉入高等教育就讀或就業，以及從高等教育轉為就業的學生。州立的職業復健方案、雇主、社區代表，以及學生和他們的家人，都需要參與特許設立的生涯與職業管道、創造在社區內的學習機會以促進轉銜的過程，以及確保其就業的機會（Reichman & Jacoby, n.d.; Task Force on Health Care Careers for the Deaf and Hard-of-Hearing Community, 2012）。加速與工作有關的技巧還有工作倫理，是此過程的重要一環。

　　針對聾與重聽健康照顧生涯專案小組的結案報告（Final Report of the Task Force on Health Care Careers for the Deaf and Hard-of-Hearing Community, 2012），包括列出能提升生涯覺知與課業技巧發展的國、高中學校系統的教育與訓練名單。額外的建議包括提供高等教育的名單，這些大專能授予各種不同的學位，也能提供支持學生在相關領域內得到有效生涯學習的有效策略，同時增進雇主實習以支持他們的失聰受雇者，使其能夠成功。此專案也建議要設立一個能提供諮商與諮詢的全國性資源，針對有關翻譯服務、管道服務、輔助科技與通用設計可能性的議題，提供諮商或諮詢建

議，也能補助高等教育機構、私人工廠以及聯邦政府之間的合作。它又能針對管道的提供，訂定證照標準與程序。這些建議的重點在健康照顧訓練，但這些建議也能應用到其他的生涯領域。

商業／企業

　　企業雇主已包含那些熱切想靠自己謀生的失聰者雇主。在美國，大約上看有 639 個這類的企業（Atkins, 2013）。拜科技之賜，這些做生意的失聰者現在可以透過網際網路、電子郵件、手機、視訊轉譯，以及有字幕的電話服務等管道，擴展他們的生意基礎，不但在聾人社群，也打入聽人社群。這些科技的精進也讓他們能夠增加專業合作、關係網絡、策略化，以及善用市場力量（Atkins, 2013）。Atkins 一個訪問 14 位失聰雇主的研究顯示，他們很多人是因為「推拉因素」（push factors）開始自己創業，這意指他們是被遣散或無法學以致用之後，才冒險自己創業的。由失聰者經營的生意，通常是基於他自己有興趣的領域。或者換句話說，是「生活方式的生意」（lifestyle business）。在使生意能持續下去的人力與社會資本的發展中，師徒制是很重要的一環。鑑於近年來對失聰企業所有權的關注，高立德大學已經增加此領域的訓練。雖然如此，阻礙仍然存在著，例如：人們對聾人的能力仍然有疑慮，懷疑他們能自己開創事業嗎？此外，他們很難取得師徒制、貸款、訓練、科技以及政府的協助；而少數族群及婦女群體，倒是比較容易得到上述的協助（Atkins, 2013; Rosenberg, 2015）。再補充一點，有少數專門針對小型企業的網路視訊和講座，是以美國手語來呈現（Rosenberg, 2015）。

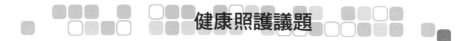

健康照護議題

　　聾與重聽者可能受到顯著健康照護差距的影響，不太可能有管道參與外展的方案或收到大眾媒體有關各種健康照護狀況的訊息，如人類免疫缺

乏病毒／愛滋病（HIV/AIDS）；這種狀況不僅在美國，在其他國家也是如此（如 Brown & Mkhize, 2014; Pick, 2013）。由於文化與語言的阻礙，他們是健康素養（health literacy）低落的高危險群（Brown & Mkhize, 2014; Kuenburg, Fellinger, & Fellinger, 2016; McKee et al., 2015），還有取得醫療和行為照顧管道的不均等，之後會產生更貧乏的結果（Barnett et al., 2011; Pick, 2013）。和一般大眾相比，他們比較不太會去看醫生，且更可能在醫療接觸中遇到溝通的阻礙。即使法律有要求，當被要求提供美國手語給失聰病患時，醫院通常會請病人轉診（參見本章稍早的討論）。從一項採用觸摸式螢幕、可使用美國手語回答的健康調查，允許參與的失聰者自選英文字題目或以美國手語錄影呈現的題目，結果發現他們目前是抽菸者的普及率很低，還發現三個很明顯的健康不平等：導致心血管風險增加和可能引起糖尿病的肥胖、親密暴力，以及自殺（Barnett et al., 2011）。由於受試的失聰參與者有很高的教育程度（他們是來自受過良好教育的羅徹斯特與紐約的失聰者人口），因此研究者相信此研究發現會低估健康差距的幅度；此差距會在其他使用美國手語的人口中呈現出來。另外一項在芝加哥做的研究中，失聰參與者被額外發現有比預期更高普及率的高血壓（Sinai Health System and Advocate Health Care, 2004）。在連結全國健康訪問調查（National Health Interview Survey）資料（其中包含聾人全國死亡指數的資料）後，Barnett 與 Franks（1999）發現，失聰成人的死亡率增加。HIV/AIDS 持續是一個嚴重的問題，據一項研究指出，聾人被驗出罹患 HIV/AIDS 的人數，是一般聽人的兩倍之多（Monaghan, 2008）。失聰的大學生被發現從事冒險的性行為比率，比相對應的聽人學生還高；這對聾人潛在會接觸到 HIV/AIDS 方面，具有一些啟示（Zodda, 2015）。

　　即使考慮到以下所提到關於健康問題的多重重要關鍵原因，包括家族歷史、出生期的醫療問題、教育、社經地位、收入、民族、種族、英文知能、缺乏有關健康實務的資訊管道，以及對抗壓力的健康關係。大部分的研究已經完成白人失聰者的相關研究，但對少數族群聾人的健康照護需求研究，卻是極為需要的。提供健康照護管道的財務花費，應該和無法提供

可使用的健康照護資訊的長期成本相比較。如果健康照護的提供者敏於覺察他們的聾與重聽患者的溝通需求，也了解要如何改善書面溝通以及何時要使用手語翻譯員，他們就會更佳地履行服務那些需要健康照顧的失聰者之義務。www.healthbridges.info 網站提供了美國手語形式的進階版直接照顧資訊。

就像聽人對應者，老化的失聰者需要增加與健康專業人員的接觸。在美國，老年人傾向會受到貶低，那些老年失聰者則處於更不利的地位，因為他們有溝通障礙，無法得到健康資訊與情緒的支持。一個焦點團體的研究結果證實，聾人（在情感上）認為他們健康照顧的提供者並沒有準備好去照顧他們（Witte & Kuzel, 2000）。他們似乎屈從於偏見與實務上的困難，這反映在「現在就要聾人校長」運動之前人們對失聰者普遍的態度，以及它激起聾人社群對公民權與社會正義的運動。現在的公司會提供住宅內的醫療警示系統，包括能確保年長失聰者在屋內安全與獨立的個人急救回應以及健康監督系統解決法。但是當他們需要輔助的照顧或健康照護設備，包括護理之家或臨終關懷時，卻很少有特別針對年長失聰者設計的設施（此設施可維持與聾人社群的連結）；雖然對聾人友善的管道與設施清單正在增加（如www.aplaceformom.com/senior-care-resources/articles/deaf-assisted-living，以及 https://nad.org/senior-resources）。有很多需要住宿型安置的年長失聰者，最終會被孤立在主流設施中，在那裡，失聰者每日要面對醫護人員對他們是否有能力理解訊息的誤解。換句話說，醫護人員以為失聰者能理解他們，但實際上並非如此。

當面臨有關生命的死亡階段時，年長失聰者以及要處理瀕死失聰者的親屬——也是失聰者所愛的人，由於不適當的溝通，在聽人的健康照顧設施裡，由於有關生理狀況或服務的有限訊息，會面臨混亂與不確定感。但從更正面來看，失聰者在此階段中是具有復原力（彈性）、能忍耐的，因為他們一生之久都在處理溝通障礙問題，這些經驗能幫助他們度過這個階段。當死亡來臨時，聾人社群的成員傾向陪伴在亡故失聰者的家人身旁，提供支持。

　　考量到所有這些，有可能在醫師方面的溝通障礙是由於受到對失聰者負面刻板印象所制約，這都是根據有限的知識而產生的結果。而限制溝通可使用的管道的決定，通常是根據成本考量，即使《美國身心障礙者法案》已有要求。我們相信提出語言障礙的問題，可以讓使用 ASL 的失聰者得到更好的醫護照顧。就如同 Barnett、McKee、Smith 與 Pearson（2011）所言，這是一個醫護社群需要關注的社會正義議題。美國聾人協會（National Association of the Deaf, n.d.）發表一份聲明書，譴責以下事情：聾人進入健康照護所面臨的問題，以及大部分的醫護訓練方案，並未適當地預備醫護人員有效地和這些人溝通，即使現存的聯邦法律要求健康照護的提供者，必須確保提供有效的溝通。能使用 ASL 的提供者稀少、財務的難題伴隨要提供語言／溝通服務，以及對失聰人口需求的認識很有限，這些因素都構成失聰人口得到的健康照護是有差距的。這個立場宣言包括一系列的建議，強調有效溝通的重要，以及有效溝通是可以達到的目標；加上列舉法律的命令，規定要提供適當的、有效的、有品質的溝通，給尋求健康照護的失聰者。

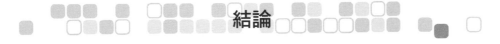

結論

　　就其複雜性與對影響社會成員互動方式的社會政策動態學的感受性而言，聾人社群的社會學可以高度反映出更廣大的社會現象。當我們更了解應用在聾人的社會學因素時，我們就更能發展更好的策略，讓聾人管理自己的人生。細想近幾十年來，聾人為了達到與聽人同儕平等所做出的奮鬥，他們努力探測聽人社會加給他們的限制，以及他們內在擁有的恢復力，聾人已經走了一段漫長的旅程。未來仍有許多工作等待我們完成，期許減少阻礙，讓聾人獲得他們渴望尋求的機會。

建議閱讀書目 ▪▪▪▪

Bragg, L., (Ed.). (2001). *Deaf world*. New York, NY: New York University Press.

這本書綜合又平衡地選錄以下文章，包括歷史資源、政治寫作、個人回憶，以及呈現很多本章涵蓋主題的論文等。

Cooper, A., & Rashid, K. (Eds.). (2015). *Citizenship, politics, difference: Perspectives from sub-Saharan signed language communities*. Washington, DC: Gallaudet University Press.

不是很多人知道撒哈拉以南非洲是世界上語言、文化、地理地區方面最多元的國家之一，在其國境內，有兩千種語言。本書涵蓋當地聾人針對公民身分、政治與差異的觀點，本書在探討這些主題時，同時也會談到文化、性別、語言使用、人種、種族、性與能力的觀點。

Friedner, M., & Kusters, A. (Eds.). (2015). *It's a small world: International Deaf spaces and encounters*. Washington, DC: Gallaudet University Press.

本書涵蓋有關「Deaf-Same」（同為聾人）的概念；此觀念已經影響失聰者當地與國際的空間，包括全球北方國家以及南方國家。分析探討在這些國家之間的聾人的關係。

Moores D., & Miller, M. (Eds.). (2009). *Deaf people around the world: Educational and social perspectives*. Washington, DC: Gallaudet University.

來自30個國家的研究者分享有關聾人所面臨的發展、社會與教育的議題，以及目前的趨勢；本書也揭示失聰者一般已獲得自信、有賦權意識以及能體認他們的經驗所代表的意義。

CHAPTER 10

聾人被告：
法律、溝通與語言的考量

該如何
才能突破
茫然未知
及所帶來的危害，
只有跳脫茫然
我才能自由。

——Mark Ehrlichmann（2013）

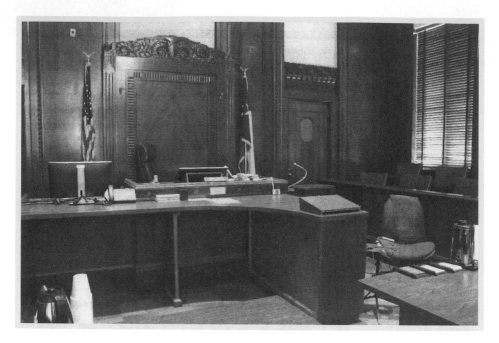

圖 10.1　法庭的照片
圖片來源：經 Stanley Hatcher 授權同意使用

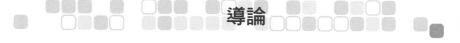

導論

　　當有聽力損失、語言遲緩及心理衛生問題的聾人被司法系統誘捕時，他們在應有的正當法律程序及其憲法權利上面臨許多難題。有許多法律、溝通、語言的因素會影響他們從被捕到入獄之間所受的待遇。溝通的失效經常發生在警察局、監獄及法庭中，造成一種危險的處境。一方面，聾人被不了解他們文化及語言需求的司法系統粗暴地對待；但另一方面，對於輕微的罪行，聾人經常被從輕處置而飭回。這反映出一種家長式威權主義（paternalism），對聾人嫌犯與社會是既無幫助也不安全的（Bramley, 2007; Vernon & Vernon, 2010）。

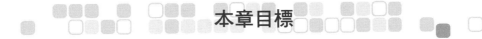

本章目標

　　在本章，我們探討與聾人被告相關的各種法律、溝通及語言因素。我們提及有關聾人犯罪率、犯罪類型，以及他們在司法系統中溝通時所面臨的種種挑戰。這些有關溝通及語言評估的成分、資源，以及一個根植於聾人被告的需求與經驗的研究主題。

聾人被告

　　跟聾人族群一樣，聾人嫌犯及犯人在種族背景、聽力程度、年紀、認知能力、教育、溝通與語言偏好、科技的使用與性傾向都是很多元的。許多聾人被告和其他聾人比起來，甚至在美國手語及英語能力都顯不足（參見第四章及第六章）。這種語言能力的不足嚴重地減損他們對外在世界的認識與一般知識（LaVigne & Vernon, 2003）。這種情形，被稱之為**語言功能不全**（language dysfluencies）、**最少語言能力**（minimal language proficiencies）或**半語言**（semilingualism）❶，意指他們的美國手語及英語都缺乏基本的溝通能力（Glickman, 2009）。雖然他們可能有些許手語及英語能力來溝通有關肢體動作、日常活動、食物、物體等概念，但他們無法理解抽象或複雜的法律概念。當他們以嫌犯被告或犯人身分被牽扯於司法系統中時，他們常常被剝奪《權利法案》（Bill of Rights）、美國憲法第十四條修正案（14th Amendment）、州憲法及法規所規定的基本權利（LaVigne & Vernon, 2003）。即使有這些聯邦及州法律的存在，聾人被告也經常面對歧視、不當對待與忽視（Vernon & Andrews, 2011）。

---

❶「半語言」這個詞被認為是有貶意的，因為是用缺損的眼光來看待個人的語言能力不足，而不是著重在其語言環境的貧乏（MacSwan, 2000）。

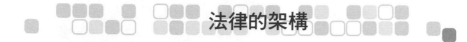

法律的架構

被監禁的聾人並不因此喪失他們的基本人權，如言論自由與宗教信仰自由。他們有權不受非人道的對待及殘酷且不尋常的刑罰。再者，他們有權不受身體與性的侵害，並接受醫療與心理衛生照顧（HEARD❷ Deaf In Prison FAQ, www.behearddc.org/images/pdf/deafinprison%20fact%20sheet%20.pdf）。

即使像 1975 年《復健法案》的 504 條款和 1990 年的《美國身心障礙者法案》有規定相關的法規來保障身心障礙者的權利，但這些法規經常被忽視，使得許多被定罪的聾人被告或是初次入獄的聾人完全不知曉他們的基本權利（National Association of the Deaf, 2015）。

《權利法案》與正當法律程序

美國憲法對於聾人的保障包括《權利法案》及美國憲法第十四條修正案。《權利法案》在 1791 年獲批准並增列到憲法中（包括了前十條修正案）（Cullop, 1999；引自 LaVigne & Vernon, 2003）。美國憲法第四條修正案保護人民的人身安全與財產免於非法的搜索與扣押。在一個案例中，辯護律師針對州政府以查獲到聾人嫌犯和他女友（後來遭謀殺）之間交談的文字電話（TTY）❸文字稿作為證據提出質疑。辯護團提出抗辯，認為採用 Rewolinski 文字電話中的文字作為證據，違反了他第四條修正案的權利（*State v. Rewolinski*, 1990）。法庭裁定文字電話內容並不受第四條修正案保護。陪審團因此認為 Rewolinski 的一級預謀殺人有罪。

---

❷ 「透過教育提升聾人權利」（Helping Educate to Advance the Rights of the Deaf, HEARD）是一個由志願者組成的非營利組織，透過教育、研究與倡議方式來提升聾人被告、聾犯人及聾更生人在司法體系中的無障礙環境。HEARD 的主張和《美國身心障礙者法案》、《復健法案》504 條款以及其他聯邦與州法規定一致，也就是保障身障者的權利（HEARD, January 19, 2016）。

❸ TTY 是聽障人士與其他聽常者溝通所使用的文字電話系統。近來視訊電話更常被使用。

　　第五條修正案保障人們有不用自證己罪以及保持緘默的權利。第六條修正案保障人們有聘請律師的權利、接受迅速公開審判的權利、接受陪審團裁決的權利、提出抗辯的權利、與原告及證人對質的權利。當第十四條修正案在 1868 年獲准通過，美國最高法院將部分《權利法案》的內容整合到正當法律程序條款中，因而確保涉嫌犯罪的人民在面對州與當地執法機構及在法庭時能獲得法律上的保障（LaVigne & Vernon, 2003）。

　　聾人不應被要求放棄他們法律上的權利或是因未被告知所放棄的權利而無法履行其義務遭罰。閱讀能力及美國手語能力低落的聾人並不了解這些法律上的權利。警察通常只提示紙本的說明文件，聾人則被要求簽名表示他們已經了解這些權利。但是即使有美國手語翻譯員協助，這些有最少語言能力的聾人可能仍不了解這些法律概念。

　　享有正當法律程序的權利在〈米蘭達訴亞利桑納州〉（*Miranda v. Arizona*, 1966）一案的判決中獲得確定，美國聯邦最高法院裁定嫌犯在接受審問時，必須有被告知他們有權利找律師（第六條修正案）、有權利保持緘默，以及這些供詞將來都可能用來當成法庭上的證據。再者，除非嫌犯願意放棄緘默權而做出供述，否則警察偵訊獲得的供詞不能作為法庭中的證據。這規定在 2010 年 6 月 1 日改變了，聯邦最高法院多數決定限縮「米蘭達警語」（Miranda Waiver）的效力（*Berghuis v. Thompkins*, 560 U.S. 370 [2010], www.oyez.org/cases/2009/08-1470）。

　　在新的規定中，一旦米蘭達警語的相關權利已經對嫌犯或被告宣讀，他（她）必須要明確地表示要行使緘默權以終止警察的訊問。新的規定對於聾人被告相當的不利（與聽人被告相比之下），因為這代表聾人必須明確表示希望保持緘默及聘請律師。同時這也表示，逮捕的警員及訊問者有明確告知嫌犯或被告這些規定。聯邦法規定，如果法律程序中有聾人，必須要有手語翻譯員。但當聾人被警察逮捕時，大多數都沒有提供手語翻譯員（Andrews, Vernon, & LaVigne, 2006, 2007）。在本書最後「個案研究」章節所討論的賈拉德（Gerald P）❹這個個案呈現了聾人嫌犯和被告所面

---

❹ 為了保護個人隱私，此處使用的是化名。

臨的困境。接著，我們會評論兩個為保護聾人嫌犯和被告而設立的法規。

1973 年《復健法案》及 1990 年《美國身心障礙者法案》

1973 年《復健法案》的 504 條款及 1990 年的《美國身心障礙者法案》在 2008 年被增訂到《美國身心障礙者法案修正案》（ADA Amendments Act）中，這兩條聯邦法禁止對處於司法系統中的身障者有歧視行為，包括審判前被拘留的身障者、被控有罪的身障者、參與或受益於聯邦經費資助計畫以及任何州政府的公共設施（包括觀護人室、拘留所、監獄及大多數的司法系統）的囚犯。輔助性的協助，包含手語翻譯服務，都列在 504 條款中，該法條規定必須與聾人或聽損者有效的溝通。

即使有這些規定，在法庭聽證會、拘留所及監獄的聾人被告經常未被提供手語翻譯員或其他的輔助性設備（Miller, 2001; National Association of the Deaf, 2015）。此外，法規也規定在醫療、心理治療或心理評估及法庭程序中都需確保聾人能獲得對等的資訊。在 1994 年〈愛金思訴聖赫勒拿醫院〉（*Aikins v. St. Helena Hospital*）一案處理在醫院情境中發生的司法問題。1994 年的 *Mayberry v. VonValtier* 一案及 1995 年〈Vacco 訴中哈德遜醫療體系〉（*Vacco v. Mid Hudson Medical Group*）的案子是有關提供醫療服務者的問題及 TTY 電傳打字帶在法庭上的可接受性。在 *Tugg v. Towey*（1994）有關治療師一案，法庭裁定服務聾人個案的治療師必須精通手語且對於聾人文化有所了解，而不是依賴翻譯員。這案子引發有關心理師及精神科醫師的責任問題，特別是跟殺人與其他重罪的案子以及跟 ADA 有關的法律問題（National Association of the Deaf, 2015; Vernon, Steinberg, & Montoya, 1999）。

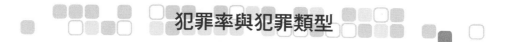

犯罪率與犯罪類型

在州及聯邦監獄中估計有 250 萬名犯人（Bureau of Justice Statistics,

2014）。雖然並不清楚獄中的聾人及聽損者確切人數有多少，但資料顯示在郡及州監獄中的犯人，大約有 35～40%的人有某種程度的聽力損失（Jensema, 1990; Miller, 2001）。

　　HEARD 的資料顯示全國有數萬至數十萬的聾人、聽損者、聾盲者及失聰的犯人，光是過去三年來就發現有 500 個，而這些只是全國眾多聾囚犯中的一小部分（光是路易斯安那州就有2,000 名以上的聾或聽損囚犯）。因為多數的地方政府、州政府及聯邦政府仍然沒有追蹤、定位或了解聾囚犯的需求，HEARD 建置了全國唯一的聾囚犯資料庫（www.behearddc.org/images/pdf/deafinprison%20fact%20sheet%20.pdf）。

　　在英格蘭及威爾斯有 8 萬 6 千名囚犯，其中大約 400 人有某種聽損（HM Inspectorate of Prisons, 2009; Young, Monteiro, & Ridgeway, 2000）。McCulloch（2011）發現英格蘭及威爾斯的監獄缺乏針對聾囚犯的相關服務。在其中一個研究中，聾囚犯表示他們感到不安全、感到寂寞及孤獨、不了解監獄報到流程或監獄的作息、因為無法手語溝通感到和其他囚犯格格不入（HM Inspectorate of Prisons, 2009; McCulloch, 2011）。

　　研究顯示聾犯人犯罪的類型和聽常犯人是一樣的，如殺人、強姦、傷害、縱火、猥褻兒童（戀童癖）、兒童色情片、透過網路聊天室及網路引誘未成年者發生性行為、偷車、偽造支票、盜用、竊盜及入侵罪（Miller, 2001; Bureau of Justice Statistics, 2014）。然而，研究顯示不同犯罪類型的犯罪率有所不同。舉例來說，相較於德州全州 49%的犯人因暴力犯罪入獄，在德州的 97 個聾犯人中，有 64% 是因為暴力犯罪而入獄（Miller, Vernon, & Capella, 2005）。性犯罪入獄的聽常犯人約 12.3%，而聾犯人因性犯罪入獄則有 32.3%。其他如殺人罪佔 10%；傷害佔 9%；搶劫有 7%；傷害兒童有 3%。另外有 18%是屬於各種竊盜罪以及 18%的人是跟施用毒品有關。至於教育程度，有 68%的聾犯人連高中都沒有畢業。他們總體的平均閱讀能力約只有 3.1 年級或更低，其中有 61%聾犯人的閱讀能力低於四年級程度。相較之下，德州的聽常犯人的閱讀能力大約在 7.1 年級的程度。很明顯地，大部分的聾犯人不具備充分的語言能力來應付逮捕時、法庭應

訊時以及接受監獄中的矯正輔導等溝通（Miller, 2001）。

殺人罪

犯下殺人罪的聾人們引發一個獨特的法律問題。一方面，他們很難獲得公正的審判；另一方面，他們會對社會的安全造成威脅。舉例來說，在一項針對 28 個聾人殺人犯的臨床研究中，有很高比例的人無論美國手語或英語能力都極為有限（Vernon et al., 1999）。因此，他們的語言能力很有限而無法了解被控訴的罪行，也不清楚如何進行自己的攻防。研究人員注意到腦神經的受損與聽損的病因和暴力行為之間有關聯性。在這 28 人中，18 人有醫療或心理證據顯示腦神經受損的影響。50%的人被診斷為反社會人格障礙（antisocial personality disorder），這跟他們以往除了殺人以外的犯罪史有關。這些案例中，64.3%人有酒精及藥物濫用的問題，14 個個案中有 11 個被診斷為反社會人格障礙且有成癮史。其中四人在殺人當下有精神障礙的情形，其中三個被診斷為偏執性精神分裂（現稱為妄想型思覺失調症）。研究人員寫道：「從許多方面來看，這個群體的人突顯了生理、環境及社會因子會共同導致暴力行為的發生。」（Vernon et al., 1999, p. 514）對於這個群體也缺乏心理衛生及相關的支持服務（Vernon & Leigh, 2007）。

性犯罪

性犯罪包含戀童癖、強姦、性侵害、下載兒童色情片、網路聊天室以文字引誘發生性行為等。戀童症在《精神疾病診斷與統計手冊第五版》（DSM-5）中被定義為一種對青春期前兒童的一種性偏好，對兒童有持續、重複的想法、幻想、衝動、性興奮與行為，且幾乎只發生在男性（American Psychiatric Association, 2013; Berlin & Krout, 1986; Seto, 2008）。戀童症被認為是一種醫學上的症狀，而不是人格上的缺陷，不過一般人對

於戀童症者的反應通常是感到厭惡（Vernon & Rich, 1997）。

　　由於許多針對兒童犯罪行為的公開報導，美國國會及州議會已經通過如《亞當瓦許兒童保護及安全法案》（Adam Walsh Child Protection and Safety Act [AWA], 2006）嚴峻的法案。AWA 法案建立了全國性犯罪者需登錄的法規，將聯邦管轄權擴大到現有的罪行，並提高法定的最低及最高刑度。AWA 公布後，性犯罪者被禁止出現在特定地點，且可能被禁止到游泳池、學校、教會、公園、公車站等地點，幾乎所有住宅區都是禁止進入的。這使得許多性犯罪者變成無家可歸、生活在車上、在樹林中搭帳棚或住在拖車上生活（Farley, 2008）。被判定高危險的戀童癖者必須要終身戴著電子監視裝置。也有一些州的法律對強姦及非禮兒童者會強制判刑 10 年到 25 年的刑度（Farley, 2008）。

　　從兩個研究的資料〔一個有 22 個個案（Vernon & Rich, 1997），另一個有 41 個聾人戀童癖者〕顯示，聾人戀童癖者與聽常戀童癖者有許多差異（Miller & Vernon, 2003）。聾人戀童癖者有所謂的**原型人格異常**（primitive personality disorder, PPD），因此他們接受法庭審理的能力是有問題的。在這些聾人戀童癖的研究中也發現，有很高比例的人有腦神經缺損、無讀寫能力、溝通技巧低落及其他心理疾病（Miller & Vernon, 2003）。男性個案中有 17 人的功能是相當於無讀寫能力的，也就是他們閱讀能力約只有 2.9 年級或更低。在這兩項研究中大部分的個案也有暴力行為的犯罪史，包括傷害、竊盜、縱火及偷車（Miller & Vernon, 2003; Vernon & Rich, 1997）。

　　其他在聾人性犯罪者身上看到的偏差行為，包括下載兒童色情影片，以及利用網路和手機傳遞色情片和引誘發生性行為。在 Andrews（2013）三個未發表的臨床研究中，有三名無犯罪史的男性聾人，因下載兒童色情片或是在網路上引誘未成年者發生性行為而遭 FBI 逮捕。這三個個案讓法院很頭疼，因為看起來這些聾人被告似乎都有接受充分的教育，也有足夠的語言能力（即使他們閱讀能力低弱）能在網路上下載色情影片或透過聊天室找到性交對象。一個個案是一名有尤塞氏症候群的年輕男子，他的閱

讀能力大約只有 2.8 年級程度，但其視覺功能足以讓他可以參加社區大學的電腦維修課程。另一個五十多歲的男性聾人，有輕度的認知失能，在姊姊的協助下能半獨立的生活著。他在一個市法院擔任守衛三十年，但其閱讀能力只有二年級的程度。第三個男性聾人的個案也是只有二年級程度的閱讀能力以及輕度的認知失能。這三個男子年幼時都遭受過生理與性的虐待，都沒有吸毒問題，但三人都與社會脫節，他們大部分時間都在電腦前，朋友很少，在經濟與社交上都依賴家庭成員。法院因其語言能力低落裁定其中兩個飭回，第三個則被判刑入獄。

這三個案例給法院帶來了一些挑戰，一方面，這些聾人的語言能力可能不足以回答逮捕者或探員的問題、無法理解米蘭達警語、無法有效與律師溝通、無法接受庭審。當這些聾人被控訴為性犯罪者時，他們可能不了解認罪的後果，以及他們可能會被登記為性侵犯。他們不知道被登記為性侵犯後，會對他們的居住安排及工作造成嚴重的影響。更棘手的是，要讓他們有一個公正的聽證會或庭審，還需考量心理社會與語言的因素。多數律師及法官往往假設如果一個聾人能從聾校畢業，那麼他們就是有讀寫能力的。但多數聾人可能只有取得結業證明，也就是說他們無法達到取得學位的要求。簡訊文字及聊天室對話不需要太高的讀寫能力，這種文體跟聾人在法庭上所要面對的法律語言有極大的差異。如果聾人被安排去接受治療，問題就更複雜了。因為在美國只有少數專長治療聾人性犯罪者的單位，多數治療單位都是針對聽常犯罪者設計的，職員對於聾人文化、視覺教學與學習的方法也並不了解。雖然可能會提供合格的手語翻譯員，但這樣的配套措施對於語言能力低落的聾人罪犯仍是不足的（Glickman, Lemere, & Smith, 2013）。

聾人少年犯及其犯罪情形

因為幼時的性虐待與忽略而導致有心理衛生問題的聾人青少年人數越來越多。一旦犯了重罪，他們會被學校開除，送到替代的學校或少年矯正

機構（Andrews, Shaw, & Lomas, 2011）。這些少年犯的罪包括毒品與酒精濫用、性虐待未成年人、傷害與殺人等暴力犯罪行為。事實上，他們是加害者也是被害者，因為他們自己年幼時也遭受許多相同的傷害（Andrews et al., 2011; Jernigan, 2010）。這些人可能也受到衝動控制障礙（impulse control disorder）、注意力缺陷障礙，以及語言和學習障礙等病理因素影響。他們的美國手語能力可能也不好，而無法有效使用手語翻譯溝通。因為讀寫能力有限，他們無法看懂法院的文件或是完全了解被控訴的罪行以及相關的後果（Jernigan, 2010）。從九個個案研究的資料中顯示出，病理因素、低落的閱讀能力、低落的手語能力與犯罪行為之間有一定的關係。九個人中有六個幼時曾遭受生理或性虐待；九個人中有七個人受到德國麻疹或腦膜炎等病理因素導致的腦神經後遺症影響（Andrews et al., 2011; Vernon & Andrews, 1990）。

　　在另一項針對 20 個聾少年重犯的研究中，有 35 件重罪發生的期間長達四年（Jernigan, 2010）。其中有 13 件是非法販售毒品與酒，6 件是非法持有限制物品，6 件是欺凌他人，2 件是使用武器威脅，1 件是炸彈威脅，3 件是非法持有槍械，2 件是傷害和暴力行為，2 件是強姦（Jernigan, 2010）。當中有 10 個少年有接受過 DMS-IV 的精神疾病診斷，其中 70% 的人有注意力缺陷過動症（ADHD）。這些犯罪少年中，多數的非語言智力有 90 或更高的分數，只有四個的非語言智力是低於 90。而有 60% 聾少年犯的閱讀能力大約在一至三年級程度，另外 40% 的少年閱讀能力大約在四到九年級程度。許多家庭在尋求社區中適合聾少年的治療計畫時都感到挫折及困難（Jernigan, 2010）。

　　在這小型的聾少年犯樣本中，可以明顯看到是因為生理、認知、溝通及語言因素導致他們的犯罪行為。他們許多人的智力只有一般或低於平均的程度，而且還有認知與背景知識不足的問題。他們大多數在家中沒有接觸過手語，在五歲入學時很多人語言能力幾乎是零。由於家長無法跟小孩溝通，難以管教小孩，使得兒童被虐待的風險也提高（Andrews et al., 2011; Vernon & Vernon, 2010）。這些青少年對司法系統是一大挑戰，因為他們

缺乏溝通、閱讀、書寫的能力。一旦他們被關到少年司法體系中,他們很難像其他聽常少年犯一樣,能參與有關性犯罪或暴力犯罪以及戒毒康復計畫的團體討論。聾少年犯經常在法庭中受煎熬,因為司法系統不知道要將他們安置到何處去。聾少年犯不了解假釋的條件,因此經常因為違反假釋條件而又被抓回監獄;許多少年犯之後變成成年犯,持續著從學校到少年拘留所,再回到監獄的循環(Andrews et al., 2011)。

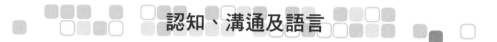

認知、溝通及語言

認知功能

在警局和法院訴訟流程中,一般大眾及司法人員經常錯誤地將聽覺障礙與智能障礙或精神疾病連結在一起(Vernon & Andrews, 1990)。然而,如第一章所討論過,聾人族群的智商也是呈現正常分布的。另一個影響認知功能的因子是額外的障礙所造成,因為許多病毒性或基因性的病理因子有其醫療及神經心理影響,包括對大腦有各種不同的影響(Vernon & Raifman, 1997; Vernon & Vernon, 2010)。

診斷的議題

有一些聾犯人被診斷為有**原型人格異常(PPD)**或**失聰心智異常**(surdophrenia)(Basilier, 1964; Miller & Vernon, 2002; Altshuler & Rainer, 1966)。PPD 最早由 Basilier(1964)所提出,主要是具有極低的語言能力、極大的資訊落差以及對社會常態不了解之心理與人格特質(Miller & Vernon, 2002)。

診斷為原型人格異常的條件需滿足以下五點中的任三點:(1)對於手語、當地的口語或其他口語只懂一點或完全不懂;(2)經標準化的閱讀能

力測驗〔最好是「史丹福成就測驗第十版」（SAT-10）〕結果發現其閱讀能力低於 2.9 年級；(3)極少或不曾接受過正式教育；(4)對於一般基礎事務，如美國憲法和社會安全是什麼、如何找零、如何繳稅、如何依食譜烹飪、如何規劃財務、如何工作等都普遍缺乏了解；(5)操作智商分數為 70 或更高（Miller, 2004; Miller & Vernon, 2001）。這些診斷聾人有原型人格異常的條件，也和他們為何會難以理解法律文件、難以和律師溝通以及無法了解法庭中的語言有關。

　　精神科醫師對於原型人格異常是否存在有其爭議，因為這病症並沒有出現在《精神疾病診斷與統計手冊第五版》（DSM-5）中，但 PPD 已被用來診斷聾人被告的心智狀態，因為它提供了一些具體可辨識的症狀。PPD 及其他精神狀態的診斷最好是透過精通美國手語的心理師經由深度訪談來完成（Miller, 2004; Vernon & Raifman, 1997）。法院已認可 PPD 是一種心智異常（*People v. Lang*, 1979），雖然僅有少數刑事心理學家、精神科醫師、律師及法官了解 PPD 和習語前失聰的關係，以及如何以 PPD 證明聾人被告的語言能力不足以接受庭審（Vernon et al., 1999）。然而，Glickman（2009）指出，PPD 似乎是一種帶有貶意的標籤，因為這名稱會更加汙名化這個族群的人，且模糊了他們在發展及語言上的問題。儘管 PPD 的診斷對於協助聾人獲得心理衛生及相關的服務是有助益的，Glickman 傾向將這些症狀稱之為**在行為、情緒及社會調適不足下的語言剝奪**，並提供了如同 PPD 診斷條件般更加詳實的診斷標準。

接受庭審能力及語言能力不足

　　許多警察、司法人員、法官、檢察官不熟悉「**語言能力不足**」及「**接受庭審能力不足**」（adjudicative incompetence）的意思，也不了解這些情形對於聾人被告涉案有何影響（Miller, 2004）。他們了解「心智能力不足」這個詞，其定義就是一個人沒有能力做出重要的決定，或是因為認知失能、思覺失調、失智等心理異常導致經常性或偶發性的精神或心智異常

（LaVigne & Vernon, 2003）。

接受庭審能力這個詞目前被用在司法體系中來確認一個人心智上是否適合參與法庭審理（Dawes, Palmer, & Jeste, 2008）。這概念是由美國最高法院在〈達斯基訴美國政府〉（*Dusky v. United States*, 362 U.S. 402）一案中所定義的，法院裁定判斷被告是否有接受庭審能力的標準，就是看被告能否與其律師順利溝通以了解他所被控訴的罪刑（Dawes, Palmer, & Jeste, 2008）。

許多聾人被告具有處理一般社會事務的心智能力與溝通能力，因為他們可用美國手語溝通。但是，他們被逮捕時無法理解警察說的話、在監獄報到時無法明白監獄人員的話、在接受法院審理時也無法理解法律程序，使得他們經常是語言能力不足的。接受庭審的能力也是一個很重要的因素，因為憲法保障被告享有與律師溝通的權利（*Dusky v. United States*, 362 U.S. 402, 402 [1960]）。

雖然聽常的文盲聽不懂時可以直接發問，但是他們往往因為語言能力不足而不知道在辯論時該如何提問適當的問題（LaVigne & Van Rybroek, 2014）。聾人則需要翻譯員協助，但即使有提供翻譯員，也無法保證聾人能了解法律概念（LaVigne & Vernon, 2003），就如同聽常語言失能者的情形一樣（LaVigne & Van Rybroek, 2014）。

LaVigne 與 Vernon（2003）提出六個會造成語言能力不足的因素。第一個因素是缺乏早期持續接觸流利的手語。舉例來說，維特（Victor）這個被稱為「阿韋龍的野孩子」（Wild Child of Averyon），他是 1797 年時在法國森林被發現的一個沒有語言能力的年輕人（Lane, 1976）。另一個例子是吉妮（Genie），她從小被關在臥室裡，直到十幾歲才被救出（Fromkin et al., 1974）。維特和吉妮即使經過多年的訓練，仍然無法學會語言。和維特與吉妮的情形類似，也有一些聾人因為缺乏日常的溝通及語言，直到童年晚期才零零碎碎學了點語言，這早就已經超過語言習得的關鍵時期了（見第四章）。第二個因素是許多聾童離開學校時所接受的教育並不完整，其美國手語及英語的能力都很有限。第三個因素是家庭過度保護導致

與社會分離，有些家庭因過度保護而將他們的聽損成年子女留在家中，依賴社會安全生活補助金（SSI）度日，使得這些聽損成年者處在一個沒有語言、沒有機會發展工作技能或獨立能力的孤立環境。第四個因素是低於2.9年級程度的閱讀能力，其能力低落來自於缺乏語言、適當教導及動機。無法閱讀在被逮捕時、入獄時、受審時及接受矯正時會造成很大的障礙。第五個因素是除了聽損以外還兼有語言及學習的障礙。有些聽損成年人除了閱讀能力低落外，還很可能有未被發現的手語能力障礙。大部分聽損者有普通程度的非語言智商，但有一些沒有達到此程度，也就是他們的整體認知能力都很低落。最後一個因素是貧乏、低度發展的美國手語能力，使得他們無法有效使用手語翻譯員或合格的聾人手譯員（Certified Deaf Interpreter, CDI）。對於聾人被告與語言能力不足此一概念的了解，可讓司法系統體會到聾人被告所面臨的困難。法官可能會要求聾人被告需具備一定的語言能力才開始接受庭審，但這是幾乎不可能達成的目標，因為聾人可能在經驗、概念和語言能力上都是不足的。

　　警察、法院、監獄與司法系統對於聾人被告自幼就遭受的語言剝奪及缺乏語言接觸所造成的嚴重口語能力不足並不了解。舉例來說，即使有植入人工電子耳、接受語言訓練以及大量的親子教育，許多聽損兒童在五歲時的口語詞彙量仍不到100個，也難以將兩個或三個詞組合起來（Cupples et al., 2014）。相較之下，聽常兒童在18個月大時就可以表達150至200個詞彙；到六歲大時，聽常兒童的平均詞彙量大約在8,000至14,000個，且已經掌握英語的大部分基礎語法（Andrews, Logan, & Phelan, 2008）。

　　警察和刑事司法官員的誤解經常發生在當聽損嫌犯或犯人可以用口語表達如「謝謝」、「是的」或「不」等常用語句，但無法聽懂或以口語表達較長的對話時，尤其在警察訊問時、監獄報到時以及後續的司法偵訊時。當聽損者說話及點頭時，司法人員經常認為這表示這個聽損者了解目前在進行的程序。事實上，聽損者點頭的行為僅表達願意配合司法調查，而不是表示他能完全理解司法的程序（LaVigne & Vernon, 2003）。

　　警察、刑事司法人員及司法官員經常認為聽損者雖聽不到，但能以讀

唇、閱讀及書寫作為替代溝通方式。雖然在句子的上下文語境中讀唇的成效會較好，但因為許多語音的嘴形是一樣的，只有極少數的聽損者可以讀懂最多 30%至 40%的口語訊息（Ross, 1998; Vernon & Andrews, 1990）。即使聽損者有配戴助聽器或人工電子耳，在被逮捕、偵訊及拘留時的緊迫時刻，讀唇在這些需要清楚溝通新穎、複雜或抽象訊息的情境中並不是一個有效的溝通方式。

對於本身語言基礎能力就差的人，閱讀及書寫英文句子也不是一種有效的溝通方式。聽損嫌犯如果有手機可以發送和接收簡訊、有電腦可以收發電子郵件及上網瀏覽，在司法人員眼中可能會認為他們具備讀寫能力。聽損嫌犯也可能在手語翻譯員協助下考取駕駛執照、在電腦上（透過協助）填寫求職登記或是在餐廳裡用手指向菜單的圖案來點餐。以上這些跟英語相關的活動顯示他們有某種程度的讀寫能力。真實情況是，聾人嫌犯可能無法透過英語去獲得他們周遭的資訊。的確，大部分人在被逮捕、入獄報到、拘留在監獄或看守所時是完全不知道周遭發生些什麼事。雖然按捺指紋、領取囚衣、獄方人員指出牢房在哪裡等入獄報到的流程是很容易理解的，聾犯人仍無法了解整個過程。受挫的獄方人員可能會改用寫的或打出文字訊息來溝通，但是沒有手語翻譯員協助或是閱讀能力低落的聾人仍無法理解文字訊息（Vernon, 2009a, 2009b）。

入獄報到的流程還包括聾犯人需和一位醫療人員或輔導人員面談，透過登記表詢問他們的醫療及心理狀況。聾犯人可能無法提供有關醫療、自殺風險以及必要的調適或輔助設施等資訊。用文字溝通對於閱讀能力不到三年級程度的聾人來說，是極其冒險的，尤其是在談論有關心臟的問題、過敏時需要的醫療協助、糖尿病、憂鬱或自殺等心理衛生議題時（Andrews, 2011; LaVigne & Vernon, 2003）。下一個例子是進一步探討本書「個案研究」章節的一個個案賈拉德。

一位聾人入獄報到時，在沒有手語翻譯員協助的情況下填寫有關醫療狀態的表格，因此他的醫療與心理狀態資訊並不完整。美國手語是他的主要語言。為了確保他的安全以免被其他聽人犯人傷害，獄方人員決定將他

關在隔離的牢房。這個聾人在幾天後自殺了。他的家屬提起不法致死的訴訟，後來獲得和解。這個案子及其他類似的案例彰顯了在入獄報到時等一些重要流程中提供手語翻譯的重要性（*Ulibarri v. City & County of Denver*, 2012）。

在另一個案例中，一位聾人嫌犯在接受醫療資料詢問時並沒有手語翻譯協助，因此無法告知醫療人員他本身有背痛的狀況。因為他看不懂醫療的資料表格，所以拒絕簽名。但後來在未經他同意的情形下，他被提供了其他的醫療處置（接種疫苗）（*Zemedagegehu v. Arthur*, 2015）。類似的案例層出不窮（National Association of the Deaf, 2015），但只要警察、治安官以及獄方人員在聾人嫌犯入獄報到及詢問醫療資訊時，能提供手語翻譯員，這些都是可以避免的。

聾犯人在監獄中因缺乏溝通及無法順利取得服務會過得很辛苦（Vernon & Vernon, 2010）。監獄或看守所是一個充滿鈴聲、蜂鳴器、公共廣播系統的通知以及獄方人員各種指令的聽覺環境，這些聽覺訊息聾犯人都會錯過，其中有位犯人因為聽不到早餐的蜂鳴器通知，多次錯過食用早餐（*Zemedagegehu v. Arthur*, 2015）。改用視覺或震動的訊號可以解決這個問題，但是在許多矯正機構中並沒有這些設施。

聾犯人往往因為使用手語溝通、無法服從口語的命令、未能遵守沒有明確告知的規則及流程、因為不知道而錯過囚犯點名、錯過用餐、遭受不公平與不平等對待提出申訴等，而遭受到身體及性的虐待，或受到處罰。如果監獄沒有提供充分的保護措施，或是獄方人員沒有提供合適的無障礙溝通程序，聾犯人可能遭受其他犯人的毆打、攻擊，甚至是被強姦。被攻擊的聾犯人無法為自己辯駁，且經常因為不是他們挑起的鬥毆而受罰。再者，聾犯人無法使用其他聽常犯人可用來申訴有關遭受身體與性侵害的監獄熱線電話（HEARD, 2016; Vernon, 2009a, 2009b）。美國聾人協會發表了一篇聲明書，針對矯正機構內的警察及刑事司法人員，應如何保障監獄內聾犯人的權利提供一些指引（https://nad.org/issues/justice/jails-and-prisons/rights-of-deaf-and-hard-of-hearing-inmates）。

對聾犯人而言，在監獄服刑意指極盡漫長的無所事事及無法與他人溝通（Vernon, 2009b）。因為多數人閱讀能力不到三年級程度，他們無法閱讀書籍或雜誌（Andrews, 2011; LaVigne & Vernon, 2003）。就算電視有提供字幕，他們也可能無法了解其內容。監獄和拘留所都禁止 DVD 光碟及其他數位的手語資訊媒介進入。如果有職業或教育訓練的節目，大多數內容需要有七年級以上閱讀能力才能看懂。即使《美國身心障礙者法案》及《復健法案》504 條款要求監獄必須確保聾犯人能跟其他聽常犯人一樣的無障礙，但如果沒有提供手譯員，聾人就無法理解這些節目（Vernon, 2009a）。由於沒有手語翻譯員在場協助解釋監獄內的常規及規則，聾犯人可能會感到孤立，以及對於周遭發生的一切感到困惑（*Pierce v. District of Columbia*, 2015）。

警局、刑事訴訟及庭審中的美國手語與手語翻譯員

當一位聾人遭逮捕時，警察在逮捕及登載資料、訊問、保釋時應提供手譯員服務。法院在庭審中會提供翻譯服務；聾人跟律師會面時，律師應該提供手譯員服務。法院提供的翻譯員服務僅限於法庭上的溝通、訊問證人時的溝通等，但不一定會提供個案和律師之間溝通的翻譯協助（Andrews, Vernon, & LaVigne, 2007; LaVigne & Vernon, 2003）。翻譯員將英語翻譯成美國手語（ASL），也將聾人的美國手語翻譯成英語。針對沒有相對應的美國手語比法的英語詞彙，美國手語翻譯員會將這詞彙一個字母一個字母指拼出來，或是做出相對應的肢體動作、以圖示意、舉例說明，或是以手勢或其他方法嘗試表達這些開庭過程中可能會出現的詞彙。加上指拼手語的使用，翻譯員採用了一種雙語的擴充詞彙方法（LaVigne & Vernon, 2003）（見第五章）。然而，在法庭上使用指拼手語對於閱讀程度低落（低於 2.9 年級）的人來說效果很有限，因為他們很可能無法透過指拼手語了解英語的原意。這是因為在法庭中的談話內容大約需要閱讀程度 5.7 年級（陪審團審判）到 9.2 年級（答辯與量刑聽證會等）的程度（Andrews,

表 10.1　法庭訴訟程序所需的閱讀程度

程序類別	平均閱讀年級程度
答辯與量刑聽證會	9.2
排除非法證據聽證會	8.4
陪審團審判	7.4
陪審團審判(1)第一冊	6.6
陪審團審判　第二冊	7.9
陪審團審判(2)	7.8
陪審團審判(3)	5.7
陪審團審判(4)	6.1
平均	7.4

資料來源：Vernon 與 Miller（2001）。

註：平均閱讀程度是經由八種不同的閱讀能力計算公式而來：Dale-Chall 公式、Flesch 易讀性公式、Flesch 年級程度公式、FOG 公式、Powers-Summer-Keurl 公式、SMOG 年級程度公式、FORCAST 年級程度公式與 Fry 公式（Micro Power & Light, Co., 1995）。

Vernon, & LaVigne, 2007）。參見表 10.1 的細節。

律師與客戶關係及溝通

　　當律師與聾人被告的會面有合格的手語翻譯員協助溝通時，才能確保其正當的法律程序（LaVigne & Van Rybroek, 2014）。許多聽人被告（尤其是青少年），跟律師之間的溝通有困難。但聾人被告面臨的困境更多，因為聽損導致的語言能力發展不完全、嚴重的語言喪失及不良的教育（LaVigne & Vernon, 2003）。聾人被告的困難包括提問、陳述故事、描述事件的順序以及對於如何辯護做出知情合理的決定。因為律師與客戶之間的關係對於刑事司法系統是極為重要的，LaVigne 與 Van Rybroek（2014）寫道，我們無法避免語言能力不足的被告所需面臨的種種挑戰。

手語翻譯員的專業訓練

在警察局和刑事司法體系中，找家庭成員及朋友擔任翻譯員，是違反專業倫理的（Mather, 2007）。美國手語的翻譯技巧養成是經過多年的專業訓練而來，包含學習文化、認知、語言知識，以及理解與表達手語的高度專業技能。此外，經訓練且經檢定合格的翻譯員須遵守相關的倫理守則，包括保密及了解該州對於手語翻譯的相關法規（Mather, 2007）。雖然司法系統普遍都知道法庭程序中應該要有手語翻譯員協助，在開庭前的一些聽證會上手語翻譯的服務也是必要的，但是在庭審前的警察局拘押聽證會以及矯正單位卻經常沒有提供手語翻譯服務（Miller, 2001）。

在監獄中隨時備有手語翻譯員待命服務會使得花費太過高昂不合理。然而，一旦預期有溝通需要時，應該就要提供手語翻譯員協助，例如入獄報到時。另外，在入獄的說明會時，提供手語翻譯員也是很重要的，聾犯人才能透過手語了解並詢問獄中應遵守的規定。獄中的同等學力課程（GED）、其他教育課程或宗教服務也都需提供手語翻譯員協助。此外，如果聾犯人要接受違紀處分時，也一定要有手語翻譯員協助（Andrews, 2011; Vernon, 2009b）。

❖ 同步翻譯及逐步翻譯的速度考量

在法庭程序中，為了許多語言能力不足的聾人被告，將口語翻成手語的過程要花更多的時間，因為需要大量的衍生說明、表演、手勢等以完整表達語意。聾人被告經常不了解許多法律用語的意思，很少有聾人被告對於法庭審理時的用語有所了解。之前也曾提過，許多聾人永遠無法發展完整的語言能力（LaVigne & Vernon, 2003）。

由於牽涉到手語翻譯的複雜度，即使聽損大專生可經由手語翻譯得知講課內容，其資訊內容也不如一般聽常大專生直接聽英語講課所獲得的資訊（Marschark et al., 2005）。如果連聽損大專生都無法獲得完整資訊，那

麼對於語言能力低落的聾人被告更是如此。

　　在同步翻譯的情形下，當翻譯員努力將講者的法律術語與概念轉成手語時，某些語言能力低落的聾人被告將會很難跟上訊息的傳達速度。與口語相較之下，翻譯成手語就需要花較多的時間，法庭上的手譯員可能在時間壓力下會省略一些內容。當法庭上的言談內容沒有完整呈現時，聾人被告獲得同等資訊的權利也受損了。因此，法庭上的翻譯不應該使用同步翻譯（除了一些如微罪等很簡單的案子，或是當這個被告的語文能力很好時）。當被告是聾人時，最好所有法庭審理程序中的言談都是用逐步翻譯方式進行。在這種流程中，檢察官、法官及證人說一句話或幾句話後就停住，然後手譯員翻譯他們說的訊息，花多少時間都無妨，總之要確保被告了解剛剛的訊息。如果不明白這些訊息的意思，手譯員或被告可告訴法庭。這是一個很容易施行的流程，但可能會讓審理流程變慢。如果這是被告所需要的翻譯型態，逐步翻譯對於確保聾人被告的法律正當程序是很有益的。然而，法官可能會拒絕使用逐步翻譯，因為會使得審理時間變長。

　　在一些案例中，聾人被告的美國手語及英語能力都很低落，即使是逐步翻譯也無法確保其正當法律程序，這些案例代表了無足夠語言能力接受庭審的例子（Vernon & Miller, 2001）。

聘用合格聾人手譯員

　　針對語言能力低落的聾人被告，可以聘用合格的聾人手譯員（CDI）來協助傳譯法庭的訊息。聾人手譯員本身也是聾人，通常父母也是聾人，從小使用美國手語長大，且經美國的手語翻譯檢定單位翻譯員監理中心（Registry of Interpreters for the Deaf, RID）檢定合格。這些聾人手譯員需具備特殊的美國手語技能，能夠讓英語及美國手語能力都很有限的聾人能看懂他們的手語。聾人手譯員的技能使他們能將聽人手譯員的訊息轉譯成讓聾人被告能理解的訊息。聾人被告對於法庭中的訊息是否理解可由聾人手譯員來把關。聾人手譯員也使得訊息的處理能更從容，他們能監督翻譯

的效果及中立，也保障聾人被告有了解法庭上所有對話內容的權利，並使聾人被告能更自在（National Association of the Deaf, 2015）。

語文能力及電信溝通無障礙的考量

語文能力或讀與寫的能力，是一種一般大眾認為大部分聾人因為聽不到而會具備的能力（第五章和第六章）。要能看懂法庭的同步聽打、棄權聲明書以及嫌犯看完後要簽名的各種文件（如米蘭達警語及認罪聲明書），就像其他法律文書和監獄手冊一樣，需要極高的閱讀能力。但大部分的聾人嫌犯和犯人並不具備這樣高階的讀寫技能以完成這些任務。

法庭中的同步聽打

在聽證會或開庭審理時，法庭可能會善意地提供同步聽打。法官也許會認為這樣的做法可以提供聾人被告所需知道但卻聽不到的訊息。然而，法庭的聽打內容對於閱讀能力不到三年級程度的聾人被告而言，是不可能看懂的。如前文表 10.1 所顯示的，閱讀能力分析顯示法庭文書內容約是在 6.9 年級的程度。其他也提供同步聽打的審理程序，像是答辯協商聽證會、判刑聽證會、排除非法證據聽證會等，也都需要極高的閱讀能力，只有三年級程度的聾人被告並無法理解。

理解法律文書的能力

聾人嫌犯及被告們經常被要求閱讀並簽署一些法律文書，以表示他們理解文件中的訊息。要理解法律文書的內容對許多聽人嫌犯也是有困難的，但他們可以很容易就向獄方人員或其他囚犯詢問而獲得說明。但聾人沒有手譯員協助時，就無法進一步釐清內容。

美國國家教育統計中心（National Center for Educational Statistics,

NCES）定義文書理解能力（document literacy）為：「有必備的知識和技能以從事文書相關的作業（亦即，搜尋、理解及引用不同體例中的不連續文件）。例如求職申請、薪資表、時刻表、地圖、圖表以及藥物或食物標示。」（https://nces.ed.gov/naal/literacytypes.asp）其中也包括書面的法律文書，如米蘭達警語、同意搜索書、認罪聲明書以及在監獄中的各種手冊文件（Andrews, 2011）。

　　要得知法律文書的困難程度或閱讀等級，可進行「可讀性測驗」（readability assessment）。可讀性測驗是一種客觀的標準化測驗，可針對文件內容套用一個數學公式。這種分析能針對文本資料提供文字的一些特徵，如詞彙的音節數、每個句子的平均字數、常用詞彙表中的詞彙量。電腦化的「可讀性測驗」可用來分析米蘭達警語及一些其他法律文書（包括監獄的手冊）所需的閱讀能力程度（Micro Power & Light, 1995）。

❖ 米蘭達警語及棄權聲明

　　米蘭達警語及棄權聲明（Miranda Warning and Waiver）是一份簡短的書面聲明，警察必須在向嫌犯問話之前先朗誦。各州有自己版本的米蘭達警語，但基本概念都一樣。嫌犯的自白不能拿到法庭上當作證據，除非嫌犯在知情、自願的情形下放棄自己的權利。對於理解米蘭達警語有困難的聾人，提供手語翻譯員協助是很重要的。如果沒有提供手語翻譯員，警察仍繼續問話，警察偵訊所蒐集的證據都可以被排除在法庭證據之外。但這不太可能，因為許多法官不同意將這些證據排除在外（Talilia Lewis，個人通訊，2016 年 2 月 28 日）。表 10.2 列出一些因為沒有提供合格手譯員而將證據排除在外的案例。

　　雖然米蘭達警語和棄權聲明中的文字似乎很直觀，其實裡面蘊藏了複雜的法律與語言概念。依據「可讀性測驗」的結果，要能看懂米蘭達警語需要 5.2 年級到 9.9 年級的閱讀程度。

　　為了決定聾人對米蘭達警語和棄權聲明的理解程度，34 位聾人大專生觀看一個由法律專業手語翻譯員演示米蘭達警語與棄權聲明的手語影

表 10.2　米蘭達警語和棄權聲明涉及聾人個案的案件

案件名稱與案號	地點與日期	罪行	裁決
馬里蘭州訴貝克（State of Maryland v. Baker, 1977）Cases #17,995 及#19,580	馬里蘭刑事巡迴法院 1977 年 12 月 8 日	一級謀殺	由於被告沒有充分了解米蘭達警語，被告對警方的陳述提出排除非法證據的申請。
奧勒岡州訴梅森（State of Oregon v. Mason, 1980）Criminal Case #80-03-30821	Multnomah 縣巡迴法院 1980 年 5 月 27 日	一級謀殺	被告對警方的陳述提出排除非法證據的申請。其中原因之一就是手譯員不適任於法庭的翻譯。
威斯康辛州訴羅林斯基（State of Wisconsin v. Robert Rewolinski, 1987）Criminal Case #87CR155	Pierce 縣巡迴法院 1987 年	一級蓄意殺人	被告申請提出排除非法證據，因為法庭認為被告沒有充分理解米蘭達警語。翻譯的精確性也是有爭議的。
明尼蘇達州訴戈林（State of Minnesota v. Gary Lester Goehring）Case #K5-9302466	Anoka 縣刑事巡迴法院 1993 年	一級謀殺	巡迴法院同意將被告的認罪排除。由於被告對米蘭達警語的理解不夠充分，因此不了解放棄米蘭達權利的後果。
威斯康辛州訴辛斯利（State of Wisconsin v. George W. Hindsley）Criminal Case #99-1374-CR	Pierce 縣巡迴法院 1999 年	一級蓄意殺人	法院同意退回答辯及排除非法證據，因為被告沒有充分了解米蘭達警語。手譯員採用的是逐字翻譯。而非意譯。而被告使用的語言確認是美國手語。
田納西州訴詹金斯（State of Tennessee v. Chester Lee Jenkins）Case #C-12430, 31	Blount 縣巡迴法院 2001 年	二級謀殺	巡迴法院同意將被告的認罪排除。兩個爭議是被告是否有足夠的語言能力以理解翻譯的米蘭達警語，及手譯員是否有精確地將米蘭達警語翻譯出來。

資料來源：取自 Witter-Merithew（2003）。

片。這影片分成六個片段，看完每個手語影片後，接著閱讀英文版的米蘭達警語。看完手語影片及英文文稿後，這些大專生被要求重述他們所了解的內容。運用回譯法，他們敘述的內容由不同的手譯員轉譯出來。這些學生的閱讀能力及使用美國手語的時間長短都不同。研究結果顯示閱讀能力在八年級程度或以下的學生無法了解米蘭達警語或是其部分內容（Seaborn, Andrews, & Martin, 2010）。有一個學生將「有權利保持緘默」理解成「如果我告訴他們，就不會得到更糟的處罰；但是如果我不說，我將遭受更嚴厲的處罰」。另一個學生被問到：「你同意這個問題嗎？」時，他的回答是：「我傾向告訴他們（警察）所有事情。別管律師了，誰需要他們。如果我老實承認並回答問題，會讓我輕鬆一點，會被關比較短的時間。」（Seaborn et al., 2010）由於聾人有這些誤解，辯護律師可為其辯駁說這位聾人被告並不了解米蘭達警語的相關權利，因此相關的證據應該被排除在法庭聽證會或審判之外（見表 10.2）。很顯然，即使有手語翻譯員協助，並無法保證聾人理解米蘭達警語和棄權聲明，因為他們並不清楚這些法律概念。

　　在米蘭達警語和棄權聲明朗讀後，警方通常就開始訊問。許多聾人嫌犯記憶力並不好，偵訊過程會相當困難。這情形可能導致不當的認罪，尤其在沒有律師及手譯員的情況下（LaVigne & Vernon, 2003; Vernon & Andrews, 2012）。在一個案例中，一位警察問道：「你認罪嗎？」聾人用手語回答：「我感到罪惡感。」之後，警方請他解釋為何這樣說，聾人說他是因為被害人受傷而感到罪惡感，並不是因為他本身犯了這個罪行（Marc Charmatz，個人通訊，2015 年 11 月 8 日）。

　　不當認罪的情形很常見，不只常發生在聾人身上，包括許多未受教育的人、低智商的人、有認知與學習障礙的人也常發生。強烈建議所有警察偵訊聾人被告的過程都應錄影存證，以保障他們的憲法權利以及手語翻譯的精準性（Vernon & Andrews, 2012）。

❖ 其他法律文書

除了米蘭達警語和棄權聲明之外，聾人被告經常被要求在其他使用極為特殊且難以理解的詞彙的法律文書上簽名（根據各種憲法修正案要求）。表 10.3 提供了五種法律文書的描述，分別是「米蘭達警語和棄權聲明」（第五條修正案及第六條修正案）、「放棄拒絕搜索聲明書」（第四條修正案）、「血液及呼氣檢驗」（第四條修正案）、「認罪聲明書」（第五條修正案）及「說謊測試」（第五條修正案）。由於聾人被告的閱讀能力只有三年級以下程度，而閱讀這些法律文書需要比米蘭達警語（約需七年級程度）更高程度的閱讀能力（閱讀放棄拒絕搜索聲明書需有 13.6 年級程度的閱讀能力）。此外，如性犯罪者的監管規定、命令出庭的文書、債券的條件、駕照的吊扣等文書內容，都需有九年級程度以上閱讀能力才能理解。這些法律文書都跟憲法第十四條修正案所保障的正當法律程序有關（Vernon & Andrews, 2011）。

另一種語言能力低落的聾犯人難以看懂的法律文書是監獄的手冊。在入獄時，每個犯人會拿到一本 30 到 40 頁的小冊子，裡面提供了有關監獄規則、每日作息規定的資訊，也包含了犯人有使用各種服務的權利以及提起申訴的權利等資訊。手冊中也列出在獄中各種不當行為的類別及其後果。有一些篇章介紹有關緊急醫療照護、牙醫、營養、眼科及醫療服務，介紹要如何使用這些服務、如何付費、監獄用藥的規定、獄中可擁有的物品（如食物、衣物、刮鬍刀、書籍、盥洗用品、印章）。手冊也提供監獄內有哪些宗教、教育計畫及參訪規定。

表 10.4 呈現這些監獄手冊的可讀性資訊。所需的閱讀能力等級在 11.6 年級到 14.8 年級間，很明顯地，語言能力不足的聾犯人不太可能看懂這些手冊（Andrews, 2011）。手冊中也包含許多多音節的詞彙或詞組，帶有五年級程度以上的複雜概念且具備多重語意（Andrews, 2011）。

聽常且文盲的犯人可以針對手冊內不懂的內容詢問其他獄友或獄方人員。由於這些手冊並沒有提供美國手語的影像版本，聾犯人很可能在獄中

表 10.3　五種法律文書的內容、憲法修正案、所需閱讀能力及其困難詞彙

法律文書內容	憲法修正案	所需閱讀程度	對閱讀程度五年級及以下而言的困難詞彙（Micropower & Light, 1995）
「放棄拒絕搜索聲明書」用來表明一個人放棄他拒絕被搜索的憲法權利	第四條修正案（人民有免於不合理搜索、逮捕與扣押所有財物的權利）	13.6 年級	aforemention、authorized、conduct、consent、constitutional、evidence、hereby、hereinafter、located、mentioned、otherwise、permission、police、premises、promises、property、search、signature、states、thorough、threats、understanding、violation、voluntarily、waiver、warrant、witness、written
「血液及呼氣檢驗」是針對在公共場所因酒醉駕駛動車輛或船舶發生事故的嫌犯所做的檢驗	第四條修正案	13.5 年級	admissible、alcoholic、alleged、beverage、certify、denial、detectable、approximately、offense、penalties、presumed、prosecuted、refusal、statutory、subsequent、suspension、consequences、hearing、inform、operating、permit、specimen、provided、severe、whether
「認罪聲明書」中提及有接受審判的權利，以及認罪聲明必須符合個案是知情同意的條件下完成	第五條修正案（有權保持緘默，有權不自證已罪）	9.7 年級	plea、penalty、defendant、attorney、convicted、testify、felony、waiver、signature、restitution、questionnaire、probation、mandatory、constitutional、voluntary、subpoenas、revoked、prosecution、presumptive、plaintiff、firearm、exclusion、cross-examine、confront、complaint、deportation、diploma、disorder
「米蘭達警語」提醒嫌犯有緘默權；嫌犯有不自證已罪之權；有權利找律師	第五條及第六條修正案	7.0 年級	right、remain、silent、anything、against、attorney、afford、proceed、lawyer、request、understand、questioning
「說謊測試」包括有權不自證已罪	第五條修正案	13.2 年級	hereby、submit、witness、coercion、contemporaneously、deception、detection、duress、examiners、harmless、interview、liability、polygraph、recordation、sexual、signature、submit、voluntary

資料來源：Andrews、Vernon 與 LaVigne（2007）。

335

表 10.4　五本監獄手冊的可讀性與困難詞彙

	手冊 1	手冊 2	手冊 3	手冊 4	手冊 5
平均可讀性／閱讀能力等級	11.6	13.9	11.6	14.1	14.8
困難詞彙與片語	complaint、media、incident、occurred、deputies、witnesses、discharge、accrued	commissary、counseling、delivered、probated、sanctions	book in、ensure、jailee、unimpeded、disposition、emergencies	unauthorized、horseplay、verbal、self-discipline、intoxicants、herein、blackmail、assaulting	confinement、specified、separation、inmate、designee、corrective、recreating、reprimand

資料來源：Andrews（2011）。

無法像其他聽常犯人一樣，能了解監獄的規定及常態，因而導致焦慮和挫折（Vernon, 2009b）。雖然大部分的聾犯人必須靠自己觀察其他犯人的行為去摸索出監獄中的規定，但仍有許多困惑之處，因為許多規定必須要有清楚的說明。因此，聾犯人可能因為他們不知道哪些行為是「不適當」或「違規」的而受罰，有時甚至導致某些優待被取消以及刑期被延長。

　　這些監獄手冊可以分成章節來閱讀，但在句子和文章層次上，手冊具有法律語言般難以理解的特性，例如術語或行話（如被羈押者、審前）；古老或罕見用語（如「犯人將被認為已經違反……」）；非特定性描述（如「如果在滿足這條件的情形下，犯人就可以填寫……」）；大量使用名物化；使用被動式情態動詞、多重否定、複雜句結構（Andrews, 2011; Tiersma, 1999）。

　　一些不會流利美國手語的聾犯人可能需要透過聾人手譯員協助才能完全理解這些規定。美國手語翻譯的影像版手冊或許可讓某些聾犯人能無障礙的理解監獄手冊的內容，但當他們有問題時，仍然無法提問（www.chron.com/news/houston-texas/article/Deaf-Harris-County-prisonerss-seek-more-assistance-1641695.php）。因此這些翻譯的影片仍不足以讓每位犯人

了解獄中規定。

電信溝通科技的可及性

　　研究顯示，如果犯人能與家人和社區保持聯繫，他們在獄中較不會犯規，且將來較可能成功回歸社區（HEARD, March 25, 2013）。所有犯人，無論是聽常或聾人，都有權利使用電話或電信溝通設備（如TTY、視訊電話）與監獄外的家人、朋友、支持者及律師聯繫，以及使用免費的監獄防虐熱線以尋求保護。

　　監獄中最常用到的裝置是文字電話（TTY），可將電話連接到一個能將發話者與受話者之間的對話轉成文字的設備，雙方都要有電傳打字機（TDD）或使用電腦。由於視訊電話讓聾犯人可以用他們的手語溝通而非依賴打字，電傳打字機在今日已經顯得陳舊又過時。許多聾犯人並非以英語為第一語言且英語能力低落，電傳打字機不適合他們，且並不是一種有效溝通的裝置。相較之下，視訊電話使得聾犯人可以很方便地使用他們的美國手語溝通。視訊轉譯服務（VRS）有手語翻譯員協助將聾人和聽人間的電話對話轉譯。視訊電話需要透過網路以傳輸資料（如 www.fcc.gov/consumers/guides/video-relay-services 及 https://apply.sorensonvrs.com/secured_ntouch_apply_form）。也有 TTY 轉譯服務可用，但因為透過聾犯人和接線生之間的打字溝通（接線生將聾人打的字唸給聽常者聽，並把聽常者說的話打字給聾犯人看），較為耗時。

　　在監獄中，透過文字電話或視訊電話通話、使用 TTY 轉接服務或視訊轉譯服務，會比聽常犯人的一般電話通話花上更多的時間。許多聾犯人的聽常律師、支持者或家人並不懂手語，因此需使用 TTY 或視訊轉譯服務來通話，會使得溝通花更多時間。甚至，有些聾人的家人是說西班牙語，還需透過西班牙語轉譯。這些都意味著家人和聾犯人需支付高額的電話費帳單。因此聾人、聾盲者、聽損犯人們在使用電話方面一直處於不公平的狀態，導致這不公平現象的原因包括成本太高、缺乏可用的設備、網

路存取的問題以及無法使用現有的設備。但聯邦通訊委員會（Federal Communications Commission, FCC）已做出一些積極的改變，提出了改革的計畫以及調整費用的規定。❺

❖ 聯邦通訊委員會裁決與價格管控

在 2013 年 8 月 9 日，美國聯邦通訊委員會（FCC）限制囚犯通話服務（Inmate Calling Services, ICS）供應商不得對犯人（包括聾犯人）的家屬收取高額通話費。多年以來，ICS 對需要花費較多時間才能完成通話的 TTY 文字電話收取高額費用，且因這些是受話者付費的電話，所以犯人家屬必須負擔這些費用。至於視訊電話或視訊轉譯服務，雖然服務本身並不收費，網路的存取、特殊的設備及需花費時間解釋法律的規定，也都使得聾犯人需付出更多代價。基於 FCC 在 2013 年開始的改革，2015 年 10 月 22 日，FCC 進一步限縮所有犯人應負擔的費用，使得聽損與聾人和他們家人或律師通話的費用能大幅降低（每分鐘 14 到 17 美元）。FCC 也禁止 ICS 供應商收取額外的費用（FCC News, October, 22, 2015）。之前除了高昂的通話費之外，還針對聾犯人收取額外的費用。

一位德州女囚犯透過協助寫了一封信給 HEARD 組織，她貼切地寫道：

視訊電話是我唯一能跟家人有效溝通的方式。我所在的單位有 TTY 電話，然而只能使用 15 分鐘。等到電話接通，加上我打字和等待對方打字的時間，使用 TTY 反而是反效果的。溝通錯誤的可能性很高，通話的費用對於如此有限的溝通來說太昂貴了。

（寄給 HEARD 的信件，2013 年 2 月 11 日）

---

❺ 「聯邦通訊委員會」（FCC）是美國政府的一個獨立聯邦機構，依據美國國會法令（見 47 U.S.C. § 151 及 47 U.S.C. § 154）管理美國 50 個州、哥倫比亞特區及美國領地的廣播、電視、電纜、衛星、有線播送系統（https://en.wikipedia.org/wiki/Federal_Communications_Commission）。

另一位馬里蘭州男囚犯的信件也表達了類似的想法：

透過電傳打字機（TDD）溝通的時間太久了，因為我必須用看的，而非直接聽。對我的家庭和所愛的人而言，也是一個經濟上的負擔，因為我的監獄是透過一間私人供應商提供服務。在這所監獄的囚犯使用 TDD 通話時，必須撥打受話者付費的電話，一連線就收費 8 美元，通話每一分鐘再收費 30 美分。我無法使用其他聽常犯人能使用的預付方式來通話，這也違反了我使用電話的權利。

（寄給 HEARD 的信件，2013 年 2 月 10 日）

❖ 缺乏可用的設備

除了通話價格因素限制了溝通，有提供可溝通設備的監獄也是很零星，有些監獄甚至完全沒有這些設備。在許多監獄和拘留所，電話會放在一間大家都很方便使用的房間內，但是視訊電話和 TTY 設備通常放在另一間因安全因素而上鎖的房間。因此，聾犯人必須事先預約使用這些設備，但警衛不見得在聾犯人預約要使用設備時都有空。另一個問題是，TTY 或視訊電話可能鎖在儲藏室中，而沒有人知道怎麼連接這些設備，或是沒人記得這些設備放到哪裡了。此外，監獄或拘留所還需要有高速寬頻以供視訊電話使用。

不提供設備往往是因為缺乏獄方人員來監管設備的使用，但是當有獄方人員監管使用，犯人通話的隱私也失去了保障，正如一位囚犯寫道：

雖然監獄的確有部 TTY 機器在這裡，但並沒有被適當地使用——而且我們唯一能使用 TTY 的時候，就是有獄方人員可以「監管」機器使用的時候。這意指我的「輔導員」利用她工作的時間坐在我旁邊，讀著我跟他人的對話。

（寄給 HEARD 的 E-mail，2013 年 1 月 10 日）

還有另一位犯人抱怨電話附近沒有電源插座可以讓 TTY 機器持續運作（寄給 HEARD 的信件，2013 年 1 月 10 日）。

許多家庭成員也表達有溝通的困難，因為他們通常是使用無法跟監獄中 TDD 機器連線的個人手機。只要有文字電話就可解決這個問題，但許多監獄裡並沒有這項設備。即使有 TDD 電傳打字科技，許多聾犯人的英語能力低落，要花更多時間去看懂及輸入訊息。

有數百封來自聾犯人、人權與身障組織、教會、公設辯護人機構及國立聾人技術學院所寫的信件被寄到聯邦通訊委員會（FCC），來表示他們支持 FCC 改革囚犯通話服務（ICS）供應商的舉動。❻

假釋與出獄後的生活

假釋的流程很複雜，且包含了許多聾犯人在溝通與語言上面臨的阻礙。有許多表格要填寫，還要和假釋審查官員約定時間。許多犯人發現這些規則和表格很令人困惑。出獄後，聾犯人經常面臨許多難題：包括回歸社區、找到居住地和工作、參加法庭規定的藥物濫用和性犯罪的課程。許多聾人假釋犯甚至被自己的家庭和聾人社群拒於門外（LaVigne & Vernon, 2003）。

溝通、語言和文化評估

由於聽損所面臨的主要挑戰是在溝通和語言的部分，一個完整的評估應該有溝通技巧的評估，來評估其口語、讀唇、閱讀和手語的表達及理解能力。具有聽障教育專長或有跟聾人接觸經驗的相關領域人員（如心理、諮商或社會工作人員）在評估聾人時應該要評估其溝通、語言及閱讀能

---

❻ 這封信是由 HEARD 的創辦人兼執行長 Talila Lewis 在 2015 年 12 月 1 日提供給 Jean F. Andrews。

力。正式的口語和聽覺評估應交由合格的語言治療師和聽力師來執行。表
10.5 呈現了溝通和語言評估的內容。

　　從這些評估得到的資料可以用來讓律師、檢察官、法官及陪審團了解
聾人所面臨的溝通和語言困難。這些資料很可能會在開庭時或聽證會的場
合時才看到，而且或許會（或不會）影響法官或陪審團的決定。

　　針對聾人被告的溝通及語言能力評估有三個部分（Vernon & Andrews,
2011）。第一部分的重點在於蒐集聾人的溝通、語言和教育史等資訊。這
類資訊一部分可由訪談資料和學校紀錄獲得。第二部分就是測驗英語和美

表 10.5　溝通／語言評估的內容

一、溝通、語言與教育背景史

1. 以手語訪問聾人以蒐集其溝通、語言與教育背景史（聽損年紀、成因、是
   否使用助聽器、是否植入電子耳、是否使用視訊會議溝通、安置的學校類
   別、家中溝通使用的語言、最高教育程度、閱讀能力、使用呼叫器或簡
   訊、家長及兄弟姊妹成員的手語能力）。
2. 可能的話訪談其家長、兄弟姊妹與配偶。
3. 檢視所有的教育檔案，包括歷年來的學業成績、語言、心理、精神、心理
   評估、IEP 教育計畫等。
4. 檢視所有的醫療檢查、聽覺評估與心理或精神評估。

二、英語能力測驗

1. 國立聾人技術學院（NTID）讀唇測驗：「CID 日常句子測驗」（Simms,
   2009）。
2. 「史丹福閱讀成就測驗」：篩檢測驗、詞彙與閱讀理解。
3. 「句法能力測驗」（TSA）（Quigley et al., 1978）。
4. 閱讀一篇報紙文章並以手語打出。
5. 自由寫作。

三、美國手語能力測驗

1. 尚未有標準化的測驗工具，用 15 分鐘談談如嗜好等問題。
2. 用六點量尺分析訪談的資料（Black & Glickman, 2006）。

四、語言文本分析

運用電腦化「可讀性測驗」公式分析聾人嫌犯必須閱讀的相關文件，如米蘭
達警語、認罪聲明書、監獄手冊等。

資料來源：Vernon 與 Andrews（2011）。

國手語的能力。最常用來測驗聽損學生閱讀能力的測驗就是「史丹福成就測驗第十版」（SAT-10），這是一個針對聽損學生族群的標準化測驗，包含詞彙能力和閱讀理解測驗。也可以讓被告閱讀一篇短篇的雜誌或報紙的文章後，再去評估其回答，來作為一個非正式的測驗。也有人針對聾人發展書面的句法能力測驗，如「句法能力測驗」（Test of Syntactic Abilities, TSA）（Quigley, Steinkamp, Power, & Jones, 1978）。「句法能力測驗」可以檢測聾人對於以下九種基本英語句型的理解力：否定句、連接詞、限定詞、問句、動詞變化、代名詞、關係子句、補語及名物化。另一種評估方法就是讓聾人寫一篇自己有興趣的文章，接著再分析其詞彙、句子和文章的特徵。口語和讀唇能力也是一項重要的評估，因為聽人經常認為如果聾人有足以應付社交的一些口語能力，他們在監獄、拘留所或法庭上應該也可應付。在一般溝通情境中評估聾人的聽覺功能是很重要的。因為如果誤解內容和事情後果的嚴重性，有殘存聽力和口語能力的聾人嫌犯可能還是無法理解警察偵訊的對話內容或是入獄時的調查訪談。

評估個案的美國手語能力也是很重要的。目前針對成人並沒有可用的評估工具，因為多數評估工具都是針對孩童設計的或是只用於學術研究。在這情狀下，可以錄製 15 分鐘的手語對話影像，再用評分方式分析。這種評估可以看出基本的語言能力、情感表達、對聾人的接受度、與他人互動的能力（Vernon & Andrews, 1990）。

另一種評估方式就是將所有聾人必須簽署的文件進行可讀性分析（Andrews et al., 2006, 2007）。將關於這些文件所需的程度與聾人被告本身的閱讀能力做比較，就可以清楚判斷聾人是否能理解這些文件。還有一種方式就是將警察和聾人所有的對話內容都錄影記錄，包括報到流程和詢問醫療記錄等。此外，只要和聾人有關的案子，所有的開庭過程都應錄影（Vernon & Andrews, 2011）。

最終想法及未來研究的方向

　　Barbara Raimondo 是一位律師及倡議者，也是一個聾小孩的家長。她剴切地描述要提供語言能力不足的聾人被告一個正當法律程序保障所面臨的挑戰（www.barbararaimondo.com）。她認為問題起源於兒童時期的語言剝奪。在一個案子中，她提到有位聾青年強暴兩名女子和謀殺了一個人，卻因為語言能力不足無法為自己在法庭上辯護。在判刑之前，俄亥俄州花了七年嘗試教他手語，希望讓他理解他所面對的控訴。Raimondo 詢問這個聾青年的過去語言發展史，並表示如果學校在他小時候就有教他手語，現在他就不會有語言能力低落的問題。當然，早期的語言學習只是其中一個因素，但卻是聽障教育必須特別重視的一個因素。如果沒有提供早期的語言學習，我們基本上就是在阻礙聾人將來獲得正當法律程序和憲法權利的保障。

　　要讓大家了解有關聾人嫌犯和聾人被告的情況，可以透過部落格，如David Greenberg 的「監獄中的聾人」（Deaf in Prison, www.deafinprison.com）；透過線上手語影片；以及透過如美國聾人協會、HEARD、美國公民自由聯盟（American Civil Liberties Union）的「國家監獄計畫」（National Prison Project）（ACLU, 2016）等組織的倡議。有關憲法保障的權利和相關法律文書等文章可以在聾人高中生的公民課和歷史課上教導。在研究部分，針對聾人犯人可進行個案研究，透過了解他們在監獄的經驗和他們與監獄及司法系統的互動情況，以提升監獄和司法系統的配套措施與服務，並減少聾人再犯的情形。針對費用的研究，例如：探討將聾犯人集中在某些監獄和拘留所對於經費運用的好處，除了社會因素外，也可以針對監獄中提供的教育和矯治計畫提供集中式的翻譯服務，就有可能改善目前監獄中的無障礙服務不足的問題。

建議閱讀書目

Burch, S., & Joyner, H. (2007). *Unspeakable: The story of Junius Wilson*. Chapel Hill, NC: University of North Carolina Press.

出生在北卡羅萊納州威明頓城的 Junius Wilson（1908-2001）是一位非裔美國人，在精神病院住了七十六年，其中六年在刑事病房。Wilson 從未被判處任何罪刑，也不曾被醫療專家認定為精神異常。他的傳記可讓我們看到種族、身障、語言和社群對他一生的影響。

Lewis, T. (2015, May/June). Deaf inmates: Communication strategies and legal considerations. *Corrections Today*, 44-49.

由一位律師、倡議者，以及 HEARD（一個服務聾人犯人的非營利組織）的創辦人兼執行長所撰寫。這篇文章對於聾人、聾盲者、聽損者和聽損失能者這一群被監獄誤解的人所面臨的各種挑戰提供了精闢的總結。

National Association of the Deaf. (2015). *Legal rights: The guide for deaf and hard of hearing people*. Washington, DC: Gallaudet University Press.

這本書描述目前有哪些禁止歧視聾人和聽損者的法案，也提供了有關健康照護和社會服務、公平住房法規、工作以及司法體系中的手語翻譯服務的資訊。

Vernon, M., & Vernon, M. (2010). *Deadly charm: A biography of a deaf serial killer*. Washington, DC: Gallaudet University Press.

Patrick Colin McCullough（1960-2001）是一名聾人連續殺人犯，早產兩個月出生於馬里蘭州。透過警察和法院的報告、證人的報告、報紙的論述，以及和家人、朋友、諮商人員和老師的訪談，作者們描述他竊盜、搶劫、三件謀殺案和自殺的歷史。由於他的溝通和語言能力的低落，McCullough 可說是對司法系統的一大挑戰。

CHAPTER **11**

聾聽關係

> 　　聾人的未來不僅取決於體認到刻板的看法、價值觀和態度會造成這些少數群體的苦難，也在於了解對多樣性的限制會有礙其發展與調適。
>
> 　　　　　　　　　　　　　　　——Corker（1996, p. 202）

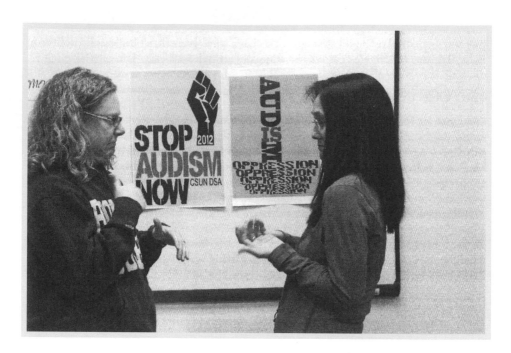

圖 11.1　兩位女性站在聽覺霸權主義海報前的照片

圖片來源：經授權同意使用

　　當一位聽障女士 Brenda Jo Brueggemann（1999）在 1991 年抵達高立德大學校園後，她每天都被人問到：「你是聾人或聽人呢？」她每天都很掙扎該如何回答。

　　這個有關認同的問題相當強烈，問題本身暗示如果你選擇了其中一邊，你就不屬於另一邊。對於自己身為聾人的認同相當堅定的聾人，答案是很清楚的；對於處在聾人社群邊緣且不確定自己的身分認同的人，這個問題迫使他們得去探索自己處在聾聽社群動態中的哪一端。對一般的聽人而言，「是聾人還是聽人」這個問題超出了他們的生活經驗，因為「聽人」這個狀態通常是不自覺地被視為理所當然。聽人在遇到聾人之前，不知道自己是聽人，也不知道「聽人」對聾人所代表的意思是什麼。舉例來說，Dirksen Bauman（2008b）說道，從小到大，直到他 21 歲在一所聾校擔任宿舍管理員，並突然被告知他是聽人之前，他完全沒想到自己是

個聽人。他的理解是,他是處在聲聽邊界的另一端。本書作者之一 Irene W. Leigh,在一場為實習心理師介紹聾人文化的演講中,她問聽眾們聾人會怎麼稱呼他們。沒有人意識到原來他們是**聽人**。讓問題更複雜的是,認為自己只是重聽的人,可能會難以決定自己屬於哪一邊,並依情況說自己兩邊都不是或者兩邊都是,如同 Brueggemann(1999)女士最後的做法一樣。說自己兩邊都是的人,是採用了「雙文化」的立場,也是一種對兩邊都較適當的態度。對於聾人父母所生的聽常小孩而言,「是聾人還是聽人」這個問題可能會得到很困惑的回答。一方面,這些聽常小孩出生在這文化當中,他們本身的確是聾人文化的繼承者;另一方面,他們跟一般聽人一樣是聽得到的(Hoffmeister, 2008)。

　　無論選擇如何回答,答案本身不只呈現聾聽認同的問題,還清楚或隱約地呈現了與另一個文化要維持怎樣的關係以及該如何和另一個文化互動的假設。在本章中,我們要來探討聾聽關係和態度的議題。

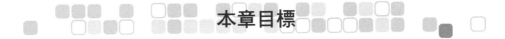

本章目標

　　本章根據典型的看法、價值觀和聽人社會的態度(儘管有些例外),來檢視這些刻板反應對聾人所造成的影響,同時也探討聾人如何對聽人做出回應。這些典型的反應對聽人和聾人社群、學校的互動以及職場關係,都有其影響。專業人員對於聾聽關係是如何建構的要負相當大的責任。本章也討論專業人員態度的本質及其影響,並且描述了健全的聾聽關係應該是什麼樣貌。我們發現聾聽關係受到手語翻譯員很大的影響,因此我們檢視手語翻譯員作為聾人和聽人社會之間的溝通橋樑,對聾聽關係的影響。接著我們探討聾人社群內的看法,並相信唯有雙方有更多正面的互動,聾聽之間的心牆才有可能打破。

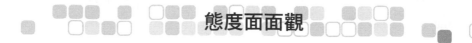

態度面面觀

- 本書的共同作者 Irene W. Leigh 是一位聾人，除了會美國手語之外，同時也能流利使用口說英語及書面英語。Leigh 女士已經取得博士學位，她的履歷列出了許多專業著作，她的英文寫作也從不需要請別人修改。即使如此，在一次應徵主管職位的面試中，她仍被問到是否能流利書寫英語，因為面試官認為聾人在書寫英文上有嚴重的問題，因此擔心她是否具備這個職位所需的流利英語書寫能力。但其他聽人應徵者卻沒被問到有關英語能力的問題。

- Kellye Nelson 是一位非裔美國人，她在馬里蘭州巴爾的摩市的約翰霍普金斯醫院（Johns Hopkins Hospital）擔任臨床護理師，同時也是約翰霍普金斯大學護理學院的臨床教師。一旦別人看到她的助聽器，還是有人會認為她什麼都不會。她必須努力讓別人相信她是能勝任她的工作的（Task Force on Health Care Careers for the Deaf and Hard-of-Hearing Community, 2012）。

- Trish Nolan 是一位聾人病歷技術員，儘管她在任職單位待得比任何人都久，也很有資歷，即使她完全合格也有能力勝任主管一職，每次她申請升遷時總是被拒絕（Task Force on Health Care Careers for the Deaf and Hard-of-Hearing Community, 2012）。

- 能力極為優秀的 Christen Szymanski 申請心理師實習機會時，她在其中一半的申請書中說明她是聾人，另一半申請書沒有提及她是聾人這件事。結果知道她是聾人的單位完全沒有提供她面試的機會，但不知道她是聾人的單位卻全部都提供她面試的機會（Szymanski, 2010）。這類事件支持了之前一個研究計畫的發現。該計畫以虛構的身障求職者身分寄履歷和求職信去應徵上千個會計的工作（Scheiber, 2015），結果顯示有聲明身障身分的信件有收到後續消息的，比起沒有聲明身障身分的信件少了 26%，研究者沒有預期差異會如此大。進一步分析發現，小公司較

無意願聘用身障者。相較之下，大公司和有聯邦經費資助的大單位，可能由於對《美國身心障礙者法案》的規定較清楚，該法禁止 15 人以上的職場有就業歧視的行為。值得玩味的是，雇主比較傾向聘用新人，而非聘用資深有經驗的人，有可能是因為聘用資深的人就要付出更高的薪水及成本。這個研究證明了歧視現象的存在，因為公司普遍都不願聘用身障者。在 2013 年，身障者的受雇率只有 34%，相較之下，一般健全者的受雇率有 74%（Scheiber, 2015）。

- 在 ABC 新聞頻道由 John Quinones 所主持的《你會怎麼做？》（*What Would You Do?*）節目中，有一集使用隱藏式攝影機記錄兩位聾人女演員去應徵一間小咖啡廳職缺的情況（Yee, 2011；引自 Gournaris & Aubrecht, 2013）。咖啡廳的經理（也是演員），故意說出讓人越來越生氣的公然歧視言論，像是「我現在就讓你知道，我是不會聘用聾人的，我不會浪費你的時間」。現場目擊的客人大多只是翻個白眼，但不會去做些什麼。除了兩位人資專業人員，他們還建議經理應如何「合法地」歧視，以避免被告。相較之下，在其他同樣出現令人憤怒的歧視言論的場景中，如果對象是西班牙裔美國人或女服務生，其他白種人會當場強烈抗議這種種族現象，餐廳的其他客人也會強烈抗議這位客人演員沒有給女服務生小費。我們必須思考，相較於發生在西班牙裔美國人和女服務生身上的歧視，為何其他人對於發生在聾人身上的歧視卻如此默不作聲。

- 美國聾人協會（National Association of the Deaf, 2014b）有充分的證據證明，公寓大樓對可能的聾人承租戶和聽人承租戶有不同的對待。證據包括：86% 的屋主提供給聾人的資訊是較少的；56% 的屋主告訴聾人，需要再進一步檢核他們的背景和經濟狀況才願意承租；40% 的屋主知道是聾人要承租，就掛掉電話。美國聾人協會也注意到提供給低收入聾人的適當住宅很少，他們經常與美國住房及城市發展部（U.S. Department of Housing and Urban Development）開會，以確保國家的房屋政策有處理缺乏適當住宅的問題。

- 在一些回歸主流聽障者的經驗中，即使學生的學業成就很好或表現得很

像「聽人」，也都體驗過不同程度的拒絕（Oliva, 2004; Oliva & Lytle, 2014）。即使口語和讀唇能力佳的聽障生可以順利地和聽人同儕互動，但聾聽之間的關係卻不如他們所期待的一樣緊密。

- Lennard Davis（1995）是一位有聾人父母的聽人小孩，曾試圖逃避「聾世界」，最後他發現自己真正想要躲避的是聽人社會所建構出來的「聾世界」。這是得自多次被歧視的經驗，每次被歧視時，他的父母總要說他們跟其他人其實一樣好。換句話說，他們「知道」他們必須去證明他們跟聽人同儕是同等的。

的確，聾人的發展已經有長足的進步，如之前提到有許多聾人擔任各種有聲望的職位（見第九章），他們的成就遠超乎聽人的預期。由於大眾媒體報導「現在就要聾人校長」運動（Christiansen & Barnartt, 1995），以及社交媒體的興起，一般大眾比以前更加了解聾人這個群體。由於電子郵件及其他網路科技降低了溝通的障礙，聾人理財顧問可以服務聾人和聽人客戶。聽常病人也願意向如 Phillip Zazove 醫師及 Michael McKee 醫師等聾人醫師（https://amphl.org）尋求建議。聾人宗教領袖同時擔任聾人和聽人信眾的牧師，如 Joe Bruce 神父、Rebecca Dubowe 拉比、Darby Leigh 拉比及 Tom Hudspeth 牧師等人。在復健領域，越來越多單位是聽人員工和聾人主管及管理者共事。教育和心理衛生領域也跟進，現在有越來越多聾人教師和聾人管理者的職缺。

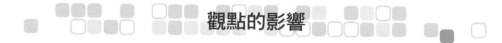

觀點的影響

遺憾的是，縱然已經有所進展，之前文章描述的負面經驗並未完全消失。這些負面經驗來自於聽人的典型觀感，總是由於聾人因為聽不到，無法以口語完整溝通，而認為聾人是有障礙、有缺陷的。即使數世紀以來，聾人已經發展出許多不同的溝通方式，也建立了各種社群，這些溝通方式卻不是聽人社會的口語所習慣的方式。就算聾人有口語能力，也不總是能

輕易被他人理解。由於聾人經常無法跟上聽人談話的節奏，他們經常被認為是活在孤寂的世界，或是被認為能力不如聽人同儕。正如 Teresa Blankmeyer Burke（2014）所提到「聾人的真實樣貌和聽人所想像的聾人樣貌，兩者間的差異之大總是讓我吃驚」（p. 3）。

　　大眾傳播媒體經常稱許一些可恢復聽力並把聲音帶給聾人的各種設備（Christiansen & Leigh, 2002/2005）。許多藝術作品也強化了對聾人的負面刻板看法，或是完全忽略了聾人。舉例來說，Davis（1995）檢視 19 世紀以來有提及聾人的文學和戲劇作品，他發現這些作品通常將聾人角色描述為：被排除在主流社會之外，經常是「『嗄？你說什麼？』這類笑話的笑柄」（p. 114），或者是活在無聲世界中的可憐角色。Esmail（2013）分析發現除了狄更斯（Charles Dickens）的《馬里格德醫生》（*Dr. Marigold*）柯林斯（Wilkie Collins）的《捉迷藏》（*Hide and Seek*）之外，維多利亞時期的文學作品很少有聾人角色。娛樂業對於聾人的描述，一直都不像現實生活中的聾人，因而使社會持續誤解聾人，也強化了聽人歧視的態度（Krentz, 2014; Schuchman, 1988）。例如，電影強化了一些對聾人的刻板印象：聾人是啞巴、聾人是讀唇高手，或是把聾人當成孤獨、不快樂的人。還好，由於如《錯位青春》和《超級名模生死鬥》（*America's Next Top Model*）這些電視節目的播出，這現象已經有很大的改變。這兩個節目中的優秀聾人和其他人一樣接受各種挑戰。事實上，《與星共舞》這節目的冠軍 Nyle DiMarco 是一位聾人演員，他畢業於高立德大學，出生在聾人家庭中，並以美國手語為第一語言。Krentz（2014）描述在他所謂「聽人路線」（the hearing line）下創作的文學作品中對聾人的描述，和聾人作家及影片工作者所呈現的聾人樣貌是不同的。聾人作品中所呈現的聾人角色通常較為多元。因此他建議為了體會聾人的多元性和展現聾人的成就，可深入研究聽人路線作品。

障礙和聾的意義

因為聾人生理上無法聽到，他們被當成是身心障礙者的一份子。因此，他們總是被歸類為處在社會的邊緣，這種分法許多聾人並不接受，因為他們視自己是有共同語言的聾人社群之一份子。當人們談論多樣性時，身心障礙很少會是主要選項。這相當諷刺，因為當談到美國最大的少數族群時，會先想到拉丁美洲／西班牙裔族群，但事實上身心障礙者才是美國以及世界上最大的少數族群（Invisible Disabilities Association, 2011; United Nations, 2006）。

有**障礙**（disability）到底是什麼意思呢？照字面來解釋就是指一個人無法做到某事。這種概念很自然就會導致認為障礙就是：一種不「正常」的狀態，代表有缺損、弱點及無助，或是逆境中的英勇行為。這種思考框架必然會對障礙抱有矛盾的態度，也就是既同情又無情。

這種矛盾的態度也延伸到聾人身上。就像其他身障者一樣，聾人也會受到壓迫，變成同情的對象，或是因為無法符合社會的期待而被當成能力不足的人。如果聾人在職場上有所成就，他們就被大大地讚賞，認為他們克服了障礙。在《有所差異：將聾人視為身障者之文化形塑過程》（*Damned for their Difference: The Cultural Construction of Deaf People as Disabled*）這本書中，Branson 與 Miller（2002）描述社會上的一個諷刺現象，一方面宣稱人人生而平等，但卻根據社會階級、性別、年紀、種族、族群及障礙建構出結構性的不平等。雖然許多聾人並沒有大肆宣揚自己有障礙，就算和其他身障者一樣都有受壓迫的經驗，聾人也無積極參與爭取身障權利的運動（「現在就要聾人校長」學運本身不是一個爭取身障權利的運動，而是一個公民權運動），從之前的段落可看到，聽人社會不太清楚身障和聾的差異。聽人社會也不清楚有著有形或無形障礙的聽人和要面對溝通問題的聽損者，兩者是不一樣的。這些狀況都使得障礙和聾共存的關係更加的不容易（Burch & Kafer, 2010）。

　　聽人社會經常忽略身心障礙不是一種不變的狀態。如果社會竭力移除障礙，身障者就不見得仍有障礙了。如果一位輪椅使用者，進入一間無障礙的電影院，並和其他客人一樣坐在裡面看電影，觀眾中誰是有障礙的人呢？如果螢幕有提供字幕，讓聾人可以以視覺方式了解影片中的對話，觀眾中誰是有障礙的人呢？如果影片的對白被消音，聽人觀眾進場觀看一場都用美國手語演出的戲，這時觀眾中哪些人才是有障礙的呢？

　　障礙某種程度來說是由環境造成的，要整平遊戲場常常因為經費因素無法進行，經費因素也經常被學校當成藉口拒絕為輪椅使用者將門拓寬或增設電梯（N. Stewart, 2015），或者是為每部影片添加字幕（https://nad.org/issues/technology/movie-captioning/cases）。諷刺的是，添加字幕所需的經費並不會比影音系統還多，而視訊轉譯服務也不會增加經費的支出。無論如何，這情況基本上反映出社會本身也沒注意到的一種歧視樣貌。更直白地說，社會持續強調障礙的存在，而非努力創造公平的場域。在一個以經濟原則運作的社會，往往認為要提供障礙者平等參與的環境太花錢。透過 1990 年的《美國身心障礙者法案》（ADA；2008 年修訂，見第一章）的立法，才得以要求社會應提供包括聾人在內的身障者合理的調整措施。由於不斷有向法院提告要求應遵守 ADA 法規的案子被提起（見第九章），整個社會顯然並不是很樂意配合提供合理的調整措施，因此這種歧視聾人的態度仍會持續影響他們的日常生活。

　　隨著 ADA 法案的通過，以及越來越能接受社會除了應對身障者負責之外，也應對健全者負責，對身障者的歧視已逐漸由公然歧視轉為隱晦歧視（由前文中的一些例子可得證）。這是一種更難察覺的歧視樣貌，難以證實與消滅。當職場中的聾人沒有被提供和工作表現有關的重要資訊；當聾人被影射為能力不如聽人；當融合教育情境中的聾小孩沒被聽人小孩邀請加入成為小組成員；或是當聾人運用視訊轉譯服務打電話卻被掛斷時（見第九章）。即使這些例子可以說都是隱晦式歧視的例子，這些事件總是被視為只是一時疏忽。

專業人士的觀點

　　由於聽人社會仍不願意適度調整來滿足聲人的需求，或是經常忽略聲人需求，我們仍須不斷地界定如何建構一個健康的聲聽雙文化環境。例如，網路上可看到許多如龍捲風、颶風、槍擊事件等緊急狀況時，聲人卻完全狀況外的例子；這也證明緊急救護團隊通常也沒想到可能會有聲人受害者。不願將手語翻譯員安排在舞臺中央靠近講者的講臺旁，並透過電視或網路直播發布重要訊息，一旦發生緊急狀況時，是不利於亟需了解目前狀況的聲人的。「政府內的聲人」（www.deafingov.org）這個網站的網頁上列出其任務就是協助「聲人及聽障聯邦雇員克服溝通障礙、解決無障礙問題，及透過網絡分享並促進專業發展，來推展一個完全融合的工作環境」。這也說明了這些聲人及聽障雇員在職場中經常要面對的阻礙和困境。

　　漠視也不是解決之道。負責保護、領導、合作和教育聲人的專業人士，必須努力保持一種理解與尊重聲人需求的態度。這必須要關注聽人和聲人工作者間的跨文化議題（Glickman, 2009; Gournaris & Albrecht, 2013），以建構對聲聽雙方都有益的工作環境。

　　即使情況已有改善，服務聲人的組織、單位、學校及行業中，大多仍由聽人負責，聽人與聽人彼此交流，而非跟聲人專業人士交流，也總認為他們打從心裡都是為了聲人的最佳利益（Benedict & Sass-Lehrer, 2007; Gertz, 2008; Gournaris & Aubrecht, 2013）。一旦聾校又選擇聽人來擔任主管時，聲人仍會去抗議（如 Stevenson, 2015）。參加大多數的重要聽障教育會議時，你總是會看到聲人專家學者們互相交流，而聽人專家學者們彼此交流，會議通常都是由聽人學者們主導。這些會議也不一定都能提供無障礙環境，例如 2015 年 7 月在希臘雅典舉辦的「國際聲人教育會議」（International Congress on the Education of the Deaf, ICED），只有邀請聽人專題演講者，也沒有針對參加的聲人學者提供無障礙的語言溝通（Tucker,

2015）。

　　這就是 Lane（1992）所說的「以善意為名」（mask of benevolence）
（也是他的書名）來壓迫聾人並利用他們來獲取利益。他主張社會有一種
「未採納聾人觀點，以聽人方式來對聾人社群進行控制、重構及行使權力
的現象」（p. 43）。他使用 Tom Humphries 所創造的「聽覺霸權主義」
（audism）這個詞來描述這種現象。Eckert 與 Rowley（2013）進一步闡
明，這個詞是由多數聽人社會所建構出來的一種社會關係，其基礎是聽人
認為自己優於聾人。 因此很自然地會導致對少數群體的壓迫行為。無論
如何，Lane（1992）在他書中的序言也提出免責聲明，有些聽人專家的確
不應被控訴為聽覺霸權主義者，因為他們很努力協助聾人獲得權力。然
而，他的書對於那些聽覺霸權主義者的聽人專家們提出一個很強力的控
訴。

　　在對《以善意為名》（*The Mask of Benevolence*）一書的嚴厲評論中，
Moores（1993）控訴 Lane 本人也是個聽覺霸權主義者。作為主要的例子，
Moores 用 Lane 自己的敘述來說明 Lane 在沒有詢問聾人專家（無論是白
人或非洲裔，或是對非洲聾教育體系熟悉的聾人組織）的情況下，就擅自
對 Burundi 的聾教育做出決定。很明顯地，無論專家多麼的善意，要察覺
自己是否有潛在的聽覺霸權主義作祟，必須要能接受批評並接受自己也有
盲點。

　　雖然 Lane（1992）的書強調聽人專家的動機是利益，但這不能適用
在每個人身上，因為和聾人一起工作的動機並不總是跟金錢有關，而是和
許多複雜的因素及好意有關（Benedict & Sass-Lehrer, 2007; Vernon & Andrews,
1990）。Hoffmeister 與 Harvey（1996）的研究不再只是控訴聽人專家們，
而是檢視每個人的動機，他們發現聽人因各種不同因素選擇在這領域工
作。有些人家庭成員中有聾人或是曾接觸過聾人；有些人是因為迷上手
語；有些人認為這領域有挑戰性；有些人則是有如傳教士般的熱情，因為
他們認為聾人需要他們的指引。他們可能是無私的、認同被壓迫者或是受
宗教啟發的。長遠看來重要的是，他們在工作歷程中與聾人維持什麼樣的

關係。他們是否將自己融入到聾人社群中，而隨後因為他們永遠都不會是聾人而夢想幻滅呢？他們是否會介入來協助那些比聽人不幸的聾人？或是因為聾人不懂得感激而變得厭倦？他們是否會因為想幫助的聾人，對於該如何協助有不同於他們意見的想法，而感到挫折呢？身為主流聽人社會的成員，他們是否會強加聽人的觀點或價值觀在可能有不同看法的聾人身上，而以某種方式持續地壓迫共事的聾人呢？

Hoffmeister 與 Harvey（1996）描述了幾種聽人對於聾人可能會建立的關係樣貌。一種是猶如「自由戰士的樣貌」，在這種關係中，聽人致力於糾正過去對聾人所做的錯事。另一種樣貌是「病理學樣貌」，認為如果沒有知曉一切的聽人來協助，聾人就不可能有最佳的表現。在「責怪被害者樣貌」中，聽人認為因為聾人聽不到，有些事情就是做不到，而非歸咎於外在的環境只提供聾人很有限的溝通。在「理想化與背叛者樣貌」中，聽人過度推崇聾人的好，這也不是一種好的關係，通常會導致同是聽人這一方有被背叛的感覺。最後一種是「分不清界線的樣貌」，聽人過度認同聾人，並融入聾人社群中，會導致聽人過度誇大自己對聾人的重要性。

Hoffmeister 與 Harvey（1996）提出警告說這些聽人所建立的關係樣貌或是對聾人的看法，如果未經深思熟慮，將有礙建構健全的聽聾共事關係。根據 Gournaris 與 Aubrecht（2013）的看法，這些聽人建立的關係樣貌，正是導致在職場中可能發生的聽人與聾人間文化衝突的成因。「聽人特權」或許可用來解釋某些聽人的行為，也就是聽人將聾人置於不利的情境，而使聽人獲得優勢或權力。聾人被歧視的經驗、溝通的難題及偏見的態度也都會造成這些衝突，而聽人不總是知道他們一直以來對聾人做了什麼。

另一方的想法

那麼，從另一方來看，聾人對聽人的看法又是如何呢？他們的提問：「你是聾人還是聽人呢？」是一個強有力的問題。這問題其實是在問：

「你是跟我們聾人一國，還是跟聽人一國呢？」這問題強調歸屬的問題、文化價值以及跨文化衝突的問題。如果答案是「聽人」，那這代表什麼呢？根據 Padden 與 Humphries（1988），「聽人」表示不在核心，而是與「聾人」有最大的距離，因此並不被聾人讚賞，或是被視為代表聾人世界之外的外在世界。這反應是很合理的，當我們體認到聾人被定義成無能力或有所限制、當其聽力損失被當作是缺陷時，或當其優勢被看輕時，他們所感受到的憤怒（Gournaris & Aubrecht, 2013）。

當然，聾人終其一生與聽人相處的經驗是很多樣的，從很支持他們到輕視或公然排斥都有。正如本書之前章節所描述的，這主要和他們的背景及接觸聽人的程度與情況有關。Gournaris 與 Aubrecht（2013）指出，這些經驗和社會情境都將影響他們未來對待聽人的態度、反應及行為模式。他們將聾人與聽人間常見的關係樣貌做了一些分類。首先，他們討論「順服樣貌」（submissive posture），也就是聾人自己已將聽覺霸權主義內化了。意思就是聾人有意或無意地認為聽人就是有權來認可或確認他們的反應或行為，而非採用一種肯定身為聾人的自決樣貌。順服樣貌也反映出一種自卑或無能力的狀態，以至於聾人對自己的能力感到存疑。

相較之下，「激進好鬥樣貌」（militant posture）反映出的是 Glickman（1996）所說的聾人認同發展過程中的沉浸階段（見第八章）。激進的聾人動不動就會詆毀任何或所有跟聽人有關的事物，把一切分成「我們」和「他們」。這些激進者對聽人的攻訐不接受任何妥協或不同的觀點，因此在其他不認同他們觀點的聾人眼中會認為是難以相處的。接著是「行動者樣貌」（activist posture），也就是聾人一旦察覺到有任何壓迫的跡象（特別是來自聽人的壓迫），就會去採取行動改變。他們會與聽人同儕共同在體制中做出改變，目的是能有效地改變現狀。有時候，他們的行為會看起來像是激進者。

「原生樣貌」（native posture）用來描述只處在聾人社群中的聾人，他們不見得會抨擊聽人，而是將聽人當成「外人」，對待聽人就像是做生意時不得不面對客人一樣。採取原生樣貌的聾人認為任何跟聾人有關的事

務，只有聾人才是專家。最後，還有一種是「物化者樣貌」（objectifier posture），這是一個相對來說較複雜的樣貌，這種聾人會以個人且專業的方式使用其聾人認同，但也會視情況是對聾人還是聽人有利，而巧妙地與聽人同盟。這種態度可能會被認為是虛偽的，尤其是在重要職位明明有適任的聾人可選，卻選了聽人來擔任這職位時。

這些樣貌可推測聾人會如何與聽人建立關係，以及如何影響聾聽文化間的動態關係。我們應從最近數十年來聾人觀點的轉變情形來理解這些樣貌。近來聾人的觀點在聾人文化價值的支持下越來越強烈（Humphries, 2008），因此聾人比起以前更常主張他們自我認同的需求以及主張和聽人同儕間的平等。因此，聾人有時會告訴聽人「滾開」，讓聾人多掌握自己的命運。這可看作是對聽人的偏見。Neil Glickman（1996）在他所指出的聾人認同發展的沉浸階段中，描述了這種聾人文化價值強烈佔優勢，而聽人世界被貶低的觀點。某種程度來說，考慮到聽人長期以來在影響聾人生活的各層面，他們都是政策與執行面的主要決策者，其實這種觀點表達的是聾人想從聽人那邊取回更多的權力（Benedict & Sass-Lehrer, 2007; Gournaris & Aubrecht, 2013）。

當聾人主張自己權利時，經常會遇到不知所措的聽人，可能的反應會是：「你們聾人是怎麼了？……當聽人試著要幫你們時，怎麼聾人文化反讓你們感到不高興了？」（Drolsbaugh, 2000, p. 12）。這些刻板的反應也強化了許多聾人有被誤解或被中傷的感覺。這同時也顯示出聽人無法看清自己的家長式威權態度，也不知道聾人正試著自助與獨立。舉例來說，即使有聾人演員可演出的角色，也不需額外學習手語，電影片廠總是說最好的方法是找聽人演員來，然後學一些角色中需要的手語（Callis, 2015; Frank, 2015）。當聽人公司宣稱聾人演員不符合角色的期待時，他們似乎都是帶著聽覺霸權主義或家長式威權的觀點。因此，聾人組織集結起來爭取影片中的聾人角色應該由聾人來擔綱，而非找聽人來演出。這也是聾人社群透過聾人組織來為自己倡議並表達他們意見的例子。

當聾人採取一種綜合或雙文化的觀點時，重點就轉移到對聾人的支

持，而不是對聽人的攻訐了（Glickman, 1996）。在這個階段的聾人能夠體認「聽人」不見得就是屬於貶抑的對象。不再只是將聽人視為一種家長式威權，聾人也可將「聽人」當作是因其聽覺而有不同經驗的人，或是將聽人當成一個可信任的夥伴。

近來，聾人和聽人之間的界線越來越模糊了，主要是因為諸如電子信件、網路以及視訊轉譯服務等視覺科技的溝通不斷增加，教育體系中回歸主流教育的普及，以及聾人求職障礙的減少（注意：可惜的是，並非完全移除）。因此，「表現得像聽人」的聾人較少被批評為不夠聾人了。具體而言，雙文化主義也變得更被接受了。在教育、心理衛生、政治、政策制訂等不同領域，可看到有越來越多的聾聽團隊以平等夥伴的方式一起工作。聾人擔任單位的主管，而聽人擔任雇員的情形可在 Jim Macfadden 這個例子看到。Jim Macfadden 是一位聾人商人及高立德大學畢業生，成立了自己的資訊科技公司，公司發展成一間大公司，後來賣給他的員工（見macf.com/who-we-are 了解相關簡史）。

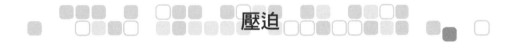

壓迫

在教育及心理衛生領域，眾所周知聾人長期被排除在有關聽障兒童教育（Benedict & Sass-Lehrer, 2007; Moores, 1993）或聽障者心理衛生服務的決策之外（Gournaris & Aubrecht, 2013）。長期以來，高立德大學一直沒有一位聾人校長（Christiansen & Barnartt, 1995）。雖然現在越來越多聾人擔任聾校的負責人，仍然經常需努力說服有決策權的聽人專家們接受聾人有能力擔任社區學院或大學的教職，或管理如受虐聽障婦女服務機構等職位。我們接著來探討這情形如何造成壓迫。

壓迫（oppression）這個詞經常被用來定義許多聽人專家的行為。從事助人行業的人通常會覺得自己是想要使被幫助者能自主的賦能者。對他們當中許多人來說，被稱為「壓迫者」是很難令人接受的。即使有證據顯示聾人越來越願意採取雙文化態度，能與聽人自在相處，但為何文獻中仍

不斷出現「壓迫者」這個詞呢？

　　壓迫會發生在與少數群體（包含身障者及聾人）之間的社會、政治與經濟關係中（Corker, 1998; Haualand, 2008）。當聽人掌控了與聾人有關的決策，而非與聾人共同制訂對雙方都有利的配套措施時，就發生了壓迫的行為。聽人特權及聽覺霸權主義都會公然或隱晦地造成壓迫的行為。

　　舉例來說，在工業化社會中，職業代表了力量。當一個人因為是「聾」而在其經濟上的機會受到限制，即使有其他方法可以調整工作來讓他發揮能力，而非因「障礙」而受限，這都強化了對於聾人「無能力」的預期（Corker, 1998）。當聾人在學校、進修機會、職場或政治領域想更上一層樓卻不斷地遭受阻礙，他們可能會認為社會不願意和聾人共事，因而壓迫聾人。當聾人批評聽人的觀點時，他們的批評可能不會被認為是合理的，導致聾人被認為是不知感恩的人。

　　如之前描述過，聾人感受到壓迫時會以不同及複雜的方式來做出反應。他們可能會不帶批判地配合聽人社會、退回到將聾視為正面價值的聾人文化中，或是與聽人進行社會合作來改變壓迫的情形（Corker, 1998; Ostrove & Oliva, 2010）。聾人的反應會因壓迫發生的情境及個人特質與過去經驗而有所不同。要更全面地了解壓迫，Corker 強調不只要探究壓迫者與被壓迫者，也要探究壓迫的過程，特別是聾聽之間的權力動態關係。「現在就要聾人校長」運動本身需要聾人提升自我意識來理解聾聽間的動態權力關係，並做出調整讓權力達到平衡，才不會仍由聽人決策者完全掌權（Jankowski, 1997）。

　　雖然覺得受壓迫的聾人佔多數，也有相反的觀點認為聽人未必是壓迫聾人。Larry Stewart 是一位已故的聾人專業人士，他是一位美國手語使用者，也是一位多產且敢於直言的作家。他揶揄認為對於聾人都是受壓迫的，或是聾人都是聽人社會的受害者這種想法（L. Stewart, 1992）。他提出雖然有時有些聽人會很惡劣地對待聾人，但這些聽人對其他聽人也一樣惡劣。他的解釋是，比起世界上其他地方，在美國的聾人已經得到很大程度的支持，也有許多機會功成名就。他甚至建議聾人可以試著到如伊拉克

或古巴等地生活看看，才能理解「壓迫」的真正意義。

　　Stewart 也知道，相較於聽人，聾人必須更努力奮鬥來克服一般人的「無知、偏見與不時的殘酷」（p. 141），以達成平等的語言、教育、工作成就，以及平等的社會參與。他也提醒我們，有許多不同種族、身障種類及宗教等的聽人團體，也和聾人一樣要奮力抵抗其他聽人的壓迫，在這一點上聾人和那些受壓迫的聽人沒有不同。根據 Stewart 的研究，許多聾人對自己的生活感到滿意，因此將他們稱為受壓迫者一點道理都沒有。最後，他提出應避免造成聾人和聽人之間不必要分裂的理由，為此他也責備聾人文化經常「排拒」其他不同觀點的人這部分。順便一提，研究結果顯示聾人的生活品質和聽人相比，在社會關係這項是差不多的（但在生理及心理部分則有差異）（Fellinger et al., 2005），而其他研究顯示心理資源充分的聾人似乎對生活較為滿意（如 Hintermair, 2008; Kushalnagar et al., 2014）。

　　雖然跟其他地方比起來，在美國的聾人的確過得比較好，尤其在教育、工作機會以及使用各種服務方面，但仍有必要檢視不同族群之間的緊張關係。總而言之，對於不同族群，不管其族群認同為何，都極有必要在尊重彼此差異的組織中共同努力來增加所有人的機會。社會也需要有能將族群間的歧視和分裂降到最低的方法。同時，也應認識每個不同族群的特性與多樣性。許多聽人和聾人專業人士正朝這方向努力。

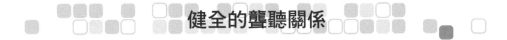

健全的聾聽關係

　　為了要建立在聾人心中的信任感，建議專業人士可以接受不太容易進行的誠實自我分析（honest self-analysis），來試著釐清為何會有不信任感，以及該如何與「非我族類」者建立健全的關係（Benedict & Sass-Lehrer, 2007; Gournaris & Aubrecht, 2013; Hoffmeister & Harvey, 1996; Ostrove & Oliva, 2010）。Ostrove（聽人）和 Oliva（聾人）在描述這個過程時寫道：

真正的同盟關係表示傳統的權力動態會轉移，且優勢族群的成員不只對自己的認同與特權負責，也承認他們面對認同差異與困境時所做出的反抗與行為。（2010, p. 109）

舉例來說，這和聽人是否願意調整自己的行為來與聾人溝通有關。例如：不再預期聾人來配合聽人的溝通方式。這也和誰需要手語翻譯員的問題有關，是聾人、是不懂手語的聽人，還是雙方都需要？聽人往往不明白這點，認為翻譯員只是聾人的需求，而不知道翻譯是對雙方的溝通都有助益的。溝通的問題一直在聽聾關係中有著舉足輕重的角色（Gournaris & Aubrecht, 2013; Ostrove & Oliva, 2010）。有察覺到聽人特權的聽人專家，知道這特權給了他們較高的地位與特權。試著與聾人文化完全融合也不見得是好的方式。比較好的方式是仔細檢視自己的態度，了解在不同場合中的聾聽關係，致力於達成雙方相互尊重，並了解聽人專家並不總是有答案，而聾人專家也是如此。

Gournaris 與 Aubrecht（2013）認為跨文化的衝突是很正常也很常見的，並提供例子來說明衝突是如何發生的。要解決這些衝突需要透過相互教導。作為相互教導的一部分，聽人與聾人必須願意了解對方的觀點並共同努力。他們也必須願意表明他們深植於各自文化中的程度。他們需願意卸下心防來檢視其個人與文化的偏見。從這些互動中產生的對話可著重在交換文化訊息，以提升對彼此觀點的理解，將有助於解決可能發生的衝突（Benedict & Sass-Lehrer, 2007）。當雙語（手語及口語）情境中有清楚的溝通流程時，以及當環境讓人覺得夠安全可表達坦誠且尊重的回饋意見時，聾人與聽人（或專業人士）之間的關係就可以大幅改善（Gournaris & Albrecht, 2013; Sheridan, White, & Mounty, 2010）。Sheridan、White 與 Mounty（2010）也強調聾聽合作的必要性，尤其是在社會工作領域的溝通障礙與策略。

如果感到有歧視發生，必須在聽人和聾人都不會感到有威脅感的地方

討論雙方的誤解。要努力促成雙方的相互調整與妥協讓步，最好是協助聽人與聾人彼此的了解，並以互益的方式共同努力。即使最後結果可能是為了讓事情變得更好，提起訴訟應該還是最不得已的方式，因為訴訟會造成非此即彼的情況，也會造成過程中雙方的不愉快。

在許多場合中都可看到積極正面的聲聽合作關係的例子。在《一種新人權》（*A New Civil Right*）（Peltz Strauss, 2006）這本書中，可以看到一位原先在高立德大學和美國聾人協會擔任律師並學習美國手語的聽人作家是如何與多位聾人密切合作，針對聾人使用電信設備的無障礙溝通平權促成許多法案的進展。Benedict（聾人）與 Sass-Lehrer（聽人）（2007）在籌辦以聽人為主且不強調聾人觀點的教育研討會的演講時就有許多合作經驗，他們也發現如聽障學校及學程教育主管會議（Conference of Educational Administrators of Schools and Programs for the Deaf, CEASD）之類的組織，長期以來都很支持聾人觀點，並提供聲聽雙方主管的溝通無障礙協助。當聾人與重聽大專教師協會（Association of College Educators for the Deaf and Hard of Hearing, ACEDHH）的聾人專業人士成立一個雙語的特殊利益團體（special interest group, SIG）時，聾人的參與增加了四倍。本書的作者（一位聽人及一位聾人）也是許多聲聽合作計畫的例子之一，聾人和聽人作者及研究者分享他們不同的觀點與信念。這種聽聾合作的研究與教學關係對於促成態度的改變、創造公平的場域、提供下一代聾人小孩和青年正面的雙文化典範極為重要。

另一種提升健全聲聽關係的方式是促成聽人和聾人團體間的結盟，不管是在專業領域、政治或社會場合（Lane, Hoffmeister, & Bahan, 1996）。這樣做能增加跨界聯合，創造可能的新研究議題，以及在維持相互尊重的情形下改變彼此的態度。這並不是個容易的過程，因為難題會一直存在於權力的分享與掌控之間。這些結盟促成美國國會通過了 1990 年的《美國身心障礙者法案》和 1999 年的《全面新生兒聽力篩檢與早期療育法案》（Universal Newborn and Infant Hearing Screening and Intervention Act），過程中也看到了不同的團體集結在一起激昂地支持這兩個法案通過。

　　如果聽人和聾人專業人士都習慣以協商合作的方式來共事，並審慎斟酌彼此的觀點，將可促進健全的聾聽關係（Benedict & Sass-Lehrer, 2007）。這些專業人士有責任樹立好的典範，並培訓後人使其了解到這就是現在的合作模式。設在羅徹斯特大學醫學中心精神醫學科（University of Rochester Medical Center Department of Psychiatry）的聾人健康中心（Deaf Wellness Center, www.urmc.rochester.edu/deaf-wellness-center.aspx）就是一個例子，這個訓練計畫提供培訓給從事心理、社會工作和醫療服務且精通美國手語的聾人和聽人實習生。在這計畫中，聾人實習生不只服務聾人個案，也會有與整個精神醫學科的聽人職員、聽人個案接觸的經驗，因此整個機構充滿了正向積極的文化。

　　近年來，有聾人成員的機構、組織及教育董事會為了聾聽平等已大幅地增加聾人成員，設下了可供其他單位學習的前例。例子包括高立德大學董事會、紐約市的萊星頓啟聰學校與中心，以及在 1976 年就有第一個聾人理事長的亞歷山大貝爾聾人與聽障協會（AGB）的董事會。然而，其他主要組織的董事會仍未起而效尤。例如，極少有聾人曾受邀到耳鼻喉科、聽力學、語言治療單位的委員會去對專業人士、助聽器廠商，以及研究政策、產品及服務的研究者提供建議。很長一段時間以來，Beth Benedict 博士是嬰幼兒聽力聯合委員會（JCIH）中的唯一一位聾人成員，這個委員會由 11 個與嬰幼兒聽力、聽損早期鑑定及早期療育有關的教育、聽力學及醫療組織成員所組成（Benedict & Sass-Lehrer, 2007; www.jcih.org/members.htm）。由於她的角色，Benedict 可讓委員會注意到經常會忽略的議題，包含在早期療育計畫中應有更多聾人專家的參與。然而，因為委員會中沒有其他聾人委員，她只能孤軍奮鬥。由於她的努力，現在委員會中有兩位聾人委員（www.jcih.org/members.htm）。

　　即使在一些地區的考試使得聾人難以取得執照，今日已經有許多聾人擔任教師和社工（Mason & Mounty, 2005; Singletary, 2005）。有些考試的內容可能包含與教學實務無關的題目，或是題目本身的語言複雜度使得聾人考生難以通過。專家們正在檢視這個情形，以確保有潛力的聾人教師不

會因為無法取得執照而不願投入這領域，並能與聽人同儕一起樹立給學生學習的聾聽合作典範。

　　招收聾人學生的教育系統卻很少聘用聾人主管，使得這些系統中的聾聽專業關係更難提升。在紐澤西的米德蘭帕克學區（Midland Park Schools district; bergen.org/domain/79）聽障班的聾人校長Kathleen Treni成功透過良好聾聽合作方式破除阻礙，並擔任主管職位。另一個例子是在德州區域日間學校（Texas Regional Day School）唯一一位聾人主管的 Connie Ferguson，她擔任主管多年直到近年來才退休。在她的領導下，德州布萊恩（Byran）設立了一個雙語雙文化的教育課程，並從小學到高中階段聘用多位聾人教師與聽人教師共事。

　　在聽力學領域，高立德大學有聾人學生攻讀聽力學博士班。Samuel Atcherson 博士是一位聾人聽力師，擔任聽覺電生理與復健實驗室的主任及阿肯色大學醫學院（University of Arkansas for Medical Sciences）聽力學的代理主任，在一個聽人佔多數的環境中成功地出人頭地（chpresearch.uams.edu/faculty-profile-samuel-atcherson-ph-d/）；Atcherson 博士也很喜歡教美國手語。這些聾人能跟聽人同儕共事，在評估聾與重聽兒童及成人需求的過程中協助各自領域融入對於聽力的不同觀點，並提供深入說明或教育資源。

　　Ostrove 與 Oliva（2010）提到在正式場合中，聾人和聽人為了有最佳互動都傾向使用手語翻譯員來溝通，我們在下一節中會探討手語翻譯員的角色。

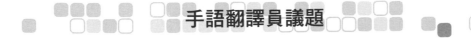

手語翻譯員議題

　　健全聾聽關係的發展很多時候取決於手語翻譯員議題是如何解決的。大多數的聽人專家和同儕並不會使用流利的手語，而且不是所有的聾人都有流利的口語能力。有些人會透過手機的簡訊來溝通，但這種溝通並不容易進行。當聘用手語翻譯員來協助面對面的溝通時，手譯員扮演著協助雙

方互相對話的橋樑。

手語翻譯，傳統上被視為是對聲人的一種服務，是因為聲人有與聽人深入溝通的需求而發展出來的一種服務。早期的翻譯員是本身會手語的聲人家庭成員，特別是聲人父母生的聽人小孩、朋友及其他當地資源（Cokely, 2005; Hoffmeister, 2008）。雖然手譯員協助溝通的意圖通常是無可非議的，但聽人介入翻譯可能會將自己也牽扯入對話當中，提供自己意見，並在沒有察覺的情形下無意中影響了溝通的結果，同時也強化了聽人認為聲人就是依賴他人或是沒有能力的觀感（Kushalnagar & Rashid, 2008）。當時的聲人可能也因為需依賴這些義務的翻譯員而難以有所抱怨。

由於聲人的手語翻譯需求不斷增加，加上非正式的志工無法滿足其溝通需求，以及從事翻譯的人希望能往專業化發展，手語翻譯逐漸演變成一個專業的領域（Cokely, 2005）。翻譯員監理中心（RID, www.rid.org）的成立就是手語翻譯這個領域專業化的成果。為了規範手譯員能保密及不利用翻譯時得知的資訊等道德問題，RID 制訂了一套嚴謹的倫理守則來規範手語翻譯員的行為。這也確保無論在口語翻手語或是手語翻口語的對話訊息中的保密性及精確翻譯。

毋庸置疑，最好能聘用適任的翻譯員以其語言能力及符合倫理規範的行為來協助各種場合的翻譯。全美有許多翻譯員機構可提供手語翻譯員、唇形翻譯員及同步聽打（CART，用電腦替偏好使用英文文字者提供聽打即時翻譯）的服務。美國翻譯員教育中心聯盟（National Consortium of Interpreter Education Centers）致力於翻譯員培訓計畫的合作發展，以提升手語翻譯培訓教育的品質。雖然這也是專業化發展的過程，但多數都是由聽人專家主導（Winston, 2005），使得 Cokely（2005）認為這種發展是在減低聲人社群身為權益關係者對手語翻譯這個專業的控制權。

正如本書不斷提到的，隨著手語翻譯員的使用，擔任重要職位的聲人專業人士越來越多（Kushalnagar & Rashid, 2008）。由於聲人的專業需求以及其職業的高語言能力要求，如科技或法律用語，聲人專業人士比起以前更加了解如何使用手譯員了。因此，手譯員也應對自己的態度有所了

解，特別是自己有無聽覺霸權主義的態度，才能與他們服務的聾人建立正向的合作關係。

　　為什麼這件事這麼重要呢？無論在職場、社會情境中、課堂中及會議場合，許多聾人深知能否與聽人建立正向關係，和手譯員的品質及其精確翻譯的技能極為相關。聾人將手語翻譯視為一種重要且珍貴的服務。對許多聾人來說，有手譯服務使得他們有從事工作的機會，或是參與社會、教育、休閒場所等聽人社會中的活動。然而，必須要體認及處理一些持續發生的問題以提升聾聽之間的關係。

　　手譯員經常要應付各種不同需求，包括語言及環境需求（例如：法院，見第十章；課堂翻譯，見第五章；商務會議等）、人際溝通以及額外的需求（角色的期待、具備醫療或統計學術語等特殊語言用法的知識）。此外，研究顯示手譯員得到腕隧道症候群及肌腱炎等慢性疾病的風險很高，其精神與認知也承受著極高的壓力（Rochester Institute of Technology, 2008）。手譯員經常需在困難的情境中判斷該做出怎樣的行為。經常遇到的挫折包括：聾人不清楚手譯員的角色、聽人開始直接跟手譯員溝通，而非透過手譯員直接與聾人溝通。遺憾的是，有些聾人因為對手譯員的依賴及對於手譯員該如何翻譯有其個人想法，他們對於手譯員所承受的壓力並不甚清楚。對於聽人和聾人雙方，透過訓練將可減少翻譯情境中的挫折及更了解翻譯員的角色。

　　無可否認地，將手語翻譯成口語比將口語翻成手語還難。完整的翻譯必須要能充分了解聾人手語表達的細微差異，尤其是在臉部表情的細節、肢體動作與手語。如果手譯員的第一語言是英語而非美國手語時，翻譯的過程可能會很有壓力，尤其是在手譯員體認到其他聽人如何理解聾人的語意，完全是他們的責任時。

　　因此，對聾人來說最挫折的莫過於他們發現自己的話並沒有被精確地翻譯出來。翻譯員並不是中立的傳達者，其實，翻譯員的理解能力、對術語的知識及翻譯的方式都會大大地影響訊息的交流（Turner, 2005）。這些問題都彰顯了手譯員是如何無意中掌控了溝通的情境，並影響其他聽人對

聾人的看法。

　　舉例來說，如果翻譯得很差勁，聾人發表者的言論可能會聽起來一點都不好。聽人聽眾也會因此對於這個聾人有不好的看法。如果專業術語被誤譯，這會造成對聾人專家專業能力的負面觀感。在一場專業研討會中，一位聾人社會語言學家在他演講中用了「語言習得」（language acquisition）這個詞（S. Nover，個人通訊，2002 年 1 月 15 日），但翻譯員將這個詞翻譯成「語言拾起」（language pick-up）。因為用了這個詞句，翻譯員無意中製造了一個錯誤的印象，使得學術會議中的聽人學者心中對於這位聾人社會語言學家有了負面看法。

　　類似事件多次發生，這種情形使得聾人的手語表達任由手譯員擺布。聾人的確也有方法可評估是否他們的訊息有被精準翻譯，但遺憾的是，他們通常是在已經演講完才發現翻譯的問題。有發表經驗的聾人專家們向本書作者表示他們會擔心手譯員能否精準翻譯演講內容，尤其在看過他們演講的翻譯文字稿後發現其中有明顯的翻譯錯誤時。

　　毫無疑問，應該要做的就是聘用熟悉這些專業詞彙用語的手譯員，並能事先與聾人專家合作，利用簡報之類工具，來確保能進行最精確的翻譯。要修正這些錯誤，聾人專家本身對於聽人回應的內容要極具敏感性，如果有誤解發生時就要修正，並從信任的聽人同儕那裡獲得回饋意見，尤其是在沒有即時字幕可看時。如果有即時字幕可看，聾人就可以在手譯員翻譯當下同時檢查文字稿的內容。這些手法必須要講者具備一定程度的精明察覺力，這是一般聾人不一定會有的，多在這方面訓練聾人將會有所助益。

　　除了翻譯的問題之外，有些聾人專家也要提防某些手譯員潛藏的野心。由於手譯員工作時的非正式連結以及對工作責任的了解，聽人同事與主管可能會認為手譯員對於工作內容及其服務聾人的工作角色都有所了解。不論聾人或聽人，都是在能直接溝通的情形下最為自在。因此，必須經由手譯員溝通表示要做一些溝通方式的調整。有一些傳聞關於工作職缺是錄用手譯員，而非錄用適任的聾人求職者。依賴手語溝通的聾人專家們

認為這是個棘手的問題，也反映出壓迫仍持續發生。針對聽人的人事部門訓練翻譯員的角色及界線或許可修正這種狀況。此外，除了循《美國身心障礙者法案》管道控訴以外，也沒有其他可用的方式來改善這現象。考慮要提起訴訟的聾人也要擔心他們的專業名聲會不會變成是麻煩製造者，且對未來的工作機會造成不利的影響。

需切記的是，有許多手語翻譯員將翻譯當成終身志業，並建立了極好的名聲。有些人透過翻譯培訓的過程及從事翻譯工作本身，對於身為聾人意味著什麼及相關議題有更深入的了解。有些人繼續進修高等教育以提升其資歷，方能在不同的場所與聾人共事或服務聾人。這些翻譯員與聾人同儕建立正向關係的能力，也是為何他們會被聾人及聾人專家接納的一個主要原因（Hauser, Finch, & Hauser, 2008）。

手語翻譯員在接受培訓的過程中是否有充分去了解體會聾人的感受呢？由於翻譯員培訓課程的標準並不一致（Winston, 2005），以及美國國內仍未明確定義何謂「合格的」手譯員，培訓的過程及後續的服務經驗都應持續採納其翻譯表現的回饋意見，特別是來自聾人使用者自己的意見。

和手譯員最相關的一個問題就是經費。許多主管或許願意提供聾人工作時的溝通協助，但他們對於需支出額外的費用有所顧慮。這是一個值得注意的問題，例如在聾與重聽健康照顧生涯專案小組的結案報告中（Task Force on Health Care Careers for the Deaf and Hard-of-Hearing Community Final Report, 2012），提出了一些創新的方式來處理經費的問題。醫療服務提供者及醫院經常拒絕病人的無障礙溝通需求或翻譯員，並基於成本或獲利考量宣稱用筆談就足以溝通。即使到了現在，你也可用 Google 搜尋到許多因為沒有提供手譯員而控告醫院的案子。這些案子通常都是以有利聾人原告的方式達成和解。無論如何，這種將聽人對於聾人溝通需求的看法強加在聾人自身看法之上的情形，也很明顯是壓迫的例子。在這裡被忽略的是，在醫療場合中如果聾人能完全了解自己的醫療狀況，可以照顧自己，並減少醫療照顧的需求及醫療保險的支出，其實整體而言是更能節省經費支出的。令人振奮的是，我們看到一些報導提到，許多醫院如果遇到有聾

人病患預約要看診，醫院會主動詢問其溝通的需求，如果有需要的話就可安排手譯員到場協助溝通。雖然有一些醫院開始建置遠端視訊翻譯系統以減少經費的支出，但影像傳輸會有其問題，且許多醫療場合中病人不見得總是能站在看得到電腦螢幕的位置（National Association of the Deaf, 2008b）。

如果從不同的角度來看經費支出的問題，一間聽人的機構可能會主動加裝擴音系統來促進與聽人的溝通，並視為其營運成本，但卻會質疑是否要將改善與聾人溝通的成本納入營運成本。無可否認的是，這是一種所費不貲的提案。願意努力提出這類財務方案將可成功傳達出一種想法，那就是溝通無障礙對聾人和聽人都是一樣重要的。不願提供溝通無障礙會對聾人造成莫大的損害，也持續了歧視的行為。1990 年的《美國身心障礙者法案》中有針對私立及公立機構的條款，也有針對 15 人以上單位制訂的營運窒礙難行條款。如果有單位宣稱在經費上有窒礙難行的情形，其所屬單位的財力及整個機構的財力都要接受檢核，以確定是否會因提供翻譯服務使其營運窒礙難行，方能拒絕提供無障礙服務。

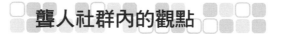

聾人社群內的觀點

雖然本章重點是聾聽之間的關係，要討論態度這個議題就不能不提及聾人社群內的觀點。聾人社群是非常多元的，各種不同種族及族群都有很多聾人，也有聾人是男同志、女同志、雙性戀者、跨性別者、聾盲者，也有不同宗教信仰的聾人等，都融合在聾人社群中。因為其共同點就是聾，使得各種不同團體的聾人能凝聚在一起，其凝聚程度甚至超過聽人的團體。

然而，聾人社群其實也是聽人社會的一個縮影，也有一些難以和諧共處或極為偏執的聾人派系存在（Lane, Hoffmeister, & Bahan, 1996; Leigh & Lewis, 2010）。令人難過的是，有些聾人也從其社團中吸收了歧視的態度，並依據宗教、種族或族群、性傾向、語言偏好和障礙類別的差異對其

他聾人表現出歧視的行為。

　　以聾盲者來說，他們可能是最被孤立的人。許多聾人心中隱含著對失去視覺的畏懼，見到聾盲者更會激起其心中的畏懼感（Bailey & Miner, 2010）。尤有甚者，認為變成聾盲代表有更多的障礙。因此，有些視力正常的聾人會盡可能地不與聾盲者接觸，也使聾盲者繼續被孤立。公開出櫃的聾人也需面對來自異性戀聾人各種形式的排斥，從暗諷的話語到公然排斥等（Gutman & Zangas, 2010）。即使現在已經有往互相交流的方向努力，非裔美國聾人社群與白人聾人社群長期以來就因種族主義因素而不相為謀（Corbett, 2010; Jankowski, 1997）。排斥口語的聾人也會去排斥偏好使用口語的聾人，即使這些聾人也會比手語（Leigh, 2009）。領導聾人組織的聾人一直都是男性，直到晚近才開始有越來越多女性聾人領導聾人組織（Lane, Hoffmeister, & Bahan, 1996; Robinson, 2006）。

　　如果願意接受我們是一個多元社會的事實，就可以致力於建構一種聾人不再有彼此歧視行為且朝著將聾人團結在一起的共同目標努力的典範。這些目標包括人權及賦權、就業平等，以及無障礙溝通（無論是面對面溝通或經由科技輔具）。正如整個社會仍持續在對抗歧視的行為，多元文化的聾人社群也要學著去尊重多元差異。從學前教育到高等教育階段的學校應負起教導尊重多元差異的最大責任。許多學校已經有設立多元文化課程來教導如何尊重多元差異。

　　雖然聾人很努力爭取其社會地位，他們花了很長一段時間才了解，如果聾人彼此不能結合成一個聯合陣線，就無法達成想要的政治目的。相較於聾人社群的少數人口，聾人團體的數量是不成比例的高（Van Cleve & Crouch, 1989）。每個團體都有自己的任務與目標，且長期以來很少針對聾人議題而合作（Christiansen & Barnartt, 1995）。聾人團體各自奮鬥通常會不利於其政治上的可能性。

　　「現在就要聾人校長」運動顯示聾人社群有能力運用媒體，能結合成聯合陣線，也有政治頭腦。自該運動後，全國性的聾人團體結盟組成「聾人及聽障者倡議網絡」（Deaf and Hard of Hearing Consumer Advocacy Network, DHHCAN）（Lucas, 2012）。從事服務聾人工作的聽人團體也可加入成為團體會員，但沒有投票權。這個倡議網絡經常參與各種政治進程，並倡議各種與教育、復健、心理衛生、職業及政治活動有關的立法。因此，聾人及聽障者倡議網絡（DHHCAN）不僅讓聽人社會能了解聾人的觀點與目的，也將聾人團體團結在一起，並減少聾人團體的內訌。

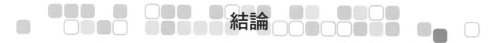

結論

當聾人和聽人都可擔任聾校與聽障學程的主管時，當大家不再驚訝聾人專家能擔任大機構的主管時，當大家認為來自不同背景的聾人也和聽人一樣能對社會有所貢獻時，以及當認為聾人聽不到就沒有能力的這種歧視偏見被消除時，才能說聾人和聽人之間已發展出健全的關係。比起數十年前，今日要達成這個目標更有可能性了，但正如全書所描述的，現狀仍有許多改善的空間。

我們相信聾聽之間透過不斷地正面接觸，聾人與聽人能共同消除對健全聾聽關係有害的觀點藩籬。由於社會中大多數人仍持有對聾人的刻板印象，這需要透過持續的教育及省思來改善。

建議閱讀書目

Burch, S., & Kafer, A. (Eds.). (2010). *Deaf and disability studies: Interdisciplinary perspectives*. Washington, DC: Gallaudet University Press.

這本書有 14 篇文章，涵蓋聾及障礙共存的本質，突顯了聾及障礙兩者之間的緊張關係與共同性，也描述了經濟、種族、地區和文化的影響。

Hauser, P., Finch, C., & Hauser, A. (Eds.). (2008). *Deaf professionals and designated interpreters*. Washington, DC: Gallaudet University Press.

如果想知道聾人專家如何掌控翻譯的情境，以及聾聽合作關係如何互益，這是你值得一讀的書。

Stoffel, S. (2012). *Deaf-blind reality*. Washington, DC: Gallaudet University Press.

聾盲者要如何跟明眼的聽人溝通呢？這本書介紹這個特殊族群的溝通方式。

Torres, A. (2009). *Signing in Puerto Rican: A hearing son and his Deaf family*. Washington, DC: Gallaudet University Press.

閱讀這本書可以一窺一個有聽人兒子的波多黎各聾人家庭的樣貌。你可以從這個少數文化家庭中聾聽成員的互動裡體會到挫折感、誤解與愛。

CHAPTER 12

從此刻展望未來

生命只有回頭看才能有所體悟，但是必須往前看才能繼續前行。

——Søren Kierkegaard（1843）

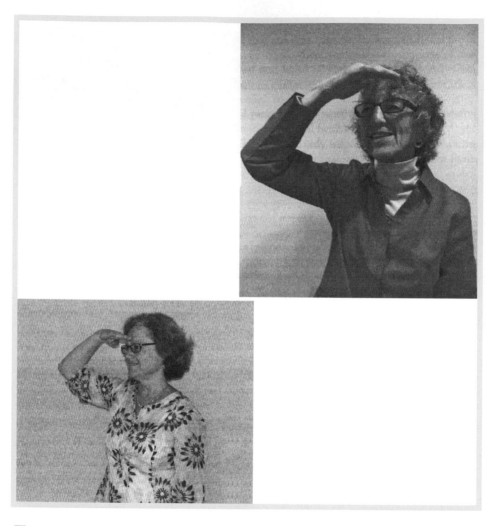

圖 12.1　Irene W. Leigh（右上）與 Jean F. Andrews（左下），兩位作者展望未來

　　全世界大概有 4,500 萬人具輕度到極重度不等的聽力損失，這會對他們的語言理解及溝通上造成不同程度的影響。某些原因的聽力損失可以透過醫療，但是大部分嚴重聽力損失者屬於感覺神經型，除了植入人工電子耳外，目前還無法以醫藥治療。在本書中，我們將最主要的重點放在這群人上，同時也簡要介紹其他人在生活中因聽力改變而遭遇的相關議題。

「序言」中，我們介紹聾人可能面臨的問題。透過這本書，從第一章探索聾人的心理層面開始，我們試圖為這些問題找到解答。該章所提及的議題——包含智力測驗、心理健康服務、照護、專業訓練的標準改變及聾人文化的影響——描繪了這個領域的演變。第二至十一章提供更進一步的資訊，擴展這些議題。本章將簡短複習重要的觀點，並以此為基礎展望未來在研究、發展、教育實務及人生的轉變。

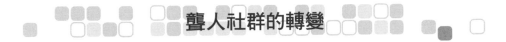

聾人社群的轉變

不熟悉聾人的聽人通常將聾人社群視為與「真實世界」隔離的貧民區，因此渴望「將聾人小孩帶進聽人世界」。但是聾人在他們社群裡是積極的參與者，就像聽人參與自己的社群一樣，這和強調聽障者該如何具備能力（function）的單一醫療模式的觀點不同，而是鼓勵用不同的觀點關注聾人社群的生活。

除了根基於美國手語（ASL）的社會文化模式，現在更有由聾人學者所完成的研究，打開了解聾人的不同管道，因而促進更細微且多樣的聾人及其社群之形象。我們現在已經有聾人族群（Deaf ethnicity）、聾民族（Deafnicity）、作為聾人（Deafhood）、擅用眼者（People of the Eye）和耳聾得益（Deaf Gain）（詳細內容見第一章）。這些論點大約在最近二十年才出現，主要是由聾人學者所推動，創造了聾人意義的新典範。隨著發展越來越深入，這些領域的研究正以前所未有的方式產生不同的觀點。多虧這些貢獻，我們有了更加成熟的聾人研究專業。Tom Humphries（2008, p. 3）認為這種從醫學角度到更廣泛的語言及文化的轉變之成熟過程是一種「聾人重新組織」的現象。因為聾人研究的進展，我們可以期待更多「新形式、解釋、表現及認同」的成果（Humphries, 2008, p. 17）。

值得一提的是，聾人社群與美國人口一樣，正面臨很大的轉變（第二及第九章）。歷史上，聾人社群被描繪成白人的樣貌。在伊利諾州芝加哥北部長大的 Irene W. Leigh 從不知道芝加哥南部有黑人聾學生。等到搬到

紐約,她才開始慢慢察覺在布魯克林有大量的俄羅斯裔聾人族群,還有同樣在布魯克林的正統猶太裔聾人社群、在布朗克斯的波多黎各聾人個體,以及其他不同鎮的新興黑人聾人組織等。來自不同信仰及種族的聾人為聾人社群注入更多的活力及多樣性。

談到擴展多樣性的議題,雖然我們將聾人視為一個聚集的群體,我們也必須承認各個聾人群體的特殊性,這些大多在第二及第九章已提及。一個發人深省之處是除了由 McCaskill、Lucas、Bailey 與 Hill(2011)以及 Williamson(2007)所做的非裔美國聾人研究外,對多樣化聾人族群的研究依舊在孕育階段。而好消息是描述由世界各地聾人社群所組成的不同團體的相關書籍大量問市,如《聾人身分認同的視野》(*A Lens on Deaf Identities*)(Leigh, 2009)、《成為聾人的方法》(*Many Ways to be Deaf*)(Monaghan, Schmaling, Nakamura, & Turner, 2003)、《世界上的聾人》(*Deaf People around the World*)(Moores & Miller, 2009)、《公民、政策與差異》(*Citizenship, Politics, Differences*)(Cooper & Rashid, 2015)。此外,也出現不少描述美國多樣化團體的書籍,如《來自多樣化團體的聾成人之心理治療》(*Psychotherapy with Deaf Clients from Diverse Groups*)(Leigh, 2010)。當我們展望未來,我們可以預期將來有更多對於這些多樣聾人族群生活的詳細觀察。

聾人文化透過一系列共享經驗,以及全球社會與教育網絡,將各式各樣的聾人聚集在一起(第二及第九章)。透過聾人藝術、手語說書,以及聾人電影院和文學,許多都市中的聾人文化節生動地展現出熱情洋溢的文化。對於聾人而言,這樣的藝術表現提供他們分享「聾人見解」的機會。特別是藉由這些文化表現的形式,生動地說明他們在聽覺社會中的經歷,尤其是他們被壓迫的感受(如第十一章所述)。這是一種賦權的表現。這些表現形式的結果將提供聽人聽眾用不同於先前傳統種族主義及自我中心主義的嶄新觀點看待聾人。本質上,這些文化表現形式強化聾人想要被理解的事實。反過來說,我們也強調除了文化型聾人之外,聾人社群中的不同族群或是聾人社群外不同的聾人,也都希望他們的觀點能夠在更龐大的

聽人社會中被接受。

　　以歷史的觀點來看，隨著聾人住宿學校畢業生進入社會，聾人社群因而擴展。如今這樣的情形已改變。大部分的聽損兒童現在多就讀公立學校，在集中式啟聰班或是與聽人同儕一同上課。很多聽損兒童都是在長大以後才會和聾人社群有聯繫，這明顯地影響其心理及聾人認同的發展（第七及第八章）。此外，這一新的發展現在正將聾人社群的面貌轉變為更多樣化經驗的社群。

　　影響聾人社群改變的其他因素，還包括聾人社交的方式已跳脫傳統聾人俱樂部的架構。這些俱樂部因家庭娛樂的字幕、網路發達及聾人專業中產階級已較少依賴舊社交方式等因素而式微（Padden, 2008；見第九章）。

　　講到聾人空間，就會讓人想到聾人俱樂部，但現在已不是如此了。聾人空間現今流動率提高且永久性降低。Murray（2008, p. 103）描述「新聾人文化景觀」的主要特色包括多種公共空間（含虛擬世界）的聚集，透過www.deafzone.com的網站提供聾人舉辦國際性集會的計畫訊息（按：目前網站已停止更新）。更重要的是，網路提供聾人建立並維繫國內及跨國際的數位聾人空間或社群，而智慧型手機是一種在聲音環境中的另類聾人空間（Kurz & Cuculick, 2015）。Murray（2008）認為這樣的空間並不只因科技進步，早在 19 世紀、網路盛行前就有國內及跨國際的聾人聯繫。目前實體的聾人空間多屬短期形式，例如：聾人博覽會、國際高峰會、國際大會等在聽人空間裡的飯店或會議中心舉辦個幾天。然而，非短期性的聾人空間也存在，例如：高立德大學的索倫遜語言與溝通中心（Sorenson Language and Communication Center）的「聾空間」（DeafSpaces），就是為聾人空間創立的著名範例（Bauman, 2014）。聾人空間的建築重點是要表現連結、視覺開放而非封閉的空間。

　　當人們進入聾人社群後，他們會發現這樣的參與促進了團員間強烈的相互依賴關係，這關係將從童年一直持續到老年。年長聾人若是來自住宿學校，則通常保持從童年時期即開始的終身友誼。而在青少年或青壯年時期才進入聾人社群的人也同樣與社群發展出緊密的聯繫。就算退休後，他

們仍維持社群網路的連結。聾人退休者的數量越來越多，有很多人加入了美國樂齡聾人（DSA）（第九章）。大量的聾人退休者聚集到某些地區，如內華達州拉斯維加斯、亞利桑那州瑟普賴斯，及佛羅里達州的群村和波因頓海灘市。美國有許多專門為年長聾人市民打造的退休環境。除此之外，以種族為基礎的聾人組織及男同性戀／女同性戀／雙性戀者／跨性別者／性別疑惑者團體數量也增加，這些團體皆鼓勵社群連結及社區參與。

「聾人社群內面對日益增多的多樣化情形，能否給予包容」的議題，也受到我們的關注。雖然社群傳統上是認同多樣性、強調包容不同種類的人，但諸如霸凌、有意識或無意識的種族歧視以及對異己的微侵略（microaggression）等仍無所不在。研究促進包容的有效方法，特別在學校，將能改善歧視的潛在影響。如第九章所提及的，由各式聾人組織所提供的領導力訓練，可以鼓勵積極的領導者示範對於多樣聾人族群的包容。

過去在選擇職業時，很多聾人都被局限在藍領階級，如印刷員、修鞋員、工廠作業員、銷售員及理髮師。隨著翻譯人員服務、無線及數位科技、轉譯服務、正向的媒體再現（media representation）、免費及適當的教育、合法的歧視防護的發展，聾人融入社會的範疇更廣泛了。他們從更大的社會中，在教育、工作及娛樂上獲得更多的益處。高立德大學持續有聾人校長，最近一個校長是首位女性聾人校長（Roberta "Bobbi" Cordano），且羅徹斯特理工大學的NTID也在校方和其校長（Gerard Buckley）的支持下持續有聾人擔任副校長／院長的職位。聾人學術研究者的數量約300位左右，他們在高等教育的角色是以積極主動的方法，影響聽人及聾人大學生。教育年輕聾人學生的聾老師之數量也呈倍數成長。數以千計的聾成人正在自己國家中不同的大學攻讀研究所學位及取得教師資格。手譯員、語音辨識軟體、視訊轉譯服務、實況字幕、遠距學習及教學等因素，促進了高等學位及研究所教育的可及性，很多聾成人正積極在不同的專業及行業中求取更高的教育程度。現今，聾人可獲取更多的職位（第二及第九章）。很多人被聘為電腦工程師及軟體研發者、教育研究者、科學家、發明家、醫生、宗教領導者、律師、老師、管理員、公司執行長、股票經理

人、廚師、汽車機械師等。原本的限制持續被打破，舉例來說，聾人因歐巴馬總統於 2015 年 11 月簽署的 2015 年《基思諾蘭空軍聾人示範法案》（Keith Nolan Air Force Deaf Demonstration Act of 2015）（www.congress.gov/bill/114th-congress/house-bill/1722）的飛行計畫而得以加入軍隊。美國國防部於 2016 年 4 月在國會中發布可行性研究報告，到了 2016 年 5 月，國會採納此報告之意見（Keith Nolan，個人通訊，2016 年 5 月 17 日）。雖然自動化技術持續阻礙無經驗的聾人工作者，但職場上的工作機會仍然提升不少。總體而言，比起以往，聾人社群與聽人社群的接觸增加許多。

當然也是有黑暗面，聾人社群受到文盲、就業不足及成績不良所困擾。很多聾人被刑事司法制度逮捕且需要特殊服務（第十章），有些人拒絕工作並濫用社會保障制度，有些則沒辦法工作。學習閱讀及寫作對於很多聾人來說還是十分困難（第六章）。很多聾人在智力測驗所測得的高智力程度和低學業成就，兩者之間的差距仍舊存在。以上這些事實似乎仍很令人沮喪，但總括來看，很多聽力正常的美國人也面臨相同的議題。如同聾人美國人，非裔美國人、拉丁美洲裔、亞裔美國人、美國原住民和移民社群每日都在奮鬥、努力，好讓自己能夠經濟獨立、得到良好的教育、享受美國所提供的一切自由和福利，以及在不用犧牲自己的文化認同下能夠適應美國社會。

媒體持續辯論這些複雜議題的解決之道，但有效的解決方法通常只有在善用聾人的優勢時才會見效。當教學計畫能敏銳關注其文化且著重於聾人的感官、認知及生存實力而非只看他們的不足時，聾人的問題較易被解決。在此架構下，未來的研究或許可以改善困擾聾人的問題。除了第五及第六章所提到的教育研究需求之外，本章所提及著重在種族社群及聾人社群針對成功技巧的跨文化研究，可能是解決此議題的方法。把越來越多聾人專業人士納入研究團隊，不同的見解及創新的解決之道就有浮現的機會。

不管是專業或非專業上，都要加強這樣的認知：不管聽障者選擇聾人世界、聽人世界，或者優遊於兩個世界，他們都有很多人是心理健康者。

我們不斷地看到很多人忘了能夠面對人生、成功調適的聽障成人遠多於不健康者。比起患有心理疾病或有其他重大困難的聾人，研究這些心理健康的聾成人是幫助發展聾人族群的重要方式，更能清楚地了解聾人社群組織成員的特質。

美國手語

美國手語（ASL）已被確認是真正的語言，它不只是聾人使用的語言，更是值得研究的語言。研究不斷地在探究 ASL 的運用方式，如同本書前面章節所提到的，透過研究了解其在心理功能運作、最佳教育使用原則、雙語及第二語言學習、心理語言學、神經語言學及讀寫學習上有何功效。越來越多的研究以美國手語為調查工具，探究聾童的認知處理及學習風格，第四章中亦簡短提及這類型的某些研究。在心理健康方面，使用電腦化美國手語來進行評量的方式已開始發展，並且建立其信度與效度（第八章）。分析患有精神疾病的聾人在美國手語的表達情形，可以促進對聾人更精準的診斷，特別是在區辨某些有語言及學習障礙，但並沒有精神疾患的聾人。

ASL的使用使得神經學家得以探索腦部區域，來理解手語在腦部何處進行傳遞，並且得以發展關於腦部如何組成及處理語言的更精確資料。今日非侵入性的腦部顯影技術，包括核磁共振造影（MRI）、功能性磁振造影（fMRI）、正子電腦斷層造影（PET）及功能性近紅外光譜光學檢測（fNIRS）等，讓神經學家可以成功探索以手語溝通的聾人腦部，並更進一步了解手語使用的神經機制。現在研究已證實，雖然手語有和右半腦運作相關的視覺空間組織特徵，但是它與口語神經機制的共同點比原先想像的多更多。這當然也促進了更多關於手語如何在左右半腦運作的研究。

第一代標準化認知及語言篩檢發展，使得英國手語使用者的後天神經性損傷診斷有了顯著的進展（University College London, 2015）。與腦部掃描結合，現已可成功早期診斷出失智症及其他神經性損傷，因而能及早提

供所需的即時服務而得到更好的健康醫療結果。Hauser 等人（2016）已發展出一份讓人期待已久、具備信度及效度的「美國手語理解測驗」（American Sign Language Comprehension Text）。

　　由於很多聾人是較晚才接觸到語言（第四章），研究聾小孩及聾成人如何處理語言，可以深入探討語言習得的敏感期或關鍵期，而這也推動了人工電子耳的手術，讓聽障孩子盡早習得最大量的語言。有趣的是，一些軼事案例指出，有些六歲以後才接觸美國手語者，卻可以內化語言。本書的其中一位作者Andrews經常問聾人研究生他們是幾歲習得語言，很多人回答他們是在六歲才入學，直到入學以後才習得完整的語言。他們的語言學習經驗讓我們對過去有關第一語言或第二語言學習關鍵期的想法產生質疑。Hakuta、Bialystok 與 Wiley（2003）在一篇文章中反駁第二語言學習關鍵期的假說。他們研究移民者對第二語言的學習，提出移民者的第二語言學習能力是隨著年齡逐漸失去的，而不是在早期即失去能力。Qingzin（2012）基於語言非單一現象的前提，為此假說提出一個更細微的證據觀點，特別指出不同的第二語言習得可能有不同的關鍵時期，而不是只有一個關鍵期。這可以給予那些嘗試學習美國手語或英語作為第二語言的人做參考。敏感期或關鍵期假說似乎與第一語言習得有較密切的關聯，但影響的時間長短原因複雜，難以釐清。研究聾小孩如何習得他們的第一及第二語言，將提供更廣泛的資料來評估敏感期或關鍵期的理論。

　　雖然很多聾小孩與其家庭在面對面溝通時，用綜合溝通法（TC）或其他手勢系統，會比起單純使用口語溝通來得好，但卻無法幫助聾小孩在語言能力及識字測驗的表現。而人工電子耳的研究結果指出儘管聾小孩的讀寫能力已有改善，但仍舊未達我們所預期的進步效果，因此對雙模式與雙語言的關注也再度浮現，研究漸漸轉向評估美國手語的習得與使用和英語讀寫能力之間的關聯，目的在運用這些研究結果評估聾學生語言及學習需求的適用性（Marschark, Tang, & Knoors, 2014）。語言及讀寫教學技巧漸漸納入美國手語的運用（Allen, 2015; Allen, Letteri, Choi, & Dang, 2014; Freel, Clark, Anderson, Gilbert, Musyoka, & Hauser, 2011; Hoffmeister & Caldwell-Harris, 2014; Kuntze, Golos, & Enns, 2014; McQuarrie & Parrila, 2014；亦見第五及第六章）。

　　需要注意的是，大部分對於聽障雙語（手語及口語）教育與認知發展的相關研究仍屬早期階段，且因太多複雜因素使得雙語教育的證據仍不清楚（Marschark, Knoors, & Tang, 2014；見第三、四、五、六章）。學者們認為使用手語的電子耳兒童有成功的案例（見Davidson, Lillo-Martin, & Pichler, 2014; Mitchener, 2015），同時也有使用口語的電子耳兒童成功的案例（見 Geers & Sedey, 2011; Ruffin et al., 2013），以及使用口語和手語兩種語言者亦然（見 Hassanzadeh, 2012; Rinaldi & Caselli, 2014），因此沒有一條路是適合所有的孩子。目前，研究者已有新的工具能夠測量嬰幼兒及學童的美國手語能力（Enns et al., 2013; Simms, Baker, & Clark, 2013）。這些評估結果有助於了解聾童如何習得美國手語。

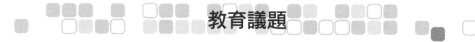

教育議題

　　自從《94-142 公法》及後來《身心障礙者教育法案》（IDEA）的頒布，家長可以合法要求聽障孩子接受連續性的學校安置。這個安置系統包含提供融合經驗、回歸主流班級、自足式班級、為聾童設置的日間學校、共融（co-enrollment）、州立住宿學校或聾童中心學校等各式公立學校。每種不同類型的安置各有其優缺點（第五章）。最重要的是每個聽障小孩應接受有品質且以溝通為導向的課程方案，同時要對他們的文化需求具敏感度。直到今日，因為家長及學校的觀點不盡相同，所以家長仍持續要求聽證會為他們的聽障小孩評估安置的決定是否適切。

　　因為 IDEA，讓所有障礙孩子和沒有障礙的同儕一起接受教育的趨勢就更為明顯。將聽障兒童安置在這些系統下，相對於隔離環境，這種被視為融合或包容的環境更受到歡迎。但這些安置對很多聽障孩子來說，反而是種排擠（exclusion）的安置（Siegel, 2008; Tucker, 2010/2011）。雖然這個法律立意良好，但也造成了太多聽障學生在聽覺教室裡，無法獲得或只

獲得很少關於有效溝通、語言發展或學科學習的支持服務。因此，很多學生反而離開了適合他們的視覺與語言且充滿友善的聾人文化教室。這些小孩可能體驗到學科學習挫敗及孤立、拒絕、負向自我價值感受（Oliva & Lytle, 2014）。毫無疑問，不管在哪一種情境，有合適的服務才會有成功的學科學習機會，也才有更正向的心理社會發展。

聽障孩子需要一個讓他能發展出和其年齡相當的第一語言及讀寫技能的環境。第一語言可以是口說英語、非英語的其他口語，或美國手語。除此之外，聽障孩子能從群聚效應（critical mass）得到最大的助益，透過與年齡、認知相仿的同儕溝通，可以發展出健康的自我接納及適應力（Tucker, 2010/2011; Zand & Pierce, 2011）。群聚效應的內涵尚待討論，但整個學校中若只有一個聽障孩子，則很可能面臨問題，例如：聽障孩子會感覺自己像是全世界唯一的聽障孩子而感到孤單（Oliva & Lytle, 2014）。可以直接問問聽障孩子他們的感受如何？他們的近況如何？然後提供合適的支持，這是非常重要的。也可以鼓勵和其他聽障孩子一起參與暑期營隊。家長也表示，從聾人或重聽楷模者中可以得到最多的幫助，而且在早期介入方案善用這些楷模被認為是最佳的實務方法（Pittman et al., 2016）。

教師和學校人員應該要能夠直接與聽障學生溝通。經適當訓練的翻譯員、筆記抄寫員、字幕、家教、課外活動參與機會、言語與聽力服務，以及校園諮商和校園心理輔導等服務，皆可以提升聽障孩子在公立學校的表現。公立學校的行政管理者通常沒有注意到聽障孩子的獨特需求，但這應該是需要被關注的。這些孩子往往缺乏與聾成人或重聽成人楷模接觸的機會，因為在公立學校系統內很少能夠找到這樣的模範。對於聽障孩子所需的服務和機會非常了解的家長，就可以在討論學校方案時，合法地要求合適的支持服務。

Oliva 與 Lytle（2014）有幾個系統性的推薦，其中一些建議如下：若服務聾人的組織與學校系統合作，應注重聽障孩童的發展考量；也可以發展一種新專業人士，即聽障孩童的教育專家，以提供更好的服務給分散在主流學校中的聽障小孩。此種做法可以減少現存於公立學校系統中服務零

碎不完整的現象。美國教育部（United States Department of Education, DOE）對於蒐集和通報聾人及重聽學生等障礙團體的資料，需要更加努力。

進一步來說，DOE 可以設置一套系統來追蹤聾童從出生一直到就學的生活。聾童的教育發展通常是很崎嶇且充滿變數的。他們從言語及聽力中心開始，然後進入公立學校。那些未能發展出足夠語言能力的孩童，就會在童年晚期或青少年期轉介到特殊中心或特殊學校（見後文）。需要更多服務的孩童被移出後，研究顯示公立學校是較好的安置。但事實上，低成就者已經離開公立學校，這就是研究上所謂的選擇偏誤。藉由從孩提時代開始追蹤孩童，再加上更多嚴謹的研究方法將可以提供滿足聽障孩童個別需求的服務，而非宣導「一體適用」（one size fits all）的概念或是強調所有聽障孩童都該與沒有聽力損失的同儕一同接受教育。這樣才能提供一個比現在更好而豐富的聽障教育藍圖，並引導專業人士更注重學業能力的提升。

自足式班級可以被視為將聾童聚集在主流安置環境的良善措施，因為聾童可以得到所需的協助。然而，特別是在聽障學生數較少的鄉村地區，教學變得更加複雜。舉例來說，一位老師在教室中可能會有多位學生，即便孩子在與他人互動的團體教學情境過程中可能得益，但每位學生的年齡、語言背景及溝通需求都不相同（Rogoff, 2003; Vygotsky, 1978; Wenger, 1999），在這種情境下的教學實踐並不像想像中理想，甚至很難進行。舉例而言，若班級中有植入人工電子耳並需要說話及聽力訓練的學生，也有需要綜合溝通法或口手語同時併用（口語及手語）法的重聽孩童，以及一個需要 ASL／英語雙語的極重度聽損孩童，那麼老師該怎麼做呢？這只是聾人在主流教育中，老師所面臨的無數議題之一。

在 1975 年，當 Jean F. Andrews（本書作者之一）進入到馬里蘭州弗雷德里克的馬里蘭聾人學校時，她注意到一些因為低閱讀能力及行為問題被轉至中心學校的聽障國中生。她當時已在超過十間中心學校擔任研究者及督導，並在一所學校中擔任管理工作，她發現有為數眾多的聽障轉學生轉

入中心學校。而中心學校的行政人員及老師就必須為這群因為語言剝奪而可能被忽視的聽障孩子「收拾殘局」。臨床及公立學校的專業人士總是期待這群孩子在普通教室裡要像聽人般表現，卻未提供適當的語言協助。從「最後出路」（last resort）到「聾教育專業中心」，這些中心學校藉由推廣教育、家長訓練、夏令營，以及提供手譯員和公立學校的聾教育老師專業訓練，而在聽障兒童的語言及讀寫需求上扮演重要的角色。他們以完整的語言接觸（full linguistic access）營造出友善聾人文化的氣氛。但這些學校社群就算有強烈的文化及語言，還是存在著值得反省的空間。舉例來說，有一個關於州立聾校的民族誌個案研究即指出，此處仍存在著視聾人為障礙者或者認同聾人文化的不同論點（O' Brien & Placier, 2015）。此研究的建議包括要改變老師和行政人員的招聘方法，提升專業發展的選項，以及更平均地分配聾人和聽人教師間的權利。

共同核心標準（CCS）提供老師評量語文與數理的基本標準，但因為目前在不同教育安置（如公立學校、日間課程及住宿式聾校）中，並沒有適合聽障兒童和青少年教育及支持服務上的標準。這些標準可以減少教師目前面臨的一些困境。這樣的標準必須由頂尖的教育研究者不斷發展及評估其有效性。除此之外，也有必要檢驗州立或國家聾人寄宿學校的課程有效性來改善學業品質。馬里蘭聾人學校已實行馬里蘭州教育部的課程，並參與馬里蘭評估計畫。這些評量結果應該要和其他州立學校一樣，必須據此評量教學方法及學業成就的有效性。

隨著教導聽障兒童語言教學新方法的出現，準確反映各種教學方法在促進語言發展的成功程度，並著重學生個別特殊需求，是非常重要的。對於高風險測驗（high-stakes testing）的討論已經減少，但需要經常評量聽障學生在班級教學中的受益。只是這可能會隨著《每個學生都成功法案》（ESSA, 2015）的通過而改變，此法案讓各州對於學生測驗及教師培訓有更多的掌控權。

今日，超過50%的學齡聾童來自非白人家庭，當中有將近30%是拉丁美洲裔（家裡通常說西班牙文）、5%亞裔美國人，以及15%的非裔美國

人，此外還有美國原住民及混血兒（Gallaudet Research Institute, 2013）。這些有色人種的聽障小孩在接受服務及教育系統上的代表性不足（under-represented），且教育系統通常因為種族歧視而不處理他們的心理、社交及教育需求。我們必須正視這些需求，並給予這些代表性不足群體該有的公平及正義。

現在也有從墨西哥、中南美洲及東南亞湧入的失聰移民。這些失聰者通常是在兒童晚期或青少年時期才來到美國，而且他們在自己的母國往往沒有接受足夠的正式教育。這些失聰移民為美國學校帶來特殊的教育挑戰。他們需要大量的手語接觸機會、職能訓練，而教育機構已持續努力解決這些問題。此些機構需要且持續需要受過訓練的聽障或有色人種之教學研究者、老師及行政人員，才能促進機構更有能力來面對這個棘手的挑戰。

主要的研究中心，包含以下將提及的三個研究中心都正在實行可能會對失聰教育有深遠影響的計畫，且可以提供失聰教育未來的發展方向。因為複雜的議題及多重的因素，包含少數樣本本身明顯的歧異性等，將影響失聰孩童的學習方法，這將是個艱鉅但重要的任務。

「教育研究夥伴中心」（Center for Education Research Partnerships, CERP; www.rit.edu/ntid/cerp/）專注於研究不同國家及國際教育安置中，聾與重聽學生的研究發展及學習夥伴。目標是使這些學生的教育機會及成就最佳化。CERP 的出版物整理出未來幾年可能影響教育方法的全球研究資料。

「視覺語言和視覺學習中心」（VL2, http://vl2.gallaudet.edu），是位在高立德大學且經美國全國衛生基金會（NSF）認證的科學學習中心，它的目標是研究促進學習的科學，特別是如何透過視覺促進高階認知，強調視覺處理、視覺語言，以及與認知、語言、讀寫發展相關的社會經驗。此研究中心研究了單語及雙語的學習過程，以推廣更適切的教育方法，並對語言提出嶄新的見解。

「語言研究中心」（Center for Research in Language, CRT; http://crl.

ucsd.edu/paddenlab/）執行手語結構、手勢在手語和口語當中的角色，以及語言的文化傳遞等方面之研究。目標是為了理解視覺管道在學習歷程中的角色。

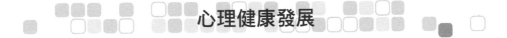

心理健康發展

在歷史上，聾人被認為較缺乏心智能力。在過去的半世紀中，社會已了解聾人的智力與聽人相當。這個發現是因為專業人士發現智力可以以多種方式定義，並非單靠口語測驗來測量智力的運作。運用表現測驗（performance test）來評估認知及智力可以更專業地確認聾人的優勢和能力。這是專業社群中一大進展，不是把聾人視為有缺損的人，而是擁有不同才能的人。專業人士現在已了解到透過內在因素及環境刺激，可以激發聾人最大的潛能，這表示相關的服務必須致力於發展聾人的潛力，也意味著專業人士必須內化對聾人的期待，並相信他們可以從心理健康的相關服務中獲益（第一、七及第八章）。

心理治療人員在與聽障個案工作的過程中，可以善加利用已發展的各種治療方法。在一般人口中，受到證據本位趨勢影響，越來越多的研究調查各種心理健康相關方法的效果，但針對聾人與重聽族群，則尚未有如此的研究。主要原因在於研究樣本數量太少（Wilson, Guthmann, Embree, & Fraker, 2015）、潛在樣本有很大的歧異性（聾人人口的異質性），以及有限的資金。全國公共政策委員會的聾人心理健康小組（National Association of the Deaf Mental Health Subcommittee of the Public Policy Committee, 2008）提出這樣的警告，由於樣本數很少，所以由藥物濫用和精神衛生服務管理局（Substance Abuse Mental Health Services Administration）認可的證據本位實務尚未針對聾人和其他少數語言群體進行充分研究，而導致信效度的問題。科羅拉多日間計畫（Colorado Daylight Project）已發展出照顧聾人及重聽患者的標準，包含對未充分研究的實證理論基礎提出警告（Spark Policy Institute, 2011）。因此，應該正視患者經驗來推斷方法的可行性。

有許多能夠提出有效性的報導,包含使用建構主義治療法透過聽力治療人員的省思來看待聾人個案(Munro, Knox, & Lowe, 2008),但這些並不是證據本位的報導。在評量治療效果時,具信、效度且以手語為本位的測驗是非常需要的。在澳洲已發展了此種的測驗(Munro & Rodwell, 2009)。有一研究比較網路線上與住宿式兩種介入方案對於藥物濫用的效果,發現兩者效果相似,但此結果因樣本數太少而受到質疑(Wilson et al., 2015)。

由於過度重視社區本位的治療方式,失聰兒童及成人的特殊住宿服務有大幅下降的趨勢。患有嚴重心理健康問題的失聰小孩必須被安置在聽人住宿式機構。有聾人成員的州立心理健康部門可以與社區機構及州/中心學校合作來提供文化上減少歧視的服務(Gournaris, Hamerdinger, & Williams, 2013)。這樣具有聾人相關議題的專業行政管理者的全州特殊服務,並不一定每州都有,但應該各州都要有。

我們知道以社區為本位而提供給聽障患者的服務十分有限,且在大多數的國家缺少經過訓練的服務提供者,因此失聰服務和聽人服務的差距越來越大。其中一個解決辦法就是提升偏遠地區患者的遠距醫療服務使用率。可以增加設置地點來落實這種服務,使聾人患者獲益,因而使稀少的資源如受過訓練的雙語心理師、心理學家及其他心理健康醫療人員,可以服務更多的患者。然而,由於州際間對於執照的認可不同、州際間互惠的限制及州際間對於責任問題的考量,導致專業執照在跨州之間不被承認,這也為想要服務更廣泛地區的專業人士帶來了特殊的困境。為了增加認可,州與州之間必須通力合作設法提升對此議題的關注。美國心理學會(American Psychological Association)一直都是發展遠距心理學指導原則的先鋒,包含那些應用在安全地傳遞保密訊息的技術(Nordal, 2015)。國會採用法案來增加遠距醫療服務在聯邦體系的使用,因此我們可以期待國家監管單位來監督這些遠距服務,例如在馬里蘭州,心理學家審查委員會(Board of Examiners of Psychologists)為確保良好的遠距心理服務,已經開始研究應設置哪些預防措施(在撰寫本文的同時,本書作者 Irene W. Leigh 也是委員之一)。這些及未來發展都強調提升對失聰患者的服務。

　　遠距視訊翻譯服務（video remote interpreting services, VRI）如雨後春筍般的發展，原因是對很多場合來說，它意味著削減成本的方法，例如：提供聾人患者服務的心理健康機構雖沒有手語流暢的臨床人員，但卻可以透過 VRI 提供翻譯服務。目前還沒有研究比較面對面翻譯和遠距視訊翻譯的成效。要確認現場翻譯員是否有足夠的心理健康方面的翻譯能力相對比較簡單，但要確認遠距視訊翻譯員的相關能力就比較困難。VRI 翻譯機構應該要列出這些翻譯人員名單及各種能夠聯絡上有心理健康相關能力的遠距視訊翻譯員的方法，這將有助於翻譯品質的加強和保證。

　　心理學家已經使用很多項聾人兒童及成人的心理測驗，但只有一些測驗有聾人樣本的常模。這個領域需要持續對這些已發展的測驗進行嚴格的評估，以確認它們對於聾人受測者是否具效度與信度。雖然目前已發展適於評估心理症狀，且以美國手語為本位的測量工具（如 Eckhardt, Goldstein, Creamer, & Berry, 2013），但仍需要更多的努力。目前已開始運用手語翻譯員來協助測驗的進行，但這個議題還沒有得到很多重視。比較一般測驗實施與有手語流暢施測者所進行的測驗結果，有助了解不同施測方法評估聽障者測驗表現的正確度。其他不同領域的測驗，已經發展出成熟的研究，如考慮到使用手語的聾人在一般注意力發展的新知識，心理評估該如何實行或調整（Hirshorn, 2011）。最後，應該來好好了解電腦化和神經心理測驗（見前文「美國手語」一節當中，對於失智症所做的神經心理測量），並評估這些測驗應用在聾人受測者的信度與效度。

　　我們必須了解不同的因素對不同的聾人有獨特的影響性，而不再以同質群體來看待聾人。清楚了解這些影響以及運用這些知識為失聰者提供合適處遇，需要專業的訓練。雖然受過專業訓練的心理健康臨床人員，人數已大幅上升，但這個數字相對於需要服務的聾人，人數還是不足的。除此之外，這些專業人士必須了解溝通議題及溝通在不同文化背景中的交互作用。這樣的需求是十分重要的，但即使訓練課程已經招收有興趣與聾人、重聽者一起工作的人，但不同族群背景的心理健康服務人員仍舊非常欠缺。那些未受失聰兒童評估專業訓練的學校心理師，以及仍在提供失聰孩

童評估服務的專業人員，需要繼續教育來確保他們的評估能確實運用到每個失聰孩童的獨特優勢。

刑事司法制度的建議

　　越來越多的證據顯示聾人或重聽者與「挑戰行為」（challenging behaviors）的受害者或犯罪者之間有正相關（O'Rourke, Glickman, & Austen, 2013, p. 323）。聽障者在刑事司法系統中的出現率偏高，這不只在美國，英國也是如此。O'Rourke 等人（2013）認為有一種家長態度，會讓聽障者逃避為自己的犯錯行為負責，等到行為很嚴重且普遍傷害到他們權益時，就可能造成他們的精神創傷（如同第十章所言）。在受捕及等待入獄的過程中、在法庭中、在監獄及假釋過程中，缺乏正當程序及沒有合適的溝通設備，使他們的創傷加劇。缺乏聾人文化知識的承辦人員，通常不願意遵守聾人被告的應有權利，因為這需要額外的工作及成本。

　　有學者建議即使聾人所犯的罪行輕微，也應該讓他們為自己的行為負責任，以免增強了他們對於逃避事情的期望（O' Rourke et al., 2013）。要再次強調的是，在處理這些挑戰行為時，學校、復健及心理健康方案必須對文化採肯定正向的態度。刑事司法體系的人員在面對聾人時，必須有語言及文化議題的基本認知，這應作為他們多樣訓練中的一環。除此之外，刑事司法人員可以與聾人心理健康專家共同合作，協助聾人被告面對法庭命令及緩刑程序，若被告的後續行為不合適時，也能協助其負起責任。

　　在聾人的法庭訴訟程序中，有合格的翻譯員以及溝通上的監控必須成為標準的程序，以確保聾人被告的權利不受侵害。另外，也建議專業的失聰者中介機構要為聾人被告解釋程序並提醒法庭可能的潛在問題，特別是對於那些有語言困難的聾人被告。若各州在不同的安全等級有專門給聾人和重聽囚犯的集中監獄區域或小特區，並配有熟稔聾人文化、語言議題且可與聾人溝通的人員，以及適當的溝通設備，如視訊電話，就可以改善刑事司法系統中監獄人員從前對聾人理解不足的常見現象。除此之外，這些

建議同時也可改善聾人囚犯所表現出的挫敗感、安全疑慮及孤單感受。刑事司法系統的聾人人數和其面臨的溝通困境，更說明了發展不剝奪聾人被告及囚犯權利的流程是非常必要的。

人工電子耳、遺傳學、幹細胞再生及神經學發展

聾人社群持續面臨著可能從根本上影響其成員及後代聾人生活的關鍵性發展。這些發展與人工電子耳、分子遺傳學、幹細胞再生及神經學的進步有關，這些領域的工作帶來深遠及複雜的生物、道德及社會議題，如第三章所提及的。

電子耳植入技術經過研究證實，可以透過密集訓練，在語音辨識上得到明顯成效，而其技術持續進步中。研究者正在發展新植入設計來減少外在硬體的要求（Paddock, 2014）。內部硬體則可以無線充電；使用術後形成的內耳自然麥克風腔室代替外置麥克風來蒐集聲音等。Wolfe（2014）匯整各種與電子耳植入相關的創新科技，並寫下簡要重點如下：只有單耳失聰的病患現在亦可進行電子耳植入手術；雙耳植入電子耳越來越盛行，而「雙模式」（bimodal）使用，也就是一耳進行電子耳植入，另一耳則配戴助聽器，是另一種趨勢。這兩種趨勢的效果都比只用單邊電子耳植入的方式好。電子耳植入最為人垢病的就是在噪音環境下的表現，而這個問題也在進步的科技中受到關注；而運用高階混合式電子耳植入術，亦即在耳蝸內使用較短的電極陣列來保持聽力及處理聲音，能夠提供低頻聲音的放大以及高頻電極的刺激。

一個關於小兒植入電子耳的效果研究發現，基因診斷及顯影結果是兩個主要影響語言辨識的因素，因而建議將基因檢驗及顯影研究納入術前評估的項目（Wu, Lee, Chen, & Hsu, 2008）。目前正以天竺鼠來試驗、評估電子耳植入是否可透過神經元重生的基因治療，來幫助聽神經再生的可能性（Bourzac, 2014）。從目前的很多發現，我們可以期待電子耳植入術未來持續的技術革新。

　　美國食品藥物管理局（FDA）已核准 12 個月或以上幼兒植入電子耳的合法性。而因為研究報告強調減少無聲的時間，有助於幼兒的溝通成效，因此即使小於 12 個月的嬰兒也在「核准標示外」（off label）之下進行植入（Wolfe, 2014）。讓嬰兒接受電子耳植入術，這件事讓父母左右兩難，因為這麼年幼的孩子植入電子耳手術的潛在風險，讓他們感到很掙扎。支持電子耳植入者認為電子耳植入之後，改善口語能力的潛在利益遠遠超越手術的風險。

　　關於手術風險的考量，現在已有新的手術技術及電極排列設計（electrode array design，此電極排列是插入於耳蝸中）的發明，預期可以改善手術風險（Wolfe, 2014）。除此之外，有這樣的體認是很重要的，也就是除了遺傳因素外，還有很多其他外在因素包含個體差異及外在環境，可以預測個人從電子耳植入所能獲得的效益。目前，研究資料持續指出，孩子學習時，他們藉由植入電子耳所接收的訊息解碼及理解程度有很大的差異。有些人有非常好的訊息接收，有助於他們理解口語並清楚地說話。這些人數越來越多，但也有一些人只能辨別環境聲音。研究者仍在探討造成此種差異的原因（如 Pisoni, Conway, Kronenberger, Henning, & Anaya, 2010）。電子耳植入術真正的風險在於對這些口語沒有進展的孩子，他們很可能會經歷語言剝奪的風險，除非讓他們在植入電子耳後有機會接受雙模式雙語言的教育，就像高立德大學中勞倫・克勒國家聾人教育中心或其他地方所做的那樣（Gárate, 2011; Nussbaum & Scott, 2011；見第五及第六章）。由於還是有家長期待植入電子耳能夠使聽障孩童變成「聽人」，專業人士的當務之急是要讓家長了解手術結果仍有很大的變異，而且對結果宜抱持合理的期待以及術後要盡全力提供孩子語言的輸入。

　　遺傳學與失聰相關的議題並不新鮮。歷史上有一段充滿了爭議及悲劇的過去（第三章）。在 1800 年代晚期，當啟聰學校開始注意到很多家庭有大量的聾人手足及親戚時，確認遺傳性聾人家族。這種新興的優生運動（burgeoning eugenics movement）（見第三章）最終導致了納粹德國政權中的政策，下令滅絕聾人小孩及成人（Biesold, 1999; Friedlander, 2002;

Proctor, 2002）。

　　現今在遺傳學上的工作產生了重要的倫理疑慮，亦即新的知識如何應用在改變特定人口的特質上，包括失聰。科學家在辨別及定序失聰的遺傳因子上持續有很大的進展。最近的基因列表及其臨床表現可以在 Smith、Shearer、Hildebrand 與 Van Camp（2014）的研究發現中找到。遺傳型失聰較常發生在聽人家庭而非聾人家庭。總括來說，遺傳學的知識如果運用得當，可以提供聽人及聾人很多助益，並了解什麼是值得期待的。

　　但也有一些值得顧慮的議題。那些視耳聾為多元光譜一部分的正常現象者，對於可以改變聽障的可能性，不一定能夠接受。基因治療（gene therapy）現在被視為一個有希望的治療選項，例如：在許多遺傳狀況、某些種類的癌症及特殊病毒感染的情況下，它仍舊是在無藥可醫時，所能採取的風險替代方案（Genetics Home Reference, 2016）。雖然研究人員仍持續發展這方面的技術，但由於對未知及可能有致命結果的基因治療之廣泛報導，使得大眾開始正視這個方法的道德議題。舉例來說，應該透過基因工程（經由添加、替換或修復基因）來改變特定基因的結構，以達到完全預防失聰的目標嗎？

　　在懷孕的最初幾個月可以使用且應該進行胎兒檢測來預防失聰嗎？隨著生育的立法，這仍舊是個爭議十足且對聾人來說十分敏感的議題（見第三章）。如果沒有尊重直接受影響者的自決及自主權，就會引發各種討論。這也驗證了為什麼當醫療希望能夠藉由移除所謂的病理基因來改善人類情境時，已經抵觸了基因多樣性是人類所預期且可接受的概念（如 Valente, Bahan, & Bauman, 2008）。而聽人社會要怎樣才能夠視使用手語的聾人為多元光譜中的一部分呢？

　　雖然對失聰遺傳的基因治療尚未進行，一旦這樣的治療成為可能，關於其倫理的爭辯就會更加激烈，這或許意味著未來聾人文化可能遭根除的可能。該由誰決定基因治療是可行的呢？——醫療團隊、聾人小孩的家長或聾人本身呢？電子耳植入的議題也導致人們擔心聾人文化將消失。Christiansen 與 Leigh（2011）則認為現在和未來都會有一群人持續使用美國手

語。他們預期聾人社群會持續存在，特別是在某些因為經濟及社會因素而使電子耳植入術尚未普遍的國家，使用手語的人會比聽障幼兒高比例接受電子耳植入的國家來得多。

研究者已開始進行幹細胞的相關研究，希望能夠發現生物學的方法，藉由耳蝸內的毛細胞自行修補損傷來恢復正常聽力（http://hearinglosscure.stanford.edu/research）。有一個研究團隊正在培養皿上製造人類毛細胞，希望最終可以將這樣的細胞植入耳蝸。研究者也正在研究以胚胎幹細胞為基礎的方法來發明治療聽損的新藥物，而非依賴動物實驗。這些努力要能產生出與恢復聽力有關的結果還需要很長的時間。

透過可以顯示腦部功能的工具（見本章「美國手語」一節），語言的神經基礎研究已大幅擴增。高立德大學的視覺語言和視覺學習中心（http://v12.gallaudet.edu）的腦部與語言實驗室（Brain and Language Lab）❶，已經有能力進行神經顯影，並且探討生物機制和環境因素影響語言學習的行為研究，特別是雙模式及雙語言。如同在「美國手語」一節中所提及的，以 ASL 為基礎的神經學方法越來越盛行，我們期待腦部探測的時代可以提供語言學習方法及神經功能障礙診斷的途徑。

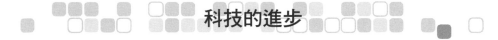

科技的進步

新科技在醫學、研究、教育、工作、家庭及社會等層面的應用正快速發展，且不斷有新的發明問世。較早已提及聽力和基因科技、神經顯影科技、網路工具、智慧型手機的演變。很多聾人及重聽者善用這些聽覺科技，包含數位助聽器、輔助性聽覺設備、電子耳植入及其他植入性設備。有些輔助性系統及設備能夠縮減背景噪音及響音重振。藍牙科技能將助聽器或人工電子耳與電腦、手機、手持式裝備連結。視覺科技包含即時字幕、字幕軟體，以及系統，例如：電腦式輔助筆記（computer-assisted note-

---

❶ 譯註：此實驗室已轉為 pettito 腦部與語言神經影像實驗室，網址為：gallaudet.edu/pettitto-brain-and-language-laboratory-for-neuroimaging。

taking, CAN）、溝通即時翻譯（CART），以及可用於教室、法庭及專業會議上提供口說溝通的逐字稿之C-Print。溝通科技例如：電子信箱、能夠寄送簡訊及影片的智慧型手機、視訊型手機、實況視訊訊息如Glide app、視訊轉譯系統（全球供應）、視訊會議、視訊遠端翻譯、網路聊天室、公司網站上的即時訪客互動對話（live chat）、臉書、YouTube、推特等，都已提供即時的視訊通訊。軟體 app 可以用來提醒使用者有來電。電子白板、LCD 投影機、附訊息圖案的多媒體軟體、動畫和 ASL 電影、手語頭像、虛擬探險遊戲、電子書、數位相機和錄攝影機、網路課程等皆可用來同時呈現 ASL 和英語給聾人學生。無線亮燈警示器能夠以視覺方式提醒聾人門鈴、小孩哭鬧、鬧鐘及煙霧警報響起時的警示。也有人偏好震動型警示器。視訊寶寶監視系統能夠安定人心，不管對聽人或聾人照顧者都有幫助。這些科技及有待發明的新科技都正塑造且會持續重新塑造聾人的溝通經驗。

　　儘管科技日新月異，人類需求還是會不斷為科技帶來新挑戰。舉例來說，如聲控軟體 Siri 已在品質上進步很多，但卻沒有伴隨 ASL 或簡訊文字的功能。MotionSavvy 有一種產品叫做 UNI，是一種可以將手語翻譯成口語或文字的設備，它的正確性正在改進當中。團體討論仍舊無法實行，但隨著 Ava app（www.ava.me）的出現，包含了能夠利用聲音辨識科技顯示每個成員的話語並將口說轉換成文字，它的未來前景光明。雖然 YouTube 能夠將影片加上字幕，但目前只有 3%的影片有字幕（TDI World, 2015）。所以還需要說服 YouTube 的使用者為他們的影片加上字幕。

　　除此之外，2010 年《21 世紀通信與視訊無障礙法案》（CVAA）要求電視台在網路上重播有線電視節目時要加上字幕，2012 年，網路上的節目一定要有隱藏式字幕功能（NCI, 2015）。電影院隱藏式字幕的技術，對於聾人與重聽的字幕使用者來說，往往令他們感到不方便。但是打開字幕之後，人人都看得到，卻因為推測此舉會令聽人觀眾感到突兀，而反對打開字幕。唯此種推測並沒有研究證據的支持（Boboltz, 2015）。

　　雖然因為人口數較少，適用於聾盲者的先進科技遠落後於聾人，但聾

盲者同樣是科技進步的受惠者。舉例來說，聾盲者視訊轉譯電話已接受特殊化軟體，能夠讓使用者與視訊轉譯中心聯絡，聾盲者藉由對視訊轉譯中心的翻譯人員打手語並請翻譯人員以口語方式向聽人說明，並以打字方式回覆給藉由點字板接收訊息的聾盲者（Laird, 2015）。聾盲者可利用藍牙方式將人造點字板設備與 iPhone、iPod 或 iPad 連結來進行簡訊式的對話（www.humanware.com/en-usa/products/deafblind）。

確實，日漸精密複雜的科技使得聾人或重聽者在溝通通訊變得簡單許多。然而，對於科技能夠完全消弭聾人與聽人互動時所面臨的溝通挑戰之期望，我們也有所保留，聾人對發展技術應用有其需求，但能不能確保可以獲取這些不斷進步的科技並加以應用？除此之外，就算有這些科技的使用權，我們必須要注意在工作雇用及升遷過程中，聾人依舊不斷面臨歧視。這些阻礙來自包括像是因為一般人不想多一筆費用在確保隱私的安全策略上，而不願意下載視訊手機軟體，以及聽人還是希望可以單靠口語溝通，因而讓手語使用者居於劣勢。聾人知道什麼樣的科技可以用於什麼樣的工作上，但最主要的還是在於聽人願不願意傾聽他們並與他們一起找尋最具經濟效益的方法。使用科技來實行變革及舒適使用科技的關鍵在於態度及態度的轉變，這將使聾人及聽人可以在人生競技場上被平等看待。

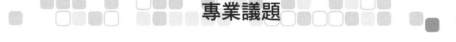

專業議題

很多從聾人教育體系畢業的聾人會選擇回母校從事教學工作，而這些可以幫助我們解決重要教育問題的人卻往往因為不利的、低期待及缺乏指導的證照考試，而不斷被拒之於外（第五章）。我們需要仔細檢視聽人及種族主義的微妙影響。我們在全書中已討論過專業議題，特別是在第五、第九及第十一章。這裡我們再次提出聾人在各領域中所面臨的困境。

首先，在聾人教育領域中，聾人教師資格的審核一直是一項議題。教師資格的審查應該要能公平地評估他們在學業內容及教學策略的知識。教學檔案及課堂觀察能夠幫助評估教師的能力。有了聾人教師，聾人學生可

以接觸這些榜樣，並期望他們受激勵而激發出自己的學業潛能。聽人與聾人教育者及管理者間的權力問題，也是一直以來需要藉由改變雇用方法及態度來進行處理的議題（O'Brien & Placier, 2015）。本書作者所提及的聾聽合作應該成為聾人教育中的標準化慣例。研究者——聾人與聽人——都應建立合作團隊來一同關注教育問題。聽人研究者應該將發表平臺與聾人研究者分享，而非主導會議的進行。在聾人教育會議上聽到聽人研究者發表關於聾人教育需要採取的方向，但卻將聾人合作者排除在外，是一件非常令人不舒服的事情。這樣的合作是雙向的，不會手語的聽人研究者必須學習如何與聾人研究者一起合作。

美國手語課程在大學校園裡越來越受歡迎（Murphy, 2013），這意味著美國手語聾教師的教學機會越來越多。公立學校必須為美國手語的聾老師開闢更多的機會，好讓聾孩童能夠學習ASL，並從他們教室裡的手語翻譯員身上獲益。大學裡有越來越多聾人學術工作者，但因為機構考量到手語翻譯員的花費支出，使用權（access）的議題仍舊是個問題。這也當然限制了他們取得教學職位的機會。然而，科技管道演變的可能性，特別是線上課程及科技使 ASL 及口語可互相轉換，應該會增加聾人學術工作者獲得他們具備資格而取得職位的機會。

聾人仍要付出加倍的努力，好讓自己在所選擇的領域中與聽人同儕競爭來獲取職位；考量到訓練場所的態度或工作期許，他們還得掙扎著是否在履歷表上因為現行的歧視而隱瞞自己是聾人的事實，總體而言，就增加就業機會、職業訓練機會進用權、工作住宿及合法資源來說，已改善許多。聾人專業人士持續在自己所選擇的領域向前邁進、做出貢獻，而這樣的努力也會在未來持續下去。

結語

　　在本書中，我們的目標是要呈現很多聾人在社會上所面臨的廣泛議題。我們著重在與聽人家庭、學校、職場及休閒娛樂時的互動。我們強調聾人及聽人合作團隊中專業人士的需求，善加利用聾人自我的經驗及專業作為一項珍貴的資產。這將提升專業人士對於與他們一同工作的聽障孩童、青少年及成人能產生新的見解，而聾人文化則是專業人士的額外資源。我們在此思索美國聾人協會前執行長 Frederick Schreiber 的觀察，聾成人就是我們聾孩童長大的樣子。聾成人知道不同的生命時期什麼事會幫助到他們。他們多數時候視自己為能人而非殘障。很多人在經歷打壓的情境及聽人主義的發生時，展現了韌性及忍受力。願意傾聽這些聾成人的專業人士，更有機會在其專業領域中成功創造最理想的介入方式。

　　我們用一連串的問題作為本書的開端，而以更多的問題來作為本書的結尾。對於家庭、聾童、聾成人，社會如何持續提升心理健康、社會、教育及支持系統等方面的服務？基因研究、基因治療、神經研究及人工電子耳植入又會如何進展而影響聾人社群？隨著科技的進步，聾人社群內的互動又會如何改變？就教育方法而言，顯示單語、雙模式及 ASL ／英語雙語語言方法的經驗與數據結果，又將帶領我們去往何處？什麼樣的讀寫教學法是可行的？心理研究將如何貢獻在聾人孩童及成人的福祉上？當研究者研究不同方法時是否有小心摒除掉偏見呢？聾人與聽人合作要如何在教育及研究領域中持續努力？刑事司法系統將會為聾人被告者及聾人囚犯的現狀做調整嗎？這些問題都將促使更多爭論，並且突顯出需要進一步學習的領域。我們邀請正在閱讀的你，加入我們，一同努力拓展我們對於此領域的理解。

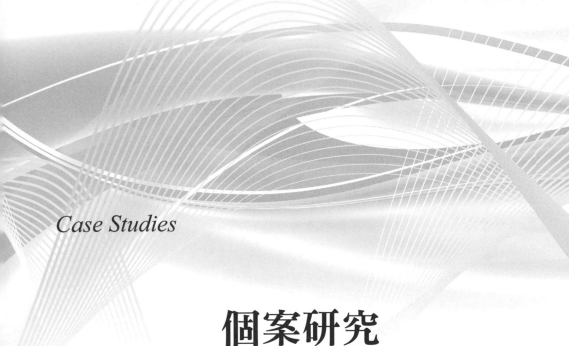

Case Studies

個案研究

☐ 領養及聾人父母

☐ 孩童時期失聰

☐ 聾人父母的聽人小孩

☐ 聾人移民議題

☐ 身為黑人聾人的影響

☐ 眼盲又耳聾的人生

☐ 突發性耳聾

☐ 健康照護及聽損病患

☐ 患心理疾病的年輕聾人

☐ 被刑事司法系統拘捕的聾人嫌疑犯

個案研究 領養及聾人父母

Martha Sheridan 博士

　　珊達（Shondra）和丹尼爾（Daniel）這對聾夫妻在31歲時，開始尋找適合領養的聽障孩童。他們沒想到尋找的過程如此漫長且令人沮喪。那時，他們已結婚十年。珊達的父母及兄弟姊妹皆為聽人，而丹尼爾的家人皆為聾人。珊達在公立普通學校上學，在高中時期學習美國手語時曾遇過另外兩位聾人學生；丹尼爾則是在專門給聾學生就讀的私立天主教住宿型學校上學。珊達和丹尼爾在就讀華盛頓州高立德大學二年級時認識。珊達主修社會工作，而丹尼爾主修教育，他們皆在各自的領域繼續鑽研並取得碩士學位。目前珊達是一位學校的社工人員，丹尼爾則在聾人州立學校擔任高中自然科老師。

　　珊達和丹尼爾一直懷抱著共組家庭的夢想，但在生育孩子這方面卻一直無法如願。珊達已經有三次令她傷心的流產經驗，所以他們開始考慮領養孩子。因為熟悉ASL且皆研究過聽障小孩的成長需求，他們相信自己相當有資格領養聽障小孩，並建立一個美滿家庭。

　　丹尼爾的家人非常支持他們領養聽障小孩的決定。但珊達的父母一開始採取保留的態度，因為他們既心疼自己女兒的流產經驗卻又期待她能生下聽力正常的孩子。他們也想到以前為女兒珊達在學齡及青少年時期找尋合適教育資源與溝通方式的辛苦，那真是令他們痛心的回憶，所以他們擔心自己女兒也必須面對自己的聽障孩子遭歧視時的心痛。然而，他們也記得很多珊達的成功經歷，像是她高中一畢業即獲得大學入學許可、她在體育方面表現優良並成為一名舞者、她在聾人團體裡找到志同道合朋友的喜悅、她從大學及研究所順利畢業，以及她在婚姻和事業上所獲得的喜悅等等。他們以此刻的她為榮，並且

相信她一定可以成為聾小孩的完美母親。

當珊達和丹尼爾第一次與公立領養機構接洽，並詢問領養流程及表達他們對於領養的興趣時，他們說明自己為聾人，需要一位翻譯人員。但機構告訴他們沒有翻譯人員的服務，並諷刺地建議他們應該考慮向當地住宿型學校（他們的就業處）接洽更多資訊。珊達和丹尼爾要求與機構的主管面談，以解釋機構有義務提供手語翻譯員以符合《美國身心障礙者法案》的規定。機構的主管說機構從未接獲這樣的要求，而珊達和丹尼爾便向其說明相關的法律規範。後來機構主管同意提供翻譯人員，並將他們轉介至接待人員以進一步討論申請流程及領養前訓練。

珊達和丹尼爾如期赴約，卻發現沒有當初說好要安排的翻譯員，他們只好重新預約。在與接待人員的面談接近尾聲時還被問到，身為聾人該如何教育小孩的問題。接待人員說他們很難符合領養的資格，因為要考量到小孩的安全問題，還說以往申請領養的障礙者皆被判定為不適任。得知他們之間有著訊息上的不對等且不想輕易放棄領養的夢想，丹尼爾和珊達開始一系列自我倡議的過程：他們開始對接待人員闡述聾人父母領養聾人孩童的合適性。丹尼爾分享了自己在聾父母照顧下成長的生命故事，以及他的父母所給予及保護他和其他手足的各種方式。珊達也分享了她的故事，並談到她的聽人父母好幾次都無法保護她或為她提供機會，因為他們不熟悉美國手語，也不了解有哪些資源、設備、溝通策略和法律權益是可以運用的。她說，當她進入一個同樣是聾人的同儕社群時，她開始靠自己了解這些訊息，並且能夠提供訊息給她的父母，消除了她成年生活中與父母在溝通及訊息上原有的隔閡，變得比以往任何時候都更加緊密。接待人員聽完了這些，但是當珊達和丹尼爾離開時，他們還是擔心這個機構不會開放讓他們申請失聰孩子父母的資格。後來珊達和丹尼爾從他們的雇主及其

他失聰兒童的聽常父母那裡取得了推薦信，證明他們適合養育失聰孩子。

在進行家庭調查時，珊達和丹尼爾驕傲地展示他們的房子具備能夠給孩子的通訊設備、門窗、安全措施及教育資源。他們希望能夠證明他們的住處、他們的性格、資格及教育程度能夠符合聾人孩童的需求及他們的最大利益。

四年過去了，珊達和丹尼爾越來越焦急機構是否仍在歧視他們。他們清楚的知曉這樣的歧視在收養機構內是存在的，而且他們也已預備好能夠採取的自我倡議方法。在他們與機構保持聯繫以更新資訊的同時，他們也和專長於障礙者法律的律師接洽，以獲得合法的法律建議。他們也考慮國際收養，因為他們知道很多開發中國家的聾人小孩沒有國內教育的機會，而這也是他們若在國內領養申請被否決時的另一個選擇，他們得知國際領養相對來說較不嚴格。到了35歲時，他們開始進行國際領養的申請程序，當地機構將一名三個月大的聾孩童安排給他們。

珊達和丹尼爾繼續在學校工作。他們的小孩崔維斯（Travis）是班上前幾名畢業的學生並在大學就讀電腦科學。高中時期，他在學校活動中相當活躍，包括學生會及籃球隊。他接著在大學參與學生團體活動。他社交良好且在學校裡的電腦室打工。自從領養後，珊達和丹尼爾致力於幫助其他希望領養聾童的聾人家長組織。

❖ 延伸學習活動及問題討論

1. 在網路上搜尋收養聾童及聾父母收養孩子的訊息，從這些訊息中建立聾人收養的支持資源清單，並且描述每種資源的任務和服務。
2. 對收養聾童和聾父母收養孩子的文獻進行搜索，建立一份參考書目清單。
3. 釐清並討論《美國身心障礙者法案》和其他障礙者法律的部分內容，有哪些是適用在聾人精神衛生和社會服務機構的保護和無障礙設置。在你

居住的地區，有哪些當地或全國性的法律資源（例如：非營利組織的倡導組織、私人律師事務所）可以幫助珊達和丹尼爾？

4. 在網路上搜尋並建立你居住的地區手語翻譯組織的清單，提供組織和服務人員的訊息。

5. 了解聾人在家中所需的家庭電信設備、結構、設計、警報和安全功能，並了解哪裡可以獲得這些設備。

6. 闡釋丹尼爾和珊達他們所提到聾父母對聾童在語言習得、認知發展及文化角色認同上所具有的潛在適配性。舉例說明丹尼爾的聾父母如何為他和他的聾手足們提供適合他們成長的發展環境？而珊達的聽人父母則必須學習哪些特定的事，提供給她機會和滋養的發展環境？

7. 針對依附理論與聾童的主題進行文獻探討。對於家有聾童的家庭，什麼是培養健康親子依附的最佳發展環境？

個案研究 孩童時期失聰

Martha Sheridan 博士

　　喬許（Joshua）在嬰兒時期時有反覆性的耳朵感染症狀，後來他被診斷出中耳炎，且在十個月、兩歲及三歲大時於耳裡置入通氣管。因此，他發展成為雙耳中度（50分貝）感覺神經型聽損。

　　喬許的母親卡麗娜（Carina）是一位單親媽媽，她一開始無法接受這樣的病症會發生在喬許身上。擔心之餘，她向看診的耳鼻喉科醫生及聽力師詢問了許多問題。在找尋醫療解決辦法時，她滿心冀望這只是暫時的病症。但隨著時間過去，她了解這將會是永久的病症。隨後，她經歷了一陣子的自怨自艾及對任何人發脾氣的窘況。她禁不住想，自己當時如果做更多事情來避免兒子的耳朵感染，或是早點帶兒子進行醫療診斷，又或者如果她沒有將兒子送至日間托育中心，讓他接觸到其他同儕，是不是今天的狀況會變得不一樣？她更生氣丈夫就這樣離去，且對於喬許的生病沒有任何付出。當她想到喬許的聽損會對於他的語言、教育、人際關係、職涯以及她對未來所規劃的一切產生影響時，她就會十分生氣且不知道該如何處理這些問題。她對於該找誰訴苦、該如何幫助兒子以及該如何與他溝通擔心不已。她覺得沒有人了解她正在經歷的苦痛。同時她也擔心如何給予她另外兩個較大的兒子（分別是六歲和七歲）所需要的關心。

　　喬許配戴助聽器後，聽力師告訴卡麗娜關於使用口語／聽覺溝通的失聰學前兒童方案。他們認為喬許的聽力程度最適合這個方法。卡麗娜考慮到方案地點與他們的住處有約一小時的車程，也想到既然喬許是「重聽」非「全聾」，她覺得喬許不需要與其他聾人小孩一起相處。因此，她聘請一位語言治療師一個禮拜來家裡兩次給予喬許一對

一的語言發展治療。卡麗娜在教育選項上做了研究，並了解到重聽與全聾小孩可就讀公立普通學校。她也開始接觸其他就讀公立普通學校聽損孩子的父母，因為她覺得這是進步最快的方法。她詢問人工電子耳的相關訊息，並知道因為喬許可以從助聽器得到聽力的改善，所以目前不會在人工電子耳植入的候選名單中。

經過了相關教育與心理測驗，認為喬許適合回歸主流方案，於是他就讀地方公立學校並持續接受語言治療的訓練。雖然他的口語及英文語言能力持續有所成長，但他似乎仍無法跟上聽常同儕。有些小孩甚至取笑他的助聽器及口說能力。因此喬許出現了適應困難的徵兆。

喬許的聽力持續惡化，到了八歲，他的聽損程度達65分貝。卡麗娜在喬許一開始進入學校系統時，覺得很放心並滿心期望他會學得很好。然而，看著他並不如她所預期的成功，她哀傷與擔心的情緒又再次浮現，且在尋求校方人員協助喬許的教育需求時，轉換成了倡議者的角色。對她來說，喬許的表現似乎持續落後、沒有進步，他在班上很安靜且害羞。學校安排資源老師教導他語言、閱讀及數學。一年級時，喬許被診斷出有基礎及應用數學的學習障礙，由資源老師提供額外的支持來幫助他學習數學。

在校外，喬許參與由鎮上的「男孩與女孩」（Boys and Girls）俱樂部所贊助的小聯盟棒球隊。他有極佳的運動能力，在隊上表現卓越。他在暑假期間也參與地方泳隊並有很好的表現。儘管他擁有這些強項，但他在聽人隊友間仍覺得不如人，且當他不了解教練及球員在說什麼時，會感到十分尷尬。他擔心他們不了解他，也擔心他的夥伴會取笑他。就算他是球隊中的一員，且是隊上最強壯、表現最佳的運動員，他依然覺得自己像個局外人，不了解應該將他的表現歸功於什麼。還好他在隊上有結交到可以時時陪伴他並幫助他溝通的好朋友，而他的母親及同樣也在泳隊的哥哥也會在需要時協助他溝通。當喬許

進入中學後，他開始覺得倚靠母親溝通很不恰當，對於自己的「不同」有更強烈的感受，甚至於會感受到哥哥們和他們的同學一起取笑他。

喬許在十一歲被診斷出已達75分貝程度的聽力損失。在家裡，他和母親及哥哥們越來越不了解彼此。卡麗娜正在和離過婚且有三個小孩的卡爾（Cal）交往。當兩個家庭一起聚會時，喬許覺得更加不滿且感到更被孤立。一開始，喬許藉由自己去地下室玩電玩遊戲、戶外投籃、騎腳踏車來處理這種情況。他與哥哥們開始有了更頻繁的爭吵，他還曾經推了卡爾的一個小孩，也曾故意經過泳隊的隊友時，順勢從池邊推倒他。因此，喬許被暫時禁止去游泳。卡麗娜開始擔心喬許有自虐的行為，並意識到他越來越不諒解她。她想或許他們應該去諮商，但她不知道諮商師有沒有辦法和喬許溝通。

當喬許進入中學，他發現學校裡有其他六名聾學生。和他不一樣的是，他們使用美國手語且在某些課程中有翻譯員在旁協助。經過短暫的躊躇及擔心溝通問題後，他開始認識這些學生並向他們學習手語。一開始，這群學生以為喬許是聽人。七年級的時候他和這群孩子中的其中一個男生變得比較要好，就算他還沒有那麼擅長手語，但他在團體裡建立了共同感。他在心裡知道他就如同他們一樣，而且他想要學習更多手語並探索那一部分的自己。他拜託卡麗娜讓他和他的新朋友們一起去聽障孩子的夏令營。卡麗娜不太想答應，因為她知道這樣他就會錯過部分的泳隊暑期活動。她也覺得他不像他的朋友們一樣是聾人——她覺得他只是聽力有障礙，且擔心若他學習手語後，英文能力會受影響。但同時，她也感受到喬許終於找到了一個能讓他覺得自在且快樂的地方，且他似乎在探索一些對他有用的東西。她告訴喬許，若他想要去一個禮拜的營隊，需要保證不錯失游泳教練的訓練。還好教練覺得參加營隊是個好主意，且願意保留一個隊上的位置給喬

許時，她終於答應讓喬許參加營隊。

當喬許從營隊回家後，他告訴媽媽這是他參加過有史以來最棒的夏令營，而且他交到了好多新朋友、學到了好多手語。當她看到他這麼開心時，她開始為全家報名和其他有聾人成員的家長及家庭一起上手語課。雖然有些老師、專業人員及家長已經在先前就建議她和家人報名課程，但她當時一直擔心這不會是喬許正確的方向。然而，現在她願意試試看。

喬許在中學時，持續經歷與聽人小孩的社交困難，且他也發覺自己無法完全融入聾孩童中，因為他們身分認同的異質性就如同聽人青少年一樣。但他的社交、學術及溝通機會已經大幅進步和增加。高中時，他在某些課堂使用手語翻譯員並在語言、數學及自然課與同儕一同上課。他參與高中泳隊且持續在體育上表現優異。他也找到自己的方式，安排自己與聾人同儕團體的課後及週末活動，這使他十分快樂。

卡麗娜最終與男友卡爾結婚了。雖然家中的溝通並非十分完美，但家庭的手語課，讓喬許與新的家庭成員有更簡易及深度的溝通。除此之外，他的新聾人同儕團體及活動給予他一個使他感受到歸屬感與身分認同的社交空間。

❖ 延伸學習活動及問題討論

1. 利用本書、網路和其他文獻，解釋並評論各種悲傷理論（如Kübler-Ross, 1969; Neimeyer, 2001; Raporport, 1970; Schlossberg, 1981）。討論這些理論與卡麗娜的悲傷有什麼關聯，什麼事件促成了她的悲傷反應，以及這些事件如何影響她與喬許的關係還有他在教育方式、溝通和社交活動的決定？她的經驗是聾童父母的典型經歷嗎？哪些資源或許有助於減輕這過程並為其家人提供支持？

2. Erikson（1980）的心理社會理論如何應用在此篇所描繪的喬許和卡麗娜的情況？

3. 從社會建構理論的角度來看，在喬許和卡麗娜生活世界的不同面向隱含著什麼樣的社會建構框架？在塑造觀點、反應和決策時，哪些社會力量在起作用？

4. 閱讀符號互動理論，並思考它與本篇所描繪喬許對自我的知覺有什麼關聯。

5. 根據本文提供的訊息並搜尋其他文獻，討論身分認同發展和成長中聾人有什麼關係。這些理論如何應用於喬許身上？

6. 回顧 Sheridan（2008）《聾人青少年：內在生活與生命世界的發展》的第十一章和第十二章。思考第十一章中認同的主題和第十二章討論的生命世界發展理論中，與喬許及其生活狀況有關的內容。

7. 回顧文獻和網路上有關優勢觀點和韌性理論的訊息。喬許和卡麗娜的優勢是什麼？有哪些內部和外部保護因素證實是可以支持他們的韌性？

8. 在喬許學業生涯中，IEP 的哪些目標在不同時間點對他是有幫助的？

9. 討論與聽損兒童學習障礙的評估和診斷有關的因素。

10. 卡麗娜和喬許可能有哪些其他教育、語言、溝通、社會和心理健康資源可供使用，且對他們有幫助？用網路搜尋以找到你居住家庭社區中的這類資源。

11. 什麼是中耳炎？討論它的成因、治療和效果。

12. 什麼是感覺神經型聽力損失？

個案研究 聾人父母的聽人小孩

Martha Sheridan 博士

　　布萊恩（Brian）是一個擁有聾人父母的五歲聽力正常小孩。他的父母謝麗兒（Cheryl，40歲）和派屈克（Patrick，42歲），同時也有另一個三歲的聽障女兒雀兒喜（Chelsea）。謝麗兒和派屈克都在工作，謝麗兒有教育的碩士學位且擔任當地國小聽障學生的老師。派屈克擁有生物的學士學位且在政府機關上班。因為雙親皆在工作，所以布萊恩及雀兒喜去上地方聾人學校所提供的雙語（美國手語及英文）學前課程，此方案在派屈克工作場所的幾哩外。

　　在家裡，他們以美國手語及英文溝通。美國手語是布萊恩及雀兒喜的母語。而英語是謝麗兒的母語，她在九歲時開始有聽力損失，當時她已有良好的英文口說能力。她進入中學後與普通班的聽障學生一起學習使用手語。派屈克的雙親皆為聾人，他的母語為美國手語，從小就讀於當地社區的聾校。

　　謝麗兒和派屈克很努力提供他們的小孩早期教育及語言發展的機會，他們常常去圖書館且常常唸書給孩子們聽。布萊恩剛上幼兒園時，就能自行閱讀，且當同學們請他唸給他們聽時，他會很樂意。謝麗兒和派屈克在學校皆表現得很好，而布萊恩及雀兒喜也同樣做得很好。學前班老師告訴他們，布萊恩及雀兒喜有很好的閱讀、語言及數學能力。

　　當布萊恩開始要上幼兒園時，爸媽擔心無法與布萊恩的普通班老師溝通，所以他們找到一間風評不錯且願意在家長、教師會議及學校活動時提供翻譯員的學校，他們對於學校願意在重要活動時提供翻譯員，覺得十分滿意。布萊恩在入學測試表現優異，學校也很開心能夠

錄取他。

　　剛開始上學的前幾週，當謝麗兒去接布萊恩下課時，她會詢問老師布萊恩的表現，老師回應：「他在上課時不專心，且當我要求他們做事時，他不像其他學生一樣有回應。」謝麗兒覺得很困惑。布萊恩從未有行為問題，且之前的老師們從未說過布萊恩不守規矩。謝麗兒申請親師會談。當派屈克和謝麗兒與布萊恩的老師見面談談時，他們發現布萊恩的座位是在教室圓形桌子背對著老師的位子。布萊恩很輕易交到很多朋友，但老師卻說布萊恩常常在走廊脫離隊伍、跑去隊伍前面找朋友或轉向後方與朋友聊天。他常常因為這些情況被罵。老師也說，當她請學生將書收起來並拿出另一本書時，布萊恩也沒有這麼做，他仍繼續做他的作業。她說她這個禮拜已經給布萊恩這樣的行為三次機會了。

　　謝麗兒和派屈克討論後認為這樣的情形或許是因為布萊恩從雙語視覺溝通情境轉換到以聽覺為主的學校所需的調適。在家裡及幼兒園時，他用美國手語和聾人及聽人溝通，面對面並建立眼神視覺接觸在美國手語或英語中十分重要。而他新學校的老師、同學和其他人都來自以聽覺為導向的語言文化環境。由於這個原因，校方人員視他的行為為異常。若布萊恩被安排在沒有面向老師的位子，當老師以口語的方式要求學生將書本收起來時，就不會引起布萊恩的視覺注意。他轉頭去和排在他後面的人交談或脫離隊伍去和前頭的人講話來建立眼神接觸，也是他的語言溝通方式。

　　在親師會談前，謝麗兒和派屈克蒐集聾人子女（CODA）的相關資料，並與布萊恩的老師分享。他們向老師解釋布萊恩其實處在雙語及雙文化的環境，所以老師必須花一些時間與布萊恩一同努力調適不同的語言和溝通方式。他們要求將布萊恩的座位換到教室的後方，好讓他看得見老師及班上其他的同學，且在教學時與老師有眼神接觸。

他們也要求老師在和他說話前能確認已獲得他的注意，例如：叫他的名字、輕拍他的肩膀、蹲下與他有相同高度的眼神接觸或切換教室電燈的開關，以獲得全班同學的注意。他們詢問老師關於在走廊上排隊的事情，才知道其他的學生其實也在交談，只是他們沒有脫離隊伍。謝麗兒和派屈克解釋這是布萊恩的文化常態，而他必須花一些時間來適應新的文化規矩並希望老師在這段期間多些耐心（避免懲罰）。老師回應這樣的會談對她的助益很大，且當家長解釋這是一個雙語／雙文化的情況時，她馬上改變觀點重新看待整個情境。慢慢地布萊恩在學校進步了許多。

布萊恩的父母為學校的家長、老師及班上孩子上了一堂家庭常用的手語課。因此，學校的環境變得包容性更大，且布萊恩的朋友和他們的父母都會在能力所及的範圍內盡可能地使用基本手語與布萊恩進行溝通。

暑假期間，布萊恩及雀兒喜參加了家裡附近的聾人學校為聾人及聽人小孩舉辦的夏令營。這讓布萊恩得以繼續與其他 CODA 小孩維繫情誼。他在這樣的環境下有回家的感覺，以青少年的角度來看，他開始覺得自己在學校的聽人同儕中有第二個家的感覺。布萊恩總是對於自己有聾人面向的身分心懷感恩且樂在其中。他引以為傲，且在生活中，他能夠大方地對自己中學、高中及大學的新聽人朋友說自己的父母是聾人且他的 ASL 很流利。他教導他的朋友們在拜訪他們家時該如何與自己的父母溝通。

就算布萊恩對於自己聾小孩的身分感到舒坦，他還是深刻意識到他的父母在不同的生活情境中所受的歧視。他有許多故事能夠分享，例如：商店的店員會嘗試請他為他的父母進行翻譯或當他接起家裡的電話時，他們不相信他的父母是聾人。他的父母一直堅持不讓他人把他當成是他們的翻譯員。他曾和他的父母談論過此事，所以能夠了解

父母的理由。在中學時，他有一段時間覺得在公眾場合打手語被行注目禮非常不自在。隨著年紀的增長，他不再感到困擾，因為他學會以不同的角度來看待發生的事情，就如同聾成人一樣。

　　布萊恩透過紮實的實務訓練，成為了牙醫師。很多聾人族群及他們的家人都是他的患者。他也正忙於結婚，他的未婚妻正在上她的第二堂美國手語課程，希望能夠更容易與布萊恩的父母溝通。

❖ 延伸學習活動及問題討論

1. 在網路上搜尋至少三個和CODA議題有關的資源。這些資源對這個家庭或其他有聽力正常孩子的聾人父母家庭有什麼樣的幫助？
2. 聾人父母所生的聽常孩童可能表現出哪些「CODA行為」？
3. 教師對布萊恩行為問題的反應可能會對他有什麼影響？
4. 聾成人所生的聽常孩童，在剛進入學校時，所面對的雙語／雙文化問題和其他族群的雙語／雙文化議題有什麼相似與不同之處？
5. 哪些因素可能有助於布萊恩和雀兒喜的進階語言技能？研究上認為這種聾父母的家庭有多普遍？
6. 討論聾人聽常小孩的認同發展問題。什麼認同發展理論有助於解釋布萊恩在聾人與聽人世界對自我的感覺？
7. 討論布萊恩的父母不希望他為他們翻譯的原因。你同意還是不同意這個決定？理由何在？
8. 如果布萊恩的父母沒有他們現有的教育上、經濟上或語言上的資源，那麼布萊恩的經歷可能會有什麼不同？
9. 社會建構理論如何影響教師看待布萊恩的行為、父母的決定，還有他生活、教養中的各種情況，以及布萊恩對自己和他人的看法？
10. 布萊恩為什麼會對自己身分認同產生驕傲和自在？這在不同的家庭可能會有怎樣不同的影響？
11. 在文獻和網路上，你可以找到哪些關於CODA經驗的其他故事？

個案研究 聾人移民議題

Martha Sheridan 博士

蘇菲亞·瓦斯奎茲（Sofia Vasquez）是個 56 歲來自瓜地馬拉的女性聾人，在 1976 年時隨同丈夫羅道夫（Rodolfo，同為聾人）來到美國。在蘇菲亞剛抵達美國時，她當年 20 歲而羅道夫是 47 歲。當時羅道夫在四年前就一人先到美國且確認在不穩定的工作環境下，仍能維持季節性的建築工作。他存夠錢就回瓜地馬拉帶著蘇菲亞一起回到美國。由於瓜地馬拉的內戰、地震造成的毀損、虐待及對於身障人士的人權侵犯，他們考量到經濟、健康和安全問題，決定離開瓜地馬拉。

蘇菲亞和羅道夫的父母沒有引導及支持他們的聾小孩，且當時也沒有教育機會能夠提供給他們。他們認為自己的小孩毫無希望了。鄰居的年輕男子會調戲蘇菲亞，而且不管是大人或小孩都會取笑她。

蘇菲亞的父母將她嫁給羅道夫，好讓他能夠帶她去美國找尋其他新的機會。在剛抵達美國時，蘇菲亞和羅道夫的英文書寫及瓜地馬拉手語溝通技巧都十分有限。他們沒有任何英文書寫或口說技巧，也沒有美國手語技巧。就像其他瓜地馬拉的身障者，蘇菲亞和羅道夫從未上過學且在貧窮中過生活。

1979 年，羅道夫找到能夠提供他們兩人協助的社會服務機構。機構能夠幫助羅道夫找到一份全職、穩定的工作。羅道夫對能擁有這份工作十分感激，且對於自己能夠貢獻能力給他愛的人——蘇菲亞，感到十分驕傲。他們也一同慢慢學習 ASL。

蘇菲亞處於無業的狀態，而她大部分的時間是獨自在大都會區裡他們居住的公寓當中。她下廚並打理公寓，但沒有任何交通工具、社交機會及與其他家庭互動的機會。羅道夫不允許她工作或花錢。蘇菲

亞漸漸感到生活乏味並意識到羅道夫將她隔離且控管她一切的生活。蘇菲亞從未被羅道夫吸引，但在經濟、食物、健康照護、交通運輸等方面依靠他。之後，他們遇見了一位居住在他們公寓社區中的年輕聾人男子史蒂芬（Stephen）。史蒂芬介紹他們認識其他聾人朋友並邀請他們參加許多社交活動。時日一久，蘇菲亞與史蒂芬有了婚外情，而且蘇菲亞懷了史蒂芬的孩子。蘇菲亞決定為了史蒂芬離開羅道夫，他們生下了一個女孩亞蘭卓（Alondra）。

亞蘭卓同樣也是聾人，曾就讀聾人學生的住宿型學校，目前已經35歲。她在非營利組織中工作並幫助像她媽媽一樣，想在美國尋找經濟、健康、教育及人權資源的南美洲及中美洲聾人移民。她注意到很多這樣的人在自己的母國受到虐待及歧視，且沒有和非身障人士相等的權利。很多她幫助的移民正申請避難所，他們害怕被遣返回母國後，會受到人權的侵犯及虐待。亞蘭卓和一位幫助他們執行申請程序的律師密切合作。現今，因為一些基金會及志工的努力，身心障礙兒童及他們家庭的教育與社會服務計畫正在中美洲及南美洲逐步發展中。然而，機會依舊很少，且人權的侵害還是持續中。

❖ 延伸學習活動及問題討論

1. 進行網路搜尋並且

　(1)找到至少兩項在南美洲和中美洲為聾人設立的特殊教育、社會服務和就業計畫。這些計畫背後的歷史為何？他們的使命是什麼？他們為誰服務？誰建立了這些計畫？他們的資金來源為何？他們是否接受任何政府支持？討論他們的成功及其面臨的挑戰。

　(2)找出美國兩個幫助聾人移民及其家人的組織。描述他們的歷史、使命、服務人口、服務內容和資金來源。描述他們的成功與挑戰。

2. 利用本書、網路和其他文獻，討論教育、社會政策及支持美國聾人福祉的法律，並且討論中美洲和南美洲國家是否存在類似政策，以及中美洲

和南美洲國家的聾人可能遭受到哪些侵犯人權的行為？

3. 與這些家庭成功合作需要哪些專業知識、技能和價值觀？

4. 討論使蘇菲亞和其他移民聾女性易受身體虐待、性虐待和心理虐待的心理、社會和語言因素。

5. 確認、比較並對照心理學、社會學或教育學理論的適用性，幫助你評估和了解這個案例所描繪的家庭經歷以及個人情況。

6. 如果你是與蘇菲亞合作的專業人士，那麼你認為應該提供給她哪些教育、社交或心理服務？

7. 你可以為聾人推薦什麼樣的聾人社群網絡給聾人移民人士（如聾人學校、體育活動，或有聾人擔任事工的教會服務等）？

個案研究 身為黑人聾人的影響

Irene W. Leigh

　　瑪莉亞（Malia）的母親凱莎（Keisha）是一位單親媽媽，除了瑪莉亞，她還有另外三個小孩要照顧。瑪莉亞出生後即沒有通過醫院的聽力篩檢，而凱莎因為急著回家去看看她的大女兒是否照顧好另外兩個年紀較小的弟妹，也有很多事情要掛心，再加上她是日間照護中心的員工必須回去工作，所以她忘記要帶瑪莉亞去醫院的聽力中心做追蹤檢測。

　　當瑪莉亞兩歲還不會說話也不會對聲響有所回應時，凱莎開始感到不對勁。她帶瑪莉亞去醫院的聽力中心做追蹤檢測，聽力師確認瑪莉亞有重度聽損且凱莎必須帶她參加學校提供給聾童的早療方案，但這方案地點離他們家有點遠。凱莎無法負荷大量的訊息湧進。她又帶瑪莉亞去做更進一步的評估，但覺得服務人員所說的超出她的理解範圍，而且無法同理她需要工作及照顧其他小孩的需求和難處。她沒辦法也沒有動力帶瑪莉亞去上每週規律的課程，因為交通往返要花費很長的時間，且讓凱莎錯過太多工作機會。凱莎下班後才能夠出席，以至於出席狀況變得斷斷續續。

　　當瑪莉亞的年齡足以就學時，發現她有嚴重的語言遲緩。她被安置在一間設有聾人班級的公立學校。因為也有其他特殊需求的學生，瑪莉亞並未得到應有的注意，所以她的語言發展持續延遲。除此之外，由於日常生活倚賴口語，瑪莉亞的助聽器又壞掉，使她錯失了很多對話內容。而且，家裡的語言是黑人式英語（Black English），家人使用大量簡單手勢加上單字來和瑪莉亞溝通。家裡沒有任何書，所以瑪莉亞沒有任何閱讀或寫作的學習材料。瑪莉亞在家裡覺得失落且無

法理解周遭的對話，尤其是當姑姑、叔叔及祖父母來家裡講家庭故事的假期聚餐時刻。

當瑪莉亞五年級時，經過兩週的放假後，她到學校的某一天顯得十分悲傷。當老師問她發生了什麼事時，瑪莉亞開始大哭。她解釋她的姊姊在她去商店買牛奶時被殺害了。當時一群男生互相射擊，而姊姊剛好在戰火間被射到。因為她有限的語言，瑪莉亞以詞彙及手勢來解釋情況。

經過這件事後，瑪莉亞變得更加憂鬱。老師強烈感受到瑪莉亞的鬱鬱寡歡且覺得她有著更多超乎她語言能力能表達出來的潛能。她為瑪莉亞爭取一個更全面性的心理評估。這個評估是由一位學校裡從未檢測過聽損小孩的心理專家進行一項不需要手語翻譯服務的評量測驗，得出72分的IQ分數。校方覺得瑪莉亞在自足式的教室中已獲得最大的效益，但瑪莉亞的老師不同意這個說法，並建議凱莎去尋找一所給聾人小孩的住宿型學校。她帶凱莎和瑪莉亞去參觀學校。凱莎很擔心，因為學校裡的學生和老師都用美國手語在進行溝通，而瑪莉亞可能因為不懂這種語言感到被排擠。而且，大部分的學生是白人，瑪莉亞從未待在一個只有白人的環境裡。但凱莎的身體狀況開始亮起紅燈，因此認為送瑪莉亞去學校或許可以減少家裡的壓力，而且確實可能對瑪莉亞有幫助。於是她決定給這項安排一個機會，並告訴瑪莉亞她會在學校裡住宿。

瑪莉亞被安排在學習遲緩者的班級。她比預期的速度更快學會美國手語。然而，她持續處在退縮的狀態且不願做學校的作業。在下課時間，她會自己去盪鞦韆而不是和其他小朋友玩耍。他們沒有嘗試讓她參與活動當中。班導師很少有黑人學生的教學經驗，但她做了最大的努力，讓瑪莉亞參與教室的活動，可惜只有偶爾成功。在紀念馬丁‧路德‧金恩的生平時，老師指派給瑪莉亞一項介紹馬丁‧路德‧金

恩是誰的任務。這是第一次，她感受到瑪莉亞的熱忱。

❖ 延伸學習活動及問題討論

1. 在瑪莉亞最初的聽力篩檢後，有哪些系統鼓勵凱莎後續的追蹤？透過網路資源，了解美國不同的州正在採取哪些措施來實施更好的追蹤行動。

2. 這家人在家裡使用黑人英語方言。早期療育人員可以給媽媽關於把瑪莉亞納入家裡語言環境最好的建議是什麼？

3. 公立學校應該提供什麼服務給自足式班級，好讓瑪莉亞的語言學習可以更進一步？

4. 心理評估顯然存在問題。列出並描述應該用於確保評估結果能真正反映瑪莉亞的潛力和侷限性的方法。

5. 你認為瑪莉亞的文化需求受到尊重嗎？如果有，是如何被尊重？如果沒有，那麼應該怎麼做？

6. 教師可以如何使用瑪莉亞的家庭相簿在課堂分享，並幫助瑪莉亞感受到自己是學校團體的一分子？

7. 如果你是瑪莉亞的老師，你會向她介紹哪些黑人楷模？例如：一個有關歐巴馬總統、蜜雪兒‧歐巴馬及其家人的圖片和故事的課程單元。

8. 你會推薦瑪莉亞的老師在課堂上使用哪些著名美國黑人聾人的故事？

9. 在處理瑪莉亞的心理健康需求方面，學校扮演什麼樣的角色？

10. 研究黑人聾學生的教育成就結果。為了改善這些學生的教育狀況，你會提供什麼建議？

11. 是否有針對黑人聾學生的組織可以幫助瑪莉亞解決她身為黑人女性聾人在美國長大的問題？這些組織能夠如何幫助她？

個案研究 眼盲又耳聾的人生

Martha Sheridan 博士

在威斯康辛州鄉村地區長大的亞瑟·羅里格（Arthur Roehrig），花費大部分的時間幫忙父親農場裡的工作。亞瑟是先天失聰且是家裡唯一的聾人。因為他和他的家人們從未遇過其他聾人，所以他們發展出一套家裡自創的手語系統，包含他指出字母「在空中書寫」的溝通法。很多他們創造的手語是專門用於農具及農業過程，如捆乾草堆、耙。在家庭之外，亞瑟用紙和筆來進行溝通，他將這樣的書寫溝通歸功於閱讀的學習。亞瑟對於家庭的記憶是充滿著親密、關愛及支持度佳，且他自己的自尊歸功於這樣的支持性。

1947年，當亞瑟三歲時，他的媽媽向一位天主教神父傾訴她很擔心為他找學校的事。神父告訴她關於在威斯康辛州密爾瓦基的聖約翰學校（St. John's School）是專門給聾人就讀的。聖約翰使用口語方法支持說話及讀話教學，而不是美國手語。當亞瑟和他的父母去參觀時，他們對學校及那裡的學生留下深刻的印象。後來在八歲時，有一群打手語的聾人兒童因學校關閉從芝加哥轉學而來，他也學會了美國手語。亞瑟在聖約翰的各學科皆表現優異。但因聖約翰沒有高中，所以就像他的朋友們一樣，亞瑟高中時轉學至俄亥俄州辛辛那提的聖麗塔聾人學校（St. Rita School for the Deaf）。亞瑟每天閱讀日報，他的GPA在聖約翰時約為4.8至5.0。亞瑟在聖麗塔名列前茅，因為學校注意到亞瑟的聰明才智及他的學科潛能，學校人員給予他挑戰，好讓他的學科成就更加進步。亞瑟積極學習接受挑戰，並在高中畢業時達到大學程度的標準測驗成績。

但是隨著年齡增長，亞瑟的視力漸漸退化，他的表現及需求開始

變化。幼年時，亞瑟喜歡將自己假扮成電視裡的熱門角色，特別是有很多「西部牛仔文化」的表演。他觀看這些電視表演並買了很多牛仔主題的書籍，百讀不厭。夜視對於亞瑟來說變成了一項問題。因為這樣，他討厭和他的同伴一同露營，因為在晚上他很難看見東西，而提燈的燈光又不夠明亮，所以完全幫不上忙。他比較喜歡在露營時待在有電源的小木屋裡。他對於體育的愛好在十歲時開始發展，他想要成為一名成功的運動員，但他在參與時備感挫折。當他與他的同伴一起玩足球、奪旗、棒球及籃球時，因為視力不佳無法精準。這對他來說很難受，因為他很想把這些事做好。他能夠玩壘球因為它的速度比較慢，這讓他較能夠輕易地看到球。然而，他依然很介意他沒有被挑選為隊員，是因為他的同儕知道他看不清楚，還叫他「瞎子」：「他們知道我有問題……那些時光十分煎熬。」雖然他對於實際參與體育運動有困難，但他在十二歲時因為看世界盃而開始著迷於棒球，直至今日，他仍然熱愛支持他所喜愛的棒球及足球隊。

當亞瑟五歲時，他開始意識到自己的視力問題，但他沒有想太多，直到後來發現有管狀視覺及夜盲症。一連串在他發展期間的經驗累積，例如：他開始知道不是每個人都像他一樣常撞到人或東西，這使他理解他的視覺與他人有差異。亞瑟沒有正式的診斷，也沒有知覺他的視力正在不停地退化。雖然亞瑟曾在小學時有一次看過一位幫助聾盲者的老師，但隨著他長大，他並沒有機會認識聾盲族群。因此，當他知曉自己有視覺困難時，他很驚慌失措，因為他不知道其他人是怎麼成功克服的。直到長大成人，亞瑟才漸漸開始警覺到自己情況的嚴重性。

亞瑟在1963年進入高立德大學。在那裡，他主修數學且參與摔跤隊。1968年畢業後，他在馬里蘭聾人學校教數學。在那段期間，他發現他有色素性視網膜炎，視覺逐漸退化並有管狀視覺及夜盲症。在那

時候，他意識到他需要認真考慮換工作。1971年離開在馬里蘭聾人學校的工作後，亞瑟的職業復健諮商師引領亞瑟進入聾盲者國家中心（National Center for Deaf-Blind），現在稱為「海倫凱勒聾盲青少年與成人國家中心」（HKNC）。在1972年及1973年期間，亞瑟有了接觸其他聾盲者的機會。他發現到聾盲者有失業及無法與家人溝通的困擾。他對於能夠給予聾盲者及其家庭的資源如此匱乏感到很驚訝。他後來受邀在HKNC的諮詢委員會裡服務，透過這個平臺，他建立起同儕及專業人員的網絡。他幫助很多聾盲者提升自尊及發展，但他把這樣的進步歸功於HKNC和美國聾盲協會（AADB）。

1972年，亞瑟回到高立德大學攻讀碩士學位。他發現自己罹患尤塞氏症候群。當時著名的心理學家及聾盲者的研究學家McCay Vernon博士，受邀到亞瑟的其中一堂課。他的簡報提及尤塞氏症候群，而這對亞瑟理解自己的聾盲及其意義有很關鍵的影響。在那之前，他仍不曉得他的聽障與視力受損是有關聯的。他在簡報後繼續閱讀Vernon博士接受美國國家衛生研究院（NIH）資助的研究。他確定了尤塞氏症候群的症狀：先天性失聰、罹患色素性視網膜炎及影響平衡的小腦運動失調。亞瑟也向父母分享Vernon的研究，他的父母以前完全沒有尤塞氏症候群的概念。

回想他的一生，亞瑟現在能思考自己對於視力受損的覺察發展歷程。在1973年的尤塞氏症候群座談會上，亞瑟發表了三個階段的覺察歷程。無意識階段是當人只意識到夜晚視力的困難；半意識階段在視力持續退化時發生；最終，有意識階段發生於接受尤塞氏症候群的確認診斷。

當他完成研究所學業後，亞瑟在高立德大學中提供聾盲者、家人及專業人士發展和預防措施服務的不同部門工作。這些職務包含了提供服務給聾盲者計畫的協調者。任職此職位，亞瑟奔波各地，提供訓

練、諮商、教材發展、家庭教育、成人教育及聾盲者相關的倡議。在
過去十五年的任職期間，亞瑟擔任大學身心障礙學生辦公室的諮商者
及協調者。這個職務主要是負責協助聾盲的學生；然而，他在協助其
他障礙學生，如學習障礙及行動障礙學生方面也做得十分成功。他一
個學期大概服務 130 名學生。亞瑟的專業成就包含發展聾盲者的翻譯
手冊、尤塞氏症候群的篩檢以及宣傳尤塞氏症候群的出版品（如 Ro-
ehrig, 1973, 1977）。

除了他的專業工作外，亞瑟還擔任了 AADB 的主席及兩季的副主
席。在 AADB 的職務中，他是第一位負責協調兩次 AADB 會議且成功
接觸很多聾盲者而使 AADB 的聾盲者會員數增加。

亞瑟覺得他其中一個最大的優勢就是他的自尊。他相信自尊是能
夠適應尤塞氏症候群的主要原因。他反映他透過家中、學校還有他的
溝通經驗來建立他的自尊。他透過美國手語及書寫來溝通。

我遇見很多無法接受自己罹患尤塞氏症候群的人。我注意到
擁有較強自尊及與家中溝通較佳者的接受度較高。低自尊的人們
通常與家中的溝通較弱且似乎較無法適應。

當問及這幾年情況有何轉變，亞瑟反映就業率因為《1973年復健
法案》、《美國身心障礙者法案》、《21 世紀通信與視訊無障礙
法》、聯邦通訊委員會的行動、研究及適應性輔具的補助而改善許
多。很多聾盲者小孩的家長加入聾盲者國家委員會（National Consor-
tium on Deaf-Blindness），而獲得許多有助益的資源及訊息。這個委員
會、世界聾盲人聯合會（World Deaf-Blind Federation）及 AADB，都一
直在幫助改善聾盲者的生活品質。然而，亞瑟注意到很多聾盲者最近
都因為工作上的阻礙及壓力而提早退休。有些這樣的個案有退化性的
視力且無法從高層獲得支持到 HKNC 進行相關訓練。除此之外，在目

前的經濟環境下，有些在1990年代及2000年代初盛行的計畫及服務已不再實行。

　　亞瑟於2011年從高立德退休後，他還是繼續參與AADB及代表AADB出席聾人及重聽者倡議網絡（DHHCAN）的會議。DHHCAN是一個聾人及重聽消費者組成的國際聯盟，向社會各領域倡導無障礙。他也自願參與高立德大學的國際設計團隊，為聾盲者的議題提出建議，如過馬路及其他行動和溝通的議題。他持續巡迴各地並提供聾盲者及無障礙的相關工作坊。除此之外，他也正在編纂個人的自傳、家居改善及繼續擁護他最愛的運動隊伍。

❖ 參考文獻

Roehrig, A. (1973). *Coping with Usher syndrome. Gallaudet University public service programs symposium on Usher syndrome*. Washington, DC: Gallaudet University.

Roehrig, A. (1977). Living with Usher syndrome. In N. L. Tully (Ed.), *Helen Keller National Center workshop on Usher syndrome* (pp. 23-27). Washington, DC: Gallaudet University.

❖ 延伸學習活動及問題討論

1. 對尤塞氏症候群進行文獻檢索並回答以下問題：
   (1)何謂尤塞氏症候群？請描述症狀、類型、進展，以及它對個人和家庭的潛在心理社會影響。
   (2)在教育環境中需要為尤塞氏症候群做哪些調整？
   (3)在決定要對十歲尤塞氏症候群的兒童及其家人說明此症的診斷結果時，要考量哪些時機及告知方式等因素？
2. 研究各種心理社會理論（如生態學理論和系統理論、家庭系統理論、悲傷理論、發展理論、認同理論），並討論這些理論對於聾盲者的潛在應用。

3. 檢索有關聾盲的文獻資料。除了尤塞氏症候群外,還有哪些類型的聾盲? 他們的盛行率如何?

4. 進行網路搜尋,以確定哪些律法和科技可以支持聾盲者?

5. 進行網路搜尋,找出國家、州和地方上的聾盲者資源。

個案研究 突發性耳聾

Martha Sheridan 博士

　　史提夫（Steven）37歲，是在家電製造廠工作十五年的上班族。他已婚並有三個小孩。史提夫和他的家人住在東南部一個大城市裡安靜的中產階級社區。史提夫的老婆、小孩及他的家人原本都是聽人。家中唯一有聽損病史是他的外祖父，在72歲時開始配戴助聽器。

　　一天早上，史提夫因為沒有聽見鬧鐘響而睡過頭。當他起床時，他歷經了耳鳴與暈眩。他因在開檯燈時沒有聽到開關聲響而覺得疑惑，且其他日常家中早晨出現的聲響，如沖馬桶及水流聲都變得很柔和且微弱。他感到困惑也有點警覺，便找了正在廚房準備早餐及小孩中餐飯盒的老婆卡珊卓（Cassandra），告訴她關於他感受到的狀況後，他們兩個都猜想他應該是感冒或耳朵受感染了，所以這只會是暫時性的病況。

　　儘管他很擔心，史提夫那天還是決定去上班，心想著他的聽力會恢復。在開車上班的途中，他因為聽不到車裡的收音機聲音及馬路上的交通噪音等而感到失落。他變得更加擔心，感覺自己可能處在危險之中便調頭開回家。

　　卡珊卓打電話給史提夫的老闆，並告知史提夫因為生病會待在家並去看醫生。在送小孩去學校之後，史提夫和卡珊卓驅車前往當地的急診室。在那裡，他們被轉介到醫院的耳鼻喉科醫師及聽力師那裡做檢查。聽力檢查結果顯示史提夫一耳有重度聽損，而另一耳有中度聽損。同時也進行磁振造影、平衡檢測及血液檢測。耳鼻喉科醫生無法判定造成史提夫聽損的原因，所以只開了抗生素及類固醇作為預防處方，不過史提夫服藥後聽力仍未恢復。

　　隔天，他回去上班。雖然還是覺得很困惑且恐懼，但他知道他必須工作，因為他是家中唯一的上班者，是家裡的經濟支柱。工作時，和沒耐心的同事溝通變得很困難，他也會漏掉很多宣達事項及指示等。史提夫一直相信他的聽力最終會恢復，但他嘗試了針灸、草藥及特殊飲食，都徒勞無功。

　　卡珊卓及小孩漸漸對於與史提夫溝通感到挫敗。他們在他嘗試適應讀唇時，為他放慢速度講話、重複同樣的事情很多次。卡珊卓變得十分沮喪，她得負責家中的溝通還要加上以往由史提夫負責的家庭經濟，讓她覺得自己的負擔比以往來得更重。史提夫變得易怒，有時會對小孩及老婆動粗。他不再與家人一同去教會，因為他對於自己無法投入團體感到很不適應。他也對高爾夫球隊的會員發怒且避開他們。史提夫的小孩也漸漸變得越來越依賴母親。

　　經過四年在工作及家中遇到的溝通障礙，史提夫接受老婆的鼓勵去看聽力師並考慮配戴助聽器。配戴助聽器後，他的老闆卻因為「安全原因」禁止他在製造廠內使用助聽器。因為史提夫的老闆正在裁員，史提夫擔心他會是第一批被裁員的員工，且會很難再找到新的工作。不幸的是，史提夫真的被裁員了。史提夫也因此變得更加憂鬱及退縮，失眠、食慾不振、體重減輕且對於日常活動的熱衷持續減低。

　　經過幾個月後，他的老婆因為家中經濟困境開始外出工作，史提夫開始感到狀況緊急並尋找資源。在這時候，他得知一個當地的聾人自救組織並參加他們的其中一個會議。在這個團體裡，他得到了一些協助並看到人們如何適應聽力損失，他覺得他學到了一些事情但需要時間去消化。他還是不確定他能夠「像他們一樣」。他錯過接下來兩個月的會議，但在幾個月後又和老婆一起前往。就在此時他才開始漸漸地適應，購買輔助性科技產品等。此時史提夫及他的家庭開始有了轉變，雖不是照他所願的走向，但他在另一個適應的階層上找到了希

望。這時,史提夫和他的家人都開始上美國手語課程。他覺得學習手語能夠增加他溝通、工作及自我倡議的機會。

❖ 延伸學習活動及問題討論

1. 除了在本書中提到關於悲傷反應的資訊,利用文獻及網路搜尋有關心理社會轉變、危機及失落的相關理論(如Kübler-Ross, 1969; Neimeyer, 2001; Raporport, 1970; Schlossberg, 1981) 及韌性理論。討論這些理論與史提夫及其家人的經驗有何關聯。說明各理論的優勢、限制及研究。史提夫和他的家人在他失去聽力時採取了什麼樣的措施?什麼樣的因素影響史提夫和他的家人的悲傷、適應及韌性反應。討論他們的反應與其他個案或家庭有何相同或不同。準備PowerPoint簡報在班上發表你的發現。

2. 史提夫的危機裡存在著什麼樣的機會?

3. 製作表格並描述你的社區內有什麼樣的資源能夠幫助史提夫以及他所經歷的過程。這些資源將如何幫助他、他的家人及他的同事?

4. 利用文獻及網路搜尋關於突發性耳聾的資料。列出一份文獻清單並向班上分享你的發現。

5. 史提夫和他的家人決定上ASL課程。當史提夫開始遇見使用ASL的聾人和重聽者,這對他來說是什麼樣的經驗?他將經歷什麼樣的心理經驗及過程?利用文獻資料支持你的想法。

6. 試著想像史提夫可能會因為他的身分及社會角色而有什麼樣的經歷呢?

7. 史提夫的優勢有哪些?

8. 《美國身心障礙者法案》或其他有關身障者的法律可以如何協助史提夫呢?

個案研究 健康照護及聽損病患

Martha Sheridan 博士

　　伊凡娜（Evonne）是個25歲的聾人女子，滿心期待生下她的第一個小孩。她與29歲的聽人丈夫泰勒（Tyler）同住。在小孩的預產期前四個月，伊凡娜和泰勒開始尋找小兒科醫生。是否有手語翻譯員服務是他們選擇小兒科醫生的重要條件。他們積極向已有小孩的朋友、親戚及伊凡娜的婦產科醫生打聽以獲取合適的建議。他們開始尋找聯絡這些推薦給他們的小兒科醫師，同時也發現伊凡娜的健康保險會負擔這些小兒科的費用。伊凡娜使用視訊服務打給各個小兒科並詢問是否提供準父母的開放參觀日以及他們是否願意接受新的病患。結果這些小兒科都確認願意接受新病患且費用均可由保險支付。當確定有開放參觀日，伊凡娜就向他們要求申請一位手語翻譯人員，但每個小兒科都請她等待，然後告知他們的醫院並無提供手語翻譯人員的服務。當伊凡娜提到《美國身心障礙者法案》及她無法在沒有翻譯人員的狀況下參與時，院方則請他們的律師告訴伊凡娜他們，只要病患有閱讀及書寫能力，他們就沒有權利要求提供翻譯人員。他們也詢問伊凡娜的老公是否能為她翻譯。在沮喪及擔憂的心情下，伊凡娜與「國家聾人法律與倡議中心組織」（National Association of the Deaf Law and Advocacy Center）聯絡以尋求意見。遵循著建議，他們總算找到可以提供手語翻譯人員及一位能夠接受他們的兒科醫師。伊凡娜及泰勒後來與他們的兒科醫師維繫很良好的關係，也能順利地照顧他們健康的寶貝女兒。

　　兩年後，泰勒因為胸腔疼痛被送入急診室。一到那裡，醫院的工作人員馬上對泰勒進行各項檢查工作。當他們抵達急診室時，伊凡娜

要求櫃檯提供翻譯人員，且泰勒亦表明希望醫院能分享訊息給伊凡娜。工作人員說她會協助尋找手語翻譯人員。檢查花費了好幾個小時，伊凡娜卻對丈夫的檢查情況一無所知，而非常擔心他，所以來來回回確認了好幾次關於翻譯人員的事情。後來他們回應她：因為她不是病患所以他們無法提供翻譯人員，且就算泰勒已同意醫院告知伊凡娜他的相關情況，但若醫院告知她關於她丈夫的狀態訊息則會觸犯《醫療保險可攜及責任法案》（Health Insurance Portability and Accountability Act, HIPPA）。其實這樣的回應是違背《美國身心障礙者法案》的規定。這家醫院急診室一年前也曾在伊凡娜因受傷就診時，堅持要她的聽人丈夫為她翻譯，而非法律所要求的專業翻譯人員。

同時，伊凡娜也得知一位朋友的年長聾人父親需要健康照護。她印象中這位朋友的父親在聾人社群內十分活躍。她的朋友擔心若是她的父親被安置在沒有其他同儕或醫護人員可以用手語溝通的機構，他的健康狀況會快速惡化。

伊凡娜決定帶著她的擔憂前往她所屬的州立失聰者協會，並決心對抗醫護對聾人的歧視。她詳細說明她的經驗，並提出成立地方組織及地方倡議聯盟的建議，以回應聾人或聽障者在健康照護系統所受的歧視。她發現自己並非孤軍奮戰，因為那天在座的很多聾人都有相似的經驗。聯盟成立了，並且和地方醫院及健康照護中心合作以幫助他們擬訂與聾人或聽障者溝通的政策及程序。聯盟的另一個責任是要提供聾人及聽障者健康照護方面合法的教育權利。就這樣努力了好多年，伊凡娜皆親自參與及支持。他們其中的一項成功就是受到地方社會福利機構健康照護倡議部門的雇用，並協助他們繼續朝此方向努力且在需要時提供宣傳的機會。聯盟也開始在大學的護理部門提供手語課程。他們了解到如果他們不斷進步，這就會是長期的成就。

❖ 延伸學習活動及問題討論

1. 複習美國聾人協會的聾人患者在健康照護方面的使用權立場聲明（https://nad.org/issues/health-care/position-statement-health-care-access-deaf-patients），討論這樣的立場聲明與伊凡娜這個個案有何關聯。這樣的聲明在你看來有何優勢及限制？所有的聾人、聽損者包括那些不使用 ASL 的人都適用嗎？

2. 描述當伊凡娜的丈夫進入醫院急診室後，進行著她不了解的檢測，又沒有翻譯人員的幫助時，她可能會經歷怎樣的焦慮及憤怒情緒。

3. 就算是高教育水準的聾人，當自己或家人在醫院裡因為病情而處在情緒高度壓迫的情況下，書寫能力為何將成為無效的溝通方式？

4. 伊凡娜的自我倡議技巧有效嗎？她和泰勒可能採取了哪些不同的舉動？你能想出其他聯盟可以採用以提高病患使用權的介入方法嗎？

5. 研究反對醫療機構及醫院拒絕提供聾人翻譯者的法律條文。提供這些法條的法院裁決說明。

6. 研究並列出你居住的地區能夠增加聾人或聽損者更多健康照護使用權的機構或資源。如果你和伊凡娜一樣要建立一個地方聯盟，你需要涵蓋哪些人？你的目標會是什麼？

7. 一位醫學手語翻譯者需要什麼樣的專業訓練？

個案研究 患心理疾病的年輕聾人

Martha Sheridan 博士

　　艾希莉（Ashley）在22歲開始產生幻覺。她因不明原因出生即耳聾，一直都是使用美國手語溝通。她的父母都是聽人。艾希莉在美國西岸一所聾人住宿學校長大。她在家裡的四個小孩中排行第二且是唯一的聾人。她的雙親皆高中畢業，而家裡的經濟情況一直都很困頓。她的父親是一位碼頭工人，最近被船業公司遣散，而她的母親則在家裡附近的療養院擔任護佐。

　　艾希莉的父母一直到她兩歲半才發現她的聽力有問題。他的父母注意到她的口語發展不像哥哥一樣，所以懷疑她是不是聽不見。她的兒科醫師將她轉介做聽力檢查，才發現艾希莉其實是重度聽損。艾希莉配戴助聽器並開始學前口語課程。她在主流的口語學校開始她的小學教育。在六歲時，她轉去州立聾人學校。

　　因早年在家未接受正式語言訓練而導致語言及學業的發展遲緩，當她開始學習美國手語時，需要新學校更多的學業支持與資源。艾希莉在學習語言及數學方面吃盡苦頭。她的學業成就低落無法和同班同學一同獲得畢業證書，但她領到了修業證明書。高中以後，艾希莉社交方面變得更加退縮。在她小學及中學期間，她喜歡騎腳踏車，並在老師的鼓勵下加入了女子籃球隊。在高中時，她開始抽離這些活動並對於隊上教練試圖鼓勵她留在籃球隊的努力無動於衷。她的情緒開始改變，有時候她似乎毫無情緒可言。學校同學覺得她很「奇怪」，並在她提出奇怪的意見及無法照顧自己時取笑她。

　　隨著畢業的到來，艾希莉被州立的職業復健局諮商師評估進行職業復健服務。諮商師較擅長與身障成人合作，且沒有特別被訓練與聽

損個案合作，但她與艾希莉在會談中有合格的手語翻譯員。諮商師注意到，在很多的情況裡，艾希莉會把目光從她身上移開並強調與主題無關的事情。翻譯人員要解釋艾希莉在打什麼樣的手語時變得十分困難。諮商師將艾希莉轉介給心理醫師做心理評估，但這位醫師也沒有與聾人溝通的技巧及相關訓練。這位心理醫生在合格的手語翻譯員服務下執行心理狀態測驗。在測驗期間，艾希莉指出她可以聽見聲音。然而，這位心理醫生不清楚任何專門提供給聾人病患的心理健康服務，所以他請她回去並要求她下個禮拜再來複診。

艾希莉的說話及行為變得越來越雜亂和衝動。而她的父母和鄰居都還沒學習手語無法與她溝通，他們都越來越害怕和擔心她。鄰居常看見她一人走在街上並唱歌給自己聽，有時看起來很憤恨。她的自理能力越來越惡化，常忘記與心理醫師的約診。她的父母想要帶她去醫院卻又很害怕。取而代之，他們打了電話請警察過來。

❖ **延伸學習活動及問題討論**

1. 當警察到達艾希莉的家時，你認為可能會發生什麼事？檢索你當地的城市監獄，了解如何處理精神病患的情況，這些患者雖不違法，但被認為是對自己、家庭和社會有危險性。

2. 哪些生物心理社會因素可能導致艾希莉的語言遲緩和教育方面的挑戰？思考影響她神經發育的可能病因。

3. 學校可以為像艾希莉這樣的孩子提供哪些類型的教育和支持服務，以培養她的語言、心理和社會發展？在網路上查找精神疾患的聽障學生有哪些資源。

4. 進行文獻搜尋，探討聾人個案語言不流暢及心智健康的評量，存在哪些挑戰？要確認聾人個案有心智疾病需要有什麼專業技能及調整？討論心智狀態評估及其應用在聾人個案的啟示。根據文獻，關於思覺失調症的聾人可能經歷的幻覺類型有哪些？

5. 討論為什麼艾希莉一直到21歲之前都可以待在學校？為什麼她拿到的是

完成學業的證明而不是畢業證書？文獻告訴我們聾人高中生的畢業率和學業成就表現如何？哪些因素造成了此結果？

6. 在網路上搜尋你所在地的聾人相關資源，並建立一份服務清單，這些服務可能對她和她的家人在出生到成年期的各個階段都有所幫助。包括嬰兒、兒童、家庭和年輕人的服務。從生物學、心理、社會、語言、教育和職業的角度考慮她的所有需求。討論這些資源的優勢和局限，存在哪些缺失？哪些法律和政策可能有助或阻礙她獲得適當服務的能力？你想要增加哪些服務，以及你對這些服務的人員有哪些考量（如員工類型、資格等）？

7. 討論各種心理及語言的評量應用在聽損兒童及青少年的優勢和限制，以及它們對於幫助艾希莉的實用性。

8. 討論手譯員在精神健康場所中的角色。

9. 在介入方案中，艾希莉在手語及英語的語言能力水準如何影響她獲致成功的能力。

個案研究 被刑事司法系統拘捕的聾人嫌疑犯

Jean F. Andrews

　　一個夏夜，20多歲的年輕西班牙裔美國聾人男子賈拉德（Gerald P.）因涉嫌犯罪而遭警方逮捕。警方將這位年輕男子銬上手銬並安置在警車的後座，送至監牢。身為審前被羈押的嫌犯，賈拉德在獄中被單獨監禁了一個月。在監禁期間賈拉德自殺了。

❖ 出了什麼問題？

　　問題發生於逮捕時，當警方逮捕賈拉德並知道他是聾人時，他們並沒有請來手語翻譯人員。取而代之的是，他們憑藉著他的讀唇及他們的書寫紀錄來審問他。

　　在警車停入監獄的停車場前，警員告訴調度員列管的嫌犯是聾人。就算有這樣的知會，獄方人員還是沒有請來翻譯員。在賈拉德按壓指紋及拍照後，獄方人員拿出一份文件並開始問他有關醫療及心理的病歷。他大聲唸出表格內的文字並邊用手指指著句子好讓賈拉德能跟著他一起閱讀。因為沒有翻譯人員，賈拉德無法告知任何與醫療或自殺危機相關的訊息，也無法要求可能在監獄裡需用到的輔助性器材（如視覺警示器、視覺火警通報器、有字幕的電視、視訊電話、重要會晤及不公待遇時的手語翻譯員、監獄文件的美國手語翻譯等）。失聰犯人（一如賈拉德）可能會對所有獄方人員的問題點頭並簽下醫療／心理相關問卷的文件。簽名基本上只表示聾人願意配合但並非理解其內容。

　　獄方人員在口供作證時，說他以為賈拉德可以閱讀醫療／心理相關文件且能夠在他大聲朗讀時讀唇。但這個假設是錯誤的，一位專家

後來指出賈拉德的閱讀能力很弱以至於他根本無法閱讀或理解，因為這些文件超出他的閱讀能力，加上又具複雜單字及文法結構。

　　獄方人員表示他們將賈拉德安排在隔離牢房，是因為他們覺得這樣的處置會免除他受聽人囚犯的霸凌。他們沒有想到成為一個監獄中的聾者就已經夠孤獨了，再將聾者單獨監禁只是更加孤立他。

　　監獄紀錄顯示賈拉德常常從一牢房換到另一個牢房，但沒有人知道為什麼。他必須忍受無數個沒有事情可做的時光，因為他沒有像聽常犯人使用課程及服務的權利。就算有書籍和雜誌給他看，他也無法閱讀。他可能覺得很孤獨且不曉得身旁到底發生了什麼事，因為他根本不知道每天的作息及規定。事實上，他根本沒有被提供監獄犯人手冊，先去學習監獄的規則。更糟的是，賈拉德根本沒有任何可以溝通的人。他唯一的抒發就是與家裡的少數通信。以下列舉賈拉德給他弟弟的書信及繪畫，反映出他的失落與絕望。

　　Hi, I Do to me it cry. My family Sweet.

　　（嗨，我好想哭。我的家庭好甜蜜。）

　　Do can you want to come to See to me.（你想來探望我嗎。）

　　My mother want Buy out But Bound high very money $100,000.00.

　　（我的媽媽想買但價格很高，要非常多錢，10萬。）

　　Do it Wash Buy at Out!!!（在外面，洗買它！）

　　Sweet You Miss I Love you.（親愛的你想念我愛你。）

　　Smile（微笑）

　　（他加上一張自己神情失望且眼淚奪眶而出的圖畫。）

　　一個月後，賈拉德在自己的牢房裡，用床單上吊自殺。

　　他的媽媽賈太太提出告訴，要確認賈拉德有無接受適當的溝通協助。賈太太的律師要求閱覽賈拉德以往的學校紀錄，包含聽力檢查報

告、閱讀測驗成績、非口語智力表現、學校出席率，以及他主要使用的語言的描述。這個調查的目的是用來檢核獄方人員所提出的英文閱讀、口語、讀唇及寫作，是否真的能有效溝通。

調查指出賈拉德為語言前失聰且重度聽損，只具低階認知功能、二年級學生的閱讀能力，以及使用美國手語作為他在聾校十五年的主要語言。他們了解就算他從高中「畢業」，他的成就也和一般聽常的高中畢業生不同，且賈拉德因為低認知及語言能力曾被學校安排生活功能技巧而非學業相關的課程。

律師也要求分析每一份賈拉德在監禁時被要求閱讀的文件的可讀性。在分析裡發現那些文件分別具有以下閱讀年級水準：醫療／心理資料調查表（8.4年級）、監獄手冊（18.4年級）、米蘭達警語（6.0年級）、預先傳訊拘留設施規則（prearraignment detention facility rules）（13.9年級）。很顯然，賈拉德二年級的程度閱讀能力根本不可能讓他閱讀或理解這些文件。他需要美國手語翻譯者來為他進行翻譯，且就算有ASL翻譯，有些術語在賈拉德低學業成就的有限知識內，他還是無法理解。舉例來說，米蘭達警語裡充滿了很多賈拉德可能無法理解的抽象概念（例如：你有權保持緘默；你所說的每一句話，都可能成為呈堂證供等等）（見Seaborn, Andrews, & Martin, 2010）。

基於學校紀錄的物證及可讀性分析，專家認為對於賈拉德來說，美國手語才能構成有效溝通，而且他應該在與刑事司法系統的關鍵互動時刻，被配予一位合格的手語翻譯人員。

我們只能夠想像賈拉德在監牢裡獨自忍受強烈的悲傷、情緒性及心理性傷痛。他並沒有被提供心理健康服務，也沒有適當的監督來確保他的安全。他與其他囚犯隔離，加劇了他的焦慮與恐懼。而且也沒有適當的輔助性科技及翻譯人員來協助他的家庭、朋友或法律顧問與他聯絡。

　　如果警方及獄方人員有遵循《美國身心障礙者法案》及504條款，這樣的悲劇是可以避免的。

❖ **問題省思**

1. 反思賈拉德可以如何運用記憶、心智理論及執行功能等認知能力來與不同律師合作（見第四章）。

2. 刑事司法人員在面對聾人嫌犯及罪犯時，應該接受何種有關聾人文化、ASL、ADA及504條款的訓練？他們應該要有什麼樣的政策及程序來避免像賈拉德一樣的悲劇再次重演？

3. 在德州亨茨維爾的艾斯達爾中心（Estelle Unit）是一個大型聯邦監獄機構，有一群聾人囚犯被單獨監禁在同一處。描述將聾人罪犯安置在一起的優點。這樣能如何幫助機構減少提供處所的預算？如果監獄或拘留所系統地集中他們的服務，這樣對犯人們會產生什麼不良影響？

4. 美國聾人協會對於聾人及重聽犯人的權利立場為何？504條款及ADA如何保護聾人犯人的權利？如果聾人犯人覺得他們的權利受損時，能向哪個機構反應？

5. 今日在美國，學校能如何避免「學校直達監獄」的情況，尤其是西班牙裔及非裔的美國青年？什麼樣的服務能夠提供給闖禍的聾人青少年？

6. 查閱網址 deafinprison.com。閱讀一則與聾人囚犯有關的議題，並在你的學習小組中提出報告。

相關資源 ▪▪▪▪

可取得的資源

Captionfish: www.captionfish.com
　　Captionfish provides a listing of theaters that provide captioned films, show times, and captioned trailers. The website will specify what type of captions are provided.

Described and Captioned Media Program: www.dcmp.org
　　DCMP is a free library of several thousand media files that are mainly for use in the K-12 educational system. Users can select clips that are either closed captioned for deaf or hard-of-hearing viewers or include image descriptions for blind viewers. The media files can be watched online or users can request a DVD copy.

National Captioning Institute, Incorporated: www.ncicap.org
　　The National Captioning Institute is a nonprofit organization that provides captioning services for television, web media, home video, and government programming.

美國手語（ASL）

The ASL App: http://theaslapp.com/#about
　　The ASL App is an easy-to-use app for iOS that teaches users conversational ASL. There are over 800 signs and phrases signed by a variety of native Deaf signers.

ASL & Foreign Country Signs: www.aslresource.net/index.html
　　This website displays both ASL and indigenous signs for different countries.

ASL University: www.lifeprint.com
　　ASL University is a resource site for ASL students, teachers, and anyone who is interested in learning sign language. Dr. Bill Vicars adapted his in-class curriculum for online learners and provides a syllabus, suggests books/resources, and has videos of signs/phrases as well as various worksheets and exercises.

Handspeak: www.handspeak.com
　　Handspeak is an ASL resource site created by a culturally Deaf native signer and ASL instructor. Featured on the website are an ASL dictionary, phrases, fingerspelling, Deaf culture information, and extracurricular activities.

美國手語書寫系統

ASL Write: www.aslwrite.com
　　ASL Write, created by Adrean Clark, is a sign language writing system originally known as the American Sign Language Writing Dictionary. ASL Write is committed to keeping written ASL freely available to the public domain and encouraging the natural development of written ASL through regular usage.

Si5s: www.si5s.com
　　Si5s is a sign language writing system proposed and developed by Robert Augustus as a way to transpose American Sign Language onto paper. Si5s is taught at Gallaudet University and Mt. San Antonio College in Walnut, California.

SignWriting: www.signwriting.org
SignWriting is a writing system that uses visual symbols to represent the handshapes, movements, and facial expressions of signed languages. It is an "alphabet"—a list of symbols used to write any signed language in the world.

藝術

ASL Films: www.aslfilms.com
ASL Films is a deaf-owned production company that creates feature films. Their feature films star deaf actors and use American Sign Language.

Deaf Art: www.deafart.org
This website provides information about De'VIA art and the National Touring Exhibit of Deaf Culture Art that occurred between 1999 and 2001. It features information about De'VIA art, the artists involved in the tour, and their artwork.

Deaf Artists: www.rit.edu/ntid/dccs/dada/dada.htm
This website features profiles of over 40 deaf and hard-of-hearing artists in various fields. In addition, there are links to numerous resources, articles, and materials.

Deaf Arts Festival: http://infodeafartsfestiv.wix.com/deaf-arts-festival
Deaf Arts Festival celebrates the arts by exhibiting diverse, quality visuals and performing arts through the support of the Deaf and Hard-of-Hearing population. The essence of this organization is to enrich and educate the audience through personal interaction among Deaf and Hard-of-Hearing artists.

Deaf Movies: www.johnlubotsky.com/deafcinema/
This website provides a comprehensive list of feature length films and short films in ASL and other sign languages. Also listed are Deaf film festivals, spoken language movies that feature some degree of ASL or deaf culture, and various ASL film resources.

HandsOn: http://handson.org/node/933
HandsOn provides interpreting for Broadway and Off-Broadway performances in New York City, has established a theater company for young people, and maintains a comprehensive listing of cultural events for the Deaf community in New York City.

National Theatre of the Deaf: www.ntd.org
National Theatre of the Deaf is a theatre company that produces plays that utilize both American Sign Language and spoken English. Both deaf and hearing actors are involved in their productions, and their productions have been performed in all 50 states and in several countries.

公民權利與法律證據

Civil Rights Education and Enforcement Center: http://creeclaw.org
CREEC is a law firm that also focuses on education and advocacy regarding disability rights laws and have litigated class action and individual civil rights cases.

Deaf in Prison: www.deafinprison.com
Deaf in Prison is a blog that accepts contributions from different writers on the topic of deaf individuals in prison and in the criminal justice system.

Helping Educate to Advance the Rights of the Deaf: www.behearddc.org
HEARD is a nonprofit organization that promotes equal access to the legal system for deaf, hard-of-hearing, DeafBlind, and disabled individuals. HEARD works on reversing wrongful convictions, stopping prisoner abuse and isolation, decreasing recidivism rates, and increasing the number of deaf professionals in the justice system.

National Association of the Deaf Law and Advocacy Center: https://nad.org/issues/about-law-and-advocacy-center
The NAD Law and Advocacy Center advocates on public policy issues of concern to the deaf and hard-of-hearing community, particularly at the national level, and often in collaboration with other national organizations. They provide general legal information about deaf-related issues and discrimination law. NAD attorneys represent individuals who are deaf or hard of hearing in selected disability discrimination civil rights cases.

聲人子女（CODA）

Children of Deaf Adults, Inc.: www.coda-international.org
CODA International is a nonprofit organization that celebrates the heritage and multicultural identities of adult hearing children of deaf parents. The work of CODA International includes conferences, retreats, publications, scholarships, resource development, and fundraising.

共同核心

About the Common Core State Standards: www.corestandards.org/about-the-standards/
This website explains the rationale for development and implementation of the Common Core State Standards as well as an explanation of the standards.

Common Core for Teachers of the Deaf and Hard of Hearing: www.csun.edu/education/innovated/spring13/?page=3
The authors, faculty members at Eisner College of Education, explain how they are teaching their students how to apply Common Core standards in English-Language Arts to deaf and hard-of-hearing students.

Education Week Article on Common Core: www.edweek.org/ew/articles/2013/06/05/33cain.h32.html
The author posits an argument that despite its controversy, common-core testing needs to be implemented.

聲人組織

Alexander Graham Bell Association for the Deaf and Hard of Hearing: www.agbell.org
The AG Bell Association is a nonprofit organization that serves oral deaf and hard-of-hearing individuals. They believe that every child and adult with hearing loss should be able to use oral language to live in a mainstream society.

Association of Late-Deafened Adults: www.alda.org
The Association of Late-Deafened Adults is a nonprofit organization that is a place for late-deafened adults to confront and accept their deafness and socialize with other adults and families.

Deaf Latino Organizations: www.councildemanos.org
This website lists different local organizations and resources for Deaf and Hard-of-Hearing Latinos and Latinas.

Deaf Women United: http://dwu.org
Deaf Women United is a nonprofit organization that encourages the personal growth, empowerment, and leadership training for deaf women. The services they provide include tools, information, training, networking opportunities, and scholarships.

DeafNation: www.deafnation.com
DeafNation is a media company that creates short films about Deaf culture, communities, and people. DeafNation also sponsors expos in different cities.

Hands and Voices: www.handsandvoices.org
　　Hands and Voices is a nonprofit organization that provides families of deaf and hard-of-hearing chil-dren with information about the different communication options available. This organization is also a place for families to seek support from other families with shared experience.

Hearing Loss Association of America: www.hearingloss.org
　　The Hearing Loss Association of America provides assistance of people with hearing loss and their families. They also work towards eradicating stigma, raising awareness, and changing public policy.

Intertribal Deaf Council: http://deafnative.com
　　The Intertribal Deaf Council provides education, information, and training about and for American Indians with hearing loss. The organization works with individuals, family members, and tribal coun-cils to improve the well-being of American Indians.

National Asian Deaf Congress: www.nadcusa.org
　　The National Asian Deaf Congress is a nonprofit organization that aims to educate, empower, and provide leadership for members of the Asian Deaf and Hard-of-Hearing Community. NADC pro-vides resources, training opportunities, networking opportunities, and immigration and acculturation assistance.

National Association of the Deaf: www.nad.org
　　The National Association of the Deaf is a civil rights organization that works to influence public policy in a broad range of topics, including education, employment, health care, and technology. NAD also works with other deaf and hard-of-hearing organizations, as well as cross-disability organizations, to advocate for the collective interest of the American Deaf community.

Rainbow Alliance of the Deaf: www.deafrad.org
　　The Rainbow Alliance of the Deaf is a nonprofit organization that promotes the educational, economi-cal, and welfare of Deaf and Hard-of-Hearing LGBTQ individuals. RAD has over 20 chapters in the United States and Canada and has an annual convention.

聾盲

DeafBlind International: www.deafblindinternational.org
　　DeafBlind International promotes awareness of DeafBlindness and the implementation of appropri-ate support and services. DBI members include professionals, families, organizations, and DeafBlind individuals.

Lighthouse for the Blind, Inc.: www.deafblindlh.org/seabeck/index.html
　　The Lighthouse for the Blind, Inc., is a Seattle-based DeafBlind advocacy organization that also works with national and international DeafBlind organizations. This organization also organizes a week-long retreat for DeafBlind individuals that has activities, relaxation, and communication/support for campers.

National Center on DeafBlindness: https://nationaldb.org
　　The National Center on DeafBlindness is a federally funded technical assistance center that aims to improve the quality of life for DeafBlind children and their families. Their initiatives include cre-ating visibility, establishing partnerships, encouraging innovation, and maintaining a database of information.

National Family Association for Deaf-Blind: http://nfadb.org
　　NFADB is a nonprofit organization that works to empower and advocate for DeafBlind individuals and their families. They aim to ensure provision of proper support, promote awareness, and disseminate information.

多樣性／多元文化資源

Info-to-Go Selected Readings: www.gallaudet.edu/clerc-center/info-to-go/multicultural-considerations/multicultural-issues.html
The Clerc Center has compiled a list of articles and books related to multicultural issues for deaf and hard-of-hearing students.

Understanding Deafness and Diversity: www.understandingdad.net
D.A.D. is a resource for parents, teachers, and other professionals who work with deaf and hard-of-hearing children who are deaf and diverse. Their definition of deaf and diverse includes children with additional disabilities and children who speak a language other than English or ASL at home.

嬰兒早期聽覺篩檢

American Academy of Pediatrics: www.aap.org/en-us/advocacy-and-policy/aap-health-initiatives/PEHDIC/pages/early-hearing-detection-and-intervention.aspx
The AAP provides a list of state, federal, and other resources for parents looking for guidance on hearing screening and early intervention organizations.

American Society for Deaf Children: www.deafchildren.org
The American Society for Deaf Children is a nonprofit organization that works with families to ensure that children with hearing loss are given opportunities to access language. Their objectives include ensuring optimal intellectual, social, and emotional development through early identification; fluency in ASL and English; and access to deaf mentors.

American Speech-Language-Hearing Association: www.asha.org/Advocacy/federal/Early-Hearing-Detection-and-Intervention
ASHA provides a list of state, federal, and other resources for parents looking for guidance on hearing screening and early intervention organizations.

早期療育立場文件

American Speech and Hearing Association: www.asha.org/policy/PS2008–00291/

Conference of Educational Administrators of Schools and Programs for the Deaf (CESAD): www.ceasd.org/acrobat/CEASD_EHDI.pdf

Division of Early Childhood Code of Ethics: http://dec.membershipsoftware.org/files/Position%20Statement%20and%20Papers/Inclusion%20Position%20statement.pdf

National Association for Education of Young Children: www.naeyc.org/files/naeyc/file/positions/position_statement.pdf

National Association of the Deaf: https://nad.org/issues/early-intervention/position-statement-early-hearing-detection-and-intervention

教育

American Association for the Advancement of Science: www.aaas.org
The AAAS is an organization that seeks to advance science, innovation, and engineering by providing a voice for science in societal issues, strengthen support for science education, and increase public engagement with science and technology.

Association of College Educators - Deaf & Hard-of-Hearing: www.acedhh.org
ACE-DHH is an organization of university professors of future teachers of the deaf and hard of hearing. ACE-DHH hosts an annual conference that is attended by university faculty, doctoral degree candidates, and sign language interpreters.

Auditory/Oral Education: www.handsandvoices.org/comcon/articles/aud_oral_edu.htm
Hands and Voices explains auditory/oral education and provides links to parental resources.

Center on Literacy and Deafness: http://clad.education.gsu.edu
CLAD aims to identify factors that affect reading growth in deaf and hard-of-hearing children and develop successful interventions for struggling readers in grades K-2.

Classroom Acoustics Fact Sheet: http://web.archive.org/web/20050329084534/www.njhighperformance schools.org/PDF/acoustic/p_AB_Disability_factsheet.pdf
This fact sheet describes the progress made by the U.S. Access Board (www.access-board.gov) to develop a new standard for classroom acoustics. The fact sheet also incorporates general information on acoustics. The U.S. Access Board is an interdepartmental federal agency that coordinates and oversees development of standards for accessible design for people with disabilities.

Common Ground Project: www.ceasd.org/child-first/common-ground-project/vision-purpose-goals
The Common Ground Project is a collaboration between CESAD and Options Schools, Inc., that aims to ensure that all deaf and hard-of-hearing children receive services and supports they need to succeed in school and life. Through this collaboration, they will share resources, models, strategies, and promote family education and advocacy.

Conference of Educational Administrators of Schools and Programs for the Deaf: www.ceasd.org
CESAD is an association of schools and educational programs for deaf and hard-of-hearing children. CESAD strives for excellence in educational opportunities and advocates for deaf and hard-of-hearing children in educational policy.

Convention of American Instructors of the Deaf: www.caid.org
The Convention of American Instructors of the Deaf is an organization of teachers and educational professionals that promotes student learning and development.

Council for Exceptional Children: www.cec.sped.org
The Council for Exceptional Children is dedicated to improving the education for children with disabilities and other needs. CEC advocates for appropriate policies, standards, and provides professional development opportunities.

Council on Education of the Deaf (CED): http://councilondeafed.org
CED promotes quality education for deaf and hard-of-hearing children by promoting nationally recognized standards for teachers of deaf and hard-of-hearing students, accrediting university programs, and collaborating with a variety of related organizations.

Curriculum and Evaluation Standards for School Mathematics: www.mathcurriculumcenter.org/PDFS/CCM/summaries/standards_summary.pdf
These NCTM-created standards were designed to guide revision of school mathematics curriculum and to define mathematics literacy.

Educational Enhancement for the Field of Deaf Education: www.deafed.net
This website is a collaboration between DeafEd.net and Hands and Voices that serves as a compilation of resources to support the educational possibilities for deaf and hard-of-hearing children.

Info to Go: Deaf Students with Additional Disabilities: www.gallaudet.edu/clerc-center/info-to-go/deaf-students-with-disabilities.html
The Clerc Center has compiled a list of resources to support deaf and hard-of-hearing students with additional disabilities.

International Congress for Education of the Deaf: www.iced2015.com/en/content.php
ICED is an international gathering of individuals who are involved in deaf education, including researchers, teachers, administrators, parents, and other professionals. The link takes you to the website for the 2015 ICED event.

Listen-up Listserv: www.listen-up.org/htm2/list.htm
The Listen-up Listserv is a resource for parents of deaf and hard-of-hearing children to support their informative and emotional needs. Parents of all deaf and hard-of-hearing children are welcome, inclusive of all communication and education choices.

National Clearinghouse for ESL Literacy Education: www.cal.org/what-we-do/projects/ncela
NCELA collects, analyzes, synthesizes, and disseminates information about English language acquisition by English second language learners.

National Council for the Social Studies: www.socialstudies.org/
NCSS is an organization that supports educators in strengthening social studies education. NCSS membership includes elementary, secondary, and college teachers of history, civics, geography, and other social studies courses.

National Council of Teachers of Mathematics: www.nctm.org
NCTM is an organization that supports teachers by promoting high-quality mathematics learning for all students. This vision is realized by providing leadership, professional development, and research.

National Deaf Education Project: www.ndepnow.org
NDEP aims to ensure a quality communication and language-driven educational delivery system for students who are deaf or hard of hearing.

National Task Force on Equity in Testing Deaf Individuals: http://research.gallaudet.edu/NTFETDHHI/index2.html#mission
The task force is a group of deaf, hard-of-hearing, and hearing individuals who strive to increase the number of deaf and hard-of-hearing professionals providing service and leadership and to promote equity in testing deaf and hard-of-hearing individuals.

NCSS Expectations of Excellence: Curriculum Standards for Social Studies: http://files.eric.ed.gov/fulltext/ED378131.pdf
These NCSS-created standards were designed to guide social studies curriculum development, decision, and creation of classroom activities.

Option Schools, Inc.: www.optionschools.org
Option Schools, Inc., is a group of schools in the United States, Canada, England, and Argentina that use a listening and spoken language approach to deaf education.

Schools and Programs for D/HH Students in the US: www.gallaudet.edu/clerc-center/info-to-go/national-resources-and-directories/schools-and-programs.html

Victorian Deaf Education Institution: www.deafeducation.vic.edu.au/Pages/home.aspx
VDEI aims to support deaf education in Victoria (Australia) via professional learning programs, research, curriculum improvement, and networking amongst professionals.

有關聾的一般訊息

Culturally and Linguistically Appropriate Services: http://clas.uiuc.edu/techreport/tech6.html
CLAS published a guide for professionals serving hearing children with deaf parents and the best practices.

Gallaudet University Info to Go: www.gallaudet.edu/clerc-center/info-to-go.html
Info to Go has a wide range of information and resources for parents of and professionals working with deaf and hard-of-hearing children.

聽能與說話

American Speech-Language and Hearing Association: www.asha.org
ASHA is the national association of audiologists; speech-language pathologists; speech, language, and hearing scientists; audiology and speech-language pathology support personnel; and students.

Audiology Online: www.audiologyonline.com/about-us
Audiology Online provides continuing education opportunities by leading experts in the field to enhance audiological clinical knowledge and skills. It connects quality professionals to jobs and enhances students' knowledge and skills to contribute to the profession.

Better Hearing Institute: www.betterhearing.org
The BHI is a resource for children and adults with hearing loss. BHI contains information about research, medical technology, and other skills that help people make the most of their hearing.

Cochlear Implant Education Center at Gallaudet: www.gallaudet.edu/clerc-center/our-resources/cochlear-implant-education-center.html
The Cochlear Implant Education Center is a resource center created by the Clerc Center at Gallaudet University. The CIEC explores and shares considerations and best practices for language use for children with cochlear implants.

Cochlear Implant Information: www.nidcd.nih.gov/health/hearing/pages/coch.aspx
The National Institutes of Health explains how a cochlear implant works and provides links to other resources and articles on cochlear implants.

Educational Audiology Association: www.edaud.org
A professional association of educational audiologists that can help you locate an educational audiologist in your area.

Financial Assistance for Assistive Devices: www.hearingloss.org/content/financial-assistance-programs-foundations
The Hearing Loss Association of America provides a list of various resources for assistance with the cost of hearing aids.

Hearing Health Magazine: www.hearinghealthmag.com
Hearing Health Magazine is a publication of the Hearing Health Foundation, a research organization with a mission to prevent and cure hearing loss and tinnitus.

MedlinePlus site on Cochlear Implants: www.nlm.nih.gov/medlineplus/cochlearimplants.html
MedlinePlus explains basic information about how a cochlear implant works and provides links to more resources.

National Center for Hearing Assessment and Management: www.infanthearing.org
The NCHAM aims to ensure early identification of all infants and toddlers with hearing loss and the implementation of appropriate early intervention services, including audiological, educational, and medical intervention.

SLPDEAF: http://groups.yahoo.com/group/slpdeaf
SLPDEAF is a listserv for speech pathologists working with deaf and hard-of-hearing children and also provides links to other resources. For local resources, contact your state's commission for deaf and hard-of-hearing services.

國際組織

Discovering Deaf Worlds: www.discoveringdeafworlds.org
The DDW aims to advance the autonomy and independence of signing Deaf communities worldwide by collaborating with community members to develop and sustain self-advocacy and equal access.

Global Reach Out Initiative: www.globalreachout.org
The GRO Initiative works in India to promote high-quality leadership and management skills training for Deaf individuals. Their ultimate goal is to create strong leaders who enact positive change in their community.

International Deaf and Disability Organizations: www.gallaudet.edu/rsia/world-deaf-information-resource/deaf-orgs/international-deaf-and-disability-organizations.html
Gallaudet University has compiled a list of various international Deaf and disability organizations.

World Federation of the Deaf: http://wfdeaf.org
The WFD supports and promotes in its work the many United Nations conventions on human rights, with a focus on Deaf people who use sign language and their friends and family. The WFD works with the aim of solidarity and unity to make the world a better place.

語言評估資源（美國手語與英語）

American Sign Language: Receptive Skills Test: www.northernsignsresearch.com
The American Sign Language Receptive Skills test is an ASL receptive test that measures vocabulary and eight different ASL grammatical structures for children from 8 to 12 years old.

ASL, English, and Neurocognitive Assessments in *Assessing Literacy in Deaf Individuals: Neurocognitive Measurement and Predictors*, edited by Morere and Allen: www.springer.com/us/book/9781461452683
This book provides a battery of clinical and educational tests developed for the VL2 Toolkit providing assessments in both ASL and English in general cognitive functioning, academic achievement, linguistic function including expressive and receptive language, fingerspelling, ASL assessment, and lipreading and writing.

The Visual Sign Communication and Sign Language Checklist (VSCL): http://vl2.gallaudet.edu/resources/vcsl/
The VCSL is a standardized visual communication and sign language checklist for signing children. It is designed to track and evaluate young children's language development from birth to age 5.

與聾人進行專業工作的職前方案

Gallaudet University Clinical (Ph.D.) and School (Psy.D.) Psychology Programs: www.gallaudet.edu/psychology/graduate-programs.html

Lamar University Deaf Studies and Deaf Education (Ed.D.) Program: http://fineartscomm.lamar.edu/deaf-studies-deaf-education/academic-programs/ed.d.-in-deaf-studies-deaf-education.html

National Institute for the Deaf School Psychology (M.S.) Program: www.rit.edu/cla/psychology/graduate/ms-school-psych/overview

University of California, San Diego Teaching and Learning: Emphasis in American Sign Language—English Bilingual Education of Deaf Children (M.A.) Program: www-tep.ucsd.edu/graduate/asl/index.html

心理學

American Psychological Association: www.apa.org
APA is a national organization for researchers, educators, clinicians, consultants, and students in the psychology field.

Internet Mental Health: www.mentalhealth.com
Internet Mental Health is an encyclopedia of mental health information created by a psychiatrist.

National Institute of Mental Health: www.nimh.nih.gov/
The NIMH is the federal agency for research on mental disorders, conducting clinical research on the understanding and treatment of mental illnesses.

National Library of Medicine: www.nlm.nih.gov
The NLM is the world's largest biomedical library with a vast print and electronic library.

宗教與相關組織

Deaf Churches: http://members.aol.com/deaflist/deafch.htm
Episcopal Conference of the Deaf: www.ecdeaf.org
International Catholic Deaf Association: www.icda-us.org
Jewish Deaf Congress: http://jewishdeafcongress.org
National Catholic Office for the Deaf: www.ncod.org
United Methodist Congress of the Deaf: www.UMCD.org

專業與服務組織

American Counseling Association: www.counseling.org
ACA is the world's largest professional organization for counselors. They strive for the promotion of professional counselors and the counseling profession and advocate for respect for human dignity and diversity.

American Deafness and Rehabilitation Association: www.adara.org
ADARA aims to enrich the professional competency of service professionals that work with deaf and hard-of-hearing individuals.

American Psychological Association: www.apa.org
The APA is the largest professional organization for psychologists in the United States. Their mission is to advance the role psychology plays in improving people's lives by encouraging development and application of psychology, research, and establishing high ethical and conduct standards.

National Alliance of Black Interpreters: www.naobidc.org
The NAOBI-DC provides professional training and networking opportunities for African American interpreters.

National Association of Social Workers: www.socialworkers.org
NASW is the largest professional organization for social workers. They encourage professional development, establish professional standards, and advance social policies.

Office of Special Education and Rehabilitative Services: www2.ed.gov/about/offices/list/osers/index.html
The OSERS aims to improve the results of persons with disabilities by promoting inclusion and equity, as well as creating opportunities for inclusion.

Registry of Interpreters for the Deaf, Inc.: www.rid.org/
The RID advocates for best practices in sign language interpreting, professional development opportunities, and the implementation of high performance standards in order to ensure access for deaf individuals.

TDI: https://tdiforaccess.org/
The TDI advocates for equal access to telecommunication, media, and information technology for deaf and hard-of-hearing people.

特殊教育

ADA and Disabilities Information: www.ada.gov
The Americans with Disabilities Act is a federal law that prohibits discrimination against and mandates appropriate accommodations be made for people with disabilities in employment, government services, facilities, and transportation.

The Center for Parent Information and Resources: www.parentcenterhub.org
CIPR supports professionals working with and parents of children with disabilities with products and materials, education, and coordination of service provision.

Council for Exceptional Children: www.cec.sped.org
The CEC advocates for government policies, sets professional standards, and helps obtain needed resources in order to improve the quality of education for individuals with disabilities.

Postsecondary Education Consortium: www.pepnet.org
PEPNET aims to improve the postsecondary and vocational outcomes for deaf and hard-of-hearing individuals both with and without additional disabilities.

SERI: Special Education Resources on the Internet: http://seriweb.com
SERI is a collection of special education resources in a variety of topics, including law, technology, specific disability information, and literature.

夏令營與方案

Aspen Camp: www.aspencamp.org

Aspen Camp provides year-round programs to Deaf, hard-of-hearing, and CODA youth, adults, and their family members. The camp emphasizes the power of community and provides services to local citizens through ASL classes, advocacy, and cultural training.

Deaf Film Camp: www.deaffilmcamp.com

Deaf Film Camp is a two-week summer program for deaf and hard-of-hearing teenagers interested in filmmaking.

List of Summer Camps and Programs for Children and Adolescents: www.agbell.org/SummerCampsListing/
Youth Leadership Camp: https://nad.org/youthleadershipcamp

YLC is a month-long summer camp for deaf and hard-of-hearing students that aims to develop scholarship, leadership, and citizenship. Campers participate in a variety of activities that contribute to self-discovery and growth, confidence, and interpersonal skills.

運動

European Deaf Sport Organization: www.edso.eu

The EDSO organizes sporting competitions for deaf and hard-of-hearing Europeans.

International Committee of Sports for the Deaf: www.deaflympics.com/icsd.asp

The ICSD coordinates the annual Summer and Winter Deaflympics for deaf and hard-of-hearing athletes.

USA Deaf Sports Federation: www.usdeafsports.org

The USADF is the national governing body of deaf sport organizations and coordinates sporting events and fundraisers for deaf athletes to attend the Deaflympics.

研究機構與組織

American Sign Language Linguistic Research Project: www.bu.edu/asllrp/

The ASLLRP researches the syntactic structure of ASL, develops multimedia tools for sign language research, and explores computer recognition and production of sign language.

Brain Language Laboratory for Neuroimaging: http://petitto.gallaudet.edu

BL2 conducts neuroimaging and behavioral studies to better understand the impact of bilingualism on the brain and the developmental stages of bilingual language and reading acquisition.

Center for Education Research Partnerships: www.rit.edu/ntid/cerp/

CERP promotes collaboration of researchers and research organizations investigating development and learning among deaf and hard-of-hearing students.

Center Research in Language: http://crl.ucsd.edu

The CRL is a multidisciplinary center that studies signed and spoken languages, language disorders, literacy between deaf mothers and children, and the neuroimaging of language.

Gallaudet Research Institute: http://research.gallaudet.edu

The GRI oversees the Priority Research Fund and Small Grant Programs, maintains a database of research at Gallaudet University, and conducts the Annual Survey of Deaf and Hard of Hearing Children and Youth.

House Ear Institute: www.hei.org

The HEI researches the causes of hearing and balance disorders and explores potential treatments and novel diagnostic technologies.

Laboratory for Cognitive Neuroscience: http://lcn.salk.edu/lm_index.html
The LCN investigates the nature of sign language processing and the impact of the different modality on neural organization and language acquisition.

National Institute on Deafness and Other Communication Disorders: www.nidcd.nih.gov
The NIDCD researches the processes of hearing, balance, taste, smell, voice, speech, and language.

National Rehabilitation Information Center: www.naric.com
NARIC houses and disseminates all the publications from the National Institute on Disability, Independent Living, and Rehabilitation Research.

Rochester Bridges to the Doctorate: http://deafscientists.com
The Bridges program provides master's level mentoring and guidance toward admission to a doctoral degree program in biomedical and behavioral science disciplines.

Sign Language Linguistics Laboratory: https://signlanguagelab.uchicago.edu
The SLLL researches sign languages from all over the world to better understand their similarities and differences. Also, SLLL strives to better understand the human language capacity and the properties that all languages share, whether spoken or signed.

Sign Language Linguistics Society: http://slls.eu
The SLLS is a resource for sign language linguistics researchers and sponsors a tri-annual international sign language research conference.

Visual Language and Visual Learning Laboratory: http://vl2.gallaudet.edu
VL2 investigates the effect of visual processes, visual language, and visual social experience.

國家圖書館出版品預行編目（CIP）資料

聾人與社會：心理、社會及教育觀點／ Irene W. Leigh,
　　Jean F. Andrews 著；陳小娟, 邢敏華, 劉秀丹, 李信賢譯.
　　-- 初版. -- 新北市：心理出版社股份有限公司, 2021.08
　　　面；　公分. --（溝通障礙系列；65044）
　　譯自：Deaf people and society: psychological, sociological,
and educational perspectives, 2nd ed.
　　ISBN 978-986-0744-03-3（平裝）

　1.耳聾　2.社會生活　3.聽障教育

416.865　　　　　　　　　　　　　　　　110006528

溝通障礙系列 65044

聾人與社會：心理、社會及教育觀點

作　　者：Irene W. Leigh、Jean F. Andrews
譯　　者：陳小娟、邢敏華、劉秀丹、李信賢
執行編輯：林汝穎
總　編　輯：林敬堯
發　行　人：洪有義
出　版　者：心理出版社股份有限公司
地　　址：231026 新北市新店區光明街 288 號 7 樓
電　　話：(02) 29150566
傳　　真：(02) 29152928
郵撥帳號：19293172　心理出版社股份有限公司
網　　址：https://www.psy.com.tw
電子信箱：psychoco@ms15.hinet.net
排　版　者：辰皓國際出版製作有限公司
印　刷　者：辰皓國際出版製作有限公司
初版一刷：2021 年 8 月
Ｉ Ｓ Ｂ Ｎ：978-986-0744-03-3
定　　價：新台幣 550 元